中國醫學大辭典

詞語索引

本館編輯部 編

臺灣商務印書館

詞語索引

一畫

一井散 1上
一手脈 1上
一代 1上
一本堂藥選 1上
一母丸 1下
一甲復脈湯 1下
一甲煎 1下
一合 1下
一字金丹 1下
一字散 2上
一次脈 2上
一百一十三方 2下
一把縛 2下
一見知醫 2下
一見能醫 2下
一周 2下
一味子芩丸 2下
一味百部膏 2下
一味防風丸 3上
一味鹿角膠 3上
一味黃耆湯 3上
一味槐角膏 3上
一奇散 3上
一服散 3上
一枝香 3上
一枝梅 3上
一枝蒿 3下
一枝箭 3下
一物瓜蔕散 3下
一物瓜蔕湯 3下
一舍 3下
一封駝 3下
一紀 4上
一候 4上
一宮 4上
一時 4上
一氣 4上
一氣丹 4上
一笑散 4下
一脈十變 4下
一草亭目科全書 4下
一得集 4下
一捻金丸 4下
一捻金散 5上
一捻紅 5上
一掃光 5上
一粒金丹 5上
一粒金丹子 6下
一粒珠 6下
一粒珠丸 6下
一陰 6下
一陰一陽 7上
一陰二陽 7上
一陰三陽 7上
一痳 7上
一備 7上
一提金 7上
一捏金散 7上
一筆勾 7上
一筆消 7下
一筆描 7下
一陽 7下
一陽一陰 8上
一陽二陰 8上
一陽三陰 8上
一葦航海 8上
一綠散 8上
一數 8上
一臘 8上
乙 8上
乙癸同源 8上

二畫

丁 9上
丁子香 9上
丁公寄 9上
丁公藤 9上
丁父 9上
丁沈透膈湯 9上
丁疤 9上
丁香 9下
丁香化癖散 9下
丁香皮 9下
丁香吳茱萸湯 9下
丁香枝 10上
丁香油 10上
丁香疝氣丸 10上
丁香花露 10下
丁香柹 10下
丁香柹蔕散 10下
丁香根 10下
丁香散 10下
丁香脾積丸 11上
丁香實 11下
丁香實露 11下
丁香膠艾湯 11下
丁香爛飯丸 12上
丁奚疳 12上
丁疽 12下
丁痂皮 12下
丁翁 12下
丁㲄 12下
丁蕈 13上
丁錦 13上
丁頭代赭石 13上
丁蘼 13上
丁瓚 13上
七十二日 13上
七十歲 13上
七夕水 13上
七分 13上
七方 13下
七日五傳 13下
七仙丹 13下
七仙草 13下
七次脈 13下
七死脈 13下
七里香 14上
七里蜂 14上
七周 14上
七味丸 14上
七味升痲湯 14上
七味白朮散 14上
七味地黃丸 14上
七味豆蔻丸 14下

七味羌活膏 14下
七味保嬰湯 14下
七味活命飲 15上
七味都氣丸 15上
七味聖神湯 15上
七怪脈 15上
七物升麻丸 15上
七疝 15下
七表 15下
七宣丸 15下
七星草 16上
七星魚 16上
七星趕月疔 16上
七星瘡 16上
七星劍湯 16上
七珍散 16上
七珍湯 16下
七香丸 16下
七香飲 16下
七香餅 16下
七宮 16下
七害 16下
七氣手拈散 17上
七氣消聚散 17上
七氣湯 17上
七氣罌瓶 18上
七神 18上
七情中 18上
七情嘔吐 18上
七情饑飽嗽 18上
七絃琴 18上
七惡 18上
七椎 19上
七焦 19上
七診 19下
七傳 19下
七傷 19下
七傷散 20上
七損八益 20上
七聖丸 20上
七聖散 20下
七聖湯 21上
七葉草 21上
七葉黃荊 21上
七葉黃荊子 21上
七葉黃荊根 21下
七葛 21下
七補丸 21下
七製香附丸 21下
七節 22上
七衝門 22上
七曜 22上
七竅 22下
七轉靈應丹 22下
七寶丸 22下
七寶辰砂丹 23上
七寶美髯丹 23上
七寶散 23下
七寶飲 25上
七寶檳榔散 25上
七寶鎮心丸 25上
七癥 25上
乃東 25上
乜金藤 25上
九一丹 25下
九十歲 25下
九子包 25下
九不識痘 25下
九孔螺 26上
九牛草 26上
九牛草苗 26上
九仙子 26上
九仙子根 26上
九仙散 26上
九死 26下
九臼 26下
九尾羊 26下
九里明 26下
九里香 26下
九刺 26下
九味地黃丸 26下
九味羌活湯 27上
九味理中湯 27上
九味順氣飲 27下
九味解毒散 27下
九味資生丸 27下
九味蟠葱散 28上
九味蘆薈丸 28上
九宜 28下
九星 28下
九英菘 28下
九面芋 28下
九香蟲 28下
九候 28下
九宮 29上
九宮八風篇 29上
九氣 29上
九疸 29上
九疽 29上
九眞藤 29上
九窒 29上
九野 29下
九焦 29下
九焦痘 29下
九痛 29下
九痛丸 29下
九華茶 30上
九葉雲頭艾 30上
九道 30上
九鼎連環草 30上
九漏 30上
九種心痛 30上
九製大黃丸 30下
九製豨薟丸 30下
九層皮 30下
九層皮果 30下
九熟草 30下
九節金絲草 30下
九節貍 31上
九節蘭 31上
九頭鳥 31上
九頭獅子草 31上
九龍丸 31上
九龍丹 31上
九龍草 31下
九龍草根 31下
九龍草莖 31下
九龍草葉 31下
九龍控涎散 32上
九龍蟲 32上
九醜 32上
九鍼 32上
九鍼十二原篇 33上
九鍼之經 33上
九鍼論 33上

九竅　33上
九竅出血　33上
九蟲　33下
九轉靈砂　33下
九寶散　33下
九寶湯　33下
九籥衞生固氣丸　34上
了了　34上
二丁丸　34上
二十七氣　34上
二十八脈　34上
二十八會　34上
二十三蒸　34下
二十五人　34下
二十五周　34下
二十五味藥　34下
二十五變　35上
二十四步　35上
二十歲　35上
二子消毒散　35上
二干　35下
二之氣　35下
二分晰義　35下
二火　35下
二仙丹　36上
二仙散　36上
二仙膠　36上
二冬膏　36上
二朮　36下
二朮散　36下
二母丸　36下
二母散　36下
二母寧嗽湯　37上
二生散　37上
二生膏　37上
二甲復脈湯　37上
二白穴　37上
二合　37上
二地　37下
二尖　37下
二次脈　37下
二灰散　37下
二至丸　37下
二妙丸　38上
二妙散　38上
二皁飲　38下
二肝丹　38下
二豆散　38下
二貝丸　39上
二辛煎　39上
二味拔毒散　39上
二味桔梗湯　39上
二味參蘇飲　39上
二物湯　39上
二虎蹲欄　39上
二金散　39下
二青散　39下
二便不通　39下
二香丸　40下
二香散　41上
二候　41上
二氣丹　41上
二氣砂　41下
二神丸　41下
二神加木香丸　42上
二神散　42上
二草丹　42下
二參丹　42下
二陰　42下
二陰一陽　42下
二陰二陽　42下
二陳丸　43上
二陳湯　43上
二痲　43下
二蛟散　43下
二間穴　43下
二陽　43下
二陽一陰　44上
二陽三陰　44上
二陽病　44上
二順散　44上
二黃　44下
二黃犀角散　44下
二黃散　44下
二黃湯　44下
二瓶糁　45上
二聖丸　45上
二聖救苦丹　45上
二聖散　45下
二節　46上
二賢散　46上
二濁　46上
二瀝湯　46上
二寶丹　46上
二寶散　46下
二礬湯　47上
二靈丹　47上
人　47上
人中　47下
人中白　48上
人中白丸　48上
人中白散　48下
人中穴　49上
人中黃　49上
人中黃丸　49下
人中黃散　50上
人牙散　50上
人字紋　50下
人忤　50下
人肝藤　50下
人肝藤根　51上
人言　51上
人迎　51上
人迎穴　51下
人咬傷　51下
人柳　52上
人面　52上
人面子　52上
人面瘡　52下
人氣　52下
人蚜　52下
人退　53上
人馬平安散　53上
人參　53上
人參丁香散　53下
人參三七　53下
人參三七根　53下
人參三白湯　53下
人參丸　54上
人參子　55上
人參六合湯　55上
人參六味湯　55上
人參化斑湯　55上
人參化瘿丹　55上
人參半夏丸　55下

人參半夏丹 55下
人參平肺散 55下
人參平肺湯 56上
人參平胃散 56上
人參生化湯 56上
人參生犀散 56下
人參白朮散 56下
人參白虎湯 57上
人參白扁豆散 57上
人參石膏湯 57上
人參回生再造丸 57上
人參地骨皮散 57下
人參安胃散 58上
人參竹葉湯 58上
人參考 58下
人參利膈湯 58下
人參芎歸散 58下
人參芎歸湯 59上
人參辛梗湯 59上
人參固本丸 59上
人參固肌湯 59下
人參定喘湯 59下
人參羌活散 59下
人參建中湯 60上
人參柏皮散 60上
人參柴胡散 60上
人參胃風湯 60上
人參耆苓湯 60上
人參根 60下
人參桂枝湯 61上
人參消風散 61上
人參益氣湯 61下
人參荊芥散 62上
人參茯苓散 62上
人參茯苓粥 62上
人參酒 62下
人參烏梅散 62下
人參健脾丸 62下
人參啓脾丸 62下
人參敗毒丸 62下
人參敗毒散 62下
人參條 63上
人參清肺湯 63上
人參清神湯 63下
人參清膈散 64上
人參清鎭丸 64上
人參紫金丹 64上
人參紫菀丸 64上
人參麥冬茯神菖蒲湯 64下
人參麥冬湯 64下
人參麥門冬散 64下
人參散 64下
人參湯 67下
人參蛤蚧散 68上
人參順氣散 68下
人參黃耆散 68下
人參黃耆湯 69上
人參當歸湯 69下
人參葉 69下
人參補中丸 70上
人參補胃湯 70上
人參補氣湯 70上
人參飲 70下
人參寧神湯 70下
人參養血丸 70下
人參養肺湯 71上
人參養胃湯 71上
人參養榮丸 71下
人參養榮湯 71下
人參橘皮湯 72下
人參瀉肺湯 72下
人參蟬蛻散 72下
人參蘆 72下
人參鬚 73上
人參鼈甲丸 73上
人參鼈甲散 73上
人莧 73下
人魚 73下
人痾 73下
人經 73下
人熊 73下
人銜 73下
人䖝 73下
人頭茶 73下
人龍 74上
人龍散 74上
人葠 74上
入中爲瘖 74上
入房 74上
入虛 74上
入實 74上
入魔走火 74上
八十歲 75上
八月春 75上
八月黃 75上
八仙長壽丸 75上
八仙草 75上
八仙散 75上
八仙湯 75下
八仙糕 75下
八正 76上
八正散 76上
八邪 77上
八邪穴 77上
八角油 77上
八角金盤 77上
八角金盤近根皮 77上
八角茴香 77下
八角茶 77下
八角連 77下
八味丸 77下
八味加人參湯 77下
八味平胃丸 77下
八味地黃丸 77下
八毒赤丸 78下
八味逍遙散 78下
八味湯 78下
八味腎氣丸 78下
八味順氣散 78下
八物湯 79上
八物腎氣丸 79上
八金散 79下
八珍丸 79下
八珍益母丸 80上
八珍散 80上
八珍湯 80上
八珍飮子 80下
八紀 80下
八要 80下
八風 80下
八風丹 80下
八風穴 81上
八風散 81上
八風湯 81上
八香丸 81下

八候　81下
八神丹　81下
八動　81下
八掛仙桃　81下
八略　82上
八將丹　82上
八減之齊　82上
八虛　82上
八間　82上
八會　82上
八極　82下
八腳蟲　82下
八腳蟲傷　82下
八裏　82下
八達　82下
八廓　82下
八瘕　82下
八節　82下
八膠　83上
八劑　83上
八谿　83上
八鼈散　83上
八寶丹　83上
八寶回春湯　83下
八寶珍珠散　84上
八寶紅靈丹　84上
八寶眼藥　84上
八髎　84下
几几　84下
刀圭　84下
刀豆　84下
刀豆根　85上
刀豆殼　85上
刀油　85上
刀創水　85上
刀煙　85上
刀蜋　85上
刀鞘　85上
刀環蟲　85下
刀臁疔　85下
刀鎗草　85下
刀癬　85下
刁鴨　85下
力化　85下
十一味木香散　85下
十一焦　85下
十七物紫參丸　85下
十九畏　85下
十二分　86上
十二味異功散　86上
十二俞　86上
十二原　86上
十二時　86上
十二時蟲　86下
十二脈　86下
十二脈絡　86下
十二帶下　86下
十二從　86下
十二經　86下
十二經水　87上
十二經脈　87上
十二經絕產　87上
十二經絡　87上
十二瘕　87上
十二節　87下
十二癥　87下
十二臟　87下
十八反　87下
十八味神藥　88上
十八劑　88上
十三味敗毒散　88上
十三科　88上
十三科古方選註　88下
十三竅　88下
十大功勞　88下
十子丸　88下
十五絡　88下
十六味流氣飲　89上
十六味清膈飲　89上
十六部　89上
十日　89上
十四友丸　89上
十四味建中湯　89下
十四科　89下
十四焦　89下
十四經發揮　89下
十生丹　90上
十全　90上
十全大補丸　90上
十全大補湯　90上
十全丹　91上
十字紋　91上
十字道上土　91上
十灰丸　91上
十灰散　91下
十味人參散　92上
十味大七氣湯　92上
十味剉散　92上
十味香薷飲　92上
十味淡齋方　92下
十味溫膽湯　92下
十味導赤散　93上
十味導痰湯　93上
十奇散　93下
十姊妹　93下
十姊妹根　93下
十姊妹葉　93下
十怪脈　93下
十服神效湯　93下
十宣穴　93下
十宣散　94上
十指疔　94上
十珍湯　94上
十痓　94上
十痓丸　94下
十椎　94下
十產　94下
十棗丸　94下
十棗湯　94下
十絕　95上
十歲　95上
十聖散　95上
十補丸　95上
十補托裏散　96上
十補散　96上
十補湯　96上
十補飲　96上
十樣錦　96上
十劑　96上
十藥神書　96上
十寶丹　96上
十寶湯　96下

三畫

三乙承氣湯　97上

三七 97上
三七根 97下
三七葉 97下
三十八 97下
三十六疔 97下
三十六病 97下
三十度 97下
三十歲 97下
三三丸 98上
三才丸 98上
三才封髓丸 98上
三才湯 98下
三丰伐木丸 98下
三之一湯 98下
三之氣 98下
三五七散 98下
三仁五子丸 99上
三仁湯 99上
三分散 99下
三化湯 99下
三木棉 99下
三木傷 99下
三日瘧 99下
三毛 100上
三世 100上
三仙入洞 100上
三仙丸 100下
三仙丹 100下
三仙散 100下
三生丹 101上
三生萊菔 101上
三生飲 101上
三生蘿蔔 101下
三甲復脈湯 101下
三甲散 101下
三白草 102上
三白草根 102上
三白散 102上
三白廣生湯 102下
三石 102下
三石醫教 102下
三合 102下
三合湯 103上
三合濟生湯 103上
三因 103上
三因七氣湯 103上
三因化氣湯 103下
三因方論 103下
三因白散 103下
三因安腎丸 103下
三因芎辛湯 103下
三因肥氣丸 103下
三因伏苓補心湯 103下
三因極一病證方論 103下
三因燈花散 104上
三次脈 104上
三灰散 104上
三百九十七法 104下
三百六十五節 104下
三百兩銀藥 104下
三吳治驗 104下
三妙丸 104下
三妙散 104下
三形 104下
三角尖 105上
三角風 105上
三角酸 105上
三豆散 105上
三豆湯 105上
三足龜 105上
三足鼈 105上
三辛散 105上
三里穴 105上
三里發 106上
三刺 106下
三味黃耆丸 106下
三和丹 106下
三和散 106下
三和湯 107上
三固 107上
三奇散 107上
三奇湯 107上
三承氣湯 107上
三拗湯 107上
三果 107下
三枝九葉草 107下
三法 107下
三炒丹 107下
三物三黃湯 107下
三物大建中湯 107下
三物白散 107下
三物備急方 108上
三物黃芩湯 108上
三疝湯 108上
三舍 108上
三花神佑丸 108上
三品 108下
三品一條槍 108下
三品錠子 109上
三建膏 109上
三指撮 109下
三指禪 109下
三春柳 109下
三昧火 109下
三柰 109下
三柱 109下
三香丹 109下
三香散 110上
三香膏 110上
三香寶暑散 110上
三候 110上
三員 110下
三宮 110下
三家洗盌水 110下
三家醫案 110下
三根散 110下
三氣 110下
三消 110下
三消湯 110下
三消論 111上
三眠柳 111上
三神丸 111上
三神湯 111下
三脈 111下
三茱丸 112上
三茱散 112下
三堅 112下
三常 112下
三脘散 112下
三部 112下
三部九候論 113上
三陰 113上
三陰交穴 113上
三陰湊毒痘 113下
三陰瘗 113下

三陰傷寒 113下
三陰經 114下
三陰瘧 114下
三陰瘧疾膏 114下
三陷 114下
三椎 114下
三焦 115上
三焦之源 115下
三焦火 116上
三焦俞穴 116上
三焦約 116上
三焦欬 116上
三焦氣滯 116上
三焦疽 116下
三焦病 116下
三焦祕 116下
三焦脹 116下
三焦虛 116下
三焦募穴 116下
三焦實 117上
三焦竭 117上
三焦蒸 117上
三焦熱 117上
三焦癰 117上
三等 117下
三結交 117下
三虛 117下
三間穴 117下
三陽 118上
三陽一陰 118上
三陽之絡 118上
三陽之經 118上
三陽穴 118上
三陽酒 118下
三陽瘧 118下
三陽絡穴 118下
三陽經 118下
三陽頭痛 118下
三黃丸 118下
三黃丹 119上
三黃石膏湯 119下
三黃枳朮丸 120上
三黃散 120上
三黃湯 120下
三黃補血湯 121下
三黃解毒湯 121下
三黃熟艾湯 122上
三黃瀉心湯 122上
三黃寶蠟丸 122上
三廉 123上
三瓶糝 123上
三痹湯 123上
三瘤 123下
三禁湯 123下
三稜 123下
三稜丸 123下
三稜子 124上
三稜根 124上
三稜散 124上
三稜煎 125上
三稜煎丸 125上
三聖丸 125下
三聖散 126上
三聖膏 126下
三葉 126下
三葉酸 126下
三補丸 126下
三解牛黃散 126下
三解散 127上
三實 127上
三層茴香丸 127上
三層草 127下
三養化砷 127下
三蔓草 127下
三賴 127下
三隧 127下
三斂子 127下
三霜丸 127下
三寶薑 128上
上 128上
上二黃丸 128上
上力骨 128上
上下 128上
上下俱脫 128下
上下經 128下
上工 128下
上丹田 128下
上水魚 128下
上牙牀 129上
上牙牀骨 129上
上古天眞論 129上
上古黃帝 129上
上巨虛穴 129上
上正 129上
上池水 129上
上池雜說 129上
上羽 129上
上含 129下
上角 129下
上取 129下
上空 129下
上肢 129下
上肢骨 130上
上附上 130上
上品錠子 130上
上星穴 130上
上紀 130上
上宮 130上
上氣 130下
上消 130下
上馬癰 132上
上商 132上
上清丸 132上
上清散 132上
上清童子 132下
上竟上 132下
上脘 132下
上脘穴 132下
上脣 133上
上脫 133上
上部 133上
上喘爲水 133上
上寒下熱 133下
上椎 133下
上焦 133下
上焦寒 133下
上焦熱 133下
上發背 134上
上盛 134上
上盛下虛 134上
上盛下實 134上
上都穴 134上
上黃 134上
上廉 134下
上廉穴 134下

上搭手 134下
上煉 134下
上稜骨 135上
上經 135上
上腭 135上
上腭骨 135上
上腭瘡 135上
上腭癰 135上
上實下虛 135下
上慈宮穴 135下
上漬 135下
上管穴 135下
上膈篇 135下
上徵 135下
上熱下塞 136上
上節 136上
上樹猢猻 136上
上橫骨 136上
上膲 136上
上竅 136上
上醫 136下
上關 136下
上黨參 136下
上髎穴 136下
上體腫 136下
下 136下
下力骨 136下
下上之人 136下
下工 137上
下巴骨 137上
下毛 137上
下牙牀 137上
下牙牀骨 137上
下巨虛穴 137上
下石疽 137上
下血 137上
下利 137上
下完骨 137下
下把殼 137下
下肓穴 137下
下乳天漿飲 137下
下取 137下
下注瘡 137下
下肢 137下
下肢骨 137下
下俞 138上
下品錠子 138上
下泉 138上
下紀 138上
下胎丸 138上
下胎法 138上
下重 138下
下氣 138下
下氣湯 139上
下消 139上
下疳 139下
下馬仙 142上
下馬癰 142上
下崑崙穴 142上
下晡 142上
下淫 142上
下竟下 142上
下脘 142下
下脘穴 142下
下脣 142下
下脫 142下
下部 142下
下部寒冷不孕 143上
下陰 143上
下陵穴 143上
下厥上冒 143上
下厥上竭 143上
下焦 143上
下焦寒 143上
下焦熱 143下
下[illegible]骨 143下
下痢孔大 143下
下痢失氣 143下
下痢色黑 143下
下痢呃噦 143下
下痢肛門腫痛 143下
下痢身腫 144上
下痢乾嘔 144上
下痢脫肛 144上
下痢發熱 144下
下痢腹痛 144下
下痢裏急後重 145下
下發背 146上
下盛 146上
下廉 146上
下廉穴 146上
下搭手 146下
下極 147上
下煉 147上
下瘨瘤 147上
下瘀血湯 147上
下稜骨 147上
下窟烏 147上
下經 147上
下腭 147下
下腭骨 147下
下腸垢 147下
下管 147下
下膈 147下
下齊湛湛 147下
下澑 147下
下橫骨 147下
下積丸 147下
下竄 148上
下竅 148上
下蟲丸 148上
下醫 148上
下關穴 148上
下體痛 148下
下體腫 148下
下體腫痛 148下
丫叉毒 148下
丫刺毒 148下
丫雞草 148下
丫癰 148下
丸 149上
久泄 149上
久病 149下
久逆 149下
久痢 149下
久視 150下
久嗽丸 150下
久瘧 150下
久齒 151下
乞力伽散 151下
乞里麻魚 151下
于于 151下
于志寧 151下
亡血 151下
亡血家 152上

亡言 152上
亡津 152上
亡陰 152上
亡陽 152上
勺 152下
勺鴨 152下
千人踏 152下
千心妓女 152下
千日瘡 152下
千年老鼠屎 152下
千年艾 152下
千年艾葉 152下
千年冷 152下
千年柏 152下
千年健 153上
千年棗 153上
千年菖 153上
千步峯 153上
千足蟲 153上
千里及 153上
千里水 153上
千里光 153下
千里光莖 153下
千里光葉 153下
千里馬 153下
千兩金 153下
千金七味丸 153下
千金七味散 153下
千金三物膠艾湯 154上
千金大補心湯 154上
千金子 154上
千金不易丹 154上
千金丹 154上
千金內托散 154上
千金內消散 154下
千金內補當歸建中湯 154下
千金方 154下
千金方衍義 154下
千金月令方 154下
千金半夏湯 154下
千金石膏大青湯 154下
千金伏龍肝湯 155上
千金地黃丸 155上
千金托裏散 155上
千金竹葉湯 155上
千金竹瀝湯 155上
千金羊脂煎 155上
千金赤苓散 155上
千金赤散 155上
千金防己地黃湯 155上
千金定志丸 155上
千金花 155上
千金附子湯 155上
千金保孕方 155上
千金要方 155上
千金食治 155下
千金桂枝去芍藥加皂莢湯 155下
千金桃仁芍藥湯 155下
千金烏頭湯 155下
千金耆婆萬病丸 155下
千金茯苓補心湯 155下
千金茯神湯 156上
千金草 156上
千金除熱結腸丸 156上
千金排風湯 156上
千金犀角散 156上
千金犀角湯 156上
千金連翹丸 156上
千金麥冬理中湯 156上
千金麥門冬湯 156上
千金備急丹 156上
千金備急方 156上
千金散 156上
千金湯 156上
千金硝石丸 156下
千金菜 156下
千金酥蜜膏酒 156下
千金須知 156下
千金黃柏湯 156下
千湯溫中生薑湯 156下
千金溫脾湯 156下
千金當歸芍藥湯 156下
千金當歸湯 156下
千金聖惠方 156下
千金葦莖湯 156下
千金補肝散 156下
千金補肺湯 156下
千金解風散 156下
千金漏蘆湯 156下
千金種子丸 156下
千金遠志湯 156下
千金磁硃丸 156下
千金膠艾榴皮湯 157上
千金獨活寄生湯 157上
千金獨活湯 157上
千金龍骨湯 157上
千金龍膽湯 157上
千金薏苡仁湯 157上
千金翼方 157上
千金雙紫丸 157上
千金雞矢醴 157上
千金鯉魚湯 157上
千金藤 157上
千金藤根 157下
千金寶要 157下
千金寶鑑 157下
千金藿香湯 157下
千金鑵 157下
千金髓方 157下
千秋藤 157下
千條鍼 157下
千張紙 157下
千雀 158上
千椎草 158上
千歲 158上
千歲子 158上
千歲虆 158上
千歲虆根 158下
千歲虆藤汁 158下
千葉水仙 158下
千葉水仙根 158下
千葉玉玲瓏 158下
千葉白 158下
千葉紅 158下
千槌膏 158下
千層瘡 159上
千緡湯 159下
千緡導痰湯 159下
千頭柏 159下
千鍼草 159下
叉喉風 159下
叉雞草 160上
口 160上
口上楊梅瘡 160上

口不能言　160上
口中肉毬　160下
口中飛瘍　160下
口水　160下
口甘　160下
口角　160下
口角流涎　160下
口辛　161上
口津　161上
口苦　161上
口庭　161上
口疳　161上
口疳中白散　161下
口破　162上
口臭　162上
口骨　162下
口淡　162下
口爽　162下
口眼喎斜　162下
口訣集　163下
口問篇　163下
口喎　164上
口喎風　164上
口渴　164上
口瘍　164上
口鼻出血　164上
口緊　164上
口蓋骨　164上
口酸　164下
口僻　164下
口瘡　164下
口齒科　166上
口齒疳　166上
口齒類要　166上
口噤　166下
口澮　166下
口燥咽乾　166下
口靡　167上
口鹹　167下
土　167下
土人參　168上
土人參根　168上
土三七　168上
土山柰　168上
土木香　168下
土牛兒　168下
土牛膝　168下
土瓜　168下
土瓜根散　168下
土瓜酒　168下
土瓜燒　168下
土石　168下
土朱　168下
土肉　168下
土伽倆　168下
土位　169上
土卵　169上
土坑砂　169上
土形之人　169上
土沈香　169上
土芋　169上
土芋根　169上
土芊藤　169下
土豆　169下
土貝母　169下
土貝母根　169下
土辛　169下
土乳　169下
土狗　169下
土芝　169下
土阿魏　169下
土附子　170上
土附魚　170上
土青木香　170上
土恆山　170上
土柹　170上
土疫　170上
土砂　170上
土紅山　170上
土紅花　170上
土紅花根　170上
土紅花葉　170上
土虺蛇　170下
土虺蛇咬傷　170下
土哺　170下
土栗　170下
土殷孽　170下
土消　170下
土痓　171上
土疳　171上
土茜草　171上
土茯苓　171上
土茯苓根　171上
土茯苓湯　171下
土茯苓露　171下
土茴香　171下
土釜　171下
土馬騣　172上
土鬼丹　172上
土梟　172上
土犀角　172下
土細辛　172下
土連　172下
土連翹　172下
土部　172下
土鹵　172下
土斑螯　172下
土番大黃　172下
土硝　172下
土筋　172下
土菌　172下
土萆薢　173上
土萆薢湯　173上
土酥　173上
土黃　173上
土當歸　173下
土當歸根　173下
土落草　173下
土蛹　173下
土蜂　173下
土蜂子　174上
土蜂房　174上
土運　174上
土鼓藤　174上
土漆　174上
土漆皮　174上
土瑪瑙　174上
土精　174上
土蜘蛛　174上
土蜜　174上
土製　174上
土撥鼠　174下
土槿　174下
土漿　174下
土華芨　174下

土蝸　174下
土質汗　174下
土駒　174下
土鹵　174下
土墼　174下
土燕　174下
土錠鐵　174下
土鴨　174下
土龍　174下
土龍疽　175上
土孏孏　175上
土螽　175上
土銛　175上
土檳榔　175上
土癘　175上
土藜蘆　175上
土蟺　175上
土藷　175上
土露子　175上
土鷲　175上
土癩　175下
土竃丹　175下
土鐵　175下
土麝　175下
土鼈　175下
土鬱　175下
士人　175下
士材三書　175下
夕加　176上
夕句　176上
大丁　176上
大七香丸　176上
大七氣湯　176上
大人痘　176下
大力子　176下
大三五七散　176下
大士粉　177上
大川芎丸　177上
大巳寒丸　177上
大中極穴　177上
大五補丸　177上
大分　177下
大方　177下
大方幼科　177下
大方脈科　177下
大木　177下
大木皮　177下
大火　177下
大包　177下
大包穴　178上
大半夏湯　178上
大巨穴　178下
大本瓊瑤發明神書　178下
大札　178下
大母藥　178下
大瓜蔞散　179上
大全人參湯　179上
大合湯　179上
大地黃丸　179上
大安丸　179上
大羽穴　179上
大肉　179上
大尾羊　179上
大延胡索散　179下
大延胡湯　179下
大成散　179下
大成湯　179下
大沈香丸　180上
大肚　180上
大芎黃湯　180上
大角豆　180上
大谷　180上
大豆　180上
大豆甘草湯　180下
大豆紫湯　180下
大豆湯　180下
大豆黃卷　180下
大貝母　181上
大邪　181上
大防風湯　181上
大和中飲　181下
大和散　181下
大奇論　181下
大定風丸　181下
大定風珠　182上
大承氣湯　182上
大明　182下
大杼穴　182下
大毒　182下
大爭　182下
大空　183上
大空根皮　183上
大空葉　183上
大羌活湯　183上
大芥　183下
大迎穴　183下
大阿膠丸　183下
大青　184上
大青莖　184下
大青湯　184下
大青葉　184下
大青膏　185上
大青龍湯　185上
大便　185下
大便不通　185下
大便初鞕後溏　185下
大便祕結　185下
大便燥結　187上
大要　188上
大室　188上
大建中湯　188上
大怒小產　189上
大指　189上
大柴胡湯　189上
大洞菓　189下
大活絡丹　189下
大疥　190上
大約　190上
大紅丸　190上
大紅千搥膏　190下
大紅喉癰　190下
大紅膏　190下
大胡黃連丸　190下
大苦　191上
大苦參丸　191上
大風　191上
大風子　191下
大風子油　191下
大風草　191下
大剛風　191下
大弱風　191下
大悗　191下
大效油煎散　191下
大桂　192上
大桂花湯　192上

大氣 192上
大氣入臟 192上
大消風散 192下
大消痞丸 193上
大烏頭煎 193上
大烏雞丸 193下
大眥 193下
大眥漏 193下
大秦艽湯 193下
大粉草膏 193下
大脈 194上
大茱連丸 194上
大茴香 194上
大茵陳湯 194上
大蚌水 194上
大衄血 194上
大追風散 194下
大逆之病 194下
大骨 194下
大骨空穴 195上
大健脾散 195上
大健脾湯 195上
大動骨 195上
大巢菜 195上
大晨 195上
大涼 195上
大理石 195上
大瓠藤 195上
大眼桐 195上
大脫血 195上
大趾 195下
大造丸 195下
大造保童丸 195下
大連翹湯 195下
大連翹飲 195下
大陵穴 196上
大陷胸丸 196上
大陷胸湯 196下
大麥 196下
大麥子 196下
大麥奴 197上
大麥苗 197上
大麥莓 197上
大麥粉 197上
大麥醋糟 197下
大麥麴 197下
大麻 197下
大麻子 197下
大麻仁 197下
大麻仁油 198下
大麻花 198下
大麻風 198下
大麻葉 198下
大厥 198下
大寒節水 198下
大就 198下
大惑論 198下
大戟 199上
大戟根 199上
大戟膏 199下
大敦穴 199下
大智丸 199下
大棗 199下
大棗丸 199下
大棗湯 200上
大椎穴 200上
大椎骨 200上
大椒 200上
大溲 200上
大焰草 200上
大猩猩 200下
大異香散 200下
大痘 200下
大筋 200下
大菊 200下
大菟絲子丸 200下
大觜烏 201上
大都穴 201上
大順散 201上
大順飲 201下
大黃 201下
大黃丸 202上
大黃六合湯 203上
大黃甘草湯 203上
大黃甘草飲 203下
大黃甘遂湯 203下
大黃朴硝丹 203下
大黃朴硝湯 203下
大黃牡丹湯 204上
大黃附子湯 204上
大黃苗 204下
大黃根 204下
大黃散 205上
大黃湯 206上
大黃硝石湯 206下
大黃黃連瀉心湯 206下
大黃當歸散 206下
大黃葉 207上
大黃蜂 207上
大黃蜂子 207上
大黃飲 207上
大黃䗪蟲丸 207上
大黑神膏 207下
大黑黍 208上
大黑龍丸 208上
大僂 208下
大僂丸 208下
大楊 208下
大楓 208下
大楗骨 208下
大溫中丸 208下
大溫中湯 209上
大溫中飲 209上
大溫經湯 209上
大痹 209上
大禁 209上
大經 209上
大經隧 209下
大聖散 209下
大聖湯 210上
大聖萬安散 210上
大聖澤蘭散 210上
大腸 210上
大腸之源 210下
大腸火 210下
大腸泄 210下
大腸俞穴 211上
大腸欬 211上
大腸疽 211上
大腸病 211上
大腸痧 211下
大腸絕 211下
大腸脹 211下
大腸虛寒 211下
大腸募穴 211下

大腸痹 211下
大腸實熱 212上
大腸蒸 212上
大腸蟲行 212上
大腸癰 212上
大腹 212上
大腹子 212上
大腹子散 212下
大腹皮 212下
大腹皮散 212下
大腹皮湯 213下
大腹皮飲 213下
大腹絨 213下
大腹檳榔 213下
大葉冬藍 213下
大葉白槲根 213下
大葉楊 213下
大葉櫟 213下
大補丸 214上
大補元煎 214上
大補地黃丸 214上
大補陰丸 214下
大補湯 215上
大補黃耆湯 215上
大雷頭風 215上
大鼠粘子湯 215上
大寧散 215下
大瘕泄 215下
大綠 215下
大聚 215下
大腿 215下
大腿骨 215下
大腿癰 215下
大蒜 216上
大蒜丸 216上
大蒜根 216上
大蒜葉 216下
大蒜膏 216下
大赫穴 217上
大鳳髓丹 217上
大寫 217上
大寫刺 217上
大數 217上
大牖 217下
大節 217下
大膕 217下
大蓼 217下
大調經散 217下
大適 217下
大橋尙因 217下
大橘皮湯 217下
大橫穴 218上
大橫骨 218上
大澤蘭 218上
大蕪荑湯 218上
大醒脾散 218上
大鋸草 218下
大頭芥 218下
大頭瘟 218下
大膿 219上
大戢 219上
大薊 219上
大薊根 219上
大薊散 219下
大薊葉 219下
大還丹 219下
大鹹 220上
大鍾 220上
大鍾穴 220上
大斷下丸 220下
大薺 220下
大蟲杖 220下
大關節 220下
大蘆薈丸 220下
大蘭 220下
大麝香丹 220下
大癰 221上
大鹽 221上
大觀本草 221下
女內 221下
女化男 221下
女木 221下
女外 221下
女匠 221下
女青 221下
女青根 222上
女科 222上
女科八珍丸 222上
女科指南 222上
女科要旨 222上
女科要略 222上
女科祕傳 222下
女科婦寶丹 222下
女科密錄 222下
女科準繩 222下
女科經綸 222下
女科撮要 222下
女科機要 223上
女科輯要 223上
女科醫方 223上
女科醫案 223上
女貞 223上
女貞皮酒 223下
女貞葉 223下
女貞實 223下
女桑 223下
女草 224上
女郎花 224上
女理 224上
女莖 224上
女勞 224上
女勞疸 224上
女勞復 224下
女復 224下
女菀 224下
女菀根 224下
女華 225上
女萎 225上
女萎莖 225上
女葳 225上
女雷 225上
女節 225上
女麴 225上
女竈丹 225下
女蘭 225下
女蘿 225下
子 225下
子午痧 225下
子午蓮 225下
子午蓮花 225下
子戶穴 226上
子母 226上
子母竹 226上
子母痔 226上
子女蘆黃 226上

子母藥 226上
子母懸 226上
子母癧 226上
子玄子產論 226上
子舌 226上
子明 226上
子芩 226上
子芩散 226下
子芩湯 226下
子門 226下
子冒 226下
子宮 226下
子宮穴 227上
子宮寒冷不孕 227上
子容 227上
子桑 227上
子氣 227上
子豹 227下
子淋 227下
子處 227下
子規 227下
子魚 227下
子痳 227下
子游 227下
子越 227下
子陽 227下
子楸 227下
子煩 227下
子腫 227下
子嗽 227下
子滿 227下
子瘖 228上
子鳴 228上
子瘧 228上
子嶲 228上
子龍丸 228上
子癇 228上
子薑 228上
子藏 228上
子藥 228上
子懸 228上
子櫱 228上
子癰 228上
寸 228上
寸一 228下
寸口 228下
寸白蟲疾 228下
寸金 229上
寸金丹 229上
寸金散 229下
小 229下
小七香丸 229下
小三七 229下
小大 230上
小中風 230上
小分 230上
小升痳 230上
小天蓼 230上
小心 230上
小戶 230上
小方 230上
小方脈科 230下
小牛角腮散 230下
小牛黃丸 230下
小半夏加茯苓湯 230下
小半夏湯 231上
小甘露飲 231上
小白瘡 231下
小吉穴 231下
小地黃丸 231下
小安胃丸 231下
小安腎丸 231下
小米 232上
小羊 232上
小羽 232上
小羽之人 232上
小舌 232上
小舌落下 232上
小沈香丸 232上
小牡丹 232下
小肚 232下
小芎辛湯 232下
小芎黃湯 232下
小豆 232下
小豆藿 232下
小辛 232下
小邪 232下
小防風湯 233上
小兒二便下血 233上
小兒二便不通 233下
小兒下氣 234上
小兒下痢腹痛 234上
小兒下痢羸瘦 234上
小兒久嗽 234下
小兒口中生蟲 234下
小兒口喎失音 234下
小兒口瘡 234下
小兒口噤 235上
小兒大便色白 235上
小兒大便祕結 235下
小兒小便白濁 236上
小兒尸疰 236上
小兒不吮乳 236下
小兒不治證 236下
小兒不能食 237上
小兒中惡 237下
小兒五色痢 238上
小兒五臟熱 238下
小兒化痰丸 238下
小兒天柱倒 239上
小兒心病 239上
小兒心痛 239下
小兒手足拘攣 239下
小兒手軟 240上
小兒方 240上
小兒水穀瀉 240上
小兒牙宣 240上
小兒半表半裏熱 240下
小兒失欠頰車 240下
小兒失血 240下
小兒正蒙 241上
小兒生瘡有孔 241上
小兒白膿痢 241上
小兒目內障 241上
小兒目外障 241下
小兒目生贅外障 241下
小山目赤腫痛 241下
小兒目直視 242下
小兒目疾 242下
小兒目閉 243上
小兒目劄 243下
小兒休息痢 243下
小兒吐 243下
小兒吐血 244下
小兒吐瀉 244下

小兒耳出膿汁　246上
小兒耳痛　246上
小兒耳鳴　246上
小兒耳聾　246上
小兒自汗　246下
小兒舌衄　247下
小兒舌瘡　247下
小兒血眼　248上
小兒冷汗　248上
小兒冷痢　248下
小兒冷積脹　248下
小兒初生口舌病　248下
小兒初生將護法　249上
小兒困睡　249下
小兒壯熱　250上
小兒沐浴法　250上
小兒灸臍法　250下
小兒疔瘡　250下
小兒禿瘡　251上
小兒肛癢　251上
小兒肝病　251下
小兒角弓反張　252上
小兒赤白痢　252上
小兒足趾向後　252下
小兒卒死　252下
小兒夜熱　253上
小兒服臍帶法　253下
小兒疝　253下
小兒肺病　254上
小兒表裏俱熱　254下
小兒表熱　254下
小兒金鏡錄　255上
小兒青盲外障　255上
小兒便血　255上
小兒便毒　255上
小兒剃頭法　255上
小兒則　255下
小兒拭口法　255下
小兒按額法　256上
小兒流注　256下
小兒流涎　257上
小兒疥瘡　257上
小兒疫喉　257上
小兒秋燥　257上
小兒面赤　257下
小兒風痢　257下
小兒風痰吐　257下
小兒風癇　257下
小兒風瀉　258上
小兒食毒腫　258上
小兒食積　258上
小兒食癇　258下
小兒時毒　258下
小兒欬嗽　258下
小兒氣疝　260上
小兒氣積　260上
小兒疰　260上
小兒疰夏　260下
小兒疳眼外障　261上
小兒疸　261上
小兒疹痘方　261下
小兒痃痛　261下
小兒痄腮　262上
小兒破鞋　262上
小兒純血痢　262上
小兒脈法　262下
小兒骨蒸熱　263下
小兒乾癬　263下
小兒偏風口噤　263下
小兒偏墜　264上
小兒晝熱　264上
小兒淋　264上
小兒眼白多　264下
小兒脫皮　264下
小兒脫肛　265上
小兒蛀齒　265下
小兒通睛外障　266上
小兒陰腫　266上
小兒陰瘡　266下
小兒陰癇　267上
小兒陰縮　267上
小兒雀盲　267上
小兒喉痹　267上
小兒喘　267下
小兒啼　268下
小兒喜笑不休　268下
小兒寒吐　268下
小兒寒熱　269上
小兒寒瀉　269下
小兒尋衣撮空　270上
小兒悲哭　270下
小兒斑疹備急方　270下
小兒渴　270下
小兒痘疹方論　271上
小兒痙　271上
小兒痞結　271下
小兒痢　271下
小兒痢後浮腫　272上
小兒盜汗　272下
小兒脾病　272下
小兒脾積　273上
小兒腎病　273上
小兒虛熱　273下
小兒虛積　274上
小兒虛羸　274上
小兒陽癇　275上
小兒黃水粘瘡　275上
小兒傷風　275上
小兒傷食　275下
小兒傷食吐瀉　275下
小兒傷食脹　276上
小兒傷食瀉　276上
小兒傷寒夾食　276下
小兒傷寒夾驚　276下
小兒傷寒虛腫　276下
小兒感寒腹痛　277上
小兒搖頭便血　277上
小兒暑瀉　277下
小兒溺血　277下
小兒溺閉　277下
小兒溼腫　278下
小兒溼癬　278下
小兒煩熱　278下
小兒煩躁　278下
小兒痰涎　279上
小兒痰喘　279上
小兒聾　279上
小兒腫　279下
小兒腹痛　280上
小兒腹脹　280下
小兒腹鳴　281上
小兒萬病回春丹　281下
小兒裏熱　281下
小兒遍身魚泡　282上
小兒嗽作呀呷聲　282上

小兒嗽聲不出 282上
小兒嗽膿血 282下
小兒察色法 282下
小兒實熱 284下
小兒實積 285上
小兒瘖 285上
小兒裹臍法 285下
小兒鼻生息肉 285下
小兒鼻赤 285下
小兒鼻流清涕 286上
小兒鼻衄 286上
小兒鼻乾 286下
小兒鼻塞 286下
小兒潮熱 286下
小兒熱 287下
小兒熱吐 287下
小兒熱痢 288上
小兒熱瀉 288上
小兒瘡瘍 288下
小兒瘧 289上
小兒聤耳 290上
小兒髮黃 290上
小兒齒痛 290上
小兒齒落不生 290上
小兒齒齦腫痛 290下
小兒噤口痢 290下
小兒噫氣 290下
小兒積痛 291上
小兒積聚 291上
小兒積熱 291下
小兒積熱腹痛 292上
小兒積瀉 292上
小兒衛生總微論方 292上
小兒遺溺 292下
小兒霍亂 292下
小兒頭面瘡 293上
小兒頸輭 293上
小兒餘熱 293上
小兒癀 293上
小兒癎 293下
小兒聲啞 294下
小兒膿血痢 294下
小兒瀉 295上
小兒瀉痢口渴 296下
小兒癖 297上
小兒蟲擾腹痛 297下
小兒醫 298上
小兒鎖喉風 298上
小兒藥證直訣 298上
小兒藥證眞訣 298下
小兒類中風 298下
小兒癥積脹 298下
小兒癥瘕腹痛 299上
小兒鶴膝風 299上
小兒聽聲法 299下
小兒臟毒 300上
小兒蠱毒痢 300上
小兒蠱疰 300上
小兒驚悸 300下
小兒驚熱 301上
小兒驚癎 301上
小兒魘死 301下
小兒齲齒 301下
小兒顱顖經 302上
小定風珠 302下
小承氣湯 302下
小昇丹 303上
小板元祐 303上
小毒 303上
小金丹 303上
小金丹方 303下
小長 303下
小阿魏丸 303下
小青 304上
小青草 304上
小青葉 304上
小青龍丸 304上
小青龍加石膏湯 304上
小青龍湯 304下
小便 306上
小便不利 306上
小便不通 306上
小便不禁 306上
小便閉 306上
小便渾濁 308上
小便黃赤 308上
小便頻數 309上
小便癃 310上
小品止痛湯 310上
小品苧根湯 310下
小建中湯 310下
小急 311上
小指 311上
小柴胡加生地黃湯 311上
小柴胡加梔子湯 311下
小柴胡湯 311下
小活絡丹 313上
小流氣飲 313上
小胃丸 313上
小胃丹 313上
小香連丸 313下
小海穴 313下
小烏沈湯 314上
小烏犀丸 314上
小眥 314上
小眥漏 314下
小秦王草 314下
小粉 314下
小茴香 314下
小荊 314下
小草 314下
小草湯 314下
小骨空穴 314下
小將軍 314下
小巢菜 315上
小接骨草 315上
小理 315上
小產 315上
小硃砂丸 315上
小趾 315上
小陷胸丸 315上
小陷胸湯 315下
小鹿銜 315下
小麥 315下
小麥子 316上
小麥奴 316上
小麥苗 316上
小麥粉 316下
小麥稈 316下
小麥粥 316下
小麥飲 317上
小麥麨 317上
小麥麩 317上
小麥麩麴 317上
小麥澱粉 317上

小麥麴　317下
小寒豆　317下
小寒節水　317下
小棗丹　317下
小無比散　317下
小筋　318上
小結胸　318上
小絡　318上
小菊花膏　318上
小菟絲子丸　318上
小黃丸　318下
小黃膏　318下
小黃龍丸　318下
小黑豆　318下
小黑龍丸　318下
小傷風　319上
小楊　319上
小溫中丸　319上
小溫經湯　319下
小溲　319下
小瘈　319下
小腸　319下
小腸之源　320上
小腸火　320上
小腸邪　320上
小腸泄　320上
小腸俞穴　320下
小腸欬　320下
小腸氣　320下
小腸疽　321上
小腸病　321上
小腸痧　321下
小腸絕　321下
小腸脹　321下
小腸虛寒　322上
小腸募穴　322上
小腸經疽　322上
小腸實熱　322上
小腸蒸　322上
小腸癰　322上
小腹　322下
小腹滿　322下
小腹癰　322下
小葉金雞舌　322下
小蜂兒　323上
小蜈蚣散　323上
小雷頭風　323上
小奪命散　323上
小滿節水　323上
小腿　323上
小腿肚　323上
小腿骨　323上
小蒜　323上
小蒜根　323上
小蒜葉　323下
小酸茅　323下
小節　323下
小蓬萊山館方鈔　323下
小調經散　323下
小錦枝　323下
小龍牙　324上
小龍薈丸　324上
小薊　324上
小薊苗　324上
小薊根　324上
小薊散　324下
小薊湯　324下
小薊飲　324下
小谿　325上
小鍼　325上
小鍼解篇　325上
小蟾酥丸　325上
小續命湯　325上
小蘗　326下
小靈丹　326下
尸　327上
尸利灑樹　327上
尸咽　327上
尸疰　327上
尸鬼　327上
尸厥　327上
尸奪　237下
尸蹷　328上
山大黃　328上
山丹　328上
山丹花　328上
山丹根　328上
山牛湯　328上
山牛蒡　328下
山牛膝　328下
山半支　328下
山本世儒仲直　328下
山甘草　328下
山田正珍　328下
山甲內消散　328下
山白竹　328下
山石榴　329上
山地栗　329上
山百合　329上
山羊　329上
山羊皮　329下
山羊肉　329下
山羊血　329下
山羊角　330上
山羊油　330上
山羊蹄　330上
山羊糞　330上
山李子　330下
山芋　330下
山角骨　330下
山角骨傷　330下
山豆　330下
山豆根　331上
山松　331上
山松子　331上
山松毬　331上
山枇杷柴　331下
山枇杷柴皮　331下
山林相業　331下
山果　331下
山芝麻　331下
山芥　331下
山金　331下
山金柑　331下
山金橘　332上
山扁豆　332上
山查　332上
山柰　332上
山柰根　332上
山胡桃　332上
山胡椒　332上
山胡椒實　332上
山苧　332上
山茄子　332上
山韭　332下

山栗 332下
山根 332下
山桂 332下
山桃 332下
山桑 332下
山海螺 332下
山茱萸 332下
山茱萸丸 333上
山茱萸實 333上
山茵陳 333下
山茶 333下
山茶子 333下
山茶花 334上
山草 334上
山蚓 334下
山馬蘭 334下
山參 334下
山啄木鳥 334下
山梔 334下
山梔地黃湯 334下
山犀 334下
山荷葉 334下
山荸薺 335上
山莓 335上
山莧菜 335上
山連 335上
山陵翹 335上
山雀梅 335上
山棃 335上
山棗 335上
山棗實 335上
山棘 335上
山椒 335上
山椒魚 335上
山菌子 335上
山菜 335上
山蛤 335上
山蛩蟲 335下
山雄黃 335下
山黃荊 335下
山黃荊子 335下
山黃荊葉 335下
山椿 335下
山榆 335下
山榆仁 336上
山瑚柳 336上
山禽 336上
山葡萄 336上
山葱 336上
山裏果 336上
山雉 336上
山廓 336上
山慈姑 336上
山慈姑花 336下
山慈姑根 336下
山慈姑葉 336下
山漆 336下
山精 336下
山膏藥 336下
山蒜 336下
山蜜 337上
山貍 337上
山貍香 337上
山辣 337上
山樗 337上
山樝 337上
山樝木 337上
山樝核 337上
山樝根 337上
山樝莖 337上
山樝葉 337下
山樝實 337下
山樝糕 337下
山穀 337下
山穀米 338上
山穀根 338上
山節 338上
山蝸 338上
山橘 338上
山蕎麥 338上
山豬 338上
山豬糞 338上
山鴞 338上
山龍 338上
山龍膽 338上
山龜 338下
山龜甲 338下
山龜頭 338下
山斂 338下
山薊 338下
山薑 338下
山薑花 338下
山薑根 338下
山薑實 339上
山薤 339上
山鞠窮 339上
山檳榔 339上
山雞 339上
山雞肉 339上
山雞頭子 339下
山獺 339下
山獺骨 339下
山獺陰莖 339下
山藥 339下
山藥丸 339下
山藥膏 340上
山蟻 340上
山蟻子 340上
山蟻窠 340下
山蟻窠上緣枝 340下
山蟻窠中土 340下
山蟻窠中臺 340下
山鵲 340下
山鵲肉 340下
山礬 340下
山礬葉 341上
山藷 341上
山蘄 341上
山欅 341上
山欅皮 341上
山櫻桃 341上
山櫻桃核 341上
山櫻桃實 341下
山蘭 341下
山鷓 341下
山巖泉水 341下
山蘿蔔 341下
川石斛 341下
川朴 341下
川朴散 341下
川芎 342上
川芎丸 342上
川芎肉桂湯 342下
川芎茶調散 342下
川芎散 343上

川貝母	343下
川貝母根	343下
川苦楝散	344上
川消	344上
川烏尖	344上
川烏頭	344上
川茶	344上
川草散	344下
川強瞿	344下
川連	344下
川連飲	344下
川椒	344下
川椒丸	344下
川楝丸	345上
川楝子	345上
川楝湯	345上
川綿葱	345上
川槿	345上
川槿皮	345上
川槿皮錠	345下
川薑	346上
川歸丸	346上
工	346上
己	346上
己椒藶黃丸	346上
已風丹	346上
巳	346下
巳藥	346下
巾鍼	346下
弓弩弦	346下
弓紋	346下

四畫

不	347上
不二散	347上
不仁	347下
不內外因	347下
不及期欲產	347下
不日	348上
不月	348上
不用	348上
不再傳	348上
不收	348上
不次	348上
不死草	348下
不死麪	348下
不灰木	348下
不灰木散	348下
不老丹	348下
不足	349上
不服水土泄	349上
不服水土腫	349上
不直手	349上
不便	349下
不相有	349下
不凋木	349下
不凋草	349下
不容穴	349下
不能食	349下
不得臥	350下
不得眠	352上
不勝	353上
不寐	353上
不換金正氣散	353上
不嗜食	353上
不過	353下
不精	353下
不語	353下
不慧	353下
不薪木	353下
不謝方	353下
不護場	353下
不驚丹	353下
丑	354上
丑午丹	354上
丑藥	354上
丑寶	354上
中	354上
中上	354下
中工	354下
中外	354下
中央	354下
中正之官	354下
中石疽	354下
中州	355上
中年	355上
中血堂	355上
中血堂傷	355上
中西惟忠	355上
中西匯通醫經精義	355上
中西醫判	355上
中西醫學入門	355上
中郄穴	355下
中和散	355下
中和湯	355下
中府	355下
中府穴	355下
中注穴	356上
中肩井穴	356上
中附上	356上
中品錠子	356上
中客	356上
中封穴	356上
中指	356下
中流砥柱痘	356下
中風	356下
中風小便不利	358下
中風不語	358下
中風四肢不舉	358下
中風自汗	358下
中風角弓反張	359上
中風神氣昏瞀	359上
中風痲瞀不仁	359上
中風善食	359下
中風盜汗	359下
中風痰涎壅盛	359下
中風痱	360上
中風膚癢	360上
中風遺尿	360上
中風體痛	360上
中宮	360下
中害神	360下
中庭	360下
中庭穴	360下
中庭疽	360下
中根	360下
中氣	361上
中消	361上
中脈	361上
中清	361下
中清之府	361下
中脘	361下
中脘穴	361下
中脘疽	361下
中腦	362上

中趾 362上
中逢花 362上
中部 362上
中馗菌 362上
中單 362上
中寒 362上
中寒心痛 363上
中寒便血 363下
中寒家 363下
中惡 363下
中惡穴 364上
中渚穴 364上
中焙舌 364上
中焦 364上
中焦寒 364下
中焦熱 364下
中發背 364下
中發疽 364下
中粟 364下
中絡 364下
中都穴 364下
中搭手 364下
中暍 365上
中暑 365上
中暑吐血 365下
中暑眩暈 365下
中暑湯 365下
中極穴 366上
中溼 366上
中溼鼻衄 366下
中運 366下
中滿 366下
中滿分消丸 366下
中滿分消湯 367下
中精之府 368上
中膂俞穴 368上
中酸 368上
中魁穴 368上
中樞穴 368上
中熱 368上
中熱心痛 368上
中節 368下
中節疔 368下
中衝穴 368下
中瀆之府 368下
中瀆穴 368下
中藏經 368下
中藏經附方 369上
中醫 369上
中藥 369下
中霧氣 369下
中髎穴 369下
丹化 369下
丹天 369下
丹田 369下
丹田穴 370上
丹皮散 370上
丹沙草 370上
丹毒 370上
丹毒入腹 372上
丹毒疽 372上
丹毒痛 372上
丹毒發 372上
丹毒癀 372上
丹毒癰 372上
丹油膏 372下
丹波元周 372下
丹波元堅 372下
丹波元胤 372下
丹波元簡 372下
丹波紹翁 372下
丹波茝庭 372下
丹芝 372下
丹奈 372下
丹砂 372下
丹砂水 373下
丹砂毒 373下
丹砂紅痘 373下
丹胗 373下
丹若 373下
丹桂 373下
丹桎木 373下
丹桎木皮 373下
丹疹 373下
丹粉 373下
丹草 373下
丹參 373下
丹參根 374上
丹參散 374上
丹參湯 374下
丹鳥 374下
丹棘 374下
丹雄雞 374下
丹雄雞肉 375上
丹黍米 375上
丹溪心法 375上
丹溪心法附餘 375上
丹溪治法心要 375下
丹溪發明 375下
丹溪醫要 375下
丹溪藥要 375下
丹溪纂要 375下
丹臺玉案 375下
丹熛 375下
丹瘤 375下
丹雞冠血 375下
丹藥火 376上
丹礬丸 376上
丹竈粉 376下
予脂 376下
互草 376下
五 376下
五入 376下
五十九刺 376下
五十歲 377上
五十營 377上
五十營篇 377上
五子 377上
五子丸 377上
五子衍宗丸 377上
五子實 377下
五尸 377下
五尸鬼 377下
五不女 377下
五不男 377下
五中 377下
五之氣 378上
五仁丸 378上
五仁湯 378上
五分 378上
五分之熨 378上
五化 378上
五心煩熱 378下
五方宜範 378下
五方草 378下

五木香 378下
五火 378下
五爪橘紅 378下
五爪龍 378下
五主 378下
五加 378下
五加皮 379上
五加皮丸 379上
五加皮酒 379上
五加皮散 379下
五加根皮 379下
五加莖 380上
五加葉 380上
五母麻 380上
五汁飲 380上
五汁膏 380下
五生丸 380下
五皮湯 380下
五石 381上
五合 381上
五有餘 381上
五次脈 381上
五灰散 381上
五灰膏 381下
五羽石 381下
五色 381下
五色丸 381下
五色丹 382上
五色石斛 382上
五色兌金丸 382上
五色帛 382下
五色脈變 382下
五色符 382下
五色莧 382下
五色痢 382下
五色診 382下
五色診奇眩 382下
五色篇 383上
五色龍鬚 383上
五色靈藥 383上
五行 383上
五行丹 383下
五行草 383下
五位 383下
五兵 383下
五形 383下
五形志 383下
五更泄 383下
五更欬 383下
五決 384上
五秀重明丸 384上
五走 384上
五辛菜 384上
五邪 384上
五邪丸 384下
五邪篇 384下
五里 385上
五里穴 385上
五佳 385上
五使 385上
五刺 385上
五味 385上
五味子 385下
五味子丸 385下
五味子散 386上
五味子湯 386下
五味子黃耆散 387下
五味木香散 387下
五味白朮散 387下
五味消毒飲 387下
五味異功丸 388上
五味異功散 388上
五味篇 388上
五味論 388上
五和湯 388上
五官 388下
五宜 388下
五并 388下
五府 389上
五拗湯 389上
五果 389上
五枝湯 389上
五枝膏 389上
五毒草 389下
五治 389下
五泄 389下
五法 389下
五物人參飲 389下
五物香薷飲 389下
五物湯 389下
五舍 390上
五花 390上
五花丸 390上
五虎丹 390上
五虎穴 390下
五虎粉 390下
五金膠漆 390下
五度 390下
五指 390下
五星 391上
五珍丸 391上
五疫 391上
五科七事 391上
五胠俞 391上
五苓丸 391上
五苓加茵陳蒿湯 391上
五苓妙香散 391上
五苓茵陳散 391下
五苓散 391下
五苓湯 391下
五茄 391下
五音 391下
五音五味篇 392上
五風 392上
五風內障 392上
五香丸 392上
五香流氣飲 392下
五香草 392下
五香追毒丸 392下
五香連翹散 392下
五香連翹湯 393上
五香散 393上
五香湯 394下
五倍子 394下
五倍子丸 395下
五倍子內蟲 395下
五倍子散 395下
五宮 396上
五時 396上
五氣 396上
五畜 396下
五疳 396下
五疳丸 396下
五疳保童丸 396下
五疳消積丸 397上

五病 397上
五神 397上
五神丸 397上
五脈 397下
五逆 397下
五崩 398上
五常 398上
五常政大論 398上
五敗 398上
五液 398上
五淋 398下
五淋散 398下
五痔 399上
五痔散 399上
五處穴 399上
五通丸 399上
五部 399上
五陰 399下
五鳥花 399下
五勝 399下
五勞 399下
五勞所傷 399下
五善 399下
五惡 400上
五椎 400上
五焦 400上
五發 400上
五絕 400上
五菜 400上
五虛 400下
五裁 400下
五診 400下
五陽 400下
五亂 400下
五亂篇 401上
五傷 401上
五會 401上
五會穴 401上
五痰 401下
五痹 401下
五痹湯 401下
五禁 401下
五禁瘡痘 401下
五禁篇 402上
五稜子 402上
五經 402上
五聖丸 402上
五腧 402上
五葉芸香 402上
五葉莓 402上
五葉草 402上
五補丸 402下
五運 402下
五運六氣撰要 402下
五運行大論 402下
五過 402下
五飲 403上
五飲湯 403上
五奪 403上
五實 403上
五態 403上
五態之人 403上
五構 403下
五構子 403下
五福丸 403下
五福化毒丹 403下
五福飲 404上
五種經驗方 404上
五精 404下
五緊痧 404下
五膈丸 404下
五膈寬中散 405上
五蒸 405上
五蒸湯 405上
五鳳草 405下
五噎丸 405下
五樞穴 405下
五瘟丹 405下
五穀 406上
五穀蟲 406上
五節 406上
五輪 406上
五遲 406上
五閱 406上
五閱五使篇 406下
五積 406下
五積丸 406下
五積散 406下
五輭 407上
五輸 407上
五鞕 407上
五龍草 407下
五斂子 407下
五癃津液別篇 407下
五癎 407下
五癎丸 407下
五膽丸 408上
五膽偃月墜翳丸 408上
五戢 408上
五竅 408上
五藏 408下
五藏生成論 408下
五藏別論 408下
五藏所藏 408下
五藏俞 409上
五藏氣 409上
五藏寒 409上
五藏痹 409上
五類 409上
五寶丹 409上
五寶散 410下
五寶霜 410下
五癭 410下
五臟 410下
五變 410下
五變篇 411上
五體 411上
五靈丸 411上
五靈脂 411下
五靈脂散 411下
五鬣松 411下
井 411下
井口邊草 411下
井中苔 411下
井中萍 411下
井中藍 412上
井木 412上
井底泥 412上
井金 412上
井泉水 412上
井泉石 412上
井泉石散 412下
井泉疸 412下
井疸 412下
井華水 413上

井滎	413上
亢	413上
亢陽	413上
仁術志	413上
仁端錄	413上
仁熟散	413下
仁頻	413下
仁齋直指	413下
仁齋犀角湯	414上
仆漏	414上
仆擊	414上
介化	414上
介蟲	414上
元寸香	414上
元及散	414上
元水	414上
元戎	414下
元戎二白丸	414下
元戎小靈寶丹	414下
元戎六合湯	414下
元戎四物湯	414下
元亨療馬集	414下
元見穴	414下
元和紀用經	414下
元宗司命	414下
元修菜	415上
元悅	415上
元珠	415上
元珠先生	415上
元焦	415上
元陽	415上
元頗	415上
元壽丹	415下
元慈勒	415下
元寶草	415下
元覺	415下
內	415下
內中	416上
內弔	416上
內外	416上
內外痔	416上
內外傷辨	416上
內外傷辨惑論	416上
內外腫喉	416下
內外瘡	416下
內吃	416下
內因	416下
內托白蘞散	416下
內托安神散	417上
內托至奇湯	417上
內托羌活湯	417上
內托柴胡湯	417下
內托消毒散	417下
內托酒煎湯	417下
內托散	417下
內托黃耆丸	418上
內托黃耆散	418下
內托黃耆湯	418下
內托榮衞湯	418下
內吹乳	419上
內灸散	419上
內疔	419下
內取	419下
內固清心散	420上
內府	420上
內治	420上
內泛	420上
內炙散	420上
內疚疽	420上
內迎香穴	420上
內金丸	420下
內金鹿茸丸	420下
內附	420下
內急	420下
內洞	420下
內科	420下
內科摘要	420下
內風	420下
內風嗽	421上
內庭穴	421上
內消	421上
內消丸	421上
內消沃雪湯	421上
內消連翹丸	421下
內消散	421下
內消膏	422下
內消瘰癧丸	422下
內痔	423上
內疽	423上
內眥	423上
內衄	423上
內推雲	423上
內痔	423上
內蛀桿	423下
內釣	423下
內寒	424上
內惡寒	424上
內疎黃連湯	424上
內痛外快	424上
內發丹毒	424上
內筋	424下
內腎	424下
內虛	424下
內虛外實	424下
內傷	424下
內傷夾外感	424下
內傷夾暑	425上
內傷欬嗽	425下
內傷寒發斑	425下
內傷蓄血	425下
內傷頭痛	425下
內傷燥	425下
內廉	426上
內溫	426上
內照法	426上
內照經	426上
內照圖	426上
內經	426上
內經三家合註	426上
內經抄	426下
內經或問	426下
內經直指	426下
內經知要	426下
內經拾遺方論	426下
內經訓解	426下
內經評文	426下
內經運氣表	426下
內經運氣病釋	426下
內經摘粹補註	427上
內經銓釋	427上
內經遺篇病釋	427上
內經難字音義	427上
內經類篇	427上
內經纂要	427下
內補十宣散	427下

內補丸 427下
內補鹿茸丸 427下
內補黃耆湯 428上
內補當歸丸 428上
內補當歸建中湯 428下
內實外虛 429上
內漏 429上
內蒸 429上
內輔骨 429上
內障 429上
內障丸 429上
內熱 429下
內踝 429下
內踝尖穴 429下
內踝疽 429下
內踝橫脈 429下
內閱 429下
內癀 430上
內臁瘡 430上
內藏 430上
內證 430上
內關 430上
內關外格 430上
內關穴 430上
內藤希 430下
內癰 430下
公丁香 430下
公公鬚 430下
公言 430下
公孫穴 430下
公孫光 431上
公孫樹 431上
公魚口 431上
公領孫 431上
公蠣蛇 431下
六一泥 431下
六一散 431下
六入 431下
六十歲 431下
六十篇 431下
六不治 432上
六之氣 432上
六元 432上
六元正紀大論 432上
六六之節 432上
六化 432下
六月冷 432下
六月凌 432下
六月霜 432下
六甲 432下
六合 432下
六合定中丸 433上
六安茶 433上
六次脈 433下
六位 433下
六君子丸 433下
六君子湯 433下
六味丸 433下
六味回陽飲 433下
六味地黃丸 434上
六味地黃湯 434下
六味肥兒丸 434下
六味活血飲 434下
六味湯 435上
六和湯 435上
六府 435下
六府氣 435下
六物湯 435下
六物黃芩湯 435下
六門二法 436上
六律 436上
六柱湯 436上
六柱飲 436上
六珍丹 436上
六科準繩 436下
六紀 436下
六氣 436下
六氣脹 436下
六氣感證要義 636下
六畜鳥獸毒 436下
六畜瘟疫 436下
六神丸 437上
六神通解散 437下
六神散 437下
六神湯 437下
六脈 438上
六椎 438下
六腑 438下
六陽 438下
六微 438下
六微旨大論 438下
六極 438下
六經 438下
六經病解 438下
六經提綱 438下
六聖丸 439上
六節 439上
六節藏象論 439上
六磨湯 439上
六輸 439下
六瘤 439下
六藏 439下
六醴齋醫書 439下
六變 439下
六鬱湯 440上
凶風 440上
分 440上
分心氣飲 440下
分水穴 440下
分肉 440下
分肉穴 440下
分至 441上
分利五苓散 441上
分注 441上
分氣 441上
分氣紫蘇飲 441上
分氣飲 441上
分消丸 441下
分理 441下
分部 442上
分間 442上
分溼內化湯 442上
分溼消毒丹 442上
分腠 442下
分餼骨 442下
切 442下
切脈 442下
切脈樞要 443上
匀胃散 443上
匀氣丸 443上
匀氣散 443上
勾金皮 443下
化丹湯 443下
化公石 443下
化水種子湯 443下

化生蟲　444上
化州橘紅　444上
化疔內消散　444下
化毒丹　444下
化毒生肌散　444下
化毒散　445上
化毒湯　445上
化風丹　445下
化氣　445下
化疸湯　445下
化骨至神丹　445下
化骨瘡　446上
化堅二陳丸　446上
化斑湯　446上
化斑解毒湯　446下
化痞丸　446下
化痞膏　446下
化源　447下
化痰丸　447下
化聖通滯湯　447下
化滯調中湯　448上
化漏湯　448上
化腐紫霞膏　448上
化積丸　448上
化癖丸　448下
化蟲丸　448下
化蟲飲　449上
化癭丹　449上
化癰湯　449上
化䘌丸　449下
升　449下
升丹　450上
升均湯　450上
升明　450上
升消平胃散　450上
升帶湯　450上
升推　450下
升陰順氣湯　450下
升麻　450下
升麻丸　450下
升麻六合湯　450下
升麻加附子湯　450下
升麻加紫草湯　451上
升麻加黃連湯　451上
升麻防荊湯　451上
升麻和氣飲　451上
升麻和解散　451下
升麻芷葛湯　451下
升麻胃風湯　451下
升麻根　452上
升麻消毒飲　452下
升麻清胃湯　452下
升麻紫蘇湯　452下
升麻散　452下
升麻湯　453上
升麻葛根湯　454下
升麻膏　454下
升麻鼈甲湯　455下
升提湯　456上
升發二陳湯　456上
升陽泄陰丸　456上
升陽洩火湯　456下
升陽益胃湯　456下
升陽益氣湯　457下
升陽除溼防風湯　457下
升陽除溼湯　457下
升陽散火湯　458上
升陽順氣湯　458下
升陽滋血湯　459上
升陽補氣湯　459上
升陽解毒湯　459上
升陽調元湯　459上
升陽調經湯丸　459下
升陽舉經湯　459下
升陽瀉熱湯　460上
升舉大補湯　460上
午　460下
午前欬　460下
午後欬　460下
午時茶　460下
午搐　460下
午澤　461上
午藥　461上
及己　461上
及己根　461上
及瀉　461下
及爵骨　461下
友漁齋醫話　461下
反　461下
反毛雞　461下
反毛雞肉　461下
反四時　461下
反舌　461下
反折　461下
反戾　462上
反治　462上
反花瘡　462上
反胃　462上
反脣疔　462上
反發熱　462上
反陽　462下
反腳痘　462下
反鼻蛇　462下
反關脈　462下
壬　462下
壬子丸　462下
壬癸　462下
天　463上
天丁　463上
天下第一金瘡藥　463上
天子　463上
天子耤田三推犂下土　463上
天山　463上
天中茶　463上
天井穴　463下
天元玉冊　464上
天元紀　464上
天元紀大論　464上
天元接髓丹　464上
天內　464上
天化　464上
天水牛　464下
天水散　464下
天火　464下
天火丹　464下
天火瘡　464下
天牛　464下
天王補心丸　465上
天王補心丹　465上
天王鐵塔草　465下
天仙　465下
天仙子　465下
天仙米　465下
天仙根　465下
天仙菜　465下

天仙蓮　465下
天仙蓮葉　465下
天仙藤　465下
天仙藤散　466上
天台烏藥散　466上
天玄　466下
天瓜　466下
天生牙　466下
天生朮　466下
天生磺　466下
天白蟻　466下
天刑　467上
天名精　467上
天名精根　467上
天名精葉　467上
天年篇　467下
天池穴　467下
天池膏　467下
天牝　468上
天竹　468上
天竹黃　468上
天臼　468上
天行赤眼外障　468上
天行病　468上
天行斑瘡　468上
天行嗽　468下
天忌　468下
天忌日　468下
天成沙　468下
天沖　468下
天灸　468下
天豆　468下
天宗穴　468下
天宦　468下
天府穴　469上
天泡草　469上
天泡痧　469上
天泡瘡　469上
天狗　470上
天社蟲　470上
天空痘　470上
天竺桂　470上
天竺桂皮　470上
天竺桂實　470上
天竺乾薑　470下
天竺黃　470下
天竺黃丹　470下
天竺黃散　470下
天芝麻　471下
天芥菜　471下
天芮　471下
天花　471下
天花粉　471下
天花散　471下
天花菜　471下
天花精言　471下
天花蕈　472上
天門冬　472上
天門冬丸　472上
天門冬散　472下
天門冬湯　472下
天門冬飲　473上
天門冬膏　473上
天門精　473上
天青　473上
天青地白草　473上
天南星　473上
天南星根　473下
天南星散　474上
天保采薇湯　474下
天姥連　474下
天帝少女　474下
天柱　474下
天柱穴　474下
天柱疽　475上
天柱骨　475上
天泉穴　475上
天癸　475上
天突穴　475上
天胡荽　475下
天英　475下
天苴　475下
天茄　475下
天茄子　475下
天茄實　475下
天韭　475下
天香油　475下
天香菜　476上
天孫水　476上
天宮　476上
天容穴　476上
天師　476上
天師栗　476上
天根疸　476上
天氣　476下
天眞丸　476下
天眞丹　476下
天眞散　477上
天眞膏　477上
天酒　477上
天馬　477上
天毬草　477上
天毬草子　477下
天毬草根　477下
天毬草葉　477下
天符　477下
天紫蘇　477下
天荷　477下
天蛇　477下
天蛇毒　477下
天蛇瘡　478上
天蛇頭　478下
天泰嶽　478下
天釣　478下
天頂穴　478下
天頂痧　478下
天麻　479上
天麻丸　479上
天麻防風丸　480上
天麻定喘飲　480下
天麻草　480下
天麻退翳散　480下
天麻散　480下
天麻湯　481上
天麻飲　481上
天麻餅　481下
天葬　481下
天棘　481下
天畱　481下
天窗穴　481下
天絲打眼　482上
天絲瓜　482上
天虛　482上
天然透邪丹　482上
天貴骨　482上

天雄　482上
天雄草　482下
天雄散　482下
天會穴　482下
天溼穴　482下
天落　482下
天葵　483上
天鼎穴　483上
天鼠　483上
天厭子　483上
天壽根　483上
天廓　483上
天滿穴　483上
天精　483上
天膏藥　483上
天蓋穴　483上
天蓋骨　483上
天劍草　483上
天樞穴　483上
天樞骨　483下
天漿　483下
天漿子　483下
天漿子散　483下
天牖穴　483下
天瘡　484上
天蓬　484上
天蓼　484上
天蔓菁　484上
天衝　484上
天衝穴　484上
天賢骨　484下
天骷髏　484下
天澤香　484下
天燈籠　484下
天燈籠草　484下
天燈籠草子　484下
天燈籠草根　484下
天蕎麥　484下
天錐　484下
天閹　485上
天龍　485上
天龍骨　485上
天薊　485上
天薤　485上
天螺　485上
天螻　485上
天谿穴　485上
天瞿穴　485上
天薺　485上
天雞　485上
天鵝　485上
天羅　485上
天羅水　485上
天羅散　485下
天藕　485下
天竃丹　485下
天髎穴　485下
天靈丹　486上
天靈草　486上
天靈蓋　486上
天鹽　486下
天欒　486下
天虋冬　486下
天虋冬根　486下
天虋冬酒　487上
太一　487上
太乙　487上
太乙丹　487下
太乙玄精石　488上
太乙玉樞丹　488上
太乙穴　488上
太乙保生丹　488上
太乙帝君　488上
太乙神精丹　488上
太乙神鍼　488下
太乙神鍼方　488下
太乙追命丸　489上
太乙救苦丹　489下
太乙紫金丹　490上
太乙紫金錠　490上
太乙備急散　490上
太乙散　490上
太乙游宮　490下
太乙萬靈膏　490下
太乙膏　491上
太乙餘糧　491下
太乙離火感應神鍼圖說　492上
太上五神茶　492上
太子參　492上
太平和劑局方　492上
太平惠民和劑局方　492上
太平聖惠方　493上
太白石　493上
太白穴　493上
太白星　493下
太白散　493下
太羽　493下
太羽之人　493下
太角　493下
太角之人　493下
太和湯　494上
太始天元冊　494上
太泉穴　494上
太倉　494上
太倉公　494上
太倉公方　494上
太倉穴　494上
太宮　494上
太宮之人　494上
太息　494上
太素脈訣　494下
太素精要　494下
太素膏　494下
太商　494下
太淵穴　494下
太陰　495上
太陰不退位　495上
太陰不遷正　495上
太陰之人　495下
太陰之客　495下
太陰之勝　495下
太陰之復　496上
太陰司天　496上
太陰在泉　496下
太陰疽　496下
太陰發　496下
太陰絡穴　496下
太陰陽明論　496下
太陰經病　496下
太陰經藏合病　497上
太陰篇　497上
太陰頭痛　497上
太陰藏　497上
太陰藏病　497上

太陽 497上
太陽土 497下
太陽不遷正 497下
太陽丹 497下
太陽之人 497下
太陽之上 498上
太陽之下 498上
太陽之客 498上
太陽之勝 498上
太陽之復 498下
太陽司天 498下
太陽石 499上
太陽穴 499上
太陽在泉 499上
太陽疽 499上
太陽腑病 499下
太陽經病 499下
太陽篇 499下
太陽頭痛 499下
太陽藏 499下
太陽膏 499下
太徵 499下
太衝 500上
太衝穴 500上
太衝脈 500上
太谿穴 500下
太醫局諸科程文 500下
夫移 501上
夫須 501上
夫編 501上
夫編子 501下
夭桃 501下
夭疽 501下
夭壽疽 502上
夭膲 502上
孔公石 502上
孔公孼 502上
孔氏神聖丸 502上
孔氏無比散 502上
孔雀 502上
孔雀肉 502下
孔雀血 502下
孔雀尾 502下
孔雀松 502下
孔雀花 502下
孔雀糞 503上
孔最穴 503上
孔聖枕中丹 503上
孔毓禮 503上
孔廣福 503上
孔竅 503下
少 503下
少火 503下
少年老 503下
少年勞 503下
少羽 503下
少壯人 503下
少沖穴 503下
少角 504上
少谷穴 504上
少辛 504上
少府穴 504上
少俞 504上
少宮 504上
少宮之人 504上
少師 504上
少氣 504下
少海穴 504下
少商 505上
少商之人 505上
少商穴 505上
少敘 505上
少理 505下
少陰 505下
少陰不退位 505下
少陰不遷正 505下
少陰之人 505下
少陰之客 506上
少陰之勝 506上
少陰之復 506上
少陰司天 506下
少陰甘桔湯 506下
少陰在泉 506下
少陰經病 507上
少陰經臟合病 507上
少陰篇 507上
少陰頭痛 507上
少陰臟病 507下
少陽 507下
少陽不退位 507下
少陽不遷正 507下
少陽之人 507下
少陽之上 508上
少陽之下 508上
少陽之客 508上
少陽之勝 508上
少陽之復 508上
少陽之維 508下
少陽司天 508下
少陽在泉 509上
少陽腑病 509上
少陽經病 509上
少陽篇 509上
少陽頭痛 509下
少陽藏 509下
少腹 509下
少腹急迫不孕 509下
少腹疽 509下
少腹痛 510上
少腹積氣 510下
少徵 510下
少徵之人 511上
少衝穴 511上
少澤穴 511上
尤氏醫案 511上
尤怡 511下
尤乘 511下
尺 511下
尺寸 511下
尺肉 512上
尺脈 512上
尺動脈 512上
尺膚 512上
尺澤穴 512上
巴山虎 512下
巴且杏 512下
巴且杏仁 512下
巴石 512下
巴朱 512下
巴豆 512下
巴豆油 513下
巴豆毒 513下
巴豆根 513下
巴豆殼 513下
巴豆樹 513下

巴豆霜 514上
巴蛇 514上
巴戟 514上
巴戟丸 514上
巴戟天 514下
巴戟天根 514下
巴棘 515上
巴椒 515上
巴菽 515上
巴膏 515上
巴壁虎 515下
巴擔杏 515下
廿四味風勝飲 515下
弔 515下
弔下巴 515下
弔脂 515下
弔殺猢猻 516上
弔陰 516上
弔搭果 516上
弔腳痧 516上
弔腳痧方論 516上
弔精 516上
弔膏 516上
弔藤 516上
引口 516上
引火湯 516下
引氣歸血湯 516下
引神歸舍丹 516下
引魚 517上
引痘略 517上
引經藥 517上
引經證醫 517上
引精止血湯 517上
引鍼 517下
心 517下
心中風 518下
心中寒 518下
心水 518下
心火 518下
心包絡 519上
心包絡火 519上
心包絡欬 519上
心包絡虛 519上
心包絡實 519下
心印紺珠經 519下
心死藏 519下
心汗 519下
心坎 520上
心坎骨 520上
心疔 520上
心系 520上
心邪 520上
心疝 520上
心俞穴 520下
心胃痛 520下
心風 520下
心風疝 521上
心悗 521上
心欬 521上
心氣 521上
心氣盛 521下
心氣痿 521下
心消 521下
心疳 521下
心疸 522上
心疽 522上
心瘓 522上
心病 522上
心脅痛 523上
心脈 523上
心勞 523下
心善 523下
心寒 523下
心掣 523下
心痛 523下
心痛長肉 525上
心痛草 525上
心痛痧 525上
心絕 525上
心脹 525下
心脾痛 525下
心脾雙補膏 525下
心虛 526上
心虛汗 526上
心虛熱 526上
心黃 526上
心傷 526上
心募穴 526下
心損 526下
心痹 526下
心痿 526下
心經疔 526下
心經痘 527上
心腧 527上
心嗽 527上
心嘈 527上
心漏 527下
心漏疽 527下
心膈痛 527下
心蒸 527下
心熱 527下
心熱夜啼 528上
心瘥 528上
心瘧 528上
心噤 528下
心積氣 528下
心蔽骨 528下
心遺 528下
心癇 528下
心禪 528下
心鏡篇 528下
心癰 528下
戈共 529上
戈維城 529上
戶門 529上
戶限下土 529上
手 529上
手三里穴 529上
手三陰 529上
手三陽 529上
手三陽之脈 529下
手丫疔 529下
手丫毒 529下
手丫發 529下
手五里穴 529下
手六陰 529下
手六陽 529下
手六經 529下
手太陰 529下
手太陰之正 529下
手太陰之別 530上
手太陰之脈 530上
手太陰之筋 530上
手太陰氣絕 530上
手太陰經病 530下

手太陰經脈	530下
手太陰標本	531上
手太陽	531下
手太陽之上	531下
手太陽之下	531下
手太陽之正	531下
手太陽之別	531下
手太陽之筋	531下
手太陽經病	532上
小太陽經脈	532上
手太陽標本	533上
手少陰	533上
手少陰之正	533上
手少陰之別	533下
手少陰之筋	533下
手少陰氣絕	533下
手少陰經病	533下
手少陰經脈	534上
手少陰標本	534下
手少陽	534下
手少陽之上	534下
手少陽之下	534下
手少陽之正	535上
手少陽之別	535上
手少陽之筋	535上
手少陽經病	535上
手少陽經脈	535下
手少陽標本	536上
手心	536上
手心主	536上
手心主之正	536下
手心主之別	536下
手心主之脈	536下
手心主之筋	536下
手心主標本	537上
手心毒	537上
手甘	537上
手足	537上
手足心熱	537上
手足汗	537上
手足指生瘡	537下
手足破裂	537下
手足厥冷	537下
手足痛	537下
手拈丸	537下
手拈散	538上
手毒	538上
手指怪證	538上
手指黑痧	538上
手指截斷	538上
手背	538下
手背疔	538下
手背毒	538下
手背發	538下
手背腫毒	538下
手氣	538下
手骨	539上
手骨折傷	539上
手捲	539下
手陰陽	539下
手魚	539下
手厥陰經病	539下
手厥陰經脈	539下
手掌高腫	540上
手痛	540下
手發背	540下
手腕疽	540下
手腕癰	540下
手陽明	540下
手陽明之上	541上
手陽明之下	541上
手陽明之正	541上
手陽明之別	541上
手陽明之筋	541上
手陽明經病	541下
手陽明經脈	541下
手陽明標本	542下
手腫痛	542下
手槽疔	542下
手瘡	542下
支子	542下
支正穴	542下
支法存	543上
支胠	543上
支連	543上
支痛	543上
支溝穴	543上
支飲	543上
支蘭	543下
文旦	543下
文石	543下
文希	544上
文貝	544上
文昌子	544上
文武實	544上
文武膏	544上
文宥	544上
文星草	544上
文堂集驗方	544上
文晟	544下
文章草	544下
文無	544下
文蛤	544下
文蛤粉	544下
文蛤散	544下
文蛤湯	545上
文摯	545下
文鰩魚	545上
文鰩魚肉	546上
斗底風	546上
斗門散	546上
方	546下
方上	546下
方士	546下
方寸匕	546下
方月	546下
方外奇方	546下
方正草	546下
方石	546下
方有執	546下
方竹	546下
方脈統宗	547上
方脈舉要	547上
方脈纂要	547上
方骨	547上
方烱	547上
方熧	547上
方莖	547上
方勝板	547上
方盛衰論	547上
方解石	547上
方解別錄	547下
方歌別類	547下
方賓	547下
方廣	547下

方潰 547下
方瑴 547下
方論考古 547下
方諸水 547下
方總 547下
方欖 548上
日月穴 548上
日月角痘 548上
日月痧 548上
日用本草 548上
日光 548上
日昳 548上
日乘四季 548下
日記 548下
日晡熱 548下
日華子 548下
日華氣 548下
日華諸家本草 548下
日精 548下
日精油 548下
日輕夜重欬 549上
日曬瘡 549上
月下紅 549上
月白珍珠散 549上
月事 549上
月季 549上
月季花 549下
月信 549下
月陽穴 549下
月經 549下
月經布 550上
月蝕瘡 550上
月魄 550上
月闕瘡 550下
木 550下
木一 550下
木七 550下
木乃伊 550下
木二 550下
木八 551上
木八角 551上
木八角根皮 551上
木三 551下
木中尊 551下
木丹 551下
木五 551下
木六 551下
木天蓼 551下
木天蓼子 552上
木天蓼枝 552上
木天蓼根 552上
木天蓼葉 552上
木心石 552上
木占斯 552上
木四 552上
木瓜 552下
木瓜丸 552下
木瓜毒 553上
木瓜花 553上
木瓜核 553上
木瓜散 553上
木瓜湯 553下
木瓜煎 553下
木瓜樹 554上
木瓜樹皮 554上
木瓜樹枝 554上
木瓜樹根 554上
木瓜樹葉 554下
木甘草 554下
木白膏 554下
木石 554下
木禾 554下
木竹 554下
木竹子 554下
木羊乳 554下
木耳 554下
木舌 555上
木舌乳蛾 555下
木舌風 556上
木位 556上
木形之人 556上
木李 556上
木芍藥 556上
木防己 556上
木防己去石膏加茯苓芒硝湯 556上
木防己湯 556下
木刺入目 556下
木刺入肉 556下
木刺入喉 556下
木刺哽 556下
木狗 557上
木狗皮 557上
木花 557上
木威 557上
木威實 557上
木珊瑚 557上
木疫 557上
木茄 557上
木香 557上
木香丸 557下
木香大安丸 558下
木香匀氣散 559上
木香化氣湯 559上
木香化滯湯 559上
木香半夏丹 559下
木香生化湯 559下
木香豆蔻丸 559下
木香和中湯 559下
木香枳朮丸 560上
木香枳朮乾薑丸 560上
木香流氣飲 560上
木香根 560下
木香破氣散 561上
木香茵陳湯 561上
木香參蘇飲 561上
木香硇砂丸 561上
木香莪朮丸 561下
木香理中湯 561下
木香通氣散 561下
木香散 561下
木香湯 563下
木香順氣丸 564上
木香順氣散 564上
木香順氣湯 564上
木香楝子散 564下
木香煮散 564下
木香調氣散 565上
木香調氣飲 565上
木香導氣湯 565上
木香導滯湯 565上
木香餅 565上
木香檳榔丸 565下
木屐 566上
木屐皮 566上

木屑嗆喉 566上
木核 566上
木根 566上
木桂 566上
木桃 566上
木痟 566上
木砧 566上
木砧垢 566上
木砧屑 566下
木骨 566下
木患子 566下
木斛 566下
木犀 566下
木犀花 566下
木犀花露 567上
木細辛 567上
木莓 567上
木蛇 567上
木通 567上
木通二陳湯 567上
木通根 567下
木通敗毒散 567下
木通梗 567下
木通散 568上
木通湯 569上
木通實 569上
木麻 569上
木戟 569上
木梨 569上
木棉 569下
木棉子油 569下
木棉布 569下
木痘 569下
木筆 569下
木粟 569下
木腎 569下
木菌 570上
木蜂 570上
木賊 570上
木賊莖 570上
木運 570下
木零 570下
木摐 570下
木實 570下
木綿 570下
木蒴藋 570下
木蜜 570下
木彈 570下
木槿 570下
木槿子 571上
木槿皮 571上
木槿花 571上
木槿根 571上
木稷 571下
木蓮 571下
木蓮葉 571下
木蓮實 571下
木蓮藤汁 572上
木蓼 572上
木檽 572上
木蝨 572上
木蝱 572上
木蝴蝶 572上
木鼈 572上
木螽蟲 572上
木豬苓 572上
木豬腰子 572上
木龍藤 572上
木薑 572下
木鍤 572下
木癘 572下
木藍 572下
木餳 572下
木臘 572下
木藜蘆 572下
木藥子 572下
木蟹 572下
木難珠 572下
木饅頭 573上
木饅頭散 573上
木癩 573上
木蘭 573上
木蘭皮 573上
木蘭花 573下
木蠹蟲 573下
木鹽 573下
木鼈 573下
木鼈子 574上
木鼈子毒 574上
木鼈膏 574上
木鬱 574上
欠 574下
欠款 574下
止汗散 574下
止血四生湯 575上
止血散 575上
止行 575上
止涎湯 575上
止衄散 575上
止迷湯 575下
止淚補肝散 575下
止痳消痰飲 576上
止渴四物湯 576上
止渴聖效散 576上
止渴潤燥湯 576上
止痛丸 576下
止痛生肌丸 576下
止痛生肌散 576下
止痛如神湯 576下
止痛沒藥散 577上
止痛拔毒膏 577上
止痛散 577上
止痛當歸湯 577下
歹瘡 577下
殳珪 578上
比目 578上
比目魚 578上
比金丸 578上
比類 578下
毛化 578下
毛孔 578下
毛世洪 578下
毛耳朵 578下
毛折 578下
毛角膠 578下
毛刺 578下
毛姑 579上
毛拔 579上
毛狗 579上
毛建草 579上
毛桃 579上
毛脈 579上
毛莨 579上
毛莨葉 579下
毛莨實 579下

毛起 579下
毛敗 579下
毛犀 579下
毛蚶 579下
毛連子 579下
毛堇 579下
毛葉仙橋 579下
毛際 580上
毛蓼 580上
毛蓼莖 580上
毛蓼葉 580上
毛聳 580上
毛蟲 580上
毛菼 580上
毛顯 580上
水 580下
水入耳 580下
水三七 580下
水三稜 581上
水中火 581上
水中白石 581上
水丹 581上
水分穴 581上
水分腫 581下
水巴戟 581下
水火製 581下
水牛 581下
水牛肉 581下
水牛乳汁 581下
水牛酥 581下
水牛經 581下
水仙 582上
水仙子 582上
水仙花 582上
水仙根 582上
水仙膏 582上
水玉 582下
水甘草 582下
水白芷 582下
水穴 582下
水安息 582下
水安息香 582下
水竹 583上
水竹葉 583上
水衣 583上
水位 583上
水形之人 583上
水李 583上
水沈香 583上
水沙連茶 583下
水疔 583下
水宗 583下
水弩 583下
水松 583下
水果 583下
水泄 584上
水泛丸 584上
水泡 584上
水疝 584上
水芝 584下
水花 584下
水芹 584下
水芹花 584下
水芹莖 584下
水虎 585上
水門穴 585上
水青 585上
水俞 585上
水泉 585上
水泉穴 585上
水洗疔 585上
水流黃 585上
水珀 585下
水疥 585下
水疫 585下
水突穴 585下
水胎 585下
水苔 585下
水苦蕒 585下
水苦蕒根 585下
水英 585下
水茄 586上
水風 586上
水香 586上
水香棱 586上
水哮 586上
水栗 586下
水栗子 586下
水氣 586下
水氣喘 586下
水浚 586下
水浸丹 586下
水痓 586下
水痏 586下
水粉 587上
水荔枝 587上
水莨 587上
水茸角 587上
水茸角葉 587上
水荊 587上
水草 587上
水逆 587上
水馬 587下
水馬兒 587下
水停心下 587下
水參 587下
水宿 587下
水犀 587下
水眼藥 587下
水笠 587下
水莎 587下
水莨菪毒 587下
水蛇 588上
水蛇皮 588上
水蛇肉 588上
水蛇咬傷 588上
水蛇套 588上
水蛇頭 588上
水蛇頭疔 588上
水連頭 588上
水閉 588下
水陸二仙丸 588下
水陸二仙丹 588下
水痲 588下
水壺盧丸 588下
水寒豆 589上
水晶 589上
水晶丹 589上
水晶痘 589上
水晶膏 589下
水晶翳內障 589下
水晶鹽 589下
水棘 589下
水痘 589下
水痘方 590上

水粟 590上
水結胸 590上
水脹 590下
水脹篇 590下
水菖蒲 590下
水堇 590下
水華 590下
水華朱 590下
水蛭 590下
水蛭毒 591上
水雲膏 591上
水須 591下
水黃芹 591下
水黃連 591下
水傷寒 591下
水楊 591下
水楊皮 591下
水楊枝 591下
水楊柳 592上
水楊根 592上
水楊梅 592上
水楊梅子 592下
水楊葉 592下
水溝穴 592下
水溺濇 592下
水煮木香膏 592下
水煮金花丸 593上
水煮金花湯 593上
水煙 593上
水煙傷 593下
水禁瘡痘 593下
水禽 593下
水窟雄黃 593下
水聖散 594上
水腫 594上
水葱 596下
水解散 596下
水運 597上
水道 597上
水道穴 597上
水飲 597上
水黽 597上
水鼓 597下
水鼓瘀 598上
水團 598上
水團皮 598下
水團花 598下
水團葉 598下
水廓 598下
水槐 598下
水滾子 598下
水漬 598下
水漬瘡 598下
水瘕痹 598下
水精 598下
水製 598下
水銀 599上
水銀入肉 599上
水銀毒 599上
水銀粉 599上
水銀草 599上
水銀膏 599上
水銀霜 599下
水劍草 599下
水澄膏 599下
水熱穴論 600上
水穀痢 600上
水穀廓 600上
水節 600上
水緜 600上
水膠 600上
水蓼 600上
水蓼丹 600上
水蔔菜 600下
水輪 600下
水輪內障 600下
水積 600下
水蕉 600下
水蕨 600下
水錦花 600下
水龍骨 600下
水龜 601上
水龜甲 601上
水龜甲膠 601下
水龜肉 601下
水龜血 601下
水龜溺 601下
水龜膽汁 602上
水癀 602上
水癘 602上
水雞 602上
水雞冠 602上
水獺 602上
水獺皮毛 602下
水獺肉 602下
水獺肝 602下
水獺足 602下
水獺骨 603上
水獺腎 603上
水獺糞 603上
水獺膽 603上
水獺髓 603上
水薑 603上
水鏡草 603上
水藻 603上
水蘇 603下
水蘇莖 603下
水蘇葉 604上
水蘊 604上
水灌頭 604上
水癩 604上
水蠟燭草 604上
水蘿蔔 604上
水蠱 604上
水鬱 604上
火 604下
火中 607上
火化 607上
火牙痛 607上
火母 607上
火石火 607下
火位 607下
火呃 607下
火形之人 607下
火把花 607下
火灼傷 607下
火疔 607下
火赤瘡 608下
火邪 608下
火府 608下
火府丹 608下
火府散 609上
火政 609上
火杴 609上
火杴草 609上

火泄　609上
火芭蕉　609上
火芭蕉傷　609上
火炭母草　609上
火炭母草葉　609上
火疫　609下
火革瘡　609下
火消　609下
火珠　609下
火珠疔　609下
火珠瘡　609下
火疳　609下
火逆犯本　610上
火參　610上
火陷　610上
火麻　610上
火麻仁　610上
火喘　610上
火棗　610上
火焫　610下
火硝　610下
火筒散　610下
火脹　610下
火痰　610下
火禁瘡痘　610下
火腰帶毒　611上
火葱　611上
火裏苗痘　611上
火運　611上
火嗽　611上
火廓　611上
火漆　611上
火腿　611下
火腿骨　612下
火腿醬　613上
火製　613上
火齊　613上
火齊米汁　613上
火齊珠　613上
火齊湯　613上
火齊粥　613下
火槽頭　613下
火劑　613下
火樹　613下
火錟丹　613下
火錟疔　613下
火錟草　613下
火錟散　613下
火龍　614上
火龍丹　614上
火龍散　614上
火龍膏　614上
火燥　614下
火薪　614下
火鹹　614下
火癘　615上
火爆傷眼　615上
火藥　615上
火藥炸傷　615上
火癩　615上
火罐氣　615上
火鬱　615下
火鬱喘　615下
火鬱湯　615下
火鬱結核　616上
爪　616上
爪甲　616上
爪苦　616上
爪骨　616上
爪幕　616上
爪龍　616上
父　616上
父母　616下
父陛根　616下
片子薑黃　616下
片玉新書　616下
片芩　616下
片倉元周　616下
片蛇　616下
片腦　616下
片醬　616下
牙　616下
牙叉發　616下
牙子　616下
牙血　617上
牙疔　617上
牙皁　617上
牙皁樹蟲　617上
牙車　617上
牙牀　617上
牙宣　617上
牙根　618上
牙消　618上
牙疳　618上
牙動欲脫　618上
牙釣　618下
牙痛　618下
牙菌　621上
牙漏　621下
牙蜞風　621下
牙酸　621下
牙槽風　621下
牙蕉子　621下
牙蝱　621下
牙關緊急　621下
牙齦　622上
牙齦出血　622上
牙齦腫痛　622上
牙齩　622下
牙癰　622下
牙癰風　622下
牛　622上
牛口津　623上
牛心　623下
牛心柹　623下
牛心茄　623下
牛毛　623下
牛毛石花　623下
牛牙散　623下
牛奶柑　623下
牛奶痔　624上
牛皮　624上
牛皮疔　624上
牛皮膠　624上
牛皮癬　624上
牛耳垢　624上
牛肉　624下
牛肉毒　624下
牛肉積　624下
牛舌　624下
牛舌大黃　624下
牛舌菜　624下
牛舌實　624下
牛血　625上
牛卵囊　625上

牛尾蒿 625上
牛尾貍 625上
牛尾蘊 625上
牛李 625上
牛李子 625上
牛李膏 625上
牛疔 625下
牛皁子 625下
牛肚 625下
牛肝 625下
牛角 625下
牛角胎 625下
牛角散 625下
牛角腮 625下
牛角腮丸 625下
牛角䚡 626上
牛乳汁 626上
牛乳粥 626下
牛乳蕉 626下
牛泥茨 626下
牛肺 626下
牛屎咧哥 626下
牛屎菰 626下
牛扁 627上
牛星草 627上
牛洞 627上
牛疥癩 627上
牛胃 627上
牛胞衣 627上
牛涎 627上
牛涎丸 627上
牛病 627上
牛脂 627下
牛脂芳 627下
牛骨 627下
牛勒 627下
牛莖 627下
牛陰莖 627下
牛魚 627下
牛魚肉 628上
牛喉 628上
牛棘 628上
牛痘要法 628上
牛程蹇 628上
牛筋 628下
牛筋草 628下
牛筋草根 628下
牛脾 628下
牛腎 628下
牛菟丸 628下
牛黃 628下
牛黃八寶丹 629下
牛黃丸 629下
牛黃丹 631上
牛黃定志丸 631上
牛黃承氣湯 631下
牛黃抱龍丸 631下
牛黃青黛散 631下
牛黃涼膈丸 631下
牛黃清心丸 632上
牛黃散 633上
牛黃搜風丸 634上
牛黃解毒丸 634下
牛黃解熱丸 634下
牛黃奪命散 634下
牛黃膏 635上
牛黃瀉心湯 635下
牛溺 635下
牛腦 635下
牛葒草 635下
牛膍 635下
牛蒡 636上
牛蒡子 636上
牛蒡子散 636下
牛蒡子湯 636下
牛蒡丹 637上
牛蒡甘桔湯 637上
牛蒡根 637上
牛蒡酒 637下
牛蒡莖 637下
牛蒡湯 637下
牛蒡葉 637下
牛蜱 637下
牛領 637下
牛領藤 637下
牛鼻 638上
牛鼻木桊 638上
牛鼻津 638上
牛鼻桊 638上
牛鼻草桊 638上
牛嚏草 638上
牛膝 638上
牛膝丸 638下
牛膝根 638下
牛膝酒 639上
牛膝莖 639下
牛膝蛀 639下
牛膝散 639下
牛膝湯 639下
牛膝葉 640上
牛瘟 640上
牛膠 640上
牛膠飲 640上
牛蔓 640下
牛蝨 640下
牛蝱 640下
牛齒 640下
牛蕉子 640下
牛螕 640下
牛蹄中水 640下
牛蹄甲 640下
牛遺 641上
牛頭香 641上
牛頭蹄 641上
牛頭癰 641上
牛㜷柹 641上
牛㜷柹實 641上
牛㜷藤 641下
牛癇 641下
牛糞 641下
牛糞中大豆 642上
牛糞散 642上
牛膽 642上
牛膽麴 642下
牛蘄 642下
牛齝草 642下
牛囀草 642下
牛醫 642下
牛髓 642下
犬 643上
犬病 643上
犬癩 643上
王 643上
王一鵬 643上
王士雄 643下

王子英 643下
王子接 643下
王不留行 643下
王不留行子 644上
王不留行莖 644上
王不留行散 644上
王中立 644下
王元標 644下
王公顯 644下
王化貞 645上
王文選 645上
王方慶 645上
王氏醫存 645上
王氏醫案 645上
王氏醫案續編 645下
王爪魚 645下
王世相 645下
王丙 645下
王母珠 645下
王瓜 645下
王瓜子 645下
王瓜根 646上
王瓜草 646上
王瓜翻 646上
王仲明 646上
王光祐 646下
王冰 646下
王好古 646下
王有禮 646下
王克明 646下
王君迪 647上
王宏毅 647上
王宏翰 647上
王廷玉 647上
王廷俊 647上
王協中 647下
王叔和 647下
王宗澤 647下
王帚 647下
王明 647下
王東野 647下
王肯堂 647下
王勃 648上
王彥伯 648上
王思中 648下
王禹 649上
王禹道 649上
王若谷 649上
王孫 649上
王孫根 649上
王宮 649上
王師文 649上
王氣 649上
王珪 649下
王脈 649下
王芻 649下
王荊公妙香散 649下
王草 649下
王袞 649下
王國瑞 649下
王執中 649下
王惟德 649下
王敏 650上
王清任 650上
王章祖 651上
王連 651上
王博 651上
王富 651上
王朝弼 651上
王琦 651上
王貺 651上
王超 651下
王睢 651下
王遂 651下
王碩 652上
王維德 652上
王綸 652上
王遙 652上
王鳳梧 652下
王履 652下
王璆 652下
王蕁 652下
王勳 652下
王學權 652下
王燕昌 652下
王穉 652下
王應華 653上
王隱君養生主論 653上
王隱君豁痰湯 653上
王鮪 653上
王燾 653上
王翼 653上
王蟲 653上
王懷隱 653上
王璽 653下
王鏡澤 653下
王繼先 653下
王纂 653下
王爛瘡 654上
王顯 654上

五畫

丕雅斯 655上
世效單方 655上
世補齋文 655上
世補齋醫書 655上
世醫 655下
世醫得效方 655下
丘可封 656上
丘經歷 656上
丙 656上
丙丁 656上
主田 656上
主客 656下
主氣 656下
主病 656下
主對集 656下
主賜檳榔 656下
主簿蟲 656下
付陽穴 656下
仙人冰鑑粉霜丸 656下
仙人衣 656下
仙人杖 656下
仙人杖草 657上
仙人凍 657上
仙人草 657上
仙人酒 657上
仙人骨 657上
仙人帽 657上
仙人掌 657上
仙人掌子 658上
仙人條 658上
仙人蓋 658上
仙人縚 658上
仙人餘糧 658上

仙女蒿 658上
仙女嬌 658上
仙方活命飲 658上
仙方膏 659上
仙半夏 659下
仙朮 660上
仙米 660上
仙姑 660上
仙姑連 660上
仙拈散 660上
仙沼子 660上
仙茅 660上
仙茅果 660下
仙茅根 660下
仙茆 660下
仙茆酒 660下
仙桃草 660下
仙草 660下
仙掌子 660下
仙棗 660下
仙棗方 660下
仙傳化毒湯 661上
仙傳外科方 661上
仙傳奪命膏 661上
仙傳膏 661下
仙傳濟陰方 661下
仙橋草 661下
仙遺糧 661下
仙遺糧湯 661下
仙蟾 662上
仙鶴草 662上
仙靈毗 662上
仙靈脾 662上
仙靈脾酒 662上
仙靈脾散 662上
代 662下
代刀散 662下
代天宣化丸 662下
代杖丹 663上
代杖湯 663上
代抵當丸 663上
代抵當湯 663下
代指 663下
代脈 663下
代參膏 664上
代赭石 664上
代赭石散 664下
代赭石湯 664下
代鍼散 664下
以 664下
冬不彫草 664下
冬朮 664下
冬瓜 665上
冬瓜子 665上
冬瓜皮 665下
冬瓜串 665下
冬瓜犀 665下
冬瓜湯 665下
冬瓜葉 665下
冬瓜練 666上
冬瓜藤 666上
冬瓜瓤 666上
冬地三黃湯 666上
冬灰 666上
冬至 666下
冬至節水 666下
冬李 666下
冬花 666下
冬花散 666下
冬青 666下
冬青子 666下
冬青木皮 667上
冬青葉 667上
冬柰 667上
冬風 667上
冬桃 667上
冬筍 667上
冬結石 667下
冬菜 667下
冬菜滷汁 667下
冬溫 667下
冬葵 667下
冬葵子 667下
冬葵子散 668上
冬葵子湯 668上
冬嗽 668上
冬榮子 668下
冬霜 668下
冬蟲夏草 668下
凹痘疔 669上
出毛丸 669上
出白散 669下
出春 669下
出蟲丸 669下
功草 669下
加穵弄 669下
加穵弄果 669下
加味七氣湯 670上
加味二妙丸 670上
加味二妙湯 670上
加味二陳湯 670下
加味八正散 671上
加味八物湯 671上
加味十奇散 671上
加味大造丸 671下
加味大補湯 671下
加味小承氣湯 671下
加味小柴胡湯 671下
加味小胃丹 672上
加味五皮散 672上
加味五皮湯 672下
加味五苓散 672下
加味六君子湯 672下
加味六味地黃湯 673上
加味升麻湯 673上
加味太乙膏 673下
加味木通湯 674上
加味牛黃丸 674上
加味四斤丸 674上
加味四君子湯 674上
加味四物湯 675上
加味四苓散 676上
加味四聖散 676上
加味平胃散 676上
加味朮附湯 676下
加味瓜蔕散 676下
加味甘桔湯 676下
加味生化湯 677上
加味地黃丸 677下
加味地黃湯 678下
加味百花膏 678下
加味竹葉湯 678下
加味佛手散 678下
加味吳茱萸湯 679上
加味坎離丸 679上

加味芎歸湯 679下
加味定志丸 679下
加味羌活湯 680上
加味虎潛丸 680上
加味保元湯 680上
加味枳朮丸 680上
加味柴胡湯 680下
加味活血散 680下
加味活血飲 680下
加味胃苓丸 681上
加味胃苓湯 681上
加味香附丸 681上
加味香薷飲 681下
加味香蘇飲 681下
加味消毒飲 681下
加味烏沈湯 682上
加味茯苓湯 682上
加味荊防敗毒散 682上
加味荊黃湯 682上
加味除溼湯 682上
加味參麥散 682下
加味控涎丸 682下
加味清心飲 682下
加味清胃散 683上
加味理中地黃湯 683上
加味理中湯 683上
加味逍遙散 683下
加味逍遙飲 684下
加味通心散 685上
加味通心飲 685上
加味連殼丸 685上
加味痲仁丸 685上
加味勝溼湯 685上
加味復元通氣散 685下
加味越鞠丸 685下
加味溫膽湯 685下
加味葵子茯苓散 685下
加味補中益氣湯 686上
加味補陰丸 686下
加味槐角丸 686下
加味養心湯 686下
加味養榮丸 687上
加味導赤散 687上
加味導痰湯 687上
加味歸脾湯 687下
加味轉舌膏 687下
加宮 688上
加宮之人 688上
加參生化湯 688上
加參安肺生化湯 688上
加砯甘露飲 688上
加減八味丸 688上
加減八物柴胡湯 688上
加減八物湯 688下
加減八珍湯 688下
加減十三方 688下
加減三拗湯 688下
加減三黃二香散 689上
加減三黃丸 689上
加減大建中湯 689上
加減小續命湯 689上
加減五苓散 689下
加減五積散 689下
加減內固丸 689下
加減六味丸 689下
加減牛黃清心丸 689下
加減四物湯 690上
加減平胃散 691上
加減甘桔湯 691上
加減生化湯 691上
加減生脈散 691下
加減白朮散 691下
加減白通湯 692上
加減地骨皮散 692上
加減地黃丸 692上
加減吳茱萸湯 692下
加減固本丸 692下
加減虎骨散 693上
加減金匱腎氣丸 693上
加減柴苓湯 693上
加減桃仁承氣湯 693上
加減桑螵蛸丸 693上
加減排風湯 693下
加減涼膈散 693下
加減犀角地黃湯 693下
加減痲黃湯 693下
加減復脈湯 694上
加減腎氣丸 694上
加減溫膽湯 694下
加減聖效散 694下
加減葛根湯 694下
加減蔥白香豉湯 695上
加減補中益氣湯 695上
加減補陰丸 695下
加減銀翹散 695下
加減潤燥湯 695下
加減養胃湯 695下
加減養榮湯 696上
加減駐景丸 696上
加減龍薈丸 696上
加減檳榔湯 696下
加減瀉白散 696下
加減瀉黃散 697上
加減鎮心丹 697上
加減續命湯 697上
加減靈祕十八方 697下
加減觀音散 697下
包皮 697下
包肓穴 697下
包絡榮 697下
包烟紙 697下
包誠 697下
包橘 697下
北山黃公 697下
北山壽庵 697下
北山醫案 698上
北艾 698上
北沙參 698上
北政之歲 698上
北芩 698上
北帝玄珠 698上
北庭丹 698上
北庭砂 698上
北海珠 698上
北棗 698下
北雁砂 698下
北雲朮 698下
匝舌喉風 698下
半 698下
半天回 698下
半天回根 699上
半天河 699上
半支 699上
半支連 699上
半月障 699上

半池蓮	699上
半含春	699上
半貝丸	699上
半身不遂	699上
半身汗	699下
半刺	699下
半枝蓮	699下
半肢風	699下
半夏	699下
半夏丸	699下
半夏大柴胡湯	700下
半夏生薑大黃湯	700下
半夏白朮天麻湯	700下
半夏厚朴湯	701上
半夏枳朮丸	701下
半夏根	701下
半夏桂甘湯	702下
半夏桂枝甘草湯	702下
半夏桂枝湯	702下
半夏秫米湯	702下
半夏茯苓湯	702下
半夏茯神散	703上
半夏乾薑散	703上
半夏乾薑湯	703下
半夏麻黃丸	703下
半夏散	703下
半夏散及湯	704下
半夏湯	704下
半夏溫肺湯	706上
半夏蒼朮湯	706上
半夏瀉心湯	706上
半夏麴	706下
半偈	706下
半產	706下
半產下血不止	707上
半產胞衣不下	707下
半產惡露不下	708上
半產腹痛	708上
半提丹	708上
半硫丸	708上
半硫湯	708下
半粟散	708下
半黃丸	708下
半嬌紅	708下
半嬌紅實	708下
半邊山	709上
半邊痘	709上
半邊蓮	709上
占斯	709上
卭鉅	709上
卮	709上
卯	709下
卯蔆	709下
卯藥	709下
去水	709下
去爪	709下
去母	709下
去來痛	709下
去刺全目丹	710上
去溼化痰湯	710上
古今方論	710上
古今錄驗五蒸湯	710上
古今錄驗方	710上
古今錄驗橘皮湯	710上
古今錄驗續命湯	710上
古今醫史	710上
古今醫案	710上
古今醫統	710上
古今醫統正脈全書	710上
古今醫籍志	710下
古今醫鑑	710下
古文錢	710下
古文難經闡注	711上
古方八陣	711上
古方分兩	711上
古方選註	712下
古貝	712下
古刺水	712下
古居元醫	712下
古勇連	712下
古拜散	712下
古冢中水	713上
古書醫言	713上
古終	713上
古廁木	713上
古廁籌	713上
古賁	713上
古墓中石灰	713上
古銅器	713上
古磚	713上
古簡方	713下
古藤	713下
古鏡	713下
古鏡鼻	713下
古鏡鏽	713下
古櫬板	714上
古竈丹	714上
叩頭蟲	714上
叭噠杏	714下
可聚	714下
可聚實	714下
可離	714下
台朮	714下
台芎	714下
史可甦	714下
史君	714下
史國公藥酒	714下
史脫	715上
史堪	715上
史載之方	715上
史載之指南方	715下
史寶	715下
右寸脈	715下
右天貴骨	715下
右尺脈	716上
右手太陽上	716上
右手太陽下	716上
右玉液穴	716上
右耳聾	716上
石血盆骨	716上
右角	716上
右足太陽上	716上
右足太陽下	716上
右足少陽上	716上
右足少陽下	716下
右足陽明上	716下
右足陽明下	716下
右肩甲骨	716下
右肩髃骨	716下
右脅	716下
右脅痛	716下
右偏枯	717上
右商	717上
右商之人	717上
右陰瘡	717上

右間 717上
右搭手 717上
右徵 717下
右徵之人 717下
右横髃骨 717下
右頬 717下
右臆骨 717下
右歸丸 717下
右歸飲 718上
右額疽 718上
右關脈 718上
叶蟄 718上
司天 718上
司正骨 718上
司地 718上
司牧馬經痓驥通元論 718上
司氣 718下
四七湯 718下
四十歲 718下
四大家 719上
四之氣 719上
四方如意草 719上
四仙丹 719上
四平胃丸 719上
四末 719上
四生丸 719下
四生散 720上
四白丹 720下
四白穴 720下
四白散 720下
四白滅瘢散 721上
四合 721上
四合湯 721上
四次脈 721上
四君子丸 721上
四君子理中湯 721上
四君子湯 721下
四妙湯 722上
四角茅 722上
四足魚 722上
四味果 722上
四味肥兒丸 722上
四味香薷飲 722下
四味茴香散 722下
四味理中湯 722下
四味鹿茸丸 722下
四味異功散 722下
四味萸連丸 722下
四奇種子丸 723上
四季花 723上
四季榴 723上
四季蕈 723下
四岳近陽草 723下
四政 723下
四物二連湯 723下
四物丸 723下
四物五子丸 723下
四物加柴胡苦楝附子湯 724上
四物加黃芩黃連湯 724上
四物保元湯 724上
四物苦楝湯 724上
四物消風飲 724上
四物益母丸 724上
四物涼膈散 724下
四物理中湯 724下
四物紫丸 724下
四物湯 724下
四物補心湯 729下
四物解毒湯 729下
四物飲 729下
四物龍膽湯 730上
四肢 730上
四肢生瘡不收口 730上
四肢拘急 730上
四肢疼痛 730下
四肢堅硬如石 730下
四肢脫落 730下
四肢熱 731上
四虎散 731上
四虎飲 731上
四柱飲 731上
四珍丹 731下
四畏 731下
四科治要 731下
四科簡效方 731下
四紅丸 732上
四苓散 732上
四苓湯 732上
四面楚歌 732上
四時之序 732下
四時之風 732下
四時之氣 732下
四時之脈 732下
四時刺逆從論 732下
四時采藥大常 732下
四時氣篇 733上
四時養頤錄 733上
四時變理方 733上
四氣 733上
四氣調神大論 733上
四海 733上
四海舒鬱丸 733上
四消丸 733上
四烏湯 733下
四烏鰂骨一藘茹丸 733下
四神丸 733下
四神散 734下
四神湯 735下
四脈 735下
四逆 735下
四逆三部厥經 736下
四逆加人參湯 736下
四逆加吳茱萸湯 736下
四逆散 736下
四逆湯 737上
四淫 737下
四傍 738上
四厥 738上
四圍疸 738上
四椎 738上
四絕 738上
四街 738上
四診 738上
四診抉微 738上
四診法 738上
四診要訣 738下
四診脈鑑 738下
四順清涼散 738下
四順清涼飲 738下
四順理中丸 739上
四順理中散 739上
四順散 739上
四順湯 739上
四順飲 739下

四黃散 739下
四塞 739下
四極 739下
四經 739下
四聖心源 740上
四聖散 740上
四聖懸樞 740下
四葉菜 741上
四補草 741上
四飲 741上
四滿穴 741上
四維 741上
四製白朮散 741上
四製香附丸 741下
四德 741下
四磨丹 742上
四磨湯 742上
四磨飲 742上
四糞散 742上
四縫穴 742下
四聲本草 742下
四瀆穴 742下
四獸散 742下
四獸飲 742下
四證 742下
四關 742下
四關穴 742下
四難 743上
四寶丹 743上
四寶湯 743上
四屬 743上
四臟 743上
四彎風 743上
外 743下
外三陽 743下
外勾穴 743下
外因 743下
外吹 743下
外取 743下
外府 744上
外治 744上
外治醫說 744上
外疝 744上
外邱穴 744上
外門 744上
外科 744上
外科十法 744上
外科心法 744下
外科正宗 744下
外科百效全書 744下
外科宗要 744下
外科便覽 744下
外科探原 744下
外科理例 744下
外科發揮 745上
外科集驗方 745上
外科準繩 745上
外科經驗方 745上
外科精要 745上
外科精要發揮 745上
外科精要新論 745上
外科精義 745上
外科樞要 745下
外科蟾酥丸 745下
外科證治全生集 746上
外格 746上
外消散 746上
外痏 746上
外眥 746上
外推雲 746下
外痔 746下
外痔神消散 746下
外蛀桿 747上
外部 747上
外陵穴 747上
外惡寒 747上
外揣篇 747上
外腎 747上
外腎癰 747上
外廉 747上
外感 747上
外感內傷 747下
外感兼內傷 748上
外感欬嗽 748上
外感溫病 748上
外感熱病 752上
外感燥 752上
外經 752上
外滎 752上
外臺子芩湯 752上
外臺走馬湯 752上
外臺桔梗白散 752上
外臺烏頭湯 752上
外臺秘要 752上
外臺茯苓飲 753上
外臺深師五邪丸 753上
外臺麥門冬湯 753上
外臺黃芩湯 753上
外輔骨 753上
外熱內寒外寒內熱 753上
外踝 753下
外踝尖穴 753下
外踝疽 753下
外踝骨 753下
外壅 754上
外臁瘡 754上
外證 754上
外關 754上
外關內格 754上
外關穴 754上
外懸瘨風 754上
央 754上
央央 754上
央匱 754上
夯牛痧 754下
失合證 754下
失血 754下
失血口渴 754下
失血心痛 754下
失血發熱 755上
失枕 755上
失音 755上
失氣 755上
失笑丸 755上
失笑散 755下
失溺 756上
失榮 756上
失精 756上
失精家 756上
失說物望 756上
失數 756上
失營 756上
奴柘 756下
奴柘刺 756下
奴哥撒兒 756下

奴會 756下
奴會子 756下
奴屬魚 757上
孕 757上
孕癰 757上
尻 757下
尻脈 757下
尻骨 757下
尻骨空 757下
尻痛 757下
尼姑經閉 758上
左寸脈 758上
左天賢骨 758上
左尺脈 758上
左手太陽上 758上
左手太陽下 758上
左手陽明上 758上
左耳聾 758下
左血盆骨 758下
左行草 758下
左角 758下
左角之人 758下
左足太陽下 758下
左足少陽上 758下
左足少陽下 758下
左足陽明上 758下
左肩甲骨 758下
左肩髃骨 759上
左金丸 759上
左金針穴 759上
左金湯 759下
左宮 759下
左宮之人 759下
左脅 759下
左脅痛 759下
左偏枯 760上
左商 760上
左商之人 760上
左陰瘡 760上
左雀舌 760上
左間 760下
左搭手 760下
左經丸 760下
左腿叉骨臼痛 761上
左徵 761上
左盤龍 761上
左橫髃骨 761上
左頬 761上
左龍丸 761上
左龍丹 761下
左臆骨 761下
左歸丸 761下
左歸飲 762上
左蟠龍 762上
左額疽 762上
左關脈 762上
左纏藤 762上
左癱右瘓 762上
巧婦鳥 762上
巨分 762上
巨句麥 762上
巨刺 762上
巨屈 762下
巨指 762下
巨氣 762下
巨窌穴 762下
巨骨 762下
巨骨穴 762下
巨勝 762下
巨勝子 762下
巨勝子丸 762下
巨勝酒 763上
巨虛 763上
巨虛上廉 763上
巨虛下廉 763上
巨陽 763上
巨陽厥 763下
巨闕穴 763下
巨髎穴 763下
市門土 763下
市門溺坑水 764上
市醫生 764上
布 764上
布瓜 764上
布里草 764上
布里草皮 764上
布里草根 764上
布穀 764下
布懺 764下
平 764下
平人 764下
平人氣象論 764下
平人絕穀篇 764下
平水 765上
平旦 765上
平旦熱 765上
平地木 765上
平安散 765上
平安萬應丸 765上
平安餅 766上
平助骨 766上
平肝救血湯 766上
平易方 766上
平治權衡 766上
平胃丸 766上
平胃地榆湯 766上
平胃散 766下
平面砂 767下
平息 767下
平氣 767下
平脈 767下
平脈法 768上
平喘祛寒散 768上
平猴 768上
平補正心丹 768上
平補鎮心丸 768下
平補鎮心丹 768下
平劑 768下
平辨脈法歌括 768下
幼幼大全 768下
幼幼近編 768下
幼幼集 768下
幼幼集成 768下
幼幼新書 768下
幼科 768下
幼科心法要訣 768下
幼科直言 769上
幼科指南 769上
幼科要略 769上
幼科準繩 769上
幼科機要 769上
幼科雜病心法要訣 769上
幼科類萃 769上
幼科釋謎 769上
幼科鐵鏡 769上

必似勒 769上
必思答 769上
必效丹 769下
必效方 769下
必效四物湯 769下
必效散 769下
必栗香 770上
必勝散 770上
必齊 770下
戊 770下
戊己 770下
戊己丸 770下
戊己芝 771上
戊戌丸 771上
戊戌酒 771上
打死 771上
打老兒丸 771上
打傷 771下
斥 772上
未 772上
未連蠶蛾 772上
未藥 772上
末 772上
末砂 772上
末藥 772上
本 772上
本元 772下
本支 772下
本末 772下
本事方 772下
本事方釋義 772下
本事白朮散 772下
本事芎朴丸 772下
本事辰砂遠志丸 772下
本事枳殼散 772下
本事麥門冬散 772下
本事黃耆湯 772下
本事鼈甲丸 772下
本病 773上
本病論 773上
本神穴 773上
本神篇 773上
本草 773上
本草三家合注 773上
本草主治 773下
本草古方講意 773下
本草必用 773下
本草正 773下
本草求眞 773下
本草和名 773下
本草性能 773下
本草拾遺 773下
本草衍義 774上
本草衍義補遺 774上
本草述 774上
本草述鉤玄 774上
本草音義 774上
本草乘雅半偈 774上
本草原始 774下
本草崇原 774下
本草從新 774下
本草通玄 775上
本草備要 775上
本草單方 775上
本草發明纂要 775上
本草發揮 775上
本草集要 775上
本草彙言 775上
本草會編 775上
本草經 775上
本草經方 775上
本草經疏 775下
本草經疏輯要 775下
本草經讀 775下
本草萬方鍼線 775下
本草補遺 775下
本草歌括 775下
本草綱目 775下
本草綱目拾遺 776上
本草綱目博議 776上
本草蒙筌 776上
本草輯要 776上
本草選 776上
本草證治辨明 776上
本草類方 776上
本草類證 776下
本經 776下
本經序疏要 776下
本經便讀 776下
本經逢原 776下
本經疏證 776下
本經讀疏 776下
本節 776下
本輸 777上
本輸篇 777上
本藏篇 777上
朮 777上
朮附湯 777上
朮律草 777上
朮桂湯 777上
朮酒 777上
正 777上
正元丹 777下
正元散 778上
正化 778上
正化日 778上
正化度 778下
正水 778下
正舌散 778下
正角 778下
正邪 778下
正味 779上
正治 779上
正風 779上
正宮 779上
正氣 779上
正氣天香散 779上
正氣散 779下
正氣湯 779下
正疹子 779下
正馬 779下
正骨心法要旨 779下
正骨手法 779下
正骨科 780上
正骨紫金丹 780上
正偃 780上
正商 780上
正淑大亮 780上
正產 780上
正痘 780上
正陽 780上
正陽丹 780上
正陽散 780下
正傷寒 780下
正歲 780下

正經 781上
正腦疽 781上
正對口疔 781上
正精 781下
正誠丹 781下
正徵 781下
正營穴 781下
正額疽 781下
正譌補遺 781下
正醫 781下
正體 782上
正體類要 782上
母 782上
母丁香 782上
母子丹 782上
母指 782上
母魚口 782上
母豬芥 782上
母豬痧 782上
母薑 782上
母竈丹 782上
氐冬 782下
永全 782下
永固孕方 782下
氿泉 782下
汁沫 782下
犯本 782下
犯奪天梯 782下
玄 782下
玄化 783上
玄及 783上
玄天 783上
玄水石 783上
玄石 783上
玄妙飲 783上
玄垢痘 783上
玄委 783下
玄府 783下
玄明粉 783下
玄武湯 783下
玄武膏 784上
玄芝 784上
玄門 784上
玄俗 784上
玄胡索 784上
玄胡索散 784上
玄胡索湯 784下
玄胡散 784下
玄英石 784下
玄珠密語 784下
玄珠膏 784下
玄疽 785上
玄參 785上
玄參化毒湯 785上
玄參升麻湯 785上
玄參地黃湯 785下
玄參根 785下
玄參清肺飲 786上
玄參散 786上
玄參湯 786下
玄參飲 786下
玄密 787上
玄瓠蜂 787上
玄蚼 787上
玄魚 787上
玄菟丹 787上
玄精石 787上
玄臺 787下
玄穀 787下
玄駒 787下
玄機祕要 787下
玄機啓微 787下
玄霜紫雪膏 787下
玄霜雪梨膏 788上
玄鱧 788上
玉 788上
玉口蜆 788上
玉女 788上
玉女煎 788上
玉山果 788下
玉丹 788下
玉井水 788下
玉火石 788下
玉札 788下
玉朮 789上
玉瓜 789上
玉田沙 789上
玉如意 789上
玉池散 789下
玉竹 789下
玉竹黃精 789下
玉竹飲 789下
玉肌散 790上
玉伯 790上
玉延 790上
玉乳 790上
玉乳丹 790上
玉乳梨 790上
玉函集 790上
玉函經 790上
玉命丹 790下
玉枕穴 790下
玉枕疽 790下
玉枕骨 791上
玉枕薯 791上
玉枝 791上
玉版 791上
玉版魚 791上
玉版篇 791上
玉版論要篇 791上
玉版鮓 791上
玉芝 791上
玉芝丸 791上
玉花鱸 791下
玉門 791下
玉門痧 791下
玉門精 791下
玉挂杖散 791下
玉星草 791下
玉柏 792上
玉柏莖 792上
玉柏葉 792上
玉柱骨 792上
玉泉 792上
玉泉丸 792上
玉泉穴 792上
玉珊瑚 792上
玉紅夾紙膏 792上
玉紅膏 792下
玉英 793上
玉容丸 793上
玉容肥皁 793上
玉容粉 793下
玉容散 793下
玉容膏 793下

玉屑 794上
玉屑無憂散 794上
玉屑膏 794上
玉座砂 794上
玉桔梗 794上
玉海 794下
玉珧 794下
玉眞丸 794下
玉眞散 794下
玉秫 795上
玉粉丸 795上
玉粉散 795上
玉粉團 795下
玉脂 795下
玉脂散 795下
玉荊 795下
玉高粱 796上
玉堂 796上
玉堂穴 796上
玉堂傷 796上
玉屛風散 796上
玉帶膏 796下
玉接骨 797上
玉梁骨 797上
玉梗 797上
玉液 797上
玉液上清丸 797上
玉液丹 797上
玉液金丹 797下
玉液湯 798下
玉液膏 798下
玉淨瓶 798下
玉淨瓶根 798下
玉荷花 799上
玉莖 799上
玉訣貝母丸 799上
玉訣銀白散 799上
玉訣瀉肝散 799上
玉豉 799上
玉連環 799上
玉釵草 799上
玉雪救苦丹 799上
玉頂疽 799下
玉頂發 799下
玉壺 799下
玉壺丸 800上
玉壺丹 800上
玉壺散 800上
玉椒 800上
玉節煎 800下
玉華鹽 800下
玉楸藥解 800下
玉蜀黍 800下
玉蜀黍米 800下
玉蜀黍根 801上
玉蜀黍葉 801上
玉遂 801上
玉匱鍼經 801上
玉榧 801上
玉膏 801上
玉銜 801上
玉樞丹 801上
玉盤散 801下
玉機 801下
玉機眞藏論 801下
玉機微意 801下
玉機微義 801下
玉蕈 802上
玉衡 802上
玉錢草 802上
玉龍丸 802上
玉龍膏 802下
玉燭散 802下
玉環丸 803上
玉翳內障 803上
玉翳浮滿外障 803上
玉霜散 803上
玉簪 803上
玉簪花 803下
玉簪根 803下
玉簪葉 803下
玉鎖丹 803下
玉鎖匙 804上
玉醴 804上
玉露散 804上
玉露飲 804下
玉露霜 805上
玉爛瘡 805上
玉蘭 805上
玉鑰匙 805上
玉鼉龍 805上
瓜丁 805上
瓜子菜 805上
瓜皮參 805上
瓜貝養榮湯 805上
瓜兒血竭 805下
瓜果積 805下
瓜傷 805下
瓜蔕 805下
瓜蔕散 805下
瓜蔕湯 806下
瓜蔞 806下
瓜蔞丸 806下
瓜蔞托裏湯 806下
瓜蔞杏連丸 806下
瓜蔞青黛丸 806下
瓜蔞枳實湯 807上
瓜蔞湯 807上
瓜蔞實丸 807上
瓜瓣 807上
瓜藤 807上
瓜藤皮 807下
瓜藤疔 807下
瓜藤馬瘨 807下
瓜藤發背 807下
瓜藤瘡 807下
瓜藤癧 807下
瓜藤纏 807下
瓜蘆 807下
瓜瓤瘟 807下
瓦衣 807下
瓦松 807下
瓦松莖 807下
瓦花 808上
瓦屋子 808上
瓦苔 808上
瓦韋 808上
瓦粉 808上
瓦雀 808上
瓦楞子 808上
瓦壟子 808上
瓦蘚 808上
甘 808上
甘口鼠 808下
甘土 808下

甘化	808下	甘遂	814上	生白丸	819下
甘瓜	808下	甘遂半夏湯	814上	生地麥冬飲	819下
甘石榴	808下	甘遂根	814下	生地黃	819下
甘石榴實	808下	甘遂破結散	814下	生地黃丸	820上
甘竹	808下	甘遂散	815上	生地黃散	820下
甘竹根	808下	甘膏	815上	生地黃湯	821上
甘竹茹	808下	甘蒲	815上	生地黃黃連湯	822上
甘竹茹湯	809上	甘劍	815上	生地黃飲	822上
甘竹湯	809上	甘劍子	815上	生地黃膏	822下
甘竹筍	809上	甘節荔枝	815下	生肉	822下
甘伯宗	809上	甘蔗	815下	生肉毒	822下
甘李根湯	809上	甘蔗皮	816上	生肌玉紅膏	822下
甘汞	809上	甘蔗滓	816上	生肌散	823上
甘豆湯	809上	甘薊	816上	生舌仙丹	824下
甘松香	809上	甘澤	816上	生血止崩湯	824下
甘松香根	809下	甘蕉	816上	生血潤膚飲	824下
甘泉	809下	甘薑苓朮湯	816下	生乳丹	825上
甘家白藥	809下	甘儲	816下	生政	825上
甘家白藥根	809下	甘薯	816下	生果油	825上
甘根	809下	甘藁	816下	生枝柑	825上
甘桔防風湯	809下	甘藍	816下	生芽	825上
甘桔射干湯	809下	甘藍子	816下	生虎骨丸	825上
甘桔湯	809下	甘藍葉	816下	生附子散	825下
甘疸	810上	甘蟲	817上	生附四君子湯	825下
甘草	810下	甘藤	817上	生附散	825下
甘草白礬湯	810下	甘藤汁	817上	生附湯	825下
甘草石膏丸	810下	甘藤葉	817上	生屎柴	826上
甘草附子湯	810下	甘藥	817上	生津止渴益水飲	826上
甘草根	811上	甘瀾水	817上	生津甘露飲	826上
甘草粉蜜湯	811下	甘藷	817上	生津益液湯	826下
甘草乾薑湯	811下	甘露	817上	生津養血湯	826下
甘草梢	812上	甘露子	817下	生軍	826下
甘草麻黃湯	812上	甘露消毒丹	817下	生軍散	826下
甘草散	812下	甘露茶	817下	生桑炭	827上
甘草湯	812下	甘露飲	817下	生氣	827上
甘草鼠黏湯	812下	甘露膏	818下	生氣之原	827上
甘草節	813上	甘露蜜	818下	生氣通天論	827上
甘草頭	813上	甘露藤	818下	生氣散	827上
甘草瀉心湯	813上	生人疰	818下	生消	827上
甘麥大棗湯	813下	生人腦	818下	生神黃	827下
甘棠	813下	生化	818下	生料四物湯	827下
甘菊	813下	生化六和湯	819上	生料雞蘇散	827下
甘菊花露	813下	生化湯	819上	生脈散	827下
甘黃	813下	生民切要	819上	生脈飲	827下
甘溼散	814上	生瓜菜	819上	生芻	828上

生草 828上
生乾地黃丸 828上
生犀丸 828上
生犀角散 828下
生犀散 828下
生犀飲 828下
生蛇蠱 829上
生斑舌 829下
生棗 829下
生痘 830上
生筋散 830上
生結 830上
生結香 830上
生菜 830上
生陽 830上
生黃 830上
生聖散 830上
生榮 830下
生漆湯 830下
生銀銅 830下
生熟地黃丸 830下
生熟地黃湯 831下
生熟湯 831下
生熟飲 831下
生膚散 831下
生髮神效黑豆膏 832上
生薑 832上
生薑半夏湯 832上
生薑甘草湯 832上
生薑根 832上
生薑根汁 833上
生薑根皮 833上
生薑粥 833上
生薑橘皮湯 833上
生薑瀉心湯 833上
生薑麴 833下
生瞿麥 833下
生蜼 833下
生礬 833下
生鐵 833下
生鐵洛 834上
生鐵落 834上
生鐵落湯 834上
生鐵落飲 834上
生鹽 834下
用藥法象 834下
用藥歌括 834下
田氏紅玉散 834下
田父 834下
田母草 834下
田母草根 834下
田字草 834下
田季散 834下
田泥 834下
田麻 835上
田麻葉 835上
田鼠 835上
田螺 835上
田螺水 835上
田螺肉 835上
田螺哽 835下
田螺涎 835下
田螺皰 835下
田螺殼 835下
田螺鯁 836上
田雞 836上
由吾竹 836上
由胡 836上
由跋 836上
甲 836上
甲乙 836上
甲乙經 836上
甲介骨 836上
甲香 836上
甲疽 836下
甲煎 837上
甲隱骨 837上
申 837上
申光遜 837上
申受 837下
申相 837下
申紅 837下
申脈穴 837下
白 837下
白丁香 837下
白丁香散 838上
白丸 838上
白刃疔 838上
白口瘡 838上
白土 838上
白土粉 838上
白女腸 838下
白尸鬼 838下
白山桃 838下
白丑 838下
白丹 838下
白及 838下
白及根 839上
白木耳 839上
白毛 839下
白毛刺 839下
白毛夏枯草 839下
白毛藤 839下
白水 840上
白水石 840上
白水耆 840上
白牙散 840上
白冬瓜 840上
白占 840上
白布 840上
白末 840上
白朮 840下
白朮丸 840下
白朮五味湯 841上
白朮升麻湯 841上
白朮木香散 841上
白朮半夏天麻湯 841下
白朮安胃散 841下
白朮芍藥湯 841下
白朮防風湯 841下
白朮和胃丸 841下
白朮附子湯 842上
白朮苦參湯 842上
白朮根 842下
白朮酒 843上
白朮散 843上
白朮湯 845上
白朮黃芩湯 846上
白朮黃耆湯 846下
白朮當歸煎丸 846下
白朮飲 846下
白玉 846下
白玉屑 846下
白玉釵草 847上
白玉散 847上

白玉膏 847上
白玉漿 847下
白玉髓 848上
白瓜 848上
白甘菊 848上
白甘遂 848上
白生湯 848上
白甲品羽 848上
白皮紙 848下
白石 848下
白石木 848下
白石英 848下
白石英酒 848下
白石脂 848下
白石華 849上
白地栗 849上
白地草 849上
白尖中紅黑根舌 849上
白尖紅根舌 849上
白尖黃根舌 849上
白汗 849下
白羊石 849下
白羊酥 849下
白羊鮮 849下
白耳草 849下
白肉 849下
白肌石 849下
白色乳蛾 849下
白色喉風 849下
白色喉痹 850上
白血 850上
白君 850上
白李 850上
白杏 850下
白沃 850下
白沙 850下
白沙蜜 850下
白沙糖 850下
白疔 850下
白疕 850下
白禿風 851上
白芍 851上
白芍散 851上
白芍湯 851上
白芍當歸湯 851上
白芍藥 851上
白芍藥丸 851上
白芍藥散 851上
白芍藥湯 851下
白豆 851下
白豆痘 851下
白豆葉 851下
白豆蔻 851下
白豆蔻仁 851下
白豆蔻湯 852上
白貝 852上
白辛 852上
白辛根 852上
白刺 852上
白宮砂 852上
白并 852上
白并根 852上
白昌 852下
白松香 852下
白果 852下
白果毒 852下
白果葉散 852下
白河車 852下
白油膏 852下
白玨膏 853上
白玫瑰露酒 853上
白芝 853下
白芥 853下
白芥丸 853下
白芥子 853下
白芥子散 854上
白芨 854上
白芨枇杷丸 854上
白芨黃精 854下
白芨蓮鬚散 854下
白芩 854下
白花 854下
白花射干 854下
白花根 854下
白花桐 854下
白花蛇 854下
白花蛇丸 855上
白花蛇目睛 856上
白花蛇肉 856上
白花蛇酒 856下
白花蛇散 857上
白花蛇膏 857下
白花蛇頭 858上
白花魚 858上
白花散 858上
白花菜 858上
白花膏 858下
白花藤 858下
白芷 858下
白芷三七 859上
白芷丸 859上
白芷升麻湯 859上
白芷胃風湯 859上
白芷根 859下
白芷散 860上
白芷湯 860下
白芷煖宮丸 860下
白芷葉 860下
白芷護心散 860下
白虎 860下
白虎化斑湯 861上
白虎加人參湯 861上
白虎加白芷湯 861下
白虎加地黃湯 861下
白虎加桂枝湯 861下
白虎加蒼朮湯 862上
白虎合黃連解毒湯 862上
白虎地黃湯 862上
白虎病 862下
白虎湯 862下
白虎歷節 862下
白虎續命湯 863上
白虎鬚瘡 863上
白金丸 863上
白金砂 863上
白金散 863上
白附丸 863上
白附子 863下
白附子根 863下
白附子散 863下
白附子湯 864上
白附丹 864上
白附香連丸 864上
白附散 864上
白附飲 864下

白青 864下
白前 864下
白前根 864下
白前湯 865上
白厚乾胎舌 865上
白厚滑胎舌 865下
白帝 865下
白扁豆 866上
白扁豆散 866上
白扁豆飲 866上
白柹 866上
白柹霜 866下
白柰 866下
白津 866下
白珊瑚 866下
白砂 866下
白砒 866下
白秋霜 866下
白背 866下
白胎中紅舌 866下
白胎中黃舌 867上
白胎如積粉舌 867上
白胎尖灰根黃舌 867上
白胎尖根俱黑舌 867上
白胎舌 867上
白胎紅地舌 867下
白胎紅尖舌 867下
白胎乾黑心舌 868上
白胎黃心舌 868上
白胎黃邊舌 868上
白胎黑根舌 868上
白胎黑斑舌 868下
白胎燥裂舌 868下
白胎雙灰舌 868下
白胎雙黃舌 868下
白胎雙黑舌 868下
白胡麻子 869上
白胡椒 869上
白苣 869上
白苧 869下
白英 869下
白英子 869下
白英花 869下
白英根 869下
白英莖 869下
白英葉 869下
白茄 869下
白茄根 869下
白茄葉 869下
白茄實 870上
白茄蔕 870上
白茅 870上
白茅花 870上
白茅香 870上
白茅香根 870下
白茅根 870下
白茅根湯 870下
白茅莖 870下
白降丹 871上
白降雪丹 872上
白降雪散 872上
白風 872上
白風藤 872上
白埃 872上
白屑風 872上
白庭砂 872上
白扇 872下
白扇根 872下
白根 872下
白桃 872下
白桐 872下
白桑 872下
白氣 872下
白疹 872下
白疸 872下
白粉 872下
白粉散 872下
白脈 872下
白茯苓 872下
白茯苓丸 872下
白茯苓散 873上
白茶 873下
白茶菊 873下
白草 873下
白酒 873下
白酒藥麴 873下
白馬夜眼 874上
白馬骨 874上
白馬骨莖 874上
白馬骨葉 874上
白馬頭蛆 874上
白馬懸蹄 874上
白馬蘭 874上
白骨 874上
白乾胎滿黑刺舌 874上
白參 874下
白堊 874下
白堊丸 874下
白堊丹 875上
白崩 875上
白帶 875下
白帶下 875下
白帶丸 876下
白桵 876下
白梅 876下
白條參 877上
白淡透明舌 877上
白淫 877上
白牽牛 877上
白牽牛散 877上
白瓷器 877上
白眼 877下
白眼青 877下
白眼痛 877下
白眼痧 877下
白硃砂 877下
白符 878上
白荷花 878上
白荷花露 878上
白莖 878上
白莧 878下
白蛇串 878下
白蛇纏 878下
白通加人尿豬膽汁湯 878下
白通加豬膽汁湯 878下
白通湯 879上
白陷 879下
白雪 879下
白魚 879下
白魚肉 879下
白鳥 879下
白鹿洞方 879下
白麻 880上
白善 880上
白喉 880上

白喉全生集 881上
白喉忌表抉微 881上
白喉治法抉微 881上
白喉證治訂誤 881下
白散 881下
白梨墮腹痘 882上
白棉 882上
白棉布 882上
白棉紗 882上
白棘 882上
白棘刺 882上
白棘枝 882下
白棘花 882下
白棘葉 882下
白棘實 882下
白棘鍼 882下
白棠 882下
白殼瘡 882下
白痢 882下
白硬胎舌 883上
白給 883上
白菀 883上
白菊 883上
白菖 883上
白菜 883下
白菝葜 883下
白菟藿 883下
白菟藿莖 883下
白華 883下
白萍痘 883下
白茝 883下
白蛛窠 883下
白雄雞 883下
白雄雞肉 883下
白雲頭 884上
白黍 884上
白微 884上
白微滑胎舌 884上
白楊 884上
白楊皮 884下
白楊皮酒 884下
白楊枝 884下
白楊葉 884下
白榆 884下
白毾 884下
白滑半邊舌 884下
白滑胎尖灰刺舌 885上
白滑胎黑心舌 885上
白滑黑黃舌 885上
白獅子石 885下
白痰 885下
白睛 885下
白筳草 885下
白筳草根 885下
白筳草葉 885下
白粱 885下
白粱米 885下
白腸 885下
白葉茶 885下
白葛 886上
白葡萄 886上
白葡萄酒 886上
白蜆 886上
白遊風 886上
白雷丸 886上
白鼓釘 886上
白鼠 886上
白幕 886上
白膏藥 886上
白蒺藜 886下
白蒺藜丸 886下
白蒺藜散 887上
白蒺藜湯 887上
白蒿 887下
白蒿子 887下
白蒿苗 887下
白蒿根 887下
白蜜 887下
白蜜湯 887下
白銀丹 888上
白銅 888上
白銅鉚 888上
白障 888上
白駁風 888上
白鳳丸 888下
白鳳仙 889上
白鳳仙花漿 889上
白鳳飲 889上
白鳳膏 889上
白僵 889下
白墡 889下
白墡散 889下
白敷藥 889下
白漿痘 890上
白熟胎舌 890上
白癜風 890上
白線痧 890上
白緣 890上
白緣子 890下
白膜 890下
白膜遮睛 890下
白膠 890下
白膠香 890下
白膠香散 890下
白蓮 890下
白蓮花 891上
白蓮散 891上
白褐 891上
白麪根 891上
白檮木 891上
白澤 891上
白濁 891上
白燈散 892上
白糖 892上
白糖飲 892上
白蕪荑 892下
白豬 892下
白錠子 892下
白頭翁 892下
白頭翁丸 892下
白頭翁加甘草阿膠湯 893上
白頭翁花 893上
白頭翁根 893上
白頭翁散 893下
白頭翁湯 893下
白頸蚯蚓 894上
白餘糧 895上
白鴨通 895上
白龍丸 895上
白龍丹 895上
白龍沙 895上
白龍粉 895上
白龍骨 895下
白龍骨丸 895下
白龍散 895下

白龍鬚	896上
白斂	896上
白檀香	896上
白檀香木	896上
白樫	896下
白殭蠶	896下
白殭蠶散	897上
白環俞穴	897下
白環骨	897下
白環藤	897下
白翳	897下
白翳黃心內障	897下
白膿	898上
白薄乾胎舌	898上
白薄滑胎舌	898上
白薇	898上
白薇丸	898上
白薇根	898下
白薇散	899上
白薇湯	899上
白薑	899下
白螺散	899下
白螺殼丸	899下
白餅	899下
白飬	900上
白鮮	900上
白鮮皮湯	900上
白鮮根皮	900下
白鮮湯	900下
白鴿	900下
白鴿肉	900下
白壘	901上
白癜風	901上
白藊豆	901上
白藊豆花	901下
白藊豆葉	901下
白藊豆藤	901下
白蟢窠	901下
白蟲	901下
白翰	902上
白鯈	902上
白鵝	902上
白鵝肉	902上
白鵝糞	902上
白礬石	902上
白羶	902上
白繭脣	902上
白藥	902上
白藥子	902下
白藥子根皮	902下
白蟻	903上
白蟻泥	903上
白霧	903上
白鵺雞	903上
白礬	903上
白礬丸	903下
白礬散	903下
白齗	904上
白蘇	904上
白露	904上
白露節雨水	904上
白爛死蠶	904上
白癩	904上
白鮮	904上
白蘞	904上
白蘞丸	904下
白蘞根	904下
白蘞散	904下
白蘞薏苡湯	904下
白蠟	904下
白蠟子	905上
白蠟沈香	905上
白蠟塵	905上
白蠟膏	905上
白鶴	905上
白鶴仙	905上
白癬	905上
白鑞	905上
白鱓	905下
白鱓泥	905下
白鷺	905下
白鷴	905下
白鷴肉	905下
白鷺	905下
白靈砂	905下
白靈藥	905下
白龞	905下
白欖	905下
白鸛	905下
皮	905下
皮巾子	905下
皮毛	906上
皮毛痿	906上
皮水	906上
皮弁草	906上
皮弛	906上
皮金紙	906上
皮金膏	906下
皮風	906下
皮氣	906下
皮消	906下
皮疰	906下
皮脂散	906下
皮部	906下
皮部穴	907上
皮部論	907上
皮寒熱	907上
皮痹	907上
皮膄	907上
皮腰袋	907上
皮蒸	907上
皮膚肉苛	907下
皮節	907下
皮膚	907下
皮膚出蝨	908上
皮膚有聲	908上
皮膚粗糙	908上
皮膚痛	908下
皮膚著	908下
皮膚黧黑	908下
皮翻	909上
皮髓	909上
皮韡	909上
皮韡底	909上
目	909上
目上網	909下
目下網	909下
目夕昏	909下
目不瞑	909下
目中生管	910上
目中努肉	910上
目中見鬼	910下
目中流血	910下
目內眥	910下
目內障	910下

目午昏	910下
目外眥	911上
目外障	911上
目失明	911上
目本	911下
目正圓	911下
目系	911下
目赤	911下
目赤痛	911下
目夜昏	911下
目弦	912上
目昏	912上
目昏多淚	912下
目流膿淚	912下
目疣	912下
目胞	913上
目風	913上
目浸	913上
目珠	913上
目病	913上
目眛	913上
目眥	913上
目眥赤爛	913上
目眩	913下
目晨昏	913下
目球	913下
目眶骨	913下
目眶骨傷	913下
目羞明	914上
目閉	914上
目揚	914上
目痛	914上
目痛如刺外障	914上
目痛寒熱	914上
目痛頭腫	914下
目窗穴	914下
目黃	914下
目黑	914下
目睛	914下
目睛突出	915上
目睛被損外障	915上
目睛損傷	915上
目睛縮入	915下
目窠	915下
目腫	915下
目運	915下
目瘍	916上
目綱	916上
目裹	916上
目澀昏花	916上
目澀痛	916上
目瘻	916上
目瞑	916上
目銳眥	916下
目瞳子	916下
目鮮明	916下
目轉	916下
目髎穴	916下
矢	916下
石	916下
石一	917上
石七	917上
石二	917下
石八	917下
石三	917下
石三稜	917下
石三稜根	917下
石上螺螄	918上
石下長卿	918上
石下新	918上
石女	918上
石子湯	918上
石子薺苨湯	918上
石山醫案	918下
石中黃子	918下
石五	918下
石六	918下
石毛薑	919上
石氏醫案	919上
石水	919上
石片穴	919上
石四	919上
石打穿	919下
石打穿莖	919下
石打穿葉	919下
石瓜	919下
石瓜實	919下
石生	920上
石皮	920上
石合	920上
石合葉	920上
石帆	920上
石灰	920上
石灰散	920下
石米刺	921上
石羊	921上
石羊心血	921上
石羊皮	921上
石羊血	921上
石羊角	921上
石羊骨	921下
石羊膽	921下
石耳	921下
石臼痘	922上
石血	922上
石衣	922上
石決明	922上
石決明丸	922下
石決明肉	922下
石決明散	922下
石決明殼	923上
石決明湯	923下
石疔	923下
石肝	923下
石芒	923下
石見穿	923下
石防風	923下
石防風根	923下
石刺	924上
石刺根皮	924上
石刻方	924上
石刻安腎丸	924上
石垂	924下
石垂子	924下
石松	924下
石松根	924下
石松莖	925上
石油	925上
石油火	925上
石胏	925下
石芝	925下
石芥	925下
石花	925下
石花菜	925下
石芸	926上

石芸莖 926上
石芸葉 926上
石長生 926上
石長生莖 926上
石長生葉 926上
石門穴 926上
石青 926下
石青散 926下
石亭脂 926下
石亭醫案 926下
石南 926下
石南根飲 926下
石南散 926下
石南湯 927上
石南葉 927上
石南實 927下
石南藤 927下
石室祕籙 927下
石炭 927下
石珊瑚 927下
石珍散 927下
石砂 928上
石胡荽 928上
石苔 928上
石苣 928上
石英 928上
石韋 928下
石韋散 928下
石韋湯 929上
石韋葉 929上
石風丹 929下
石首魚 929下
石首魚肉 929下
石首魚魷 929下
石首魚鰾 929下
石香葇 930上
石栗 930上
石桂魚 930上
石涅 930上
石珠 930上
石疽 930上
石耆 930下
石能 931上
石脂 931上
石脈 931上
石茵陳 931上
石荊 931上
石荊芥 931下
石草 931下
石馬煙 931下
石馬騣 931下
石骨 931下
石堊 931下
石將軍 932上
石斛 932上
石斛牛膝湯 932下
石斛夜光丸 932下
石斛酒 933上
石斛清胃湯 933上
石斛莖 933下
石斛散 933下
石斛湯 934上
石斛露 934上
石涵玉 934上
石淋 934下
石淚 935下
石荷葉 935下
石莧 935下
石蛇 935下
石逍遙 935下
石麻 936上
石棠花 936上
石痘 936上
石硫丹 936上
石硫赤 936上
石硫芝 936上
石硫青 936上
石硫黃 936上
石絨 936上
石脾 936上
石腎 936下
石菖蒲 936下
石華 936下
石菴藺 936下
石蛤蚆 936下
石蛤蚆根 937上
石雲選祕 937上
石黃 937上
石黃香 937上
石斡散 937上
石楠 937上
石楷 937上
石腦 937下
石腦油 937下
石腦芝 937下
石葦 937下
石蛾 937下
石蜂 937下
石蜂窠 937下
石蜋 938上
石蜐 938上
石解 938上
石鼓陰鳴 938上
石鼠 938上
石壽棠 938上
石漆 938上
石瘕 938上
石綠 938下
石綿 938下
石膏 938下
石膏大青湯 939上
石膏川芎湯 939下
石膏六合湯 939下
石膏牡蠣湯 939下
石膏散 939下
石膏湯 940上
石膏飲 940上
石蒜 940上
石蒜根 940下
石蜜 940下
石蜴 940下
石飴 940下
石飴餅 940下
石劇 940下
石墨 940下
石磋 940下
石邃 940下
石蓮子 940下
石蓮散 941上
石蕈 941上
石震 941上
石髮 941下
石榴 941下
石榴子 941下
石榴花 941下

石榴疽 941下
石榴茶 942上
石燕 942上
石燕丸 942上
石燕丹 942下
石燕肉 943上
石蕊 943上
石頭魚 943上
石頭蟲 943上
石鮍魚 943下
石鴨 943下
石龍 943下
石龍芮 943下
石龍芮子 943下
石龍芮皮 943下
石龍芮根 944上
石龍芮葉 944上
石龍芻 944上
石龍芻莖 944上
石龍藤 944上
石檀 944上
石殭蠶 944上
石濡 944下
石癌 944下
石膽 944下
石膽散 944下
石薄荷 944下
石薑 944下
石螺螄 944下
石鍤 944下
石闌干 944下
石點膏 945上
石薺薴 945上
石藍 945上
石藏用 945上
石雞 945上
石藥 945上
石蟹 945上
石鏡 945下
石關穴 945下
石鯪 945下
石鯪魚 945下
石癧 945下
石蘇 946上
石鐘乳 946上
石韉 946下
石癧 946下
石蘚花 946下
石蘭 946下
石蠣 946下
石鷇 946下
石癭 946下
石癰 946下
石髓 946下
石髓鉛 946下
石蠶 946下
石蠹蟲 947上
石鹼 947上
石鹽 947上
石鼈 947下
示從容論 947下
禾窌穴 947下
禾蟲 947下
禾髎穴 947下
穴 948上
穴空 948上
穴俞 948上
穴會 948上
立 948上
立冬 948上
立安丸 948上
立安散 948下
立制石 948下
立春 948下
立春雨水 948下
立秋 948下
立秋五更井華水 948下
立夏 949上
立效方 949上
立效神散 949上
立效散 949上
立效湯 950上
立效飲 950下
立消散 950下
立退丸 951上
立馬回疔丹 951上
立馬回疔奪命散 951下
立骨 951下
立勝散 951下
立聖丹 951下
立聖散 951下
立聖膏 952上
立遲 952上
立應四物湯 952上
立應散 952上
立驗散 953上

六畫

交加地黃丸 955上
交加枝 955上
交加散 955上
交加雙解飲 955下
交乳 955下
交信穴 955下
交時 956上
交泰丸 956上
交骨 956上
交骨不開 956上
交趾桂 956下
交痲 956下
交陽 956下
交傷頭痛 956下
交媾 956下
交感丹 956下
交感地黃煎丸 957上
交感血出 957上
交腸 957下
交漆 957下
交儀穴 958上
交衝穴 958上
交矑 958上
交讓木 958上
亥 958上
亥藥 958上
仰天皮 958上
仰盆 958上
仰盆根 958上
仰息 958上
仲冬痹 958下
仲思棗 958下
仲春痹 958下
仲秋痹 958下
仲夏痹 958下
仲景三黃湯 958下
仲景全書 958下

仲景或問 958下
仲景脈法 958下
仲景詳辨 958下
仲景論 958下
任 958下
任度 959上
任脈 959上
任脈之別 959下
任脈病 959下
任盡言 960上
仿寓意草 960上
伊尹 960上
伊藤大助 960上
伍子安 960上
伍耳 960上
伏 960上
伏牛 960上
伏牛枝 960下
伏牛花 960下
伏牛根 960下
伏牛葉 960下
伏白穴 960下
伏老 960下
伏兔 960下
伏兔穴 960下
伏兔疽 961上
伏兔骨 961上
伏委骨 961上
伏念魚 961上
伏明 961上
伏虎丹 961上
伏氣 961上
伏氣溫病 961下
伏氣熱病 964下
伏脈 964下
伏匿脈 964下
伏梁 965上
伏梁丸 965下
伏犀骨 965下
伏蛇 965下
伏連 965下
伏陰痘 965下
伏寒喉癰 965下
伏菟 966上
伏陽 966上
伏暑 966上
伏暑鼻衄 966上
伏飲 966下
伏鼓 966下
伏鼠疽 966下
伏膂之脈 966下
伏衝之脈 966下
伏豬 966下
伏龍肝 966下
伏龍肝散 967上
伏龍肝湯 968上
伏龍肝湯丸 968上
伏羲 968上
伏蟲 968下
伏雞子 968下
伏雞子根 968下
伐木丸 968下
休 968下
休羽 968下
休息痢 969上
先天 969下
先天一氣酒 969下
先天大造丸 970上
先巫 970上
先師 970上
先期湯 970下
先煎 970下
先醒齋廣筆記 970下
先醫廟 970下
光明 971上
光明丹 971上
光明穴 971上
光明砂 971上
光明草 971上
光明論 971上
光明鹽 971下
光風草 971下
光香 971下
光粉 971下
光骨刺 971下
光參 971下
全九集 971下
全元起 971下
全幼心鑑 972上
全生四要 972上
全生白朮散 972上
全生虎骨散 972上
全生指迷方 972上
全生活血湯 972下
全生救難湯 972下
全生集 972下
全形 972下
全眞一氣湯 972下
全鹿丸 973上
全蠍 973下
全蠍散 973下
全蠍觀音散 974下
共石 974下
再生丸 974下
再生丹 974下
再生散 974下
再治天 974下
再重訂傷寒集註 975上
再造至寶丹 975上
再造飲 975下
再傳 975下
再經 976上
再過經不解 976上
再榮 976上
再續名醫類案 976上
冰 976上
冰片 976上
冰片毒 976上
冰片散 976上
冰片腦 976上
冰玉散 976下
冰瓜雄硃散 976下
冰白散 976下
冰凍翳 976下
冰梅 976下
冰梅上清丸 977上
冰梅丸 977上
冰硫散 977上
冰黃散 977上
冰瑕翳深外障 977下
冰硼散 977下
冰鼠 977下
冰臺 977下
冰蝦散 977下
冰糖 977下

冰蛳散　978上
冰翳內障　978上
冰翳還睛丸　978上
冰螺散　978下
冰螺撚　978下
冰蘗丸　978下
刎死　978下
刑傷　979上
列缺穴　979下
列當　979下
列當根　980上
匡　980上
印紙　980上
印堂穴　980上
印堂疔　980上
印堂疽　980上
印機草　980上
印頭　980上
危亦林　980上
吃忒　980上
合　980下
合子　980下
合子瑪瑙　980下
合玉石　980下
合谷穴　980下
合谷疔　981上
合谷刺　981上
合谷疽　981上
合邪　981上
合明草　981下
合昏　981下
合架風　981下
合病　981下
合骨　982上
合情草　982上
合陰　982上
合掌散　982上
合楷　982上
合萌　982下
合陽穴　982下
合陽疽　982下
合微　982下
合新木　982下
合蕈　982下
合離草　982下
合歡　982下
合歡皮　983上
合歡荷　983上
合顱穴　983上
吉丁蟲　983上
吉吉香　983上
吉州醒脾散　983上
吉利草　983下
吉利草根　983下
吉貝　983下
吉益爲則　983下
吉祥丸　983下
吉祥草　983下
吉祥草根　984上
吉祥草根下子　984上
同力鳥　984下
同化　984下
同身寸　984下
同氣　984下
同病異治　984下
同陰之脈　985上
同精　985上
名　985上
名木　985上
名醫方論　985上
名醫別錄　985上
名醫抄　985下
名醫彙粹　985下
名醫類案　985下
吐　986上
吐月華　987上
吐矢　987上
吐舌　987上
吐血　987下
吐血不止　989下
吐血草　990上
吐利　990上
吐食桔梗湯　990上
吐哺魚　990下
吐涎沫　990下
吐蚊鳥　990下
吐蚘　990下
吐痧　991上
吐酸　991上
吐膿　991上
吐鐵　991上
吐鐵肉　991下
向天草　991下
向日葵　991下
回人目病　991下
回生丸　991下
回生丹　992上
回生再造丸　994下
回生至聖丹　995上
回生香　995上
回生起死丹　995上
回生救苦上清丹　995下
回生第一仙丹　995下
回生散　996上
回生奪命神丹　996上
回回米　996下
回回豆　996下
回回葱　996下
回回蘇　996下
回乳脹痛　996下
回味　997上
回毒金銀花湯　997上
回金丸　997上
回青　997上
回春　997上
回春果　997上
回春涼膈散　997上
回春脫疳散　997上
回春散　997下
回春葉　997下
回春辟邪丹　997下
回春錄　997下
回峯菊　997下
回雪　997下
回陽三建湯　997下
回陽丹　998上
回陽玉龍膏　998上
回陽返本湯　1000上
回陽救急湯　1000上
回陽救產湯　1000上
回陽湯　1000上
回陽飲　1000下
回腸　1000下
回漿散　1000下
回瘡錠　1000下

回燕膏 1000下
回鶻豆 1000下
回癲湯 1000下
囟 1001上
囟門 1001上
囟骨 1001上
囟骨傷 1001上
囟頂 1001下
囟腫 1001下
因 1001下
因陳 1001下
因劑 1001下
在 1001下
在泉 1002上
地 1002上
地丁草 1002上
地丁飲 1002上
地不容 1002上
地五爪 1002上
地五會穴 1002上
地化 1002上
地文 1002上
地毛 1002上
地主 1002下
地仙 1002下
地仙散 1002下
地玄 1002下
地瓜兒 1002下
地白根 1002下
地羊鮮 1002下
地耳 1002下
地血 1002下
地衣 1002下
地衣草 1002下
地彤 1003上
地志丸 1003上
地沒藥 1003上
地沖穴 1003上
地角 1003上
地防 1003上
地芙蓉 1003上
地芝 1003上
地芝丸 1003上
地虱 1003下
地阜 1003下
地柏 1003下
地柏葉 1003下
地紀 1003下
地胡蜂 1003下
地莓 1003下
地茄 1004上
地茄子 1004上
地倉穴 1004上
地朕 1004上
地栗 1004上
地氣 1004上
地烏桃 1004上
地笋 1004上
地脂 1004上
地茶 1004上
地骨 1004上
地骨皮 1004下
地骨皮丸 1004下
地骨皮散 1005上
地骨皮湯 1005下
地骨皮飲 1005下
地骨皮露 1006上
地參 1006上
地梧桐 1006上
地窒 1006上
地連散 1006上
地連錢 1006下
地麥 1006下
地晶 1006下
地椒 1006下
地椒實 1006下
地牌 1006下
地猴 1006下
地筋 1006下
地腎 1006下
地菘 1006下
地黃 1006下
地黃丸 1007上
地黃花 1008下
地黃根 1008下
地黃酒 1008下
地黃清肺飲 1009上
地黃通經丸 1009上
地黃散 1009上
地黃湯 1010上
地黃煎 1011上
地黃煎丸 1012上
地黃當歸湯 1012上
地黃葉 1012上
地黃飲 1012下
地黃實 1013上
地黃膏 1013上
地黃膏子丸 1013下
地塘蟲 1013下
地新 1013下
地椹 1013下
地楊梅 1013下
地楊梅子 1014上
地楊梅莖 1014上
地榆 1014上
地榆丸 1014上
地榆丹 1014上
地榆甘草湯 1014下
地榆芍藥湯 1014下
地榆防風散 1014下
地榆根 1014下
地榆梢 1015上
地榆散 1015上
地榆湯 1016上
地榆絹煎 1016上
地榆飲 1016下
地榆膏 1016下
地經 1016下
地萹蓄 1017上
地萹蓄散 1017上
地落 1017上
地葵 1017上
地蜈蚣 1017上
地蜈蚣根 1017上
地蜈蚣莖 1017上
地運 1017上
地道 1017上
地實 1017下
地廓 1017下
地槐 1017下
地精 1017下
地蒼 1017下
地蜱蟲 1017下
地賓 1017下
地閣 1017下

地闍骨　1017下
地數　1017下
地樓　1017下
地漿水　1018上
地畾　1018上
地節　1018上
地膚　1018上
地膚大黃湯　1018上
地膚子　1018下
地膚子湯　1018下
地膚莖　1018下
地膚葉　1019上
地蓮　1019上
地衝穴　1019上
地踏菰　1019上
地骷髏　1019上
地噤　1019上
地機穴　1019上
地蕈　1019下
地錢草　1019下
地錦　1019下
地龍　1019下
地龍酒　1019下
地龍骨　1020上
地龍散　1020上
地龍湯　1020下
地龍膏　1020下
地龍糞　1020下
地龍藤　1020下
地膽　1020下
地膽草　1021上
地膽草葉　1021上
地薇蒿　1021上
地霜　1021上
地薰　1021上
地雞　1021上
地薔　1021上
地藾根　1021上
地蘇木　1021上
地蘚　1021上
地蠟香　1021上
地髓　1021上
地髓湯　1021上
地鱔　1021下
地蠶　1021下
地靈芝　1021下
地鼈　1021下
地虋冬　1021下
多汗　1021下
多所聞穴　1022上
多臥　1022上
多紀元堅等殘　1023上
多香木　1023上
多脈　1023上
多骨　1023上
多骨疽　1023上
多唾　1023下
多腳蟲傷　1023下
多飲　1023下
夷由　1023下
夷果　1023下
夷冒　1024上
好女兒花　1024上
如冰散　1024上
如何　1024上
如何子　1024上
如宜方　1024下
如金丸　1024下
如金解毒散　1024下
如神托裏散　1025上
如神散　1025上
如神湯　1025下
如意金黃散　1025下
如意草　1026上
如意酒　1026上
如意通聖散　1026上
如意散　1026上
如意菜　1026下
如意膏　1026下
如聖丸　1026下
如聖丹　1027上
如聖金刀散　1027上
如聖散　1027上
如聖湯　1028上
如聖飲　1028下
如聖膏　1028下
如聖餅　1029上
如銀障　1029下
妃子笑　1029下
字　1029下
存案　1029下
存鍼　1029下
守中丸　1029下
守中湯　1030上
守司　1030上
守田　1030上
守邪之神　1030下
守胃散　1030下
守胃飲　1030下
守宮　1030下
守宮槐　1031上
守宮糞　1031上
守效散　1031下
守氣　1031下
守眞地黃飲　1031下
守神　1031下
守癭丸　1031下
守靈丹　1031下
守靈散　1031下
安中湯　1031下
安化茶　1032上
安心湯　1032上
安丘望之　1032上
安石榴　1032下
安老湯　1032下
安老懷幼書　1032下
安邪穴　1033上
安臥如神湯　1033上
安南子　1033上
安胃湯　1033上
安胎丸　1033上
安胎四物飲　1033上
安胎白朮散　1033下
安胎和氣散　1033下
安胎和氣飲　1033下
安胎寄生湯　1033下
安胎散　1034上
安胎當歸湯　1034上
安胎飲　1034上
安胎織罩散　1034下
安胡　1034下
安宮牛黃丸　1034下
安息　1035上
安息丸　1035上
安息香　1035上

安息香丸 1035下
安桂 1035下
安珠散 1035下
安班散 1036上
安神丸 1036上
安神生化湯 1037上
安神定志丸 1037上
安散神 1037上
安神補心湯 1037下
安神鎮驚丸 1037下
安蚘丸 1038上
安蚘散 1038上
安奠二天湯 1038上
安期生 1038上
安腎丸 1038下
安裏解毒防風湯 1039上
安榮丸 1039上
安榮散 1039上
安榮湯 1039下
安穀 1039下
安蟲丸 1039下
安蟲散 1039下
安驥集 1039下
州留牛 1040上
州都之官 1040上
年加 1040上
年希堯 1040上
年忌 1040上
年壽 1040下
年糕 1040下
戍 1040下
戍腹糧 1040下
戍藥 1040下
戎菽 1040下
戎葵 1040下
戎鹽 1040下
戎鹽丸 1041上
戎鹽散 1041上
托毒散 1041上
托胎蟲 1041下
托疽 1041下
托腮痘 1041下
托腮癰 1041下
托裏內補散 1041下
托裏快癍湯 1041下
托裏抑青湯 1042上
托裏和中湯 1042上
托裏定痛散 1042上
托裏金銀地丁散 1042上
托裏消毒散 1042上
托裏消毒飲 1044下
托裏益中湯 1044下
托裏益黃湯 1044下
托裏健中湯 1044下
托裏排膿生犀散 1045上
托裏排膿湯 1045上
托裏清中湯 1045上
托裏清肝散 1045上
托裏透膿湯 1045下
托裏散 1045下
托裏湯 1046下
托裏越鞠丸 1046下
托裏越鞠湯 1046下
托裏黃耆散 1046下
托裏黃耆湯 1046下
托裏溫中湯 1047上
托裏溫經湯 1047上
托裏當歸湯 1047下
托裏解毒湯 1047下
托裏榮衛湯 1048上
托裏養榮湯 1048上
托盤疔 1048上
托盤疽 1048下
扦皮 1048下
扣頸傷寒 1048下
扞扞活 1048下
收口黑膏藥 1048下
收引 1048下
收呆至神湯 1048下
收氣 1048下
收陽湯 1049上
收腸養血和氣丸 1049上
收腸養血和氣湯 1049上
收膜湯 1049上
收醫 1049上
考證活人書 1051下
早川宗安 1051下
早晡 1051下
早筍 1051下
曲牙穴 1051下
曲池穴 1051下
曲周 1052上
曲直 1052上
曲垣穴 1052上
曲泉穴 1052上
曲差穴 1052下
曲疽 1052下
曲骨穴 1052下
曲骨端穴 1052下
曲掖 1053上
曲脷 1053上
曲髩穴 1053上
曲節 1053上
曲節穴 1053上
曲節草 1053上
曲節草莖 1053上
曲節草葉 1053上
曲髮穴 1053上
曲澤穴 1053上
曲頰 1053下
曲頰傷 1053下
曲蟮 1053下
曲蟺 1053下
曲鬢穴 1053下
有根痘 1053下
有過 1053下
朱一麟 1053下
朱公米 1053下
朱升恆 1054上
朱天璧 1054上
朱日輝 1054上
朱包蒙 1054上
朱田火丹 1054下
朱君散 1054下
朱沈丹 1054下
朱姑 1055上
朱肯堂 1055上
朱肱 1055上
朱彥實 1055上
朱柰 1055上
朱烒 1055上
朱砂 1055下
朱桃 1055下
朱粉 1055下
朱犀散 1055下

朱雀丸 1055下
朱巽 1055下
朱惠明 1055下
朱棟隆 1055下
朱黃丹 1055下
朱鼎 1056上
朱端章 1056上
朱槿 1056上
朱瑩 1056上
朱震亨 1056上
朱薯 1056下
朱欒 1056下
朱鼈 1056下
朴附丹 1056下
朴消 1056下
朴硝 1057上
朴硝煎 1057上
朴硝盪胞湯 1057上
朵梯牙 1057上
朹子 1057下
朽骨疽 1057下
次大指 1057下
次大趾 1057下
次小指 1057下
次小趾 1057下
次舍 1057下
次畫 1057下
次髎穴 1057下
此事難知 1058上
死人枕席 1058上
死人面瘡 1058上
死人疰 1058上
死人蛀蟲 1058上
死人蛆 1058下
死血脅痛 1058下
死脈 1058下
死現舌 1058下
死陰 1059上
死鳥獸肉毒 1059上
死裏逃生 1059上
汗 1059上
汗毒 1059下
汗空 1059下
汗衫 1059下
汗家 1059下
汗疹 1059下
汗斑 1059下
汗漬瘡 1060上
汝水 1060下
江之蘭 1060下
江水 1060下
江西白朮 1060下
江西岭片 1060下
江時途 1060下
江珠 1060下
江珧 1060下
江珧柱 1060下
江梅 1061上
江涵暾 1061上
江豚 1061上
江魚 1061上
江道源 1061上
江瑤 1061上
江誠立 1061上
江豬 1061上
江豬肉 1061上
江應宿 1061上
江嘉 1061上
江雞 1061下
江鰌 1061下
江瓘 1061下
江鰾丸 1061下
江鰾散 1061下
江蘺 1061下
池得勒 1061下
池得勒根 1062上
池頭穴 1062上
池鹽 1062上
灰 1062上
灰中舌 1062上
灰中黑滑舌 1062上
灰尖黃根舌 1062上
灰色舌 1062下
灰色重暈舌 1062下
灰底黑紋舌 1062下
灰花蛾 1063上
灰根黃尖中赤舌 1063上
灰蚱蜢 1063上
灰陷 1063上
灰菰 1063上
灰黑尖舌 1063上
灰黑尖乾刺舌 1063下
灰黑乾刺舌 1063下
灰黑乾胎裂紋舌 1063下
灰滌菜 1063下
灰彈散 1063下
灰撲印堂痘 1063下
灰漿膏 1064上
灰蓧菜 1064上
灰藋 1064上
灰藋子仁 1064上
灰藋膏 1064下
灰藥 1064下
灰邊紫中舌 1064下
灰鶴 1064下
灰鶴肉 1064下
灰鹼 1064下
牝戶 1064下
牝痔 1064下
牝瘧 1065上
牝藏 1065上
牟尼光 1065上
犰 1065上
犱蒿 1065上
犴 1065上
犴血 1065下
百二散 1065下
百丈光 1065下
百丈青 1065下
百日紅 1065下
百日糧 1065下
百本 1065下
百合 1065下
百合子 1066下
百合地黃湯 1066下
百合固金丸 1067上
百合固金湯 1067上
百合知母湯 1067上
百合花 1067下
百合洗方 1067下
百合根 1067下
百合粉粥 1068上
百合草 1068上
百合散 1068上
百合湯 1068上

百合傷寒 1068下
百合滑石代赭石湯 1068下
百合滑石散 1069上
百合膏 1069上
百合雞子黃湯 1069上
百舌 1069下
百舌肉 1069下
百舌窠 1069下
百舌窠中土 1069下
百舌糞 1069下
百足 1069下
百里奚草 1069下
百兩金 1069下
百兩金根 1070上
百味 1070上
百果芋 1070上
百枝 1070上
百沸湯 1070上
百花上露 1070上
百花丸 1070上
百花煎 1070上
百花膏 1070下
百穿 1070下
百倍 1070下
百倍丸 1070下
百效丸 1071上
百疾薯蕷丸 1071下
百病始生篇 1071下
百病鈎玄 1071下
百益長春酒 1071下
百脈 1071下
百脈根 1071下
百脈疽 1071下
百草 1072上
百草上露 1072上
百草丹 1072上
百草花 1072上
百草散 1072上
百草膏 1072下
百草霜 1072下
百草霜散 1073上
百草麴 1073上
百祥丸 1073上
百部 1073上
百部丸 1073下
百部根 1073下
百部酒 1074上
百部散 1074上
百部膏 1074上
百鳥朝王 1074上
百勞丸 1074下
百勞水 1074下
百勞穴 1074下
百晬內嗽 1074下
百稜藤 1074下
百稜藤皮 1074下
百稜藤酒 1074下
百會穴 1075上
百會疽 1075上
百歲 1075下
百歲城中木 1075下
百歲瘡 1075下
百葉 1075下
百葉竹 1075下
百補交精丸 1075下
百補湯 1076上
百解散 1076上
百蜚 1076下
百節 1076下
百齒霜 1076下
百蕊草 1076下
百蕊草根 1076下
百頭 1076下
百濟參 1076下
百蟲倉 1076下
百蟲窠穴 1076下
百藥 1076下
百藥祖 1076下
百藥祖葉 1077上
百藥煎 1077上
百靈丸 1077上
百靈藤 1077上
竹 1077上
竹一 1077下
竹七 1077下
竹二 1078上
竹八 1078上
竹三 1078上
竹子 1078上
竹五 1078上
竹六 1078下
竹木 1078下
竹火 1078下
竹牛 1078下
竹付 1078下
竹四 1078下
竹皮大丸 1078下
竹皮散 1079上
竹皮湯 1079上
竹米 1079上
竹肉 1079上
竹衣 1079上
竹衣乖 1079上
竹佛子 1079下
竹㹠 1079下
竹刺入目 1079下
竹刺入肉 1079下
竹刺哽 1080上
竹帛 1080上
竹芽 1080上
竹胎 1080上
竹苓 1080上
竹根蛇 1080上
竹紙 1080上
竹茹 1080上
竹茹丸 1080上
竹茹石膏湯 1080下
竹茹酒 1080下
竹茹散 1080下
竹茹湯 1080下
竹茹橘皮湯 1081上
竹蛀散 1081上
竹魚 1081上
竹魚肉 1081上
竹筍 1081下
竹菰 1081下
竹萌 1081下
竹黃 1081下
竹園荽 1081下
竹葉 1081下
竹葉玉女煎 1081下
竹葉石膏湯 1081下
竹葉地黃湯 1082下
竹葉防風湯 1082下
竹葉香 1082下

竹葉哽 1082下
竹葉細辛 1082下
竹葉湯 1082下
竹葉湯粥 1083下
竹葉菜 1083下
竹葉黃耆湯 1083下
竹葉膏 1084上
竹葉歸耆湯 1084上
竹葉瀉經湯 1084上
竹蜂 1084下
竹蜂蜜 1084下
竹鼠 1084下
竹鼠肉 1084下
竹實 1084下
竹精 1085上
竹膏 1085上
竹蓐 1085上
竹蜜蜂 1085上
竹箸 1085上
竹節三七 1085上
竹節烏頭 1085上
竹節草 1085上
竹節骨 1085下
竹節骨傷 1085下
竹節參 1085下
竹節霜 1085下
竹蔗 1085下
竹蝨 1085下
竹燈盞 1085下
竹蕈 1086上
竹龍散 1086上
竹蟲 1086上
竹雞 1086上
竹雞肉 1086上
竹雞草 1086下
竹瀝 1086下
竹瀝化痰丸 1086下
竹瀝半夏 1086下
竹瀝枳實丸 1086下
竹瀝湯 1087上
竹瀝運痰丸 1087下
竹瀝達痰丸 1087下
竹瀝飲 1087下
竹瀝膏 1088上
竹瀝麴 1088上
竹簾 1088上
竹籃 1088下
竹鬮 1088下
竹蠹蟲 1088下
竹蠹蟲蛀末 1088下
米 1088下
米心石斛 1088下
米布袋 1088下
米皮糖 1088下
米油 1088下
米泔製 1089上
米疽 1089上
米粃 1089上
米純蝦 1089下
米酒 1089下
米腦 1090上
米瘕 1090上
米漿水 1090上
米蓮散 1090上
米醋 1090下
米豬 1091上
米餔 1091上
米麴 1091上
米露 1091上
米囊子 1091上
羊 1091下
羊不食草 1091下
羊不喫草 1091下
羊心 1091下
羊毛 1092上
羊毛疔 1092上
羊毛疔瘤 1092上
羊毛痧 1092下
羊毛瘟 1092下
羊毛餅法 1092下
羊奶痔 1092下
羊汁粥 1092下
羊皮 1092下
羊皮金 1092下
羊石子 1092下
羊耳草 1092下
羊肉 1093上
羊肉生地黃湯 1093下
羊肉毒 1093下
羊肉湯 1093下
羊肉發藥 1093下
羊舌 1094上
羊舌痧 1094上
羊血 1094上
羊卵 1094下
羊尾骨 1094下
羊尾筍乾 1094下
羊疔 1094下
羊肚 1094下
羊肚菜 1094下
羊肝 1094下
羊肝丸 1095上
羊肝石 1096上
羊肝散 1096上
羊肝湯 1096上
羊肝粥 1096上
羊角 1096上
羊角子 1096下
羊角半枝 1096下
羊角瓜 1096下
羊角參 1096下
羊角散 1096下
羊角菜 1096下
羊角蕉 1096下
羊乳 1096下
羊乳丸 1096下
羊乳汁 1097上
羊刺 1097上
羊刺蜜 1097上
羊欣 1097上
羊肺 1097上
羊肺散 1097下
羊屎柴 1097下
羊屎柴苗 1097下
羊屎柴根 1097下
羊屎柴葉 1097下
羊泉 1097下
羊疥癩 1097下
羊胃 1097下
羊胎 1098上
羊茅 1098上
羊哀 1098上
羊負來 1098上
羊韭 1098上
羊首 1098下

羊桃 1098下
羊桃根 1098下
羊桃莖 1098下
羊桃葉 1098下
羊羔酒 1098下
羊胲 1099上
羊胵 1099上
羊脂 1099上
羊脂煎 1099上
羊脊骨 1099下
羊草 1099下
羊起石 1099下
羊婆嬭 1099下
羊眼漏 1099下
羊脛骨 1099下
羊脛骨髓 1100上
羊脬 1100上
羊苧薺 1100上
羊痳 1100上
羊筋 1100上
羊筋痧 1100上
羊粟 1100上
羊腎 1100上
羊腎丸 1100下
羊腎酒 1101上
羊腎粥 1101上
羊腎羹 1101上
羊酥 1101上
羊溺 1101上
羊睛 1101上
羊腦 1101下
羊腰 1101下
羊腸 1101下
羊腸三七 1101下
羊腤 1101下
羊實 1101下
羊臆脛 1101下
羊膏 1101下
羊飴 1102上
羊瘟 1102上
羊齒 1102上
羊蹄 1102上
羊蹄大黃 1102上
羊蹄根 1102上
羊蹄根散 1102下
羊蹄葉 1102下
羊蹄實 1102下
羊頭骨 1102下
羊頭蹄 1102下
羊髑骨 1103上
羊骱骨 1103上
羊癇 1103上
羊糞 1103上
羊膽 1103下
羊膽汁 1103下
羊鬍子瘡 1103下
羊歡草 1103下
羊躑躅 1103下
羊躑躅子 1104上
羊躑躅花 1104上
羊躑躅根 1104上
羊鬚 1104上
羊鬚疔 1104上
羊鬚草 1104下
羊鬚散 1104下
羊鬚瘡 1104下
羊醫 1104下
羊髓 1104下
羊癲風 1104下
羽 1105上
羽化 1105上
羽客 1105上
羽涅 1105上
羽澤 1105上
羽蟲 1105上
老 1105上
老人 1105上
老人泄 1105上
老人淋 1105下
老人勞 1105下
老人喘 1105下
老公鬚 1105下
老少年 1105下
老火靈砂 1105下
老奴丸 1105下
老米 1106下
老君鬚 1106下
老材香 1106下
老兔 1107上
老虎花 1107上
老虎草 1107上
老紅痘 1107上
老軍需 1107上
老軍頭 1107上
老翁鬚 1107上
老酒 1107上
老婦血崩 1107上
老婦行經 1107下
老陽子 1107下
老鈿螺 1107下
老鼠刺 1107下
老鼠痧 1107下
老鼠鑽 1108上
老瘧 1108上
老鴉 1108上
老鴉瓜 1108上
老鴉眼睛草 1108上
老鴉蒜 1108上
老鴉酸漿草 1108上
老薺 1108上
老鸛紅 1108上
老鸛草 1108上
老鸛草莖嘴 1108下
老鸛痧 1108下
老鸛菜 1108下
耳 1108下
耳下石疽 1109上
耳下石癧 1109上
耳中 1109上
耳中生核 1109上
耳中生蟲 1109上
耳中如蟲行 1109上
耳中有物 1109上
耳孔 1109上
耳毛 1109上
耳目痹醫 1109上
耳尖穴 1109上
耳疔 1109下
耳防風 1109下
耳垂 1109下
耳垂珠 1109下
耳定 1109下
耳門 1110上
耳門穴 1110上
耳門毒 1110上

耳門骨	1110上
耳門骨傷	1110上
耳前動脈	1110上
耳前通脈	1110上
耳垢	1110下
耳後疽	1110下
耳後發	1110下
耳挖傷	1111上
耳科	1111上
耳風毒	1111上
耳挺	1111上
耳根	1111上
耳根毒	1111上
耳疳	1111下
耳眩	1112上
耳草	1112上
耳草葉	1112上
耳衄	1112上
耳骨	1112上
耳痔	1112上
耳郭	1112下
耳殼	1112下
耳殼脫落	1112下
耳發	1112下
耳發疽	1112下
耳脹	1113上
耳菌	1113上
耳塞	1113上
耳腫痛	1113上
耳葉草	1113下
耳鼠	1113下
耳鳴	1113下
耳鼻出血	1115上
耳鼻傷	1115上
耳瘡	1115上
耳瘢草	1115下
耳膜	1115下
耳輪	1115下
耳蔽	1115下
耳璫	1115下
耳環	1115下
耳環尻	1115下
耳環草	1115下
耳癢	1115下
耳爛	1115下
耳聾	1116上
耳聾左慈丸	1119上
耳聾作痛	1119上
耳癰	1119上
聿脩堂醫學叢書	1119下
肉	1120上
肉人	1120上
肉分	1120上
肉行	1120下
肉杏	1120下
肉肓	1120下
肉豆蔻	1120下
肉豆蔻丸	1120下
肉豆蔻丹	1121上
肉豆蔻散	1121上
肉豆蔻實	1121下
肉里之脈	1121下
肉刺	1121下
肉刺毛	1122下
肉松容	1122下
肉果	1122下
肉度	1122下
肉枯	1122下
肉柱	1122下
肉紅	1122下
肉苛	1122下
肉郄穴	1123上
肉核	1123上
肉桂	1123上
肉桂七味丸	1123下
肉桂穴	1123下
肉桂油	1123下
肉桂脂	1123下
肉疸	1123下
肉疽	1123下
肉淋	1124上
肉淖	1124上
肉清	1124上
肉棗	1124上
肉䐃	1124上
肉傷	1124上
肉極	1124上
肉痹	1124上
肉瘘	1124上
肉腠	1124下
肉蛾	1124下
肉蜈蜂	1124下
肉跳	1124下
肉滿	1124下
肉臺	1124下
肉蒸	1124下
肉節	1124下
肉蓯蓉	1125上
肉蓯蓉丸	1125上
肉輪	1126上
肉積	1126上
肉蕈	1126上
肉龜	1126上
肉龜疔	1126上
肉龜瘡	1126下
肉癰	1126下
肉餛飩草	1126下
肉蟲	1126下
肉壞	1126下
肉爍	1126下
肉瘻	1126下
肋	1126下
肋疽	1127上
肋骨	1127上
肋骨傷	1127下
肌	1127下
肌石	1127下
肌肉	1127下
肌肌	1127下
肌風	1127下
肌核	1127下
肌衄	1127下
肌寒熱	1128上
肌極	1128上
肌痹	1128上
肌膚甲錯	1128下
臣	1128下
臣使之官	1128下
臣骨	1129上
臣堯	1129上
自次	1129上
自死	1129上
自死鳥獸肝毒	1129上
自汗	1129上
自灸	1129上

自宜 1129上
自乘 1129上
自然汁 1129下
自然灰 1129下
自然銅 1129下
自然銅散 1129下
自然穀 1130上
至治 1130上
至眞要大論 1130上
至脈 1130下
至教論 1130下
至陰 1130下
至陰穴 1130下
至掌 1131上
至陽 1131上
至陽穴 1131上
至聖丸 1131上
至聖來復丹 1131上
至聖青金丹 1131上
至聖保命丹 1132上
至聖保命金丹 1132上
至數 1132上
至劑 1132下
至寶丹 1132下
至驗金鍼散 1134上
舌 1134上
舌上出血 1134下
舌上珠 1134下
舌上痰核 1134下
舌下 1134下
舌下兩脈 1134下
舌下珠 1135上
舌下痰包 1135上
舌化丹 1135上
舌出 1135上
舌本穴 1135下
舌本骨 1135下
舌生芒刺 1135下
舌生赤瘰 1135下
舌生煙煤 1135下
舌疔 1135下
舌卷 1136上
舌柱 1136上
舌胎 1136上
舌苔 1136上
舌根 1136上
舌疳 1136上
舌疸 1137上
舌祟 1137上
舌衄 1137上
舌骨 1137下
舌強 1137下
舌硬生衣 1137下
舌菌 1138上
舌萎 1138上
舌裂生瘡 1138上
舌黃 1138上
舌傷 1138上
舌痹 1138上
舌腫 1138上
舌厭穴 1138下
舌墊 1138下
舌瘖 1138下
舌澀 1139上
舌瘡 1139上
舌膜 1139上
舌橫穴 1139上
舌燥 1139上
舌縮 1139上
舌縱 1139下
舌縱神龜滋陰丸 1139下
舌斷 1139下
舌爛 1140上
舌鑑辨正 1140上
舌鑑總論 1140上
舌癰 1140上
舟車丸 1140上
舟車神佑丸 1140上
色色 1140下
色疸 1140下
色部 1140下
色勞 1140下
色弊 1140下
色慾傷 1141上
芳蔗 1141上
艾 1141上
艾子 1141上
艾元英 1141上
艾火 1141上
艾灸通說 1141上
艾附丸 1141下
艾附煖宮丸 1141下
艾柏飲 1141下
艾納香 1141下
艾茸 1142上
艾茸膏 1142上
艾絨 1142上
艾煎丸 1142上
艾葉 1142下
艾葉豹 1143下
艾葉湯 1143下
艾實 1144上
艾蒿 1144上
血 1144上
血分 1144下
血分寒 1144下
血分熱 1145上
血汗 1145上
血攻痔 1145上
血疔 1145上
血見愁 1145上
血沫痧 1145上
血泄 1145上
血疝 1145下
血花膿 1145下
血便 1145下
血枯 1145下
血枯經閉 1145下
血流痧 1146上
血珀 1146上
血盆骨 1146上
血胎 1146上
血胤瘡 1146上
血郄穴 1146上
血風 1146下
血風心痛 1146下
血風攻脾 1146下
血風走疰痛 1147上
血風草 1147上
血風勞 1147上
血風湯 1147下
血風煩悶 1147下
血風瘡 1147下
血師 1149上
血氣 1149上

血氣心痛　1149上
血氣形志篇　1149上
血氣湯　1149上
血氣精神　1149下
血氣輪　1149下
血海　1149下
血海穴　1149下
血海熱崩　1150上
血疳　1150上
血疱痘　1150上
血脈　1150上
血衃　1150下
血衄　1150下
血逆　1150下
血參　1150下
血崩　1150下
血崩　1150下
血崩昏暈　1153上
血崩腹痛　1153上
血淋　1153下
血痔　1154下
血脫　1154下
血陷　1154下
血勞　1154下
血寒　1155上
血渴　1155上
血痘　1155上
血痢　1155上
血痣　1156上
血痧　1156上
血結胸　1156上
血絡　1156下
血絡論　1156下
血絲疔　1156下
血脹　1156下
血菀　1156下
血虛　1156下
血虛耳鳴　1157上
血虛怔忡　1157上
血虛眩暈　1157上
血虛祕　1157上
血虛厥　1157下
血虛脹　1157下
血虛痿　1157下
血虛腹痛　1158上
血虛熱　1158上
血虛頭痛　1158上
血虛燥　1158上
血虛難產　1158下
血塊　1158下
血塊丸　1158下
血會　1158下
血極　1159上
血溢　1159上
血滑　1159上
血痰　1159上
血痹　1159下
血痹風　1159下
血瘀　1159下
血瘀痿　1159下
血腥痧　1160上
血腫　1160上
血著　1160上
血運　1160上
血道　1160上
血鼓　1160上
血嗽　1160下
血瘕　1160下
血竭　1161上
血竭破棺丹　1161下
血竭散　1161下
血管　1161下
血蒸　1161下
血槽風　1161下
血漿　1161下
血潰　1162上
血熱　1162上
血熱小產　1162上
血熱脹　1162上
血瘧　1162上
血箭　1162下
血箭痔　1162下
血輪　1162下
血濇　1162下
血燕　1163上
血積　1163上
血餘　1163上
血餘散　1163上
血燥　1163上
血瘤　1163上
血翳　1163下
血餅　1163下
血藤　1163下
血藤根　1163下
血證　1163下
血證論　1165下
血櫧　1165下
血癥　1165下
血癥丸　1165下
血癧　1166上
血攤　1166上
血癭　1166上
血蠱　1166上
血變　1166上
血鱔　1166上
血鼈　1166上
血鬱　1166下
血鬱湯　1166下
行尸　1166下
行仁輯要　1166下
行令　1166下
行出　1166下
行血解毒湯　1167上
行夜　1167上
行房　1167上
行房小產　1167上
行軍方便便方　1167下
行軍散　1167下
行軍萬應膏　1167下
行唐　1168上
行粉　1168上
行陰　1168上
行間穴　1168上
行溼流氣散　1168上
行痹　1168下
行漿　1168下
行漿痧子　1168下
行遲　1168下
行鍼篇　1169上
衣帶　1169上
衣魚　1169上
西天王草　1169下
西王母杖　1169下
西王母桃　1169下
西王母菜　1169下

西王母簪　1169下
西瓜　1169下
西瓜子仁　1170上
西瓜子殼　1170上
西瓜皮　1170上
西瓜霜　1170上
西瓜瓤　1170上
西州續命湯　1170下
西戎金　1170下
西芎　1170下
西貝　1170下
西使香　1170下
西來甘露飲　1170下
西河柳　1171上
西芩　1171上
西施舌　1171上
西施舌肉　1171上
西施乳　1171下
西洋參　1171下
西洋參酒　1171下
西香　1171下
西國米　1171下
西國草　1171下
西番蜀秫　1171下
西黃　1171下
西黃丸　1171下
西黃醒消丸　1172上
西塘感證　1172上
西楞魚　1172上
西楞魚骨　1172上
西聖復煎丸　1172上
西蔗　1172下
西壁土　1172下

七畫

串皮漏　1173上
串珠茶　1173上
串疽　1173上
串雅　1173上
串瘡　1173上
串臀痔　1173上
伯高　1173上
伯勞　1173上
伯勞毛　1173下
伯勞踏枝　1173下
伯萍　1173下
伸宦　1173下
伽倆香　1173下
佳火丹　1174下
佳痛解毒丸　1174下
佐　1174下
佐金丸　1174下
佐脾丸　1174下
何氏濟生方　1175上
何世仁　1175上
何其偉　1175上
何若愚　1175下
何首烏　1175下
何首烏丸　1175下
何首烏根　1175下
何首烏酒　1176上
何首烏莖　1176下
何首烏散　1176下
何首烏湯　1177上
何首烏葉　1177下
何首烏蜜　1177下
何國棟　1177下
何順中　1177下
何號周天散　1177下
何夢瑤　1177下
何瑭　1178上
何澄　1178上
何爌　1178上
佖　1178下
佗佗　1178下
余士冕　1178下
余幼白　1178下
余紹寧　1178下
余霖　1178下
余懋　1179上
佛手三七　1179上
佛手山漆　1179上
佛手柏　1179上
佛手柑　1179上
佛手草　1179下
佛手參　1179下
佛手散　1179下
佛手蕉　1180下
佛手露　1180下
佛甲草　1181上
佛耳草　1181上
佛見笑　1181上
佛前供花　1181上
佛指甲　1181上
佛指香櫞　1181上
佛家丹　1181上
佛座鬚　1181下
佛桑　1181下
佛退　1181下
佛袈裟　1181下
佛頂珠痘　1181下
佛頂疽　1181下
佛掌　1181下
佛掌根　1181下
佛頭青　1182上
佛頭疽　1182上
作名　1182上
作強之官　1182上
兌　1182上
兌金丸　1182上
兌疽　1182上
兌草　1182上
兌骨穴　1182下
兌端穴　1182下
冶葛　1182下
冷　1182下
冷水金丹　1182下
冷石　1183上
冷汗　1183上
冷呃　1183上
冷疔　1183上
冷泄　1183上
冷流注　1183上
冷風　1183下
冷香飲子　1183下
冷哮　1183下
冷哮丸　1183下
冷延泛　1184上
冷痓　1184上
冷痏　1184上
冷疸　1184下
冷淋　1184下
冷淚　1184下
冷勞　1184下
冷痛　1185上

冷痢 1185上
冷痰 1185上
冷痹 1185上
冷飲 1185上
冷飲傷 1185上
冷飯團 1185上
冷嗽 1185上
冷熱瘖 1185上
冷熱嗽 1185上
冷瘡 1185上
冷瘼 1185下
冷癇 1185下
冷廬醫話 1185下
冷癖 1185下
初 1185下
初中 1185下
初之氣 1186上
初六 1186上
初步骨 1186上
初勞 1186上
初虞世 1186上
初篁 1186上
刪注脈訣規正 1186上
刪補名醫方論 1186下
刪補頤生微論 1186下
刪繁本草 1186下
判 1186下
判角 1186下
判角之人 1186下
判商 1186下
別 1187上
別仙蹤 1187上
別枝 1187上
別直參 1187上
別氣 1187上
別絡 1187上
別陽穴 1187上
別經 1187上
別鄉 1187上
別離 1187上
別離散 1187下
別羈 1187下
刦貝 1187下
刦刺 1187下
利 1187下
利火湯 1187下
利如 1188上
利金丸 1188上
利金湯 1188上
利咽解毒湯 1188上
利氣洩火湯 1188上
利氣散 1188下
利茹 1188下
利殼爿 1188下
利痰丸 1188下
利瘋丹 1189上
利膈丸 1189上
利膈散 1189上
利膈湯 1189上
利機穴 1189下
利積丸 1189下
利藥 1189下
利驚丸 1189下
助仙丹 1190上
助胃膏 1190上
助氣丸 1190上
助氣補漏湯 1190上
助陽丹 1190下
助陽和血湯 1190下
助陽和血補氣湯 1190下
助陽活血湯 1191上
助陽消毒湯 1191上
助陽散 1191上
助陽湯 1191上
助勢骨 1191上
助漿丸 1191上
努肉攀睛外障 1191下
刼風膏 1191下
刼勞散 1191下
刼勞湯 1192上
刼嗽丸 1192上
卵 1192上
卵生蟲 1192上
卵痛 1192下
卵脹 1192下
卵𤸷 1192下
卵縮 1192下
君 1192下
君一臣二 1193上
君一臣三佐九 1193上
君一臣三佐五 1193上
君二臣三 1193上
君二臣四 1193上
君三臣六 1193上
君子芋 1193上
君火 1193上
君王鹽 1193下
君主之官 1193下
君石 1193下
君朴丸 1193下
君臣佐使 1193下
君臣散 1194上
君苓湯 1194上
君莒 1194上
君遷子 1194上
君竈丹 1194上
呑 1194上
呑口骨 1194上
呑酸 1194上
吟蛩 1194下
吤吤 1194下
否 1195上
否痛 1195上
否腫 1195上
否隔 1195上
含化丸 1195上
含化丹 1195上
含化龍腦丸 1195下
含水藤 1195下
含水藤莖汁 1195下
含水藤葉 1196上
含生草 1196上
含生草葉 1196上
含光 1196上
含沙 1196上
含春藤 1196上
含春藤葉 1196上
含桃 1196上
含消梨 1196上
含腮瘡 1196上
吹咀 1196上
吳中秀 1196下
吳文獻 1196下
吳氏醫案 1196下
吳世鎧 1197上

吳朮 1197上
吳正倫 1197上
吳有性 1197上
吳羊 1197上
吳廷紹 1197上
吳辰燦 1197下
吳邦寧 1197下
吳庚生 1197下
吳門治驗錄 1197下
吳勉學 1197下
吳奐 1197下
吳彥夔 1197下
吳風草 1197下
吳師機 1197下
吳恕 1198上
吳萸內消散 1198上
吳茱萸 1198上
吳茱萸丸 1198上
吳茱萸皮 1198下
吳茱萸枝 1198下
吳茱萸根 1198下
吳茱萸散 1198下
吳茱萸湯 1199上
吳茱萸葉 1200下
吳茱萸實 1200下
吳斐融 1201上
吳婆散 1201上
吳崑 1201下
吳球 1201下
吳傑 1201下
吳復珪 1201下
吳普 1201下
吳普本草 1202上
吳菝蔄 1202上
吳嗣昌 1202上
吳源 1202上
吳瑞 1202下
吳葵 1202下
吳達 1202下
吳嘉言 1202下
吳甯瀾 1202下
吳瑭 1202下
吳禔 1202下
吳箎 1202下
吳綬 1202下
吳儀洛 1203上
吳藍 1203上
吳藍散 1203上
吳醫彙講 1203上
吳鎔 1203上
吳觀善 1203下
吸 1203下
吸吸 1203下
吸毒石 1203下
吸門 1203下
吸鹹石 1203下
吸鐵石 1203下
吹口散 1203下
吹火筒 1204上
吹耳丹 1204上
吹耳麝陳散 1204上
吹沙魚 1204上
吹肚魚 1204上
吹乳 1204上
吹花癬 1204上
吹風癬 1204上
吹喉散 1204上
吹喉藥 1204下
吹雲丹 1204下
吹雲膏 1204下
吹鼻散 1204下
吹鼻龍腦散 1205上
吹嬭 1205上
吻 1205上
呂田 1205下
呂宋果 1205下
呂細穴 1205下
呂雪 1205下
呂雪丹 1205下
呂博 1205下
呂復 1205下
呂留良 1206上
呂腸穴 1206上
呂廣 1206上
呂震名 1206上
呂應鐘 1206下
呃逆 1206下
呆 1206下
困來草 1207上
困來草子 1207上
困薄 1207上
均亭李 1207上
均薑 1207上
坌紅鉛 1207上
坌膠 1207上
坎坎 1207下
坎炁 1207下
坎炁丹 1207下
坎宮錠子 1207下
坎離丸 1207下
坎離既濟丸 1208上
坎離既濟丹 1208上
坎離既濟湯 1208上
坎離湯 1208上
坐 1208下
坐舌蓮花風 1208下
坐板瘡 1208下
坐拏草 1209上
坐拏草莖 1209上
坐起生花外障 1209上
坐馬癰 1209下
坐產 1209下
坐魚 1209下
坐導藥 1209下
坐臀生 1210上
坐藥龍鹽膏 1210上
壯 1210上
壯士 1210上
壯火 1210下
壯本丹 1210下
壯原湯 1210下
壯氣四物湯 1210下
壯數 1210下
壯熱 1211上
夾口瘡 1211上
夾水傷寒 1211上
夾水傷暑 1211上
夾血傷寒 1211下
夾肢癰 1212上
夾胎瑪瑙 1212上
夾食傷寒 1212上
夾氣傷寒 1213上
夾疽 1213下
夾紙膏 1213下
夾梅痧 1214上

夾眼法 1214上
夾陰傷寒 1214上
夾喉疽 1215上
夾喉癰 1215上
夾結癰 1215上
夾傷 1215上
夾痰傷寒 1216上
夾熒疽 1216下
夾癰 1216下
夾驚痧 1216下
妊娠 1217上
妊娠二便不通 1218下
妊娠下血 1219上
妊娠口舌生瘡 1219上
妊娠口乾咽痛 1219上
妊娠口渴 1219下
妊娠大便不通 1219下
妊娠小便不利 1219下
妊娠小便不通 1220上
妊娠不語 1220下
妊娠中風 1220下
妊娠中惡 1221上
妊娠中暑 1221上
妊娠中溼 1221下
妊娠少腹痛 1221下
妊娠心痛 1221下
妊娠心腹痛 1222上
妊娠心腹脹滿 1222下
妊娠外感 1223上
妊娠外感白胎舌 1224上
妊娠外感灰黑舌 1224上
妊娠外感舌 1224下
妊娠外感卷短舌 1224下
妊娠外感純赤舌 1224下
妊娠外感紫青舌 1224下
妊娠外感黃胎舌 1225上
妊娠白帶 1225上
妊娠目病 1225上
妊娠吐血 1225下
妊娠吐瀉腹痛 1226上
妊娠多怒墮胎 1226上
妊娠血崩 1226上
妊娠尿血 1226上
妊娠身痛 1226下
妊娠身癢 1226下
妊娠乳腫 1226下
妊娠乳癰 1226下
妊娠毒藥傷胎 1226下
妊娠泄瀉 1227上
妊娠疫喉 1227下
妊娠風痙 1227下
妊娠欬血 1228上
妊娠欬嗽 1228上
妊娠浮腫 1228下
妊娠疹 1229下
妊娠眩暈 1229下
妊娠衄血 1229下
妊娠唾血 1229下
妊娠淋 1229下
妊娠眼昏 1230下
妊娠喉痛 1230下
妊娠喘 1230下
妊娠惡阻 1231上
妊娠痘 1232上
妊娠瘞 1233下
妊娠痢 1233下
妊娠痧 1236上
妊娠跌仆傷胎 1236下
妊娠傷風 1237上
妊娠傷食 1237下
妊娠傷寒 1237下
妊娠煩 1237下
妊娠腰腹背痛 1238上
妊娠腹啼 1239上
妊娠腹痛 1239上
妊娠腹癢 1239下
妊娠嘔吐 1239下
妊娠瘛瘲 1239下
妊娠瘡毒 1240上
妊娠瘧 1240上
妊娠積聚 1241上
妊娠遺溺 1241下
妊娠霍亂 1241下
妊娠類中風 1242上
妊娠癱瘓 1242上
妊娠驚悸 1242上
妒乳 1242下
妓女 1242下
妓女經閉 1243上
妙功丸 1243上
妙夜丸 1243上
妙香丸 1243下
妙香散 1244上
妙硫砂 1244下
妙貼散 1245上
妙聖丹 1245上
妙應丸 1245上
妙應丹 1245下
妙應散 1245下
妙靈散 1246上
孝子衫 1246上
孝子帽 1246上
孝文韭 1246上
孝烏 1246下
宋人十六味桔梗湯 1246下
宋子京 1246下
宋半夏 1247上
宋邑 1247上
宋俠者 1247上
宋彥舉 1247上
宋清 1247上
宋陳皮 1247上
宋會之 1247上
宋道方 1247下
宋穆 1247下
完肌散 1247下
完胞飲 1247下
完骨 1248上
完骨穴 1248上
完骨傷 1248上
完帶湯 1248下
完善丸 1248下
尾底骨 1249上
尾脊骨 1249上
尾椿 1249上
尾臺逸 1249上
尾閭骨 1249上
尾閭發 1249上
尾骶骨 1249上
尾骶骨痛 1249下
尾骶骨傷 1249下
尾翳 1249下
尾翳穴 1249下
尿 1249下
尿孔 1250上

尿石膏 1250下
尿血 1250下
尿坑泥 1250下
尿板 1250下
尿胞 1250下
尿桶 1250下
尿桶板 1250下
尿桶箍 1250下
尿道 1250下
尿精 1251上
尿竈火丹 1251上
局方 1251上
局方發揮 1251上
岕茶 1251下
岐天師 1251下
岐伯 1251下
岐骨 1251下
岐骨傷 1251下
岐黃 1252上
岐黃奧旨 1252上
岑嗣 1252上
巡經得度傳 1252上
巡經傳 1252上
巫妨 1252上
巫咸 1252上
巫彭 1252上
巫雲散 1252下
希仙 1252下
希灰 1252下
延年沙 1252下
延年益壽不老丹 1252下
延延 1253上
延胡苦楝湯 1253上
延胡索 1253上
延胡索根 1253上
延胡索散 1253下
延胡索湯 1254上
延壽丹 1254上
延壽果 1254下
延壽濟世膏 1254下
延齡固本丹 1254下
延齡廣嗣丸 1255上
廷孔 1255上
廷孔毒 1255上
弄丸 1255上
弄水香 1255下
弄舌 1255下
弄舌喉風 1255下
弄胎 1256上
弄標痘 1256上
形 1256上
形色外診簡摩 1256上
形見 1256上
形法 1256上
形度 1256下
形氣 1256下
形勝色 1256下
形寒 1256下
形寒飲冷嗽 1256下
形虞 1257上
形滿 1257上
形藏 1257上
形鹽 1257上
彤雲 1257上
彤雲繞頂痘 1257上
忌孀 1257上
忍冬 1257下
忍冬丸 1257下
忍冬花 1257下
忍冬花露 1258上
忍冬草 1258上
忍冬酒 1258上
忍冬湯 1258下
忍冬葉 1258下
忍冬藤 1258下
忍凌 1258下
忍痛 1258下
忍精不泄 1258下
志 1259上
志心 1259上
志取 1259上
志室穴 1259上
志恭 1259上
志意 1259上
志齋醫論 1259上
忘汲疔 1259下
忘憂草 1259下
快扛鳥 1259下
快果 1259下
快活丸 1259下
快氣湯 1259下
快斑湯 1260上
快脾丸 1260上
快膈消食丸 1260上
快膈湯 1260上
快瘢越婢湯 1260下
快藥 1260下
成方切用 1260下
成骨 1260下
成無己 1261上
成煉鍾乳散 1261上
成醫官 1261上
戒火 1261上
戒烟丸 1261上
戒烟膏 1261下
扶手板 1261下
扶危散 1261下
扶老 1262上
扶老杖 1262上
扶芳 1262上
扶芳葉 1262上
扶芳藤 1262上
扶突穴 1262上
扶風蔗 1262下
扶桑 1262下
扶桑丸 1262下
扶桑花 1262下
扶桑骨 1262下
扶桑葉 1262下
扶氣止啼湯 1263上
扶惡士蔞藤 1263上
扶留藤 1263上
扶筋 1263上
扶脾丸 1263上
扶資 1263上
扶蓋 1263上
扶櫑 1263上
批髮紋 1263上
把髮 1263下
把欖杏 1263下
抑肝消毒散 1263下
抑肝散 1263下
抑肝導赤湯 1263下
抑金散 1263下
抑肝導赤湯 1263下

抑金散 1263下
抑青丸 1264上
抑青明目湯 1264上
抑氣丸 1264上
抑氣散 1264上
抑氣湯 1264下
抑陰地黃丸 1264下
抑陽酒連散 1264下
抓 1265上
抓癖膏 1265上
折 1265上
折收 1265上
折肱漫錄 1265上
折風 1265下
折根 1265下
折紐 1265下
折脊 1265下
折草 1265下
折傷木 1265下
折傷木藤 1265下
折腰 1265下
折腰娘 1266上
折腰痘 1266上
折膕 1266上
折髀 1266上
折鬱湯 1266上
改定紫菀茸湯 1266上
改容丸 1266上
攻毒散 1266上
攻毒湯 1266上
攻裏 1266下
攻裏消毒飲 1266下
攻劑 1266下
攻積丸 1267上
旱三七 1267上
旱地蓮 1267上
旱芋 1267上
旱芹 1267上
旱金蓮 1267下
旱珍珠 1267下
旱荷 1267下
旱煙醉傷 1267下
旱鄉 1267下
旱蒲 1267下
旱蓮子 1267下
旱蓮草 1267下
旱蓮草散 1267下
旱螺散 1267下
旱藕 1268上
更代 1268上
更生 1268上
更衣丸 1268上
杉 1268上
杉子 1268下
杉木 1268下
杉木節湯 1268下
杉田豫 1269上
杉皮 1269上
杉油 1269上
杉菌 1269上
杉雞 1269上
杉雞肉 1269上
杉籬 1269上
杌 1269下
杍 1269下
李 1269下
李子豫 1269下
李中立 1270上
李中梓 1270上
李仁 1270上
李元 1270下
李元忠 1270下
李元孫 1270下
李少君 1270下
李文來 1271上
李文淵 1271上
李氏醫鑑 1271上
李氏醫鑑續補 1271上
李氏藥錄 1271上
李世勣 1271上
李可大 1271上
李玉 1271下
李用粹 1272上
李立之 1272上
李守欽 1272上
李助 1272上
李含光 1272上
李延是 1272上
李迅 1272上
李明甫 1272上
李杲 1272下
李花 1272下
李亮 1272下
李信 1272下
李冠仙 1273上
李奎 1273上
李洞元 1273上
李炳 1273上
李紀方 1273下
李修 1273下
李時珍 1273下
李根皮 1274上
李桃 1274上
李浩 1274上
李珣 1274上
李虔縱 1274上
李基德 1274上
李密 1274上
李常在 1274下
李惟熙 1274下
李梴 1274下
李詗 1274下
李雲卿 1274下
李熙和 1274下
李當之 1274下
李葉 1275上
李實 1275上
李甯 1275上
李維麟 1275上
李慶嗣 1275上
李潭 1275下
李樹膠 1275下
李濂 1275下
李醯 1275下
李瞻 1275下
李藥師 1276上
李譔 1276上
李聽 1276上
杏 1276上
杏子散 1276上
杏子湯 1276下
杏仁 1276下
杏仁方 1277上
杏仁毒 1277上
杏仁泥 1277下

杏仁桑皮湯 1277下
杏仁散 1277下
杏仁湯 1277下
杏仁煎 1278上
杏仁煎丸 1278下
杏仁膏 1278下
杏仁龍膽草泡散 1278下
杏仁霜 1279上
杏仁蘿蔔子丸 1279上
杏甘湯 1279上
杏村肘後方 1279上
杏枝 1279上
杏花 1279上
杏花春曉堂方 1279上
杏根 1279上
杏參 1279上
杏參散 1279上
杏梅 1279下
杏園醫案 1279下
杏塢祕訣 1279下
杏葉 1279下
杏葉沙參 1279下
杏實 1279下
杏霜丸 1279下
杓 1280上
杓上砂 1280上
杖傷 1280上
杖瘡 1281上
杖瘡丹 1281上
杖瘡珍珠散 1281上
杖瘡膏 1281上
杜 1282上
杜天師了證歌 1282上
杜父魚 1282下
杜父魚子 1282下
杜牛膝 1282下
杜牛膝散 1282下
杜本 1283上
杜白 1283上
杜仲 1283上
杜仲丸 1283上
杜仲皮 1283上
杜仲葉 1283下
杜光庭 1283下
杜芫 1283下
杜信 1283下
杜姥草 1284上
杜度 1284上
杜若 1284上
杜若根 1284上
杜莖山 1284上
杜莖山葉 1284上
杜逢 1284下
杜葵 1284下
杜榮 1284下
杜蓮 1284下
杜蔗 1284下
杜蕈 1284下
杜衡 1284下
杜衡根 1284下
杜龍 1285上
杜嬰 1285上
杜鵑 1285上
杜鵑肉 1285上
杜蘅 1285上
杜蘭 1285上
杞苓丸 1285上
杞菊地黃丸 1285下
束毒金箍散 1285下
束胎丸 1285下
束悗 1285下
束脈 1285下
束骨 1286上
束骨穴 1286上
步 1286上
步郎穴 1286上
步廊穴 1286下
步驚 1286下
每始王木 1286下
每始王木藤 1286下
求正錄 1286下
求股 1286下
汞 1286下
汞粉 1287上
汪元軾 1288上
汪光爵 1288上
汪昂 1288上
汪宧 1288上
汪祝堯 1288上
汪副護 1288上
汪淇 1288上
汪喆 1288上
汪琥 1288下
汪源 1288下
汪機 1288下
汪繼昌 1288下
决明 1288下
决明丸 1289上
决明子 1289上
决明子丸 1289下
决明子散 1289下
决明子湯 1290上
决明夜靈散 1290上
决明益陰丸 1290下
决明散 1290下
决明葉 1291上
决明雞肝散 1291上
決津煎 1291下
決氣篇 1291下
決瀆之官 1291下
沁砂紅 1291下
沃 1291下
沃沫 1291下
沃泉 1291下
沃衍 1291下
沃涌 1291下
沃雪湯 1291下
沈 1292上
沈士逸 1292上
沈允振 1292上
沈夭 1292上
沈文彭 1292上
沈氏尊生書 1292下
沈水香 1292下
沈巨源 1292下
沈光明 1292下
沈好問 1292下
沈汝孝 1293上
沈彤 1293上
沈沈 1293上
沈良惠 1293上
沈卓士 1293上
沈果之 1293上
沈金鼇 1293上
沈附湯 1293下

沈建 1293下
沈括 1293下
沈炳榮 1293下
沈貞 1293下
沈香 1294上
沈香丸 1294上
沈香化氣丸 1294下
沈香化痰丸 1295上
沈香化滯丸 1295上
沈香升降散 1295上
沈香天麻丸 1295下
沈香天麻湯 1295下
沈香木 1295下
沈香石斛湯 1296上
沈香交泰丸 1296上
沈香牡丹丸 1296下
沈香和中丸 1296下
沈香降氣丸 1296下
沈香降氣散 1296下
沈香降氣湯 1297上
沈香桂附丸 1297上
沈香散 1297下
沈香湯 1298下
沈香琥珀丸 1298下
沈香琥珀散 1299上
沈香煎 1299上
沈香煎丸 1299上
沈香飮 1299下
沈香滾痰丸 1299下
沈香墮痰丸 1299下
沈香磁石丸 1300上
沈香導氣散 1300上
沈香導氣湯 1300上
沈香檳榔丸 1300上
沈香麴 1300下
沈香鼈甲丹 1300下
沈香鼈甲散 1301上
沈家瑗 1301上
沈家熊 1301上
沈時譽 1301上
沈脈 1301上
沈痔 1301下
沈厥 1301下
沈善兼 1301下
沈寒 1301下
沈與齡 1302上
沈綬 1302上
沈黔 1302上
沈應善 1302上
沈羲 1302上
沈翳內障 1302下
沈翳羚羊飮 1302下
沈謙 1302下
沈繹 1302下
沈鏡 1302下
沈藕藤 1302下
沍耳 1302下
沐浴長春散 1302下
沒石子 1303上
沒石子丸 1303上
沒多僧 1303上
沒香 1303上
沒藥 1303上
沒藥丸 1303下
沒藥降聖丹 1304上
沒藥脂 1304上
沒藥除痛散 1304下
沒藥散 1304下
沔茄 1305下
沖小 1305下
沖和丸 1305下
沖和仙膏 1306上
沖和散 1306上
沖和湯 1306上
沖和順氣湯 1306上
沖和補氣湯 1306上
沖和飮 1306下
沖和膏 1307上
沖和養胃湯 1308上
沖和養氣湯 1308下
沖服 1308下
沖門穴 1308下
沖陰 1308下
沖陽穴 1308下
沖濁 1308下
沙木 1308下
沙田柚 1308下
沙石淋 1308下
沙米 1308下
沙杏(原文爲砂杏) 1308下
沙角 1308下
沙坪茶 1309上
沙孤 1309上
沙孤米 1309上
沙果 1309上
沙苑蒺藜 1309上
沙苑蒺藜子 1309上
沙苑蒺藜花 1309下
沙苑蒺藜莖 1309下
沙苑蒺藜葉 1309下
沙參 1309下
沙參根 1309下
沙參麥冬湯 1310上
沙淋 1310上
沙犀 1310上
沙魚 1310上
沙魚皮 1310下
沙魚肉 1310下
沙魚翅 1310下
沙魚膽 1310下
沙鹿 1310下
沙棠 1310下
沙棠實 1311上
沙蛤 1311上
沙黃 1311上
沙溝魚 1311上
沙葱 1311上
沙葱根 1311上
沙圖穆蘇 1311上
沙蜯 1311上
沙蓬 1311上
沙蓬米 1311下
沙蝨 1311下
沙蝨毒 1311下
沙橘 1311下
沙糖 1311下
沙蟲 1312上
沙蟲水毒 1312上
沙雞母 1312上
沙鰮 1312上
沙蘿蔔 1312上
灸 1312下
灸刺 1312下
灸焫 1312下
灸瘡 1312下

灼化	1312下
灼灼	1312下
災怪	1313上
災眚	1313上
牡丹	1313上
牡丹皮	1313上
牡丹皮丸	1313下
牡丹皮散	1313下
牡丹散	1314上
牡丹湯	1315上
牡丹煎	1315下
牡疝	1315下
牡桂	1315下
牡荊	1316上
牡荊根	1316上
牡荊莖	1316上
牡荊葉	1316上
牡荊實	1316下
牡荊瀝	1316下
牡痔	1316下
牡厤	1316下
牡菊	1317上
牡蛤	1317上
牡蒙	1317上
牡蒿	1317上
牡蒿苗	1317上
牡瘧	1317上
牡藏	1317上
牡蠣	1317上
牡蠣丸	1317下
牡蠣大黃湯	1317下
牡蠣肉	1318上
牡蠣散	1318上
牡蠣殼	1319下
牡蠣湯	1320上
牡蠣澤瀉散	1320上
牡礬丹	1320下
牢牙地黃散	1320下
牢牙散	1320下
牢脈	1321上
牢鞠	1321上
牢濡	1321上
狂	1321上
狂生	1323上
狂忘	1323上
狂妄	1323上
狂言	1323上
狂越	1323上
狂巔	1323上
豘耳草	1323上
豘尾芩	1323上
豘腸草	1323上
狄仁傑	1323上
狄鹽	1323下
男化女	1323下
男內	1323下
男王	1324上
男外	1324上
男乳腫	1324上
男勞復	1324上
男纜	1324上
疔見怕	1324上
疔毒丸	1324上
疔毒復生湯	1324上
疔毒膏	1324上
疔疽	1324上
疔瘡	1324下
疔瘡丸	1327下
疔瘡立效膏	1328上
疔瘡走黃	1328上
疔瘡草	1328下
疔頭草	1328下
疕	1328下
皁子	1328下
皁子散	1328下
皁斗	1328下
皁君	1328下
皁李	1328下
皁角	1328下
皁角丸	1328下
皁角子	1329上
皁角子丸	1329上
皁角化痰丸	1329上
皁角刺	1329下
皁角刺丸	1329下
皁角苦參丸	1329下
皁角散	1330上
皁角煎丸	1330上
皁角膏	1330下
皁角麴	1330下
皁角鹹	1330下
皁刺	1330下
皁刺丸	1330下
皁刺散	1330下
皁莢	1330下
皁莢丸	1331下
皁莢子	1332上
皁莢皮	1332下
皁莢散	1332下
皁莢樹	1332下
皁莢樹刺	1332下
皁莢樹根皮	1333上
皁莢樹葉	1333上
皁莢蕈	1333上
皁莢礬	1333上
皁莢蠹蟲	1333上
皁鹹	1333上
皁鵰	1333上
皁礬	1333上
禿	1333下
禿登鹽	1333下
禿菜	1333下
禿瘡	1333下
禿瘡花	1334上
禿鴇	1334上
禿鶖	1334上
究原五物湯	1334上
究原雙補丸	1334下
紇骨	1334下
肐肘	1334下
肐肢窩	1334下
肐膊	1334下
肓	1334下
肓門穴	1335上
肓俞穴	1335上
肓膜	1335上
肘	1335上
肘尖穴	1335上
肘所	1335上
肘前	1335下
肘後	1335下
肘後方	1335下
肘後百一方	1335下
肘後卒救方	1335下
肘後毒	1335下

肘後備急方	1335下
肘後獺肝散	1336上
肘骨	1336上
肘骨傷	1336上
肘網	1336上
肘隱骨	1336下
肘髎穴	1336下
肘攣	1336下
肘癰	1336下
肚	1336下
肚門癰	1336下
肚脹痧	1337上
肚腹畏寒	1337上
肚瘥	1337上
肚翻痧	1337上
肚癰	1337下
肛	1337下
肛門	1337下
肛門生蟲	1337下
肛門腫痛	1337下
肛門瘡	1337下
肛門癢	1338上
肛癰	1338下
肝	1338下
肝中風	1339下
肝中寒	1339下
肝中熱	1340上
肝心痛	1340上
肝水	1340上
肝火	1340上
肝火耳聾	1340上
肝甲痘	1340上
肝死藏	1340上
肝疔	1340下
肝系	1340下
肝邪	1340下
肝邪眩暈	1340下
肝所出	1340下
肝疝	1340下
肝俞穴	1340下
肝風	1341上
肝風疝	1341上
肝欬	1341下
肝氣	1341下
肝氣逆	1341下
肝氣痛	1342上
肝氣盛	1342上
肝疳	1342上
肝痘	1342下
肝疽	1342下
肝病	1342下
肝脈	1343下
肝逆頭痛	1343下
肝勞	1343下
肝厥	1343下
肝善	1344上
肝寒	1344上
肝絕	1344上
肝脹	1344上
肝腎兼補丸	1344上
肝虛	1344上
肝虛目暗內障	1344下
肝虛汗	1344下
肝虛脅痛	1344下
肝虛雀目內障	1345上
肝虛寒	1345上
肝虛熱	1345上
肝虛積熱外障	1345下
肝陽	1345下
肝黃	1345下
肝募穴	1345下
肝損	1345下
肝痹	1345下
肝痿	1345下
肝經痘	1345下
肝腧	1346上
肝著	1346上
肝壅	1346上
肝嗽	1346上
肝實	1346上
肝實脅痛	1346下
肝滿	1346下
肝蒸	1346下
肝熱	1346下
肝熱目痛	1346下
肝熱遺精	1347上
肝瘧	1347上
肝積	1347上
肝遺	1347上
肝癎	1347上
肝癰	1347上
良工	1347下
良方集腋合璧	1347下
良兆	1347下
良肉	1347下
良附丸	1347下
良棗	1348上
良無極	1348上
良達	1348上
良薑	1348上
良醫	1348上
良耀草	1348上
芄蘭	1348上
芋	1348上
芋子	1348下
芋艿	1348下
芋艿丸	1348下
芋艿瘟	1349上
芋粥	1349上
芍	1349上
芍藥	1349上
芍藥丸	1349上
芍藥六合湯	1349下
芍藥甘草附子湯	1349下
芍藥甘草湯	1349下
芍藥知母湯	1349下
芍藥根	1350上
芍藥梔豉湯	1350下
芍藥清肝散	1350下
芍藥散	1351上
芍藥湯	1351上
芍藥黃芩湯	1352上
芍藥黃連湯	1352上
芍藥補氣湯	1352上
芍藥蒺藜煎	1352下
芍藥蘗皮丸	1352下
芍藥蘗皮湯	1352下
芎朮丹	1352下
芎朮除眩湯	1353上
芎朮散	1353上
芎朮湯	1353上
芎皮散	1353上
芎朴丸	1353下
芎辛湯	1353下
芎辛導痰湯	1353下

芎芷香蘇散 1354上
芎芷香蘇飲 1354上
芎芷散 1354上
芎附散 1354下
芎附湯 1354下
芎附飲 1354下
芎夏湯 1354下
芎烏散 1354下
芎犀丸 1354下
芎犀散 1355上
芎黃散 1355上
芎黃湯 1355上
芎當散 1355上
芎葛湯 1355上
芎歸丸 1355下
芎歸加芍藥湯 1355下
芎歸血餘散 1355下
芎歸芍藥湯 1356上
芎歸明目丸 1356上
芎歸散 1356上
芎歸湯 1356上
芎歸補血湯 1356下
芎歸飲 1356下
芎歸膠艾湯 1356下
芎歸養榮湯 1357上
芎歸瀉心湯 1357上
芎歸瀉肝湯 1357上
芎歸鼈甲飲 1357上
芎藭 1357下
芎藭加芍藥湯 1357下
芎藭根 1357下
芎藭酒 1358上
芎藭散 1358上
芎藭湯 1359上
芎藭溫中湯 1359下
芎藭補中湯 1359下
芎蠍散 1359下
芎蘇散 1360上
芎蘇飲 1360上
芐 1360上
芑 1360上
芑實 1360上
芒 1360上
芒芋 1360下
芒消 1360下
芒草 1360下
芒莖 1360下
芒硝 1360下
芒種節水 1360下
見晛丸 1361上
見晛丹 1361上
見晛湯 1361下
見腫消 1361下
見腫消葉 1361下
見點 1361下
角 1365上
角弓反張 1365上
角弓痧 1365下
角中黃 1365下
角沈香 1365下
角刺茶 1365下
角花 1365下
角架風 1365下
角孫穴 1365下
角烏 1365下
角黍 1365下
角楸 1365下
角落木 1366上
角落木皮 1366上
角蒿 1366上
角髮酒 1366上
角鵄 1366上
角雞 1366上
角藥 1366上
角鷹 1366下
言骨 1366下
谷氣 1366下
谷骨 1366下
谷靈丸 1366下
豆 1366下
豆二散 1366下
豆豆 1367上
豆卷 1367上
豆卷散 1367上
豆花散 1367上
豆哽 1367上
豆馬黃 1367上
豆淋酒 1367上
豆豉 1367下
豆豉膏 1367下
豆豉餅 1367下
豆萁 1367下
豆黃 1367下
豆煙 1368上
豆稭 1368上
豆腐 1368上
豆腐皮 1368上
豆腐衣 1368上
豆腐疔 1368上
豆腐乳 1368下
豆腐毒 1368下
豆腐沫 1368下
豆腐泔水 1368下
豆腐渣 1368下
豆腐漿 1368下
豆腐鍋巴 1369上
豆蔻 1369下
豆蔻丸 1369下
豆蔻仁 1370上
豆蔻分氣飲 1370上
豆蔻花 1370下
豆蔻香連丸 1370下
豆蔻散 1370下
豆蔻湯 1370下
豆蔻飲 1371上
豆蔻檳榔 1371上
豆積 1371上
豆蘗 1371上
豕 1371上
豕首 1371上
豕椒 1371下
豕橐 1371下
豕膏 1371下
貝子 1371下
貝子散 1371下
貝母 1372上
貝母丸 1372上
貝母散 1372上
貝母湯 1372下
貝母團 1372下
貝母膏 1373上
貝葉膏 1373上
貝齒 1373上
赤丸 1373上
赤口瘡 1373下

赤土 1373下
赤女腸 1373下
赤小豆 1373下
赤小豆散 1373下
赤小豆當歸散 1374上
赤尸鬼 1374上
赤丹 1374下
赤水 1374下
赤水玄珠 1374下
赤水耆 1375上
赤爪子 1375上
赤弁丈人 1375上
赤朮 1375上
赤田蕢 1375上
赤白痢 1375上
赤白濁 1375上
赤石 1375下
赤石英 1375下
赤石脂 1375下
赤石脂丸 1375下
赤石脂禹餘糧湯 1375下
赤石脂散 1376上
赤石脂湯 1376下
赤地利 1376下
赤地利根 1376下
赤地利莖 1376下
赤地利葉 1376下
赤朴 1376下
赤色疽 1377上
赤血球 1377上
赤衣使者 1377上
赤沃 1377上
赤疔 1377上
赤芍藥 1377上
赤芍藥丸 1377上
赤芍藥散 1377上
赤豆 1377下
赤豆花 1378上
赤豆芽 1378上
赤豆散 1378下
赤豆粥 1378下
赤豆當歸湯 1378下
赤豆葉 1378下
赤豆薏苡仁湯 1378下
赤車使者 1378下
赤車使者根 1378下
赤卒 1378下
赤果 1378下
赤炎風 1378下
赤炎瘡 1379上
赤芝 1379上
赤芫 1379上
赤芹 1379上
赤金 1379上
赤金豆 1379上
赤金散 1379上
赤帝 1379下
赤施 1379下
赤施發 1380上
赤流 1380上
赤胡麻子 1380下
赤苓散 1380下
赤英 1380下
赤風 1380下
赤孫施 1380下
赤根菜 1380下
赤氣 1380下
赤氣瘴 1381上
赤涅 1381上
赤珠 1381上
赤珠繞唇疽 1381上
赤疹 1381上
赤翅蜂 1381上
赤脈 1381上
赤茯苓 1381下
赤茯苓散 1381下
赤茯苓湯 1381下
赤參 1382上
赤啄木鳥 1382上
赤崩 1382上
赤帶下 1382上
赤眼老母草 1382下
赤眼魚 1382下
赤符 1382下
赤莧 1382下
赤蛇 1382下
赤散 1382下
赤斑疔 1383上
赤斑核 1383上
赤棠 1383上
赤棠棟 1383上
赤痘 1383上
赤痢 1383上
赤絲虯脈 1383上
赤萍痘 1383上
赤黍 1383下
赤黍米 1383下
赤黍根 1383下
赤黍莖 1383下
赤黍穰 1383下
赤楊 1383下
赤楝蛇 1383下
赤楝蛇浴水 1384上
赤楝蛇咬傷 1384上
赤腸 1384上
赤葛 1384上
赤葛散 1384上
赤葛膏 1384上
赤葡萄酒 1384下
赤蜈蚣酒 1384下
赤遊風 1384下
赤榕 1384下
赤熊 1384下
赤綱 1384下
赤膈傷寒 1384下
赤蒼散 1384下
赤蜜 1385上
赤赫 1385上
赤銅 1385上
赤鼻 1385上
赤嘴烏 1385上
赤槿 1385上
赤潑藤 1385上
赤箭 1385上
赤箭丸 1385下
赤箭芝 1385下
赤箭根 1385下
赤箭莖 1385下
赤箭實 1386上
赤節 1386上
赤膚 1386上
赤膜下垂外障 1386上
赤膠 1386上
赤蔘 1386下
赤蝦米 1386下

赤澤栽蓮 1386下
赤濁 1386下
赤龍爪 1387上
赤龍皮 1387上
赤龍浴水 1387上
赤龍散 1387上
赤檀 1387上
赤樫 1387上
赤膿 1387下
赤舉 1387下
赤舉葉 1387下
赤薜荔 1387下
赤蟪蛇 1387下
赤霜散 1387下
赤蟲 1387下
赤雞 1387下
赤礬散 1387下
赤藤 1388上
赤藥 1388上
赤蘇 1388上
赤爛死蠶 1388上
赤蘞 1388上
赤纈 1388上
赤麟丹 1388上
赤鱗穿腹痘 1388上
赤鱗魚 1388上
赤蠵龜 1388上
赤鸛芋 1388下
走 1388下
走注 1388下
走注氣痛 1388下
走注傷寒 1388下
走哺 1388下
走哺人參湯 1388下
走馬牙疳 1389上
走馬回疔丹 1391下
走馬胎 1391下
走馬赴筵丹 1391下
走馬喉痹 1391下
走馬散 1392上
走馬湯 1392上
走散流注 1392下
走陽 1392下
走緩 1392下
足 1392下
足三里穴 1393上
足三陰 1393上
足三陰之脈 1393上
足三陽 1393上
足三陽之脈 1393上
足下中央脈 1393上
足大指 1393上
足小指 1393上
足不收 1393下
足中指 1393下
足五里穴 1393下
足六陰 1393下
足六陽 1393下
足六經 1393下
足太陰 1393下
足太陰之正 1394上
足太陰之別 1394上
足太陰之筋 1394上
足太陰之絡 1394上
足太陰所入 1394上
足太陰所出 1394下
足太陰所注 1394下
足太陰所流 1394下
足太陰俞 1394下
足太陰氣絕 1394下
足太陰經病 1394下
足太陰經脈 1395上
足太陰標本 1395下
足太陰瘧 1395下
足太陽 1395下
足太陽之上 1396上
足太陽之下 1396上
足太陽之正 1396上
足太陽之別 1396上
足太陽之筋 1396上
足太陽之絡 1396下
足太陽所入 1396下
足太陽所過 1396下
足太陽經病 1396下
足太陽經脈 1397上
足太陽標本 1398上
足太陽瘧 1398上
足少陰 1398上
足少陰之正 1398上
足少陰之別 1398下
足少陰之筋 1398下
足少陰之絡 1398下
足少陰合 1398下
足少陰所入 1399上
足少陰所出 1399上
足少陰所流 1399上
足少陰氣絕 1399上
足少陰脈 1399上
足少陰經病 1399上
足少陰經脈 1399下
足少陰標本 1400上
足少陰瘧 1400下
足少陽 1400下
足少陽之上 1400下
足少陽之下 1400下
足少陽之正 1401上
足少陽之別 1401上
足少陽之筋 1401上
足少陽之絡 1401下
足少陽之源 1401下
足少陽所入 1401下
足少陽所過 1401下
足少陽俞 1401下
足少陽經病 1401下
足少陽經脈 1402上
足少陽標本 1403上
足少陽瘧 1403上
足心 1403上
足心生指 1403上
足心痛 1403上
足心發 1403下
足心腫硬 1403下
足心癰 1403下
足生疙瘩 1403下
足冷 1403下
足疔 1404上
足底 1404上
足底木硬 1404上
足底生瘡有孔 1404上
足底起疱 1404上
足底開裂 1404上
足底瘡 1404下
足指痛 1404下
足背 1404下
足挽 1404下

足疽　1405上
足窌穴　1405上
足脈　1405上
足胕腫　1405上
足骨　1405上
足骨傷　1405上
足清　1405上
足趺　1405下
足趺骨　1405下
足趾腫爛　1405下
足陰陽　1405下
足痲痧　1405下
足厥陰　1406上
足厥陰之正　1406上
足厥陰之別　1406上
足厥陰之筋　1406上
足厥陰之絡　1406下
足厥陰之源　1406下
足厥陰井　1406下
足厥陰所入　1406下
足厥陰所出　1406下
足厥陰所流　1406下
足厥陰氣絕　1406下
足厥陰經病　1406下
足厥陰經脈　1407上
足厥陰標本　1407下
足厥陰瘧　1407下
足痛　1408上
足發背　1408上
足跗　1408上
足跗上動脈　1408上
足跗發　1408下
足陽明　1408下
足陽明之上　1408下
足陽明之下　1408下
足陽明之正　1408下
足陽明之別　1409上
足陽明之筋　1409上
足陽明之經　1409下
足陽明所入　1409下
足陽明所過　1409下
足陽明經病　1409下
足陽明經脈　1410上
足陽明標本　1411上
足陽明瘧　1411上
足陽蹻之脈　1411上
足痹　1411上
足痿　1411上
足跟　1411下
足跟冷疔　1411下
足跟疽　1411下
足跟骨　1412上
足跟骨傷　1412上
足跟痛　1412上
足瘡　1412上
足節　1412下
足踏蓮花生　1412下
足瘤　1412下
身　1412下
身不去　1412下
身半　1412下
身生蛆蟲　1412下
身冷　1412下
身後癰　1413上
身柱穴　1413上
身重痧　1413上
身面腫　1413上
身現蛇形　1413上
身痲皮厚如鐵　1413下
身痛　1413下
身經通考　1414上
身寶　1414上
身癢　1414上
車下李　1414下
車宗輅　1414下
車前　1414下
車前子　1415上
車前子散　1415下
車前子湯　1415下
車前散　1415下
車脂　1416上
車骨　1416上
車匾　1416上
車渠　1416上
車渠殼　1416上
車蛤　1416下
車載板　1416下
車輦土　1416下
車輪土　1416下
車輪菜　1416下
車螯　1416下
車螯肉　1416下
車螯散　1416下
車螯殼　1417上
車轂芋　1417上
車轂脂　1417上
車轍水　1417上
辛　1417上
辛化　1417下
辛夷　1417下
辛夷丸　1417下
辛夷苞　1418上
辛夷消風散　1418上
辛夷荊芥散　1418上
辛夷清肺飲　1418下
辛夷散　1418下
辛夷湯　1418下
辛夷膏　1419上
辛烏散　1419上
辛商　1419下
辛菜　1419下
辛雉　1419下
辛潤湯　1419下
辛頞　1419下
辰　1419下
辰州符　1419下
辰星　1419下
辰砂　1419下
辰砂七珍散　1419下
辰砂五苓散　1420上
辰砂六一散　1420上
辰砂化痰丸　1420上
辰砂半夏丸　1420上
辰砂全蠍散　1420下
辰砂妙香散　1420下
辰砂定痛散　1420下
辰砂金箔散　1420下
辰砂益元散　1421上
辰砂散　1421上
辰砂寧志丸　1421下
辰砂膏　1421下
辰砂遠志丸　1422上
辰砂殭蠶散　1422上
辰砂膽星膏　1422下
辰粉　1422下

辰膠散 1422下
辰藥 1422下
邢氏 1422下
邢增捷 1423上
那耆悉 1423上
那疏樹子 1423上
邨井 1423上
邪 1423上
邪干 1423上
邪所 1423下
邪客篇 1423下
邪昧風 1423下
邪氣 1423下
邪氣化日 1423下
邪氣化度 1423下
邪氣藏府病形篇 1423下
邪祟 1424上
邪鬼 1425下
邪蒿 1425下
酉 1425下
酉藥 1425下
里木 1425下
阮偘 1425下
防己 1426上
防己丸 1426上
防己地黃湯 1426上
防己根 1426下
防己茯苓湯 1427上
防己莖 1427上
防己散 1427上
防己椒藶湯 1427下
防己湯 1427下
防己黃耆湯 1428上
防己實 1428下
防己膏 1428下
防風 1428下
防風丸 1428下
防風子 1429上
防風子芩丸 1429下
防風升麻散 1429下
防風升麻湯 1429下
防風天麻丸 1429下
防風天麻湯 1430上
防風牛蒡湯 1430上
防風四物湯 1430上
防風白朮牡蠣散 1430上
防風白朮牡蠣湯 1430上
防風如神散 1430下
防風沖和湯 1430下
防風芎藥湯 1430下
防風羌活湯 1430下
防風花 1431上
防風根 1431上
防風根湯 1431下
防風秦艽湯 1431下
防風通聖散 1431下
防風散 1433上
防風散結湯 1434下
防風湯 1435上
防風黃芩丸 1436下
防風黃耆湯 1437上
防風溫膽湯 1437上
防風當歸散 1437上
防風當歸湯 1437上
防風當歸飲 1437下
防風葉 1437下
防風解毒湯 1437下
防風飲 1438上
防風蒼朮湯 1438上
防風瀉肝散 1438上
防風黨參 1438下
防葵 1438下
防葵根 1438下
防黨參 1439上

八畫

弗雅內編 1441上
弗雅外編 1441上
乳 1441上
乳子 1441上
乳中穴 1441上
乳孔塞痛 1441下
乳母鳥 1441下
乳汁 1441下
乳汁不下 1442上
乳汁自出 1443上
乳汁草 1443上
乳汁清稀 1443上
乳汁閉塞脹痛 1443上
乳汁煎 1443下
乳汁製 1443下
乳汁藤 1443下
乳穴水 1443下
乳羊 1443下
乳吹 1443下
乳沒散 1444上
乳豆丸 1444上
乳房 1444上
乳泣 1444下
乳花 1444下
乳門草 1444下
乳柑 1444下
乳食 1444下
乳香 1444下
乳香丸 1445上
乳香止痛散 1445下
乳香托裏散 1445下
乳香定痛丸 1445下
乳香定痛散 1446上
乳香消毒散 1446上
乳香神應散 1446上
乳香草 1446下
乳香散 1446下
乳香趁痛散 1447下
乳香黃耆散 1448上
乳香黃耆湯 1448上
乳香搜風丸 1448上
乳香盞落散 1448下
乳香膏 1448下
乳香韶粉散 1449下
乳香應痛丸 1449下
乳香藤 1449下
乳香護心散 1449下
乳哺法 1450上
乳栗 1451上
乳核 1451上
乳根穴 1451下
乳珠丹 1451下
乳疳 1452上
乳粉 1452上
乳衄 1452上
乳勞 1452上
乳梨 1452下
乳痞 1452下
乳發 1452下

乳粟 1452下
乳菌 1452下
乳傷 1453上
乳塌香 1453上
乳暈 1453上
乳痰 1453上
乳蛾 1453上
乳蛾羅青散 1455上
乳嗽 1455上
乳團 1455下
乳漏 1455下
乳腐 1455下
乳齊 1455下
乳節 1455下
乳線 1456上
乳齒 1456上
乳橘 1456上
乳積 1456上
乳膨 1456下
乳頭 1456下
乳頭內陷 1457上
乳頭破裂 1457上
乳頭散 1457上
乳頭瘡 1457上
乳縮 1457下
乳餅 1457下
乳癖 1457下
乳蟲 1457下
乳鵝 1457下
乳瓣 1457下
乳藤 1457下
乳藤子 1458上
乳藤根 1458上
乳懸 1458上
乳癧 1458上
乳癬 1458下
乳巖 1458下
乳癰 1459下
亞荔枝 1462下
亞麻 1462下
亞麻子 1462下
亞聖膏 1463上
亟奪 1463上
京三稜 1463上
京三稜散 1463上
京杏仁 1463下
京芎 1463下
京門穴 1463下
京骨 1463下
京骨穴 1463下
京墨 1464上
佩蘭 1464上
佩蘭梗 1464上
佩蘭梗根涕 1464下
佩蘭葉 1464下
佩蘭葉露 1464下
佩蘭實 1464下
使 1465上
使內 1465上
使君 1465上
使君子 1465上
使君子丸 1465下
使君子散 1466上
使道 1466上
侃且 1466上
來甘實 1466上
來苺草 1466上
來氣 1466上
來復 1466上
來復丹 1466上
來甦散 1466下
來甦膏 1467上
來禽 1467上
來蘇膏 1467上
依源續命湯 1467上
兒門 1467上
兒茶 1467上
兒茶散 1467下
兒草 1467下
兒暈 1467下
兒踵草 1467下
兔 1467下
兔子痧 1467下
兔毛 1468上
兔皮 1468上
兔耳一枝箭 1468上
兔耳一枝箭莖 1468上
兔耳一枝箭葉 1468下
兔耳酸 1468下
兔肉 1468下
兔血 1468下
兔肝 1468下
兔肝草 1469上
兔兒掙 1469上
兔核 1469上
兔骨 1469上
兔毫筆頭灰 1469上
兔眼葡萄 1469上
兔棗 1469上
兔腦 1469上
兔腦丸 1469下
兔蕈 1469下
兔頭 1469下
兔頭骨 1469下
兔骹 1469下
兔糞 1469下
兔糞丸 1470上
兔糞散 1470上
兔豁 1470上
兕 1470上
兩 1470上
兩地湯 1470上
兩收湯 1470下
兩氣 1470下
兩眥赤脈外障 1471上
兩脅走痛 1471上
兩脅腫痛 1471上
兩釣骨 1471上
兩焦 1471上
兩感傷寒 1471上
兩實 1471下
兩儀膏 1471下
兩衛 1472上
兩頭尖 1472上
兩頭蛇 1472上
兩頭蛇肉 1472上
兩頭痘 1472上
兩頭發 1472下
兩歸湯 1472下
兩瞼黏睛外障 1472下
兩蹻 1472下
兩關 1472下
刮腸 1473上
刮腸篦 1473上
剞 1473上

制伏草石論 1473上
刷牙方 1473上
刷牙牢牙散 1473上
刷瘴散 1473上
刺 1473下
刺子 1473下
刺毛痧 1473下
刺竹筍 1473下
刺志論 1473下
刺灸心法要訣 1473下
刺疔捷法 1473下
刺兒菜 1473下
刺兒菜根 1474上
刺法 1474上
刺法論 1474上
刺芥 1474上
刺花 1474上
刺虎 1474上
刺約 1474上
刺要論 1474上
刺風 1474上
刺原 1474下
刺家 1474下
刺桐 1474下
刺參 1474下
刺棃 1474下
刺棃子 1474下
刺焫 1474下
刺虛 1474下
刺葷 1475上
刺葷葉 1475上
刺榆 1475上
刺楸 1475上
刺禁 1475上
刺禁論 1475上
刺腰痛篇 1475下
刺實 1475下
刺蒺藜 1475下
刺蒺藜子 1475下
刺蒺藜葉 1476上
刺齊論 1476上
刺熱篇 1476上
刺瘧篇 1476上
刺節 1476上
刺節眞邪篇 1476上
刺薐 1476上
刺薐根 1476下
刺薐實 1476下
刺蝟 1476下
刺豬苓 1476下
刺薊 1476下
刺薊散 1476下
刺蘗 1476下
卑 1476下
卑共 1476下
卑相 1476下
卑惵 1476下
卑監 1477上
卑鹽 1477上
卒 1477上
卒中風 1477上
卒呃 1477下
卒忤 1477下
卒疝 1477下
卒急心痛 1477下
卒病 1477下
卒病論 1477下
卒厥 1477下
卒喘 1478上
卒痛 1478上
卒瘖 1478上
卒聾 1478上
協熱自利 1478上
卷 1478上
卷耳 1478上
卷阿痘 1478上
卷柏 1478上
卷柏丸 1478下
卷柏散 1479上
卷荷散 1479下
郄 1479下
郄中 1479下
郄門穴 1479下
郄陽 1479下
郄蟬草 1480上
叔和脈訣註解 1480上
取 1480上
取淵湯 1480上
取癖丸 1480上
受娠中和湯 1480下
受盛之官 1480下
受盛之府 1480下
周士炤 1480下
周士爕 1481上
周士禰 1481上
周子幹 1481上
周公百歲酒 1481下
周天散 1481下
周文采 1481下
周氏醫案 1481下
周王橚 1481下
周自閑 1482上
周邦彥 1482上
周宗嶽 1482上
周洪 1482上
周盈 1482上
周紀 1482上
周紀常 1482上
周桂 1482下
周眞 1482下
周密 1482下
周從魯 1482下
周痲 1482下
周備 1482下
周揚俊 1482下
周溥 1483上
周痹 1483上
周痹篇 1483下
周與權 1483下
周榮穴 1483下
周漢卿 1483下
周廣 1483下
周澂之所著醫書 1483下
周澂之校刻醫學叢書 1484上
周澂之評注醫書 1484上
周學海 1484上
周學霆 1484下
周澹 1484下
周衛湯 1484下
周鶴仙 1484下
味芋 1484下
味果 1484下
味痰 1485上
呵浪魚 1485上

呷蛇龜 1485上
呼 1485上
呼哼鷹 1485上
命門 1485上
命門穴 1485上
命門骨 1485下
命門疸 1485下
命絕 1485下
命蔕 1485下
呿 1485下
呿吟 1485下
和 1485下
和中丸 1486上
和中桔梗湯 1486上
和中益胃湯 1486上
和中既濟湯 1486下
和中清熱湯 1486下
和中散 1486下
和中湯 1487上
和合草 1487上
和血定痛丸 1487上
和血益氣湯 1487上
和血逐邪湯 1487下
和血通經湯 1487下
和血散痛湯 1487下
和血湯 1488上
和血歸經湯 1488上
和利 1488上
和肝補脾湯 1488上
和乳湯 1488上
和事草 1488上
和姑 1488下
和尙頭草 1488下
和胃丸 1488下
和胃湯 1488下
和胃飲 1488下
和胎調氣飲 1488下
和氣散 1489上
和氣湯 1489上
和氣飲 1489上
和氣養榮湯 1489上
和脅飲 1489下
和得 1489下
和痛湯 1489下
和傷活血湯 1489下
和圓子 1490上
和解 1490上
和解丸 1490上
和解四物湯 1490上
和解散 1490上
和解湯 1490下
和榮散堅丸 1490下
和齊湯法 1491上
和緩 1491上
和劑 1491上
和劑局方 1491上
和髎穴 1491下
固下丸 1491下
固本丸 1491下
固本止崩湯 1492上
固本養榮丸 1492上
固本養榮湯 1492上
固本還睛丸 1492下
固本鎖精丸 1492下
固羊石 1493上
固血湯 1493上
固居 1493上
固泄 1493上
固胎丸 1493上
固胎煎 1493上
固胞散 1493上
固胞湯 1493下
固氣丸 1493下
固氣塡精湯 1494上
固眞丸 1494上
固眞丹 1494下
固眞散 1494下
固眞湯 1494下
固脂鴨 1495上
固脬丸 1495上
固脾和中散 1495下
固陽丸 1495下
固經丸 1495下
固腸丸 1496上
固腸散 1496下
固精丸 1496下
固齒白玉膏 1497上
固齒散 1497下
固齒擦牙散 1497下
固劑 1497下
固壘元帥 1498上
坤元 1498上
坤元是保 1498上
坦然 1498上
坩鍋 1498上
坵墟穴 1498下
垂水 1498下
垂角 1498下
垂柳 1498下
重柳枝煎 1498下
垂柳湯 1498下
垂珠 1498下
垂珠痔 1499上
垂珠疸 1499上
垂絲柳 1499上
垂腴 1499上
垂臂發 1499上
垂簾障 1499上
垂癰 1499上
夜叉頭 1499上
夜半 1499下
夜交藤 1499下
夜光 1499下
夜光丸 1499下
夜光育神丸 1499下
夜光柳紅丸 1499下
夜光椒紅丸 1500上
夜光膏 1500上
夜合 1500下
夜行遊女 1500下
夜呼 1500下
夜明丸 1500下
夜明丹 1500下
夜明砂 1501上
夜明犀 1501上
夜臥喉乾 1501上
夜炤 1501上
夜甚 1501上
夜食鷹 1501上
夜牽牛 1501上
夜啼 1501上
夜游將軍 1502上
夜舒荷 1502上
夜播 1502上
夜熱 1502上

夜瘧 1502上
夜瞑 1502上
夜燕 1502下
夜繁花 1502下
夜關門 1502下
夜關門皮 1502下
夜關門莢 1502下
夜蘭 1502下
夜蘭葉 1502下
奇分 1502下
奇方 1503上
奇功石 1503上
奇功散 1503上
奇邪 1503上
奇制 1503上
奇南香 1503下
奇咳 1503下
奇恆 1503下
奇恆之府 1503下
奇恆陰陽 1503下
奇恆痢 1503下
奇效丸 1504上
奇效良方 1504上
奇疾方 1504上
奇病 1504上
奇病論 1504上
奇脈 1504上
奇偶 1504上
奇授藿香丸 1504下
奇授藿香散 1504下
奇授藿香湯 1504下
奇楠香 1504下
奇經 1504下
奇經八脈 1504下
奇經八脈考 1504下
奇經八脈歌 1505上
奇經歌訣 1505上
奇輸 1505上
奇鶬 1505上
奇驗金箍散 1505上
奇靈膏 1505上
奈何草 1505下
奉眞 1505下
妬婦 1506上
妬精 1506上
妬精瘡 1506上
始光穴 1506上
始春 1506上
始胎 1506上
始胚 1506上
始膏 1506上
姑洗 1506上
姑活 1506上
姑勞 1506上
姑榔 1506上
姑獲 1506上
委中穴 1506下
委中毒 1506下
委貝 1507上
委和 1507上
委委 1507上
委蛇 1507上
委萎 1507上
委陽穴 1507上
孟 1507下
孟冬痹 1507下
孟河 1507下
孟春痹 1507下
孟昶 1507下
孟秋痹 1507下
孟夏痹 1507下
孟推 1507下
孟詵 1507下
孟繼孔 1508上
季冬痹 1508上
季芝鯽魚膏 1508上
季指 1508上
季春李 1508上
季春痹 1508下
季秋痹 1508下
季夏痹 1508下
季脅 1508下
季脅穴 1508下
季脅骨 1508下
季脅痛 1508下
季隱骨 1508下
孤兒菊 1509上
孤府 1509上
孤拐 1509上
孤陽 1509上
孤鳳散 1509上
孤藏 1509上
宗司 1509上
宗恂 1509上
宗柏雲 1509上
宗時俊 1509下
宗氣 1509下
宗脈 1509下
宗筋 1509下
宗精 1509下
官白芷 1509下
官桂 1510上
官桂散 1510上
官粉 1510上
官能 1510上
官能篇 1510上
官脂 1510上
官綠 1510上
官鍼 1510上
官鍼篇 1510上
定心丸 1510上
定心草 1510下
定吐丸 1510下
定吐紫金核 1510下
定吐飲 1510下
定血散 1511上
定志丸 1511上
定志湯 1511下
定命丹 1511下
定命散 1511下
定命飲 1512上
定金湯 1512上
定風草 1512下
定風散 1512下
定風餅 1512下
定振丸 1512下
定疼散 1512下
定粉 1513上
定粉散 1513上
定粉膏 1513上
定參草 1513上
定喘丸 1513上
定喘湯 1513下
定喘飲 1514上
定喘餅 1514上

定期之紀	1514上
定期目病	1514下
定痛丸	1514下
定痛托裏散	1514下
定痛乳香神應散	1515上
定痛乳香散	1515上
定痛羌活湯	1515上
定痛接骨紫金丹	1515上
定痛散	1515下
定痛當歸散	1516上
定痛飲	1516上
定痛膏	1516上
定搐散	1516下
定經湯	1517上
定魄丸	1517上
定癇丸	1517上
定變回生湯	1517下
宛	1517下
宛伏	1517下
宛宛	1517下
宛陳	1517下
宛陳莝	1517下
宛焦	1518上
宛童	1518上
宜母	1518上
宜母實	1518上
宜男	1518上
宜男子	1518上
宜南	1518上
宜砂	1518上
宜興治驗	1518下
宜濛子	1518下
尙論後篇	1518下
尙論篇	1518下
居	1519上
居氣	1519下
居經	1519下
居髎穴	1519下
屈	1519下
屈人	1519下
屈草	1519下
屈循	1519下
岡桐	1519下
帕拉聘	1519下
帚	1520上
帛	1520上
并合	1520上
并苦	1520上
并陰	1520上
并稸	1520上
幸胡	1520上
底野迦	1520上
庚	1520下
庚辛	1520下
庚辛玉冊	1520下
庚蒼	1520下
府	1520下
府中俞穴	1520下
府丹	1520下
府舍穴	1520下
府病	1520下
府會	1521上
府精	1521上
弦脈	1521上
弦縷	1521下
彼子	1521下
往今	1521下
往復	1521下
忠果	1521下
念珠丸	1521下
念然	1522上
忽野簷	1522上
忽鹿麻	1522上
怔忡	1522上
怔忪	1523上
怚	1523上
怢慄	1523上
性原廣嗣	1523上
性質	1523上
怪疾奇方	1523下
怪脈	1523下
怪產	1523下
怪鴟	1523下
怪證表裏因	1524上
怫	1524上
怫兆	1524上
怫憹	1524上
怫熱	1524上
怫鬱	1524上
怯	1524上
怯士	1524上
怯弱不孕	1524上
悅	1524下
怵惕	1524下
房中術	1524下
房木	1524下
房事	1524下
房室傷	1525上
房苑	1525上
房陵李	1525上
房陸	1525上
房勞	1525上
房勞脅痛	1526上
房勞嘔血	1526上
房勞蓄血	1526上
房圖	1526下
承山穴	1526下
承光穴	1526下
承扶穴	1526下
承夜	1526下
承泣穴	1526下
承氣合小陷胸湯	1527上
承氣湯	1527上
承筋穴	1527上
承滿穴	1527上
承膏	1527下
承漿穴	1527下
承漿疔	1527下
承漿疽	1527下
承漿瘡	1527下
承漿癰	1528上
承膱	1528上
承露	1528上
承露仙	1528上
承靈穴	1528上
披肩	1528上
披肩疽	1528上
抱牙	1528下
抱娃子椒	1528下
抱香履	1528下
抱娘蒿	1528下
抱陽廓	1528下
抱槍	1528下
抱鼻疸	1528下
抱膝	1528下

抱膝痘	1529上
抱輪紅	1529上
抱頭火丹	1529上
抱龍丸	1529上
抱膽丸	1530上
抱靈居士	1530上
抱鬢痘	1530上
抵金散	1530下
抵當丸	1530下
抵當湯	1530下
抵聖舟	1531上
抵聖散	1531上
抵聖湯	1531下
抹脣膏	1531下
押不蘆	1531下
抽刀散	1531下
抽風湯	1532上
抽筋痧	1532上
抽膿散	1532下
拂菻醫	1532下
拄骨	1532下
拇	1532下
拇指	1532下
拈痛丸	1532下
拈痛湯	1532下
拍蟹毒	1532下
拒冬	1532下
拒斧	1532下
拒霜	1532下
拔	1532下
拔疔毒丸	1532下
拔疔紅膏	1533上
拔疔散	1533上
拔毒散	1533上
拔毒湯	1533下
拔毒飲	1534上
拔毒膏	1534上
拔萃丹	1534上
拔黃藥	1534下
拔屨子	1534下
拔爾撒摩	1534下
拔爾撒摩脂膏	1534下
拖白練	1534下
拖紙膏	1534下
拗頸	1534下
拘	1535上
拘苛	1535上
拘強	1535上
拘瘛	1535上
拘緩	1535上
拙工	1535上
招尤	1535上
招豆藤	1535上
放光石	1535上
放屁	1535上
放杖木	1535上
放杖草	1535下
放痟	1535下
放蛋	1535下
放棍行	1535下
放腫	1535下
放蜂	1535下
放標	1535下
政和本草	1535下
斧椹丸	1535下
於朮	1535下
昆布	1536上
昆布丸	1536下
昆布散	1537上
昌支	1537上
昌本	1537上
昌娥	1537上
昌陽	1537上
昌陽之脈	1537上
昌鼠	1537上
昌歜	1537下
明	1537下
明化	1537下
明月	1537下
明月砂	1537下
明水	1537下
明瓦	1537下
明目上清丸	1537下
明目四神丸	1538上
明目地黃丸	1538上
明目固本丸	1538下
明目流氣飲	1538下
明目細辛湯	1538下
明目飲	1538下
明目蒺藜丸	1539上
明石	1539上
明乳香	1539上
明珀	1539上
明茶	1539上
明堂	1539上
明堂人形圖	1539上
明堂灸經	1539上
明朗痘	1539下
明理論	1539下
明理續論	1539下
明蝕痘	1539下
明蝦	1539下
明駝	1539下
明曜	1539下
明醫指掌	1539下
明醫會要	1540上
明醫雜著	1540上
明礬	1540上
明黨	1540上
昏迷	1540上
昏厥	1540上
昏樹	1540上
昏翳	1540下
昏霧	1540下
易	1540下
易大艮	1540下
易氏醫案	1540下
易產滑胎散	1540下
易貲	1540下
易黃湯	1541上
易簡方	1541上
易簡奇方	1541上
易髓	1541上
昔邪	1541下
昔瘤	1541下
服湯	1541下
服器	1541下
服翼	1541下
服藥法	1541下
服藥留氣法	1542上
杮	1542上
東方宿	1542上
東京桂	1542上
東門雞棲木	1542上
東垣十書	1542上

東垣試效方　1542上
東洋參　1542下
東流水　1542下
東苑　1542下
東風菜　1542下
東家雞棲木　1543上
東海夫人　1543上
東莊醫案　1543上
東陽方　1543上
東陽酒　1543上
東壁土　1543上
東廧　1543上
東廧子　1543上
東牆上畜獸腐骨　1543上
東醫寶鑑　1543下
杲　1543下
杵頭糠　1543下
杶　1543下
枇木　1543下
枇皮樹　1543下
杼疽　1543下
杼骨　1544上
松　1544上
松子仁粥　1544上
松子疔　1544上
松子松　1544下
松子風　1544下
松子喉疔　1544下
松井閲　1544下
松化石　1544下
松木皮　1545上
松毛　1545上
松皮散　1545上
松皮膏　1545上
松皮癬　1545上
松衣　1545上
松卵　1545上
松卵火　1545上
松豆酒　1545下
松岡元達　1545下
松明　1545下
松油　1545下
松狗　1545下
松肪　1545下
松花　1545下
松花浸酒　1546上
松花散　1546上
松花蕈　1546上
松柴火　1546上
松香　1546上
松香散　1546上
松香製法　1546下
松根白皮　1546下
松烟墨　1546下
松脂　1546下
松脂膏　1547上
松寄生　1547上
松崖醫徑　1547上
松毬　1547上
松液酒　1547下
松黃　1547下
松楊　1547下
松楊木　1547下
松楊皮　1547下
松胰　1547下
松葉　1547下
松葱膏　1548上
松鼠　1548上
松實　1548上
松膏　1548上
松節　1548上
松節酒　1548上
松膠　1548上
松湽　1548下
松蕈　1548下
松蕊　1548下
松蕊丹　1548下
松蘿　1548下
松蘿茶　1549上
板　1549下
板扛歸　1549下
板枝　1549下
板栗　1549下
板黃　1549下
板蕉　1549下
板藍　1550上
枇杷　1550上
枇杷花　1550上
枇杷核　1550上
枇杷清肺飲　1550下
枇杷葉　1550下
枇杷葉丸　1550下
枇杷葉散　1551上
枇杷葉湯　1551下
枇杷葉飲　1551下
枇杷葉膏　1551下
枇杷葉露　1551下
枇杷實　1551下
枇杷膏　1552上
枇杷樹白皮　1552下
枌　1552下
扶移　1552下
扶移皮　1552下
析目　1552下
析易　1552下
枕　1552下
枕中記　1552下
枕中素書　1552下
枕疽　1553上
枕骨　1553上
枕骨穴　1553上
枕骨傷　1553上
枕陷　1553上
林之翰　1553下
林文忠公戒烟丸　1553下
林文忠公戒烟膏　1553下
林珮琴　1553下
林莽　1553下
林楓　1553下
林禽　1553下
林道飛　1553下
林億　1553下
林頤壽　1553下
林檎　1554上
林檎根　1554上
林檎散　1554上
林檎實　1554上
林檎麨　1554上
林鍾　1554上
林瀾　1554下
林蘭　1554下
果　1554下
果大　1554下
果子瘖　1554下
果瓜　1554下

果宗	1554下
果毒	1554下
果效丸	1554下
果然	1555上
果然肉	1555上
果菜傷	1555上
果菜積	1555上
果實哽	1555上
果蠃	1555上
果蠃	1555上
枝指	1555上
柂	1555下
武之望	1555下
武吉	1555下
武侯行軍散	1555下
武威	1555下
武陵李	1555下
武都仇池黃	1555下
武鳴岡	1555下
武彝茶	1556上
歧頭蛇	1556上
毒	1556上
毒公	1556上
毒水入瘡	1556上
毒金	1556下
毒砂	1556下
毒風	1556下
毒根	1556下
毒氣吐	1556下
毒痓	1556下
毒草	1556下
毒絆	1557上
毒陷	1557上
毒魚	1557上
毒痢	1557上
毒滯迎香疸	1557上
毒熨	1557上
毒箭傷	1557上
毒擁三倉疸	1557下
毒蟲咬傷	1557下
毒藥	1557下
沓風	1557下
沫	1557下
沮弛	1557下
河水	1557下
河白草	1558上
河西羊	1558上
河車	1558上
河車丸	1558上
河車大造丸	1558上
河車六味丸	1558下
河柳	1558下
河砂	1558下
河豚魚	1558下
河豚魚子	1558下
河豚魚目	1559上
河豚魚肉	1559上
河豚魚肝	1559上
河豚魚毒	1559上
河間六書	1559上
河煎	1559下
河蒐茈	1559下
河鮀魚	1559下
河邊木	1559下
沸波	1559下
沸泉	1559下
油汗	1559下
油灰指甲	1559下
油泥膏	1559下
油胡桃仁	1559下
油風	1560上
油桐	1560上
油桐子油	1560上
油珠子	1560下
油珠膏	1560下
油紙製法	1560下
油胭脂	1560下
油梳	1561上
油豉	1561上
油麻	1561上
油結	1561上
油菜	1561上
油菜粥	1561上
油滾丸	1561上
油綠	1561上
油蜜煎	1561下
油橘	1561下
油鴨	1561下
治	1561下
治中散	1561下
治中湯	1561下
治半夏	1562上
治未病	1562上
治疔彙要	1562上
治豆	1562上
治毒紫霞丹	1562上
治法提要	1562上
治法彙	1562上
治虎湯	1562上
治保	1562下
治風豁痰湯	1562下
治效方論	1562下
治病	1562下
治神	1563下
治鳥	1563下
治鳥窠表	1563下
治喉紫地湯	1563下
治惑桃仁湯	1563下
治痘全書	1563下
治痧要略	1563下
治亂	1563下
治損法	1563下
治瘟編	1564上
治濁固本丸	1564上
治瘴木香丸	1564上
治蘠	1564上
治驗	1564上
沿鉤子	1564下
沿籬豆	1564下
泄	1564下
泄水丸	1564下
泄風	1564下
泄腎丸	1565上
泄滿	1565上
泄瀉	1565上
泄瀉口渴	1566上
泄鬱湯	1566上
泊腸痔	1566上
泌	1566下
法天之常	1566下
法堅	1566下
法琮	1566下
法煮蓖麻子	1566下
法落梅	1566下
法落梅根	1566下

法製半夏 1567上
法製清氣化痰丸 1567上
法製陳皮 1567下
法製黑豆 1567下
法製檳榔 1568上
法製靈雞蛋 1568上
法製靈雞彈 1568上
泝 1568上
泝洄集 1568下
泡 1568下
泡桐 1568下
泡頭 1568下
波淡樹 1568下
波斯白礬 1568下
波斯皁莢 1568下
波斯紫磨金 1568下
波斯紫礬 1568下
波斯棗 1568下
波斯菜 1568下
波斯鉛 1568下
波斯橄欖 1568下
波羅蜜 1569上
波羅蜜仁 1569上
波羅蜜瓤 1569上
波隴 1569上
泣 1569上
泣出 1569下
泣涕 1569下
泥 1569下
泥丸 1569下
泥丸宮 1569下
泥丸脂 1569下
泥油 1569下
泥油膏 1569下
泥洛 1569下
泥蛆 1569下
泥蛇 1570上
泥菖蒲 1570上
泥黃 1570上
泥滑滑 1570上
泥裏黃 1570上
泥精 1570上
泥綠 1570上
泥螺 1570上
泥鰌 1570上
泥鰍 1570上
泥鰍疔 1570上
泥鰍疽 1570上
泥鰍蠱 1570上
注下 1570下
注命疔 1570下
注夏 1570下
注恐 1570下
注脣膏 1570下
注痛 1570下
泮衍 1571上
炅 1571上
炅中 1571上
炅氣 1571上
炊帚 1571上
炊帚散 1571上
炊單布 1571上
炊湯水 1571上
炎帝 1571下
炎爍 1571下
炒 1571下
炒米湯 1571下
炒黑 1571下
炒麪 1571下
炙 1571下
炙甘草湯 1571下
炙肝散 1572上
爬蟲 1572下
牀腳下土 1572下
版魚 1572下
牯牛 1572下
牦牛 1572下
牦牛喉 1573上
牦牛靨 1573上
牧宿 1573上
物象珀 1573上
物瘤 1573上
物隱 1573上
物羅 1573上
狀元子 1573上
狐 1573上
狐仙封臟丸 1573下
狐皮 1573下
狐目 1573下
狐肉 1573下
狐尾 1574上
狐尾草 1574上
狐尾草根 1574上
狐尾草葉 1574上
狐尿刺 1574上
狐肝 1574上
狐足 1574下
狐刺瘡 1574下
狐疝 1574下
狐疝風 1574下
狐香 1574下
狐涎 1574下
狐臭 1574下
狐脣 1575上
狐陰莖 1575上
狐媚花 1575上
狐惑 1575上
狐惑傷寒 1575下
狐實 1575下
狐瘕 1575下
狐貍刺 1575下
狐貍掙 1575下
狐貍痧 1575下
狐貍臊 1575下
狐鼻 1576上
狐頭 1576上
狐糞 1576上
狐膽 1576上
狐騷氣 1576上
狐麝 1576上
狐臟腑 1576上
狒狒 1576上
狒狒肉 1576下
狖 1576下
狗 1576下
狗心 1576下
狗心血 1576下
狗毛 1576下
狗毛沾身 1577上
狗牙半支 1577上
狗皮 1577上
狗皮癬 1577上
狗耳草 1577上
狗肉 1577上
狗肉毒 1577下

狗肉積 1578上
狗舌草 1578上
狗舌草莖 1578上
狗血 1578上
狗卵 1578上
狗卵草 1578下
狗尾半支 1578下
狗尾草 1578下
狗尾草莖 1578下
狗疔 1579上
狗肝 1579上
狗乳汁 1579上
狗乳草 1579上
狗青 1579上
狗胎糞 1579上
狗涎 1579上
狗脏 1579下
狗脂 1579下
狗脊 1579下
狗脊根 1579下
狗脊飲 1579下
狗骨 1580上
狗陰莖 1580上
狗魚 1580上
狗椒 1580上
狗痧 1580上
狗腎 1580上
狗溺泥 1580上
狗溺硝 1580下
狗腦 1580下
狗腦丸 1580下
狗腸丸 1580下
狗精 1580下
狗膏 1580下
狗鼻梁骨 1580下
狗瞌睡魚 1580下
狗蝨 1581上
狗齒 1581上
狗蹄肉 1581上
狗頭朮 1581上
狗頭灰 1581上
狗頭骨 1581上
狗頭猴 1581上
狗頷骨 1581上
狗糞 1581下
狗糞中米 1581下
狗糞中骨 1581下
狗糞中粟 1581下
狗膽 1581下
狗薺 1582上
狗蠅 1582上
狗蠅梅 1582上
狗寶 1582上
狗寶丸 1582上
狗齩傷 1582下
狗鷲 1583上
狗獾 1583上
狗獾肉 1583上
玫瑰 1583上
玫瑰花 1583上
玫瑰花露 1583下
疙禿 1583下
疙瘩 1583下
疙瘩風 1584上
疙瘩瘟 1584上
疙瘩 1584上
疚疽 1584上
疕乳 1584上
疝 1584上
疝氣 1586下
疝氣穴 1586下
疝瘕 1586下
疝瘕不孕 1587上
疝癖 1587上
疝癥積聚篇 1587上
的 1587上
的奇散 1587下
皯黵 1587下
盰 1587下
盳 1587下
直中陰經 1587下
直石 1587下
直刺 1587下
直指方論 1587下
直訣 1587下
直陽之脈 1588上
直腳 1588上
直腸 1588上
直腸穴 1588上
直腸泄 1588上
直腸癰 1588上
直寬士栗 1588上
直魯古 1588上
直殭蠶 1588下
直鍼刺 1588下
知 1588下
知母 1588下
知母丸 1588下
知母丹 1588下
知母根 1589上
知母茯苓湯 1589上
知母麻黃湯 1589下
知母散 1589下
知母湯 1590上
知母飲 1590下
知杖 1591上
知柏八味丸 1591上
知柏四物湯 1591上
知柏地黃丸 1591上
知柏地黃湯 1591上
知風草 1591上
知醫必辨 1591上
社公口鬚 1591上
社公蚰 1591上
社壇餘胙酒 1591上
祀竈飯 1591下
祁婆藤 1591下
祁婆藤葉 1591下
秈粟 1591下
秈稻 1591下
秈稻米 1591下
秈稻米粥 1591下
秈稻稈 1591下
秉風穴 1591下
空 1591下
空中 1592上
空心菜 1592上
空沙參 1592上
空青 1592上
空青丸 1592上
空倉痘 1592下
空脈氣 1592下
空草 1593上
空疏 1593上
空腸 1593上

空慈子	1593上
空竅	1593上
竻竹	1593上
羌青	1593上
羌柴湯	1593上
羌活	1593上
羌活白芷散	1593下
羌活沖和湯	1593下
羌活芎藁湯	1594上
羌活防風散	1594上
羌活防風湯	1594下
羌活乳香湯	1594下
羌活附子散	1594下
羌活附子湯	1594下
羌活退翳丸	1595上
羌活退翳散	1595上
羌活退翳湯	1595下
羌活退翳膏	1595下
羌活酒	1596上
羌活除翳湯	1596上
羌活救苦湯	1596上
羌活連翹湯	1596上
羌活連翹續命湯	1596下
羌活勝風湯	1596下
羌活勝溼湯	1597上
羌活散	1597下
羌活散鬱湯	1599上
羌活湯	1599下
羌活黃芩湯	1600下
羌活愈風湯	1600下
羌活當歸散	1601下
羌活當歸湯	1601下
羌活膏	1602上
羌活導氣湯	1602下
羌活導滯湯	1602下
羌活續斷湯	1602下
羌桃	1602下
羌烏散	1602下
羌麻湯	1602下
羌菊散	1603上
羌鹽	1603上
耵耳	1603上
耵聹	1603上
股	1603上
股不收	1603上
股肱	1603上
股骨	1603上
股骨上空	1603上
股骨傷	1603下
股脛疽	1603下
股陰	1603下
股陰疽	1603下
股痛	1604上
股陽	1604上
股陽疽	1604上
股際骨空	1604下
肢	1604下
肢脛	1604下
肢絡	1604下
肢腫	1604下
肢節腫痛	1605上
肥	1605上
肥人	1605上
肥人瘡瘍	1605上
肥肌丸	1605上
肥皁	1605下
肥皁參	1605下
肥皁莢	1605下
肥皁莢子	1605下
肥皁膏	1606上
肥兒八珍糕	1606上
肥兒丸	1606上
肥兒草	1607上
肥松節	1607上
肥油膏	1607上
肥株子風	1607上
肥氣	1607下
肥氣丸	1607下
肥珠子	1608上
肥貴人	1608上
肥熱疳	1608上
肥瘡	1608上
肥藤	1609上
肩	1609上
肩中俞穴	1609上
肩中疽	1609上
肩井	1609上
肩井穴	1609下
肩井毒	1609下
肩外俞穴	1609下
肩甲骨	1609下
肩谷穴	1609下
肩毒	1609下
肩後疽	1609下
肩柱骨穴	1609下
肩背痛	1610上
肩胛	1610上
肩胛骨	1610上
肩胛骨傷	1610上
肩貞穴	1610下
肩風毒	1610下
肩息	1611上
肩疽	1611上
肩骨	1611上
肩解	1611上
肩解穴	1611下
肩髆	1611下
肩瘡	1611下
肩頭	1611下
肩頭骨	1611下
肩髃	1611下
肩髃穴	1611下
肩髃骨	1612上
肩髆	1612上
肩髎穴	1612上
肩癰	1612上
肩髓	1612上
肕	1612上
肪	1612上
肫疽	1612上
肬	1612上
肬子	1612上
肮	1612上
肯綮	1612下
肱	1612下
育紅膏	1612下
育氣散	1612下
育氣湯	1612下
育神夜光丸方	1612下
育陰煎	1613上
育嬰化痰丸	1613上
育嬰家祕	1613上
育嬰祕訣	1613上
育嬰散	1613上
肺	1613下

肺中風 1614下
肺中寒 1614下
肺中熱 1614下
肺心痛 1614下
肺水 1614下
肺火 1614下
肺疔 1615上
肺系骨 1615上
肺邪 1615上
肺所行 1615上
肺疝 1615上
肺花瘡 1615上
肺俞穴 1615上
肺砂 1615下
肺風 1615下
肺風疝 1615下
肺欬 1615下
肺氣 1616上
肺氣盛 1616上
肺氣運脾丸 1616上
肺消 1616上
肺消癉 1616上
肺疳 1616上
肺疽 1617上
肺病 1617上
肺脈 1618上
肺勞 1618下
肺善 1618下
肺寒 1618下
肺寒喉風 1618下
肺寒喘 1618下
肺痛 1619上
肺絕 1619上
肺脹 1619上
肺脹喘 1619下
肺萎 1619下
肺虛 1619下
肺虛汗 1619下
肺虛寒 1620上
肺虛熱 1620上
肺傷 1620上
肺募穴 1620上
肺損 1620上
肺損咯血 1620上
肺痹 1620下
肺痿 1620下
肺痿吐血 1622上
肺痿喘 1622上
肺經痘 1622上
肺腧 1622下
肺飲 1622下
肺嗽 1622下
肺實 1622下
肺滿 1622下
肺膹 1622下
肺蒸 1622下
肺鳴 1623上
肺熱 1623上
肺熱咯血 1623上
肺熱欬嗽血 1623上
肺熱鼻衄 1623上
肺瘧 1623下
肺噤 1623下
肺遺 1623下
肺燥 1623下
肺癇 1623下
肺蟲 1623下
肺露 1623下
肺癰 1624上
肺癰喘 1627上
肸 1627上
肸肋骨 1627上
臥 1627上
臥出 1627上
臥龍丹 1627上
臥鍼 1627下
舍 1627下
舍利 1627下
舍利子 1627下
舍利別 1627下
芘石華 1627下
芙蓉 1628上
芙蓉皮 1628上
芙蓉花 1628上
芙蓉砂 1628上
芙蓉根 1628上
芙蓉散 1628上
芙蓉菊花膏 1628下
芙蓉葉 1628下
芙蓉膏 1628下
芙蕖 1629上
芝 1629上
芝毒 1629上
芝麻 1629上
芝麻疔 1629上
芝麻殼 1629上
芝麻蟲 1629上
芝菌香 1629下
芝蘭 1629下
芡 1629下
芡根 1629下
芡粉 1629下
芡粉粥 1629下
芡莖 1629下
芡實 1630上
芡實丸 1630上
芣苡 1630上
芣菜 1630上
芤 1630上
芤脈 1630上
芥 1630下
芥子 1631上
芥心草 1631上
芥心草莖 1631下
芥心草葉 1631下
芥苴 1631下
芥菜 1631下
芥菜粥 1631下
芥菜滷汁 1631下
芥葉湯飯 1631下
芥葅 1631下
芧 1631下
芧栗 1631下
芨 1631下
芩心丸 1631下
芩半丸 1632上
芩朮芍藥湯 1632上
芩朮散 1632上
芩朮樗皮丸 1632上
芩芍湯 1632上
芩連二母丸 1632上
芩連四物湯 1632下
芩連平胃湯 1632下
芩連芍藥湯 1632下
芩連消毒散 1632下

芩連消毒湯　1632下
芩連消毒飲　1632下
芩連敗毒散　1633上
芩連清心丸　1633上
芩雞舌草　1633上
芩蘗樗皮丸　1633上
芫　1633上
芫花　1633下
芫花丸　1633下
芫花散　1634上
芫青　1634上
芫青丸　1634上
芫青毒　1634下
芫根　1634下
芫根膏　1634下
芭竹　1634下
芭苴　1635上
芭蕉　1635上
芭蕉汁　1635下
芭蕉花　1635下
芭蕉根　1635下
芭蕉乾　1635下
芭蕉散　1636上
芭蕉葉　1636上
芭蕉實　1636上
芮養仁　1636上
芰　1636上
芰草　1636上
芰荷　1636上
芰實　1636上
花心風　1636上
花木香　1636上
花奴玉燕　1636上
花交菜　1636下
花乳石　1636下
花珀　1636下
花相　1636下
花紅　1636下
花風　1636下
花粉　1636下
花草　1636下
花紫蘇　1636下
花莧　1637上
花椑　1637上
花椒　1637上
花椒紅　1637上
花椒粥　1637下
花蛤　1637下
花鈿斜堆痘　1637下
花管草　1637下
花蜘蛛　1637下
花蜘蛛絲　1637下
花蓯蓉　1637下
花蕊石　1637下
花蕊石散　1637下
花蕎　1638下
花翳白陷外障　1638下
花簪　1638下
花櫚木　1638下
花露芽　1638下
花癬　1638下
花癲　1639上
花鹼　1639上
芳香　1639上
芳草　1639上
芷芎散　1639下
芷貝散　1639下
芷芩散　1639下
芷園臆草　1639下
芷園醫種　1639下
芸香　1640上
芸香樹　1640上
芸草　1640上
芸蒿　1640下
芸蒿葉　1640下
芹　1640下
芹菜　1640下
芹菜粥　1640下
芙樹　1640下
芙樹枝　1640下
芙樹葉　1640下
芽茶　1640下
苊草　1640下
苊草子　1640下
虎　1640下
虎丫毒　1641上
虎口　1641上
虎口穴　1641上
虎口疔　1641上
虎口毒　1641上
虎口疽　1641上
虎子桐　1641下
虎爪　1641下
虎牙　1641下
虎牙半支　1641下
虎皮　1641下
虎皮百合　1642上
虎目樹　1642上
虎耳草　1642上
虎肉　1642上
虎血　1642上
虎杖　1642上
虎杖根　1642下
虎杖散　1642下
虎沙　1642下
虎肚　1643上
虎豆　1643上
虎刺　1643上
虎卷　1643上
虎咬傷　1643上
虎胃　1643上
虎風　1643上
虎脂　1643上
虎骨　1643下
虎骨丸　1644上
虎骨丹　1644上
虎骨木瓜丸　1644下
虎骨木瓜酒　1644下
虎骨四斤丸　1644下
虎骨酒　1645上
虎骨散　1645上
虎骨膠　1646下
虎眼　1646下
虎脛骨　1646下
虎脛骨酒　1646下
虎蔴　1646下
虎掌　1646下
虎斑金絲結　1646下
虎腎　1646下
虎睛　1647上
虎睛丸　1647上
虎端骨　1647下
虎膏　1647下
虎蒲　1647下
虎貍　1647下

虎鼻 1647下
虎潛丸 1647下
虎衝骨 1648上
虎髭毒 1648上
虎魄 1648下
虎頭骨 1648下
虎頭蕉 1648下
虎頭螞蟻 1648下
虎糞 1648下
虎糞中骨 1648下
虎膽 1649上
虎薊 1649上
虎蘀草 1649上
虎蘭 1649上
虎鬚 1649上
虎鬚疔 1649上
虎鬚毒 1649上
虎鬚草 1649上
虰蛵 1649上
迎春 1649上
迎春葉 1649下
迎風冷淚 1649下
迎風赤爛 1649下
迎風熱淚 1649下
迎香穴 1649下
迎香疔 1649下
迎香毒 1650上
迎隨 1650上
近血 1650上
近效朮附湯 1650下
近效白朮附子湯 1650下
近氣 1650下
近視眼 1650下
返魂丹 1651上
返魂香 1653上
返魂草 1653上
返魂煙 1653上
邱墟穴 1653上
邱熺 1653下
邵弁 1653下
邵陽魚 1653下
采雞 1653下
采藥時月 1653下
金 1653下
金一 1654上
金七 1654上
金二 1654下
金八 1654下
金三 1654下
金丸 1654下
金刃傷 1654下
金口蜆 1654下
金子瑪瑙 1655上
金不換 1655上
金不換正氣散 1655上
金不換根 1655上
金不換散 1655上
金不換葉 1655下
金丹 1655下
金五 1656上
金井玉欄杆 1656上
金元四大家 1656上
金公 1656上
金六 1656上
金毛狗脊 1656上
金毛獅子瘡 1656上
金水六君丸 1656上
金水六君煎 1656下
金牙石 1656下
金牙酒 1657上
金牛兒 1657上
金主綠雲油 1657上
金句葉 1657上
金四 1657上
金汁 1657下
金瓜丸 1657下
金石 1657下
金石毒 1657下
金石斛 1657下
金朱丹 1657下
金朱飲 1658上
金竹 1658上
金竹衣 1658上
金竹青皮 1658上
金竹茹 1658上
金竹瀝 1658上
金衣公子 1658上
金位 1658下
金形之人 1658下
金杏 1658下
金杏丸 1658下
金沙散 1658下
金芍藥 1659上
金谷香 1659上
金豆 1659上
金豆子 1659上
金豆葉 1659上
金明散 1659上
金松 1659上
金松子 1659上
金果 1659上
金果欖 1659下
金果欖根 1659下
金果欖藤 1659下
金沸草 1659下
金沸草散 1659下
金波散 1660上
金物入腹 1660上
金狗脊 1660上
金狗脊根 1660下
金芙蓉 1660下
金芝 1660下
金花丸 1660下
金花豹子 1660下
金花散 1660下
金花湯 1661上
金花菜 1661上
金花鉫 1661上
金花蟲 1661上
金門穴 1661上
金星八角 1661上
金星丸 1661上
金星石 1661下
金星地鱔 1661下
金星砂 1661下
金星草 1661下
金星鳳尾 1661下
金星礜石 1661下
金柑 1661下
金疫 1661下
金砂散 1661下
金苦欖 1662上
金英草 1662上
金倍散 1662上
金剛丸 1662上

金剛石　1662下
金剛拳　1662下
金剛根　1662下
金剛草　1662下
金剛纂　1662下
金剛鑽　1663上
金屑　1663上
金座砂　1663上
金時揄　1663下
金桂　1663下
金桃　1663下
金烏散　1663下
金珠丸　1663下
金珠化痰丸　1663下
金疳　1664上
金素丹　1664上
金茶匙　1664下
金寄奴　1664下
金液丸　1664下
金液丹　1664下
金液五精丸　1665上
金液戊土丹　1665上
金理　1665上
金第　1665下
金莖　1665下
金莖露　1665下
金蛇　1665下
金蛇肉　1665下
金釧草　1665下
金釵石斛　1665下
金釵石斛膏　1665下
金釵股　1665下
金釵草　1665下
金陵草　1666上
金雀　1666上
金雀兒　1666上
金雀兒椒　1666上
金雀花　1666上
金雀根　1666上
金頂　1666上
金頂砒　1666下
金頂龍芽　1666下
金魚　1666下
金勝　1666下
金循義　1666下
金棗　1667上
金棱藤　1667上
金椒　1667上
金湯二嬰女　1667上
金粟丸　1667上
金粟丹　1667下
金絲虎斑　1667下
金絲草　1667下
金絲結　1667下
金絲煙　1667下
金絲萬應膏　1668上
金絲膏　1669上
金絲瘡　1669下
金絲醺　1669下
金絲鰻鱺　1669下
金華酒　1669下
金華散　1669下
金黃　1670上
金黃如意散　1670上
金黃散　1670上
金傷散　1670下
金盞草　1671上
金盞草花　1671上
金盞銀臺　1671上
金義孫　1671上
金腮瘡　1671上
金腳砒　1671下
金腳腦　1671下
金輅　1671下
金運　1671下
金鈴子　1671下
金鈴子散　1671下
金鈴草　1671下
金鈴散　1671下
金鈴菊　1672上
金鈴菊花　1672上
金鉑　1672下
金鉢盂　1672下
金鉤　1672下
金鼎靈砂　1672下
金匱　1672下
金匱心典　1672下
金匱方衍義　1672下
金匱方歌括　1672下
金匱玉函方　1673上
金匱玉函要略　1673上
金匱玉函要略輯義　1673上
金匱玉函經　1673上
金匱玉函經二注　1673上
金匱建中湯　1673上
金匱衍義　1673上
金匱要略　1673上
金匱要略方論　1673下
金匱要畧方論本義　1673下
金匱要畧方論𧝂注　1673下
金匱要畧注　1673下
金匱要略述義　1673下
金匱要略淺注　1673下
金匱要略淺注補正　1673下
金匱要略模象　1673下
金匱要略論注　1673下
金匱要略論疏　1673下
金匱眞言論　1674上
金匱腎氣丸　1674上
金匱鉤元　1674上
金匱歌　1674上
金匱翼　1674上
金匱藥方　1674上
金匱懸解　1674下
金漆　1674下
金箍散　1674下
金箍膏　1675上
金箔　1675上
金箔入腹　1675上
金箔丸　1675上
金箔茯苓散　1675下
金箔散　1675下
金箔鎭心丸　1675下
金精石　1676上
金銀花　1676上
金銀花散　1676上
金銀花湯　1676上
金銀花露　1676下
金銀散　1676下
金銀箔丸　1676下
金銀藤　1676下
金鳳化痰膏　1677上
金鳳毛　1677上
金鳳花　1677上
金鳳銜珠　1677上

金漿 1677上
金瘡 1677下
金瘡草 1680上
金箭頭 1680下
金線巴豆 1680下
金線重樓 1680下
金線草 1680下
金線釣蛤蟆 1680下
金線釣蝦蟆 1680下
金線釣蝦蟆根 1681上
金線釣蝦蟆莖汁 1681上
金線釣蝦蟆葉 1681上
金線蛙 1681上
金線礬 1681下
金翦刀 1681下
金翦花 1681下
金蓮 1681下
金蓮丸 1681下
金蓮子 1682上
金蓮花 1682上
金蓮飲 1682上
金蓮穩步膏 1682上
金鵶 1682上
金橘 1682上
金橘實 1682下
金橘實皮 1682下
金橘餅 1682下
金橘露 1682下
金燈 1682下
金燈籠 1683上
金蕎麥 1683上
金錢松 1683上
金錢花 1683上
金錢草 1683上
金錢橘 1683上
金錢薄荷 1683上
金龜子 1683下
金薄 1683下
金螺散 1683下
金鍼丸 1683下
金鍼散 1683下
金癘 1683下
金簪草 1684上
金薯 1684上
金蟬丸 1684上
金蟬脫殼酒 1684上
金蟬散 1684上
金蟬蛻甲酒 1684上
金蟲 1684下
金鎖丹 1684下
金鎖夭 1684下
金鎖正元丹 1684下
金鎖玉關丸 1684下
金鎖玉關丹 1685上
金鎖固精丸 1685上
金鎖思仙丹 1685上
金鎖匙 1685上
金鎖銀開 1685下
金鎖銀開根 1685下
金鎖銀開莖 1686上
金鎖銀開葉 1686上
金雞 1686上
金雞樹 1686上
金雞獨立草 1686上
金鞭散 1686上
金鯉湯 1686上
金蟾丸 1686上
金蟾化管丸 1686下
金蟾散 1686下
金蟾膏 1687上
金邊兔耳 1687上
金鏃科 1687上
金鏡內臺方議 1687上
金鎞祕論 1687上
金寶相 1687下
金寶膏 1687下
金罌 1687下
金鐘薄荷 1687下
金鐘薄荷根 1687下
金鐘薄荷葉 1687下
金露膏 1688上
金鯽魚 1688上
金鯽魚肉 1688上
金屬物入腹 1688上
金櫻 1688下
金櫻子 1688下
金櫻子膏 1688下
金櫻花 1688下
金櫻根 1688下
金櫻根皮 1688下
金櫻葉 1689上
金癩 1689上
金蘭之室 1689上
金蘭循經 1689上
金鬚斜 1689上
金鑛毒 1689上
金蠶蠱 1689上
金靈散 1689下
金鹽 1689下
金鑰匙 1689下
金鬱 1689下
長 1690上
長久 1690上
長化 1690上
長令 1690上
長平穴 1690上
長生 1690上
長生不死草 1690下
長生不老丹 1690下
長生果 1690下
長生活命丹 1690下
長生活命湯 1690下
長生韭 1690下
長生草 1691上
長石 1691上
長肌膏 1691上
長沙方歌括 1691上
長沙傷寒十釋 1691下
長沙藥解 1691下
長豆 1691下
長刺節論 1691下
長命菜 1691下
長政 1691下
長明酒 1691下
長松 1691下
長松根 1691下
長松酒 1692上
長肱 1692上
長青 1692上
長春牢牙散 1692上
長春花 1692上
長胎白朮丸 1692上
長夏 1692下
長孫 1692下
長桑君 1692下

長氣 1692下
長脈 1692下
長骨 1693上
長強 1693上
長強穴 1693上
長壽 1693上
長壽仙人柳 1693上
長澤道壽 1693上
長谿穴 1693下
長鍼 1693下
長蟲 1693下
長顱穴 1693下
門 1693下
門戶 1693下
門牙 1693下
門冬 1693下
門冬丸 1693下
門冬四物湯 1694上
門冬甘露飲 1694上
門冬清肺湯 1694上
門冬清肺飲 1694上
門冬飲 1694下
門臼 1694下
門臼塵 1694下
門閂癧 1694下
門齒 1694下
阜螽 1694下
阿井泉 1694下
阿月渾子 1695上
阿片 1695上
阿兒只 1695上
阿芙蓉 1695上
阿勃勒 1695上
阿勃勒子 1695上
阿勃參 1695上
阿勃參枝汁 1695上
阿息兒 1695下
阿迷酒 1695下
阿梨 1695下
阿虞 1695下
阿膠 1695下
阿膠丸 1696下
阿膠丹 1696下
阿膠四物湯 1697上
阿膠梅連丸 1697上
阿膠散 1697上
阿膠湯 1698上
阿膠飲 1698下
阿膠蘄艾丸 1698下
阿駔 1698下
阿䑭 1698下
阿魏 1698下
阿魏丸 1699上
阿魏化堅膏 1699下
阿魏化痞散 1700上
阿魏保生膏 1700上
阿魏根 1700下
阿魏脂 1700下
阿魏搐鼻法 1700下
阿魏雷丸散 1700下
阿魏膏 1701下
阿魏麝香散 1702上
阿羅魚 1702上
阿羅漢草 1702上
阿䳭 1702上
陀得 1702上
陀得花 1702上
陀僧 1702上
陀僧散 1702上
陀僧膏 1702上
附子 1702下
附子七味丸 1702下
附子八味湯 1703上
附子八物湯 1703上
附子丸 1703上
附子五積散 1703下
附子六合湯 1703下
附子六物湯 1703下
附子防風散 1703下
附子香 1703下
附子振陰湯 1703下
附子根 1704上
附子烏雞丸 1705上
附子敗毒湯 1705上
附子理中丸 1705上
附中理中湯 1705下
附子理陰煎 1705下
附子麻黃湯 1705下
附子散 1706上
附子湯 1707上
附子都氣丸 1707下
附子溫中湯 1707下
附子粳米湯 1708上
附子補中湯 1708上
附子瀉心湯 1708上
附子續命湯 1708下
附分穴 1708下
附支 1708下
附地菜 1708下
附香飲 1708下
附桂八味丸 1708下
附桂膏 1708下
附蚓 1709上
附骨 1709上
附骨疽 1709上
附陰疽 1710上
附陽穴 1710上
附廣肘後方 1710下
附翼 1710下
附蟬尸 1710下
雨水 1710下
雨府 1710下
雨前茶 1710下
雨韭 1711上
雨師 1711上
青 1711上
青尸鬼 1711上
青丹 1711下
青介石 1711下
青六丸 1711下
青木香 1711下
青木香丸 1711下
青木香湯 1711下
青水 1712上
青水蔆 1712上
青牛腸 1712上
青布 1712上
青玉 1712上
青白蘇 1712下
青皮 1712下
青皮丸 1712下
青皮白芍湯 1712下
青皮湯 1712下
青石英 1713上
青石脂 1713上

青光瞎眼　1713上
青州白丸子　1713上
青竹　1713上
青竹大豆油　1713下
青竹筍　1713下
青羊　1713下
青羊脂膏　1713下
青沙　1713下
青疔　1713下
青芋　1713下
青刺薊　1713下
青果　1714上
青盲　1714上
青芝　1714上
青芝散　1714上
青芥　1714下
青花豆　1714下
青花龍骨　1714下
青花龍骨湯　1714下
青金　1714下
青金丸　1714下
青金丹　1715下
青金散　1715下
青金膏　1716上
青金錠　1716上
青科　1716下
青背仙禽　1716下
青苔衣　1716下
青虹　1716下
青風　1716下
青風內障　1716下
青風羚羊湯　1716下
青風還睛散　1716下
青香丸　1717上
青娘子　1717上
青娥丸　1717上
青桂香　1717上
青桃丸　1717上
青氣　1717下
青煙白鶴草　1717下
青珠　1717下
青紙　1717下
青脈　1717下
青草蒼柏湯　1717下
青蚨　1718上
青啄木鳥　1718上
青崩　1718上
青帶　1718上
青帶下　1718上
青液散　1718下
青琅玕　1718下
青符　1718下
青蛇毒　1718下
青蛇便　1719上
青蛇異氣　1719上
青蛇頭　1719上
青雀　1719上
青雪丹　1719上
青魚　1719上
青魚目汁　1719上
青魚肉　1719下
青魚頭中枕骨　1719下
青魚膽汁　1719下
青散　1719下
青斑豆　1720上
青椑　1720上
青椒　1720上
青筋痧　1720上
青筍乾　1720上
青絲散　1720上
青菀　1720上
青菜　1720下
青蛙　1720下
青蛙毒　1720下
青蛤粉　1721上
青蛤散　1721上
青雲散　1721上
青黃消毒散　1721上
青黃涕　1721上
青黃散　1721上
青楊　1721下
青稞　1721下
青稞子　1721下
青粱　1721下
青粱米　1721下
青腰蟲　1721下
青腸　1721下
青葙　1721下
青葙子　1722上
青葙子丸　1722上
青葙莖　1722下
青葙葉　1722下
青葛　1722下
青雌　1722下
青鼠　1722下
青瑣　1722下
青瘕　1722下
青精乾石䭀飯　1722下
青綠丸　1723上
青腿牙疳　1723上
青蒿　1723下
青蒿丸　1724上
青蒿子　1724下
青蒿酒　1724下
青蒿莖　1724下
青蒿散　1724下
青蒿葉　1725上
青蒿露　1725上
青蒿蠹蟲　1725下
青蒿鼈甲湯　1725下
青蒿鼈甲煎丸　1725下
青裳　1726上
青膠　1726上
青蓮膏　1726上
青蝰蛇　1726上
青橘　1726上
青橘丹　1726上
青橘皮　1726上
青黏　1726下
青龍白虎湯　1726下
青龍背　1726下
青龍疽　1726下
青龍散　1726下
青龍飲　1726下
青螺　1727上
青霞　1727上
青霞散　1727上
青餅子　1727上
青黛　1727上
青黛丸　1727下
青黛散　1728下
青黛雄黃散　1729上
青鎮丸　1729上
青礞石　1729上
青礞石丸　1729下

青藤　1729下
青藤仔　1729下
青藤仔花　1730上
青邊芋　1730上
青雖　1730上
青雖肉　1730上
青礬　1730上
青露　1730上
青露散　1730上
青蘘　1730上
青蘭　1730下
青囊丸　1730下
青囊取蟲藥　1730下
青囊瑣探　1730下
青囊雜纂　1730下
青麟丸　1731上
青蠵　1731下
青靈穴　1731下
青靈膏　1731下
青鹽　1732上
青鹽丸　1732上
青鹽陳皮　1732上
非司歲物　1732上
非位　1732上
非風　1732下
非痟散　1732下

九畫

侯氏黑散　1733上
侯桃　1733下
侯莎　1733下
侯騷　1733下
侯騷子　1733下
侵腦疽　1733下
侶山堂類辨　1733下
便　1734上
便血　1734上
便易經驗集　1735下
便毒　1735下
便特　1737下
便祕　1737下
便牽牛　1737下
便產方　1737下
便澀腹脹足浮腫不孕　1737下
便濁　1738上
便癰　1738上
促　1738上
促脈　1738上
俊骨　1738上
保元丸　1738上
保元大成湯　1738下
保元湯　1738下
保心石　1739上
保生丸　1739下
保生挺子　1739下
保生祕要　1739下
保生救苦丹　1739下
保生救苦散　1739下
保生散　1740上
保生無憂散　1740上
保生集要　1740上
保生碎事　1740上
保生編　1740上
保生錠子　1740下
保生餅子　1740下
保光散　1740下
保孕丸　1741上
保安丸　1741上
保安散　1741上
保安湯　1741上
保安萬靈丹　1741下
保赤方略　1742上
保赤正脈　1742上
保命丸　1742上
保命丹　1743上
保命散　1743上
保命歌括　1743上
保和丸　1743上
保和枝　1743下
保和枝肉　1743下
保和枝核　1743下
保和湯　1743下
保肺湯　1744上
保胎丸　1744上
保胎清火湯　1744下
保胎散　1744下
保胎無憂散　1744下
保氣散　1744下
保眞湯　1744下
保產無憂方　1745上
保陰煎　1745下
保童丸　1746上
保精湯　1746上
保嬰丹　1746下
保嬰全書註釋　1747上
保嬰易知錄　1747上
保嬰金鏡錄　1747上
保嬰集　1747上
保嬰粹要　1747上
保嬰撮要　1747上
保蠵龜　1747下
保靈丹　1747下
俞　1748上
俞氏　1748上
俞弁　1748上
俞穴　1748上
俞用古　1748上
俞府穴　1748上
俞度　1748下
俞柎　1748下
俞茂鯤　1748下
俞氣　1748下
俞理　1748下
俞跗　1748下
俞會　1749上
俞震　1749上
俞橋　1749上
俞應泰　1749上
俞竅　1749上
俞髎　1749上
俠　1749下
俠升骨　1749下
俠白穴　1749下
俠熒疽　1749下
俠谿穴　1749下
俠瘿　1749下
信石　1749下
信效錠　1750上
冐　1750上
冐心　1750上
冐雨傷寒　1750上
冐家　1750下
冐眩　1750下
冐陽穴　1750下

冒暑 1750下
冠凫 1751上
冠蟬 1751上
則刺 1751上
削堅丸 1751上
剋伐 1751上
剋堅膏 1751下
前朴散 1751下
前谷穴 1751下
前板齒 1752上
前後 1752上
前後不通 1752上
前後血 1752上
前胡 1752上
前胡丸 1752上
前胡半夏湯 1752上
前胡枳殼散 1752下
前胡枳殼湯 1752下
前胡根 1752下
前胡犀角湯 1753上
前胡散 1753上
散胡湯 1753下
前閉 1754上
前陰 1754上
前頂穴 1754上
前筋 1754下
前溲 1754下
前腦疽 1754下
前鋒正將 1754下
前關穴 1754下
勁切 1754下
勇士 1755上
勇疽 1755上
南山茶 1755上
南天竹 1755上
南天竺草 1755上
南天竺飲 1755上
南天燭 1755下
南木香 1755下
南瓜 1755下
南瓜蔕 1755下
南瓜瓤 1755下
南白膠香 1756上
南白膠香散 1756上
南沙參 1756上
南居李 1756上
南政之歲 1756上
南客 1756上
南星 1756上
南星五生丸 1756上
南星散 1756下
南星腹皮散 1757上
南星腹皮湯 1757上
南星腹皮飲 1757上
南星飲 1757上
南星膏 1757上
南苜蓿 1757下
南茈胡 1757下
南海貝 1757下
南海藥譜 1757下
南珠 1757下
南草 1757下
南蛇 1757下
南連 1757下
南棗 1758上
南椒 1758上
南番珠 1758上
南陽丸 1758上
南陽活人書 1758上
南雅堂醫書 1758上
南極 1758上
南極涎生湯 1758上
南硼砂 1758下
南硼砂散 1758下
南壁土 1758下
南豬 1758下
南燭 1758下
南燭子 1759上
南燭枝 1759上
南燭草木 1759上
南燭葉 1759上
南薄荷 1759下
南藤 1759下
南藤酒 1759下
南藤莖 1759下
南藤葉 1759下
卻死香 1759下
卻老 1759下
卻毒湯 1760上
卻暑散 1760上
卻節 1760上
即炤 1760上
厚皮 1760上
厚朴 1760上
厚朴七物湯 1760下
厚朴三物湯 1760下
厚朴丸 1761上
厚朴大黃湯 1761下
厚朴子 1761下
厚朴生薑甘草半夏人參湯 1761下
厚朴皮 1762上
厚朴花 1762上
厚朴枳實湯 1762下
厚朴麻黃湯 1762下
厚朴散 1763上
厚朴湯 1763下
厚朴溫中湯 1764上
厚朴煎丸 1764上
厚腸丸 1764上
厚腸丹 1764上
厚腸香連丸 1764上
厚實 1764上
厚藥 1764上
叛奴鹽 1764下
咬人狗 1764下
咬牙風 1764下
咬骨疽 1764下
咬頭膏 1764下
咯血 1764下
咯蒂傷寒 1765下
咸 1765下
咽 1765下
咽門 1765下
咽骨 1766上
咽乾 1766上
咽喉 1766上
咽喉白點 1766上
咽喉科 1766上
咽喉紅腫 1766上
咽喉祕集 1766上
咽喉脈證通論 1766上
咽喉備急丹 1766下
咽喉腫痛 1766下
咽喉壅塞 1769下

咽喉癢痛聲啞　1769下
咽嗌　1769下
咽路　1769下
咽瘡風　1769下
咽醋丸　1770上
咽關痘　1770上
品胎　1770上
品產　1770上
品雪丹　1770下
哈昔泥　1770下
垢胎　1770下
垣衣　1770下
垣嬴　1770下
契紹　1770下
奔㹠　1770下
奔㹠湯　1770下
奔氣湯　1770下
奔馬草　1770下
奔豚　1770下
奔豚丸　1771上
奔豚疝　1772上
奔豚氣　1772上
奔豚湯　1772上
姙子　1772下
姙娠　1772下
姚本厚　1772下
姚良　1772下
姚桂　1772下
姚能　1772下
姚訓恭　1772下
姚僧垣　1772下
姚濬　1773上
姚應鳳　1773上
姚懼　1773下
姜公魚　1773下
姜居安　1773下
姹女　1774上
威蛇　1774上
威喜丸　1774上
威喜丹　1774上
威靈仙　1774上
威靈仙丸　1774下
威靈仙根鬚　1774下
威靈仙散　1775上
威靈仙飲　1775上
威靈穴　1775上
威靈散　1775下
娃草　1775下
孩兒茶　1775下
孩兒參　1775下
孩兒魚　1775下
孩兒撐傘　1775下
客　1775下
客主人穴　1775下
客主穴　1776上
客尖　1776上
客忤　1776上
客忤夜啼　1776下
客氣　1777上
客塵醫話　1777上
宣牙膏　1777上
宣白承氣湯　1777上
宣明丸　1777下
宣明五氣篇　1777下
宣明方論　1777下
宣明論方　1777下
宣毒散　1778上
宣胞丸　1778上
宣風換肌散　1778下
宣風散　1778下
宣氣湯　1779上
宣連　1779上
宣連丸　1779上
宣黃連　1779上
宣痹湯　1779上
宣熱丹　1779上
宣劑　1779下
宣積丸　1779下
宣露　1779下
宣鬱通經湯　1780上
室女帶下　1780上
室女經閉　1780上
宧者　1781上
封口散　1781上
封牛　1781上
封石　1781上
封羊　1781下
封君　1781下
封君達　1781下
封華　1781下
封蛤　1781下
封塞　1781下
封顖散　1782上
封頭　1782上
封臍散　1782上
封藏　1782下
封髓丹　1782下
屋上敗茅　1782下
屋內牆下土　1783上
屋內牆下塵　1783上
屋遊　1783上
屋漏　1783上
屋漏水　1783上
屋翳穴　1783上
屍　1783下
屍毒痘　1783下
屍蟲　1784上
屎　1784上
屎蚵蜋　1784上
巷　1784上
帝丁　1784上
帝中　1784上
帝中風　1784上
帝休　1784上
帝秋　1784下
帝鐘　1784下
幽　1784下
幽門　1784下
幽門穴　1784下
幽門祕　1784下
幽癰　1784下
度　1785上
度穀　1785上
建中丹　1785上
建中加木瓜柴胡湯　1785下
建中加附子當歸湯　1785下
建中湯　1785下
建水草　1785下
建水草葉　1785下
建里穴　1785下
建胃丹　1786上
建胃散　1786上
建神麴　1786上
建茶　1786下
建參　1786下

建蘭 1786下
建蘭花 1787上
建蘭花露 1787上
建蘭根 1787上
建蘭葉 1787上
廻瀾說 1787下
彥修醫案 1787下
徇蒙 1787下
徇齊 1787下
律原 1787下
律暢 1787下
後 1787下
後入 1788上
後山骨 1788上
後不利 1788上
後天 1788上
後肋 1788上
後血 1788上
後沃沫 1788上
後枕骨 1788下
後泄 1788下
後金鏡錄 1788下
後重 1788下
後庭花 1788下
後膂 1788下
後陰 1788下
後頂穴 1788下
後腦發 1788下
後飯 1788下
後輔骨 1789上
後谿穴 1789上
後藤 1789上
後關穴 1789上
怒 1789上
怒中 1790上
怒呃 1790上
怒嚇 1790上
思 1790上
思中 1790下
思仙 1790下
思仙木 1790下
思仲 1790下
思安茶 1790下
思益 1790下
急心 1790下
急方 1790下
急疔 1791上
急性子 1791上
急治彙編 1791上
急風散 1791上
急消湯 1791上
急痄 1791下
急脈穴 1791下
急救仙方 1791下
急救良方 1791下
急救散 1792上
急救異痧奇方 1792上
急喉風 1792下
急虛 1792下
急黃 1792下
急解索 1792下
急驚風 1792下
急驚風治驗 1795上
恆山 1795上
恇 1795上
恢刺 1795上
恬惔 1795上
恬愉 1795上
扁竹 1795上
扁豆 1795上
扁豆散 1795上
扁戾骨 1795上
扁毒 1795上
扁青 1795下
扁前 1795下
扁柏 1795下
扁苻 1795下
扁桃 1795下
扁特 1795下
扁骨 1795下
扁蒲 1796上
扁蔓 1796上
扁蝨 1796上
扁擔翻 1796上
扁辨 1796上
扁螺 1796上
扁鵲 1796上
扁鵲心書 1796上
扁鵲玉壺丸 1796下
扁鵲指歸圖 1797上
扁鵲倉公傳彙考 1797上
扁鵲神應鍼灸玉龍經 1797上
拜堂散 1797上
括耙草 1797上
拯陰理癆湯 1797下
拯傷接命丹 1797下
拯損膏 1797下
拯濟換骨丹 1797下
拱鼠 1798上
持 1798上
持脈 1798上
持鍼 1798上
持癰 1798下
指 1798下
指丫痛 1798下
指丫瘡 1798下
指井 1799上
指天 1799上
指甲 1799上
指甲散 1799上
指甲盡脫 1799上
指甲縫 1799下
指肚 1799下
指南總論 1799下
指風毒 1799下
指迷丸 1799下
指骨 1799下
指骨傷 1799下
指掌圖 1800上
指節 1800上
指頭麻木痛癢 1800上
指縫生蟲 1800上
指斷 1800上
按 1800上
按季 1800上
按脈 1800上
按摩 1800上
按摩科 1800下
按蹻 1800下
挑生毒 1800下
挑生蠱蟲 1801上
挑鍼毒 1801上
故氣 1801上
故病 1801上

故貴　1801上
故綿　1801上
斫合子　1801上
施發　1801上
昝殷　1801上
星　1801上
星子丹　1801下
星半安中湯　1801下
星朮丸　1801下
星芎丸　1801下
星附丸　1801下
星附六君湯　1802上
星附散　1802上
星洛　1802上
星香丸　1802上
星香全蠍散　1802上
星香散　1802下
星香湯　1802下
星夏散　1802下
星蘇散　1802下
映山紅　1802下
映日果　1802下
春分　1802下
春水　1802下
春冰集　1803上
春哥兒　1803上
春桂　1803上
春海棠　1803上
春草　1803上
春酒　1803上
春雪膏　1803上
春魚　1804上
春筍　1804上
春溫　1804上
春溫三字訣　1804上
春葵　1804上
春嗽　1804上
春澤湯　1804上
昧　1804上
昨葉何草　1804下
昨葉何草散　1804下
昭子　1804下
昭明隱旨　1804下
昭參　1804下
是巨淵　1804下
是齋百一選方　1805上
曷旦　1805上
枯　1805上
枯芩　1805上
枯痔散　1805上
枯筋箭　1805下
枯餅　1806上
枯餅皮　1806上
枯餅葉　1806上
枯瘤膏　1806上
枯瘤餅　1806上
枯蟬　1806下
枯礬　1806下
枯礬散　1806下
枲耳　1806下
枲麻　1806下
枳　1806下
枳朮丸　1806下
枳朮湯　1807上
枳朮導滯丸　1807下
枳芎散　1807下
枳刺紋　1807下
枳首蛇　1808上
枳根皮　1808上
枳桔柴胡湯　1808上
枳茹　1808上
枳茹酒　1808上
枳連導滯湯　1808上
枳椇　1808上
枳椇子　1808下
枳椇子丸　1808下
枳椇木汁　1808下
枳椇木皮　1808下
枳殼　1808下
枳殼丸　1809上
枳殼防風丸　1809下
枳殼散　1809下
枳殼湯　1810上
枳殼疎肝散　1810下
枳殼煮散　1810下
枳殼瘦胎散　1811上
枳椒　1811上
枳葉　1811上
枳實　1811上
枳實二陳湯　1811下
枳實丸　1811下
枳實大黃湯　1811下
枳實半夏湯　1811下
枳實平胃散　1811下
枳實芍藥散　1811下
枳實栝樓薤白桂枝湯　1812上
枳實消痞丸　1812上
枳實梔子豉湯　1812上
枳實理中丸　1812上
枳實理中湯　1812下
枳實散　1812下
枳實湯　1813上
枳實導滯丸　1813上
枳實導滯湯　1813上
枳實薤白桂枝湯　1813下
枳實檳榔丸　1813下
枳橘湯　1813下
架骨　1813下
枸　1813下
枸忌　1814上
枸杞　1814上
枸杞丸　1814上
枸杞子　1814下
枸杞子粥　1814下
枸杞酒　1814下
枸杞莖　1814下
枸杞煎　1815上
枸杞葉　1815上
枸杞蟲　1815上
枸骨　1815上
枸骨木皮　1815下
枸骨枝　1815下
枸骨葉　1815下
枸骨葉露　1815下
枸棘　1815下
枸橘　1816上
枸橘木皮　1816上
枸橘刺　1816上
枸橘葉　1816上
枸橘實　1816上
枸橘實核　1816下
枸櫞　1816下
枸櫞　1816下
枸櫞根　1816下

枸櫞葉 1816下
枸櫞實 1816下
枸櫞實露 1816下
枹 1816下
枸薊 1817上
柹 1817上
柹木皮 1817上
柹花 1817上
柹根 1817上
柹蔕 1817上
柹蔕散 1817上
柹蔕湯 1817上
柹蔕飲 1817上
柹錢 1817下
柹錢散 1817下
柹霜 1817下
柹霜丸 1817下
柹霜湯 1817下
柹餅 1817下
柹餻 1817下
柀子 1817下
柏子仁 1817下
柏子仁丸 1818上
柏子仁散 1818下
柏子仁湯 1818下
柏子養心丸 1819上
柏皮湯 1819下
柏皮膏 1819下
皮枝飲 1819下
柏枝瑪瑙 1819下
柏油 1819下
柏油膏 1819下
柏脂膏 1820上
柏連散 1820上
柏黃散 1820上
柏葉 1820上
柏葉紋 1820上
柏葉酒 1820下
柏葉散 1820下
柏葉湯 1821上
柏葉飲 1821上
柏葉膏 1821上
柏實 1821下
柏墨散 1821下
柏膠丸 1821下
柑 1821下
柑葉 1822上
柑實 1822上
柑實皮 1822上
柑實核 1822上
染指甲草 1822上
染胎 1822上
染絳子 1822上
染菽 1822上
染緋草 1822下
染藍布水 1822下
柔干 1822下
柔化 1822下
柔汗 1822下
柔痓 1822下
柔湯 1822下
柔痙 1822下
柔筋 1823上
柔脾湯 1823上
柔萎 1823上
柔痰 1823上
柘 1823上
柘木白皮 1823上
柘耳 1823上
柘花 1823下
柘根白皮 1823下
柘根酒 1823下
柘黃 1823下
柘蠹蟲 1823下
柘蠹蟲糞 1823下
柚 1823下
柚花 1823下
柚葉 1823下
柚實 1824上
柚實皮 1824上
柞 1824上
柞子 1824上
柞木皮 1824上
柞木枝 1824上
柞木飲 1824上
柞楢火 1824下
柞葉 1824上
柟 1824上
查克木 1824上
查蘇湯 1824上
柯琴 1824上
柯樹 1825上
柯樹皮 1825上
柯懷祖 1825上
柰 1825上
柰杏 1825上
柰花 1825下
柰桃 1825下
柰實 1825下
柱下土 1825下
柱骨 1825下
柳 1825下
柳耳 1826上
柳枝 1826上
柳枝湯 1826上
柳花 1826上
柳花散 1826上
柳青丸 1826下
柳洲醫話 1826下
柳屑 1826下
柳根白皮 1826下
柳桂 1827上
柳寄生 1827上
柳絮 1827上
柳絮飛胸痘 1827上
柳絮礬 1827上
柳華散 1827上
柳椹 1827上
柳葉 1827下
柳葉散 1827下
柳實 1827下
柳膠 1827下
柳蕈 1827下
柳蕊 1827下
柳蠹蟲 1828上
柳蠹蟲糞 1828上
柴朴湯 1828上
柴芍參苓散 1828上
柴芍參苓飲 1828上
柴芎湯 1828上
柴前梅連散 1828下
柴胡 1828下
柴胡丁香湯 1828下
柴胡二連丸 1828下
柴胡二連湯 1829上

柴胡人參湯 1829上
柴胡丸 1829上
柴胡六合湯 1829上
柴胡升麻湯 1829上
柴胡升陽湯 1829上
柴胡加芒硝湯 1829下
柴胡加防風湯 1829下
柴胡加桂湯 1830上
柴胡加龍骨牡蠣湯 1830上
柴胡半夏湯 1830下
柴胡去半夏加瓜蔞湯 1831上
柴胡去半夏加栝樓根湯 1831上
柴胡四物湯 1831上
柴胡石膏湯 1831下
柴胡地骨皮湯 1831下
柴胡抑肝湯 1831下
柴胡芎歸湯 1831下
柴胡知母湯 1832上
柴胡枳桔湯 1832上
柴胡根 1832上
柴胡桂枝乾薑湯 1832下
柴胡桂枝湯 1833上
柴胡桂薑湯 1833下
柴胡茵陳五苓散 1833下
柴胡退翳丸 1833下
柴胡參朮湯 1834上
柴胡梔子散 1834上
柴胡梔子湯 1834上
柴胡清肝散 1834上
柴胡清肝湯 1834下
柴胡清燥湯 1834下
柴胡莖 1834下
柴胡通經湯 1834下
柴胡連翹湯 1834下
柴胡麥門冬散 1835上
柴胡麥門冬湯 1835上
柴胡勝溼湯 1835上
柴胡復生湯 1835下
柴胡散 1835下
柴胡湯 1836下
柴胡疏肝散 1837上
柴胡疏肝湯 1837上
柴胡舒肝散 1837上
柴胡葛根湯 1837上
柴胡飲 1837上
柴胡鼠黏子湯 1837下
柴胡調經湯 1838上
柴胡養榮湯 1838上
柴胡橘皮湯 1838上
柴胡聰耳湯 1838上
柴胡薑桂湯 1838下
柴苓湯 1838下
柴香散 1838下
柴桔湯 1838下
柴紫 1838下
柴陳湯 1838下
柴陷湯 1838下
柴葛五苓散 1838下
柴葛桂枝湯 1838下
柴葛解肌湯 1839上
栅木 1839上
栅木皮 1839下
㰦 1839下
殃火丹 1839下
段康年 1839下
毗陵茄子 1839下
毗梨勒 1839下
毗梨勒實 1839下
泉 1840上
泉州神麴 1840上
泉液穴 1840上
泉龍 1840上
洄溪祕方 1840上
洄溪醫案 1840上
洋伽倆 1840上
洋粉團 1840上
洋船璞 1840下
洋菜 1840下
洋煙 1840下
洋霉瘡 1840下
洋鴨 1840下
洋蟲 1840下
洋蟲糞 1842下
洎夫藍 1842下
洒 1842下
洒淅 1842下
洗 1842下
洗刀散 1842下
洗心散 1843下
洗心湯 1844上
洗手土 1844上
洗手水 1844上
洗杖湯 1844上
洗肝明目散 1844下
洗肝散 1844下
洗肝湯 1845上
洗足水 1845上
洗兒湯 1845上
洗肺散 1845上
洗面藥 1845上
洗痔黃硝湯 1845下
洗痔膏 1845下
洗眼紫金膏 1845下
洗眼湯 1846上
洗搨散 1846上
洗搨湯 1846上
洗輪散 1846上
洗瘴丹 1846上
洗鍋羅瓜 1846上
洗藥荊葉散 1846下
洗蠶水 1846下
洛神珠 1846下
洛陽 1846下
洛醫彙講 1846下
洞 1846下
洞天救苦丹 1846下
洞天毓眞膏 1847上
洞天嫩膏 1847上
洞天膏 1847上
洞天鮮草丹 1847下
洞天鮮草膏 1847下
洞天鍼灸經注解 1847下
洞心 1847下
洞石 1847下
洞泄 1847下
洞庭柑 1848上
洞骨 1848上
洞微 1848上
洞裏神仙 1848上
津 1848上
津田世賞 1848上
津血同源 1848上
津泄 1848上

津液 1848下
津液之府 1848下
津液廓 1848下
津符 1848下
津符子 1848下
津脫 1848下
津調散 1849上
洩劑 1849上
洪天錫 1849上
洪氏集驗方 1849上
洪金鼎 1849上
洪脈 1849上
洪裕封 1849下
洪濤 1849下
洪遵 1850上
洪寶丹 1850上
洪蘊 1850下
洮羊 1851上
活人大黃湯 1851上
活人心法 1851上
活人心統 1851上
活人心鑑 1851上
活人書 1851上
活人節要歌 1851上
活水止風丹 1851上
活幼心法 1851下
活幼新書 1851下
活幼精要 1851下
活血丹 1851下
活血止痛湯 1852上
活血和氣飲 1852下
活血草 1852下
活血通經湯 1852下
活血散 1852下
活血散瘀湯 1853上
活血湯 1853上
活血解毒湯 1853下
活血潤腸丸 1853下
活血潤燥生津飲 1853下
活血調氣湯 1854上
活血應痛丸 1854上
活血驅風散 1854上
活命仙丹 1854下
活命金丹 1854下
活命祕訣 1855上
活命散 1855上
活命飲 1855上
活東 1855上
活法機要 1855上
活虎丹 1855上
活師 1855上
活莌 1855上
活鹿草 1855下
活絡丹 1855下
活絡流氣飲 1855下
活腸散毒丹 1856上
活龍散 1856上
流水 1856上
流水麻根瘡 1856上
流火 1856上
流火流痰痧 1856下
流泄 1856下
流注 1856下
流注指微賦 1860上
流注散 1860上
流注癧 1860上
流星 1860上
流星飛火 1860下
流星草 1860下
流衍 1860下
流氣飲 1860下
流淫 1861上
流痧 1861下
流飲 1861下
流演 1861下
炭 1861下
炭火 1862上
炭皮 1862上
炮 1862上
炮製 1862上
炮薑根 1862上
炲 1862下
狤猧 1862下
狨 1862下
狨皮 1862下
狨肉 1862下
狨血 1862下
狨脂 1862下
狩痘 1862下
玳瑁 1862下
玻璃 1863上
玻瓈 1863上
珀珍散 1863上
珂 1863上
珊瑚 1863上
珊瑚架 1863下
珊瑚配 1863下
珊瑚痔 1863下
珊瑚紫金膏 1863下
珊瑚散 1864上
珊瑚菜 1864上
珍珠 1864上
珍珠人牙散 1864上
珍珠十寶膏 1864上
珍珠丸 1864上
珍珠子丸 1864下
珍珠母 1864下
珍珠母丸 1864下
珍珠生肌散 1864下
珍珠倒捲簾 1865上
珍珠粉丸 1865上
珍珠退翳散 1865上
珍珠痔 1865上
珍珠散 1865上
珍珠痘 1866上
珍珠痧 1866上
珍珠菜 1866上
珍珠囊 1866上
珍珠囊指掌補遺藥性賦 1866上
珍寶三生丹 1866上
界 1866下
界橋茶 1866下
畏火 1866下
畏星 1866下
疢筋 1866下
疨 1866下
疣 1866下
疣瘊 1867上
疣瘡 1867上
疤 1867上
疥 1867上
疥拍腹 1867上
疥瘡 1867上
疥靈丹 1870上

疕疽 1870下
疕癰 1870下
疫 1870下
疫毒神昏 1870下
疫室 1870下
疫疹 1870下
疫疹一得 1870下
疫病發黃 1871上
疫喉 1871上
疫喉口渴 1873上
疫喉不發熱 1873上
疫喉失音 1873上
疫喉目赤 1873上
疫喉自汗 1873下
疫喉初起三禁 1873下
疫喉呃逆 1873下
疫喉毒泡 1873下
疫喉便閉 1874上
疫喉便溏 1874上
疫喉後下痢 1874上
疫喉後牙疳 1874上
疫喉後虛勞 1874上
疫喉欬嗽 1874下
疫喉氣促 1874下
疫喉神煩 1874下
疫喉齜 1874下
疫喉淺論 1874下
疫喉脣絳 1875上
疫喉無汗 1875上
疫喉痧 1875上
疫喉發熱 1875上
疫喉會厭腐潰 1875上
疫喉溺濇 1875下
疫喉痹 1875下
疫喉腹痛 1875下
疫喉嘔吐 1875下
疫喉鼻扇 1875下
疫喉鼻煤 1875下
疫喉齒乾 1876上
疫喉遺毒 1876上
疫喉鼾睡 1876上
疫喉譫語 1876上
疫痢 1876上
疫痧 1876下
疫痧草 1876下
疫瘧 1876下
疫癘溯原 1876下
癸 1876下
盼 1876下
皆治藤 1877上
皆治藤根 1877上
皆治藤葉 1877上
皇 1877上
皇尖 1877上
皇甫中 1877上
皇甫坦 1877上
皇甫謐 1877上
盆砂 1877上
盆桂 1877下
盆消 1877下
盆甑草 1877下
盆邊零飯 1877下
相 1877下
相火 1877下
相思 1877下
相思子 1878上
相思草 1878上
相鳥 1878上
相傳之官 1878上
相勝之脈 1878上
省客 1878上
省風湯 1878下
省頭草 1878下
省藤 1878下
眉 1879上
眉上生瘡 1879上
眉心疔 1879上
眉心疽 1879上
眉毛動搖 1879下
眉本 1879下
眉冲穴 1879下
眉風毒 1879下
眉風癬 1879下
眉疽 1879下
眉骨 1879下
眉眶骨 1879下
眉脫不生 1879下
眉稜骨 1880上
眉稜骨痛 1880上
眉發 1880下
眉煉 1880下
眉頭 1880下
眉叢 1880下
砂 1880下
砂仁 1881上
砂仁花 1881上
砂仁殼 1881上
砂仁湯 1881上
砂仁瘡 1881上
砂疥 1881上
砂挼子 1881上
砂壺 1881上
砂鍋 1881下
砑螺 1881下
砒石 1881下
砒素 1881下
砒黃 1881下
砒霜 1882上
砒霜毒 1882下
砒霜散 1883上
砒霜纍瘡 1883上
禹功丸 1883上
禹功散 1883下
禹穴石 1883下
禹韭 1883下
禹孫 1883下
禹哀 1883下
禹餘糧 1883下
禹餘糧丸 1884上
秋分 1884下
秋冬感寒喘 1885上
秋石 1885上
秋冰 1885上
秋風子 1885下
秋海棠 1885下
秋海棠花 1885下
秋海棠梗 1885下
秋海棠葉 1886上
秋痲 1886上
秋痢 1886上
秋葉 1886上
秋葵 1886上
秋葵子 1886上
秋葵花 1886上
秋嗽 1886上

秋霜散 1886下
秋蟬泣露 1886下
秋蟬痧 1887上
秋露 1887上
秔米 1887上
穿山甲 1887上
穿山甲散 1887上
穿心冷瘻 1887下
穿心毒 1887下
穿心箭痛 1887下
穿牙疔 1887下
穿牙毒 1887下
穿牙疳 1887下
穿地鈴 1887下
穿板疔 1887下
穿板瘡 1888上
穿埂天蛇 1888上
穿珠 1888上
穿粉散 1888上
穿脅癧 1888上
穿骨疽 1888上
穿骨痧 1888上
穿喉 1888上
穿掌疽 1888下
穿窟天蛇 1888下
穿胸痧 1888下
穿腮 1888下
穿腮毒 1888下
穿腮發 1888下
穿腸瓜子 1888下
穿腸瓜花 1889上
穿腸痔 1889上
穿膈痧 1889上
穿踝疽 1889上
穿頷風 1889上
穿鮑繩 1889下
穿襠疽 1889下
穿襠發 1889下
穿邊天蛇 1889下
突睛高外障 1889下
突厥白 1889下
突厥白根 1889下
突厥鳥 1890上
突厥鳥肉 1890上
紀 1890上
紀天錫 1890上
紀朋 1890上
約方 1890上
約束 1890上
約精丸 1890上
約精丹 1890上
約囊 1890下
紅三七 1890下
紅丸 1890下
紅中人裂紋舌 1891上
紅中似胎非胎舌 1891上
紅中乾舌 1891下
紅中淡黑舌 1891下
紅中通尖黑乾舌 1891下
紅中焦黑舌 1891下
紅中黑紋舌 1891下
紅中黑斑舌 1892上
紅中微黃根舌 1892上
紅中微黃滑舌 1892上
紅中蝕爛舌 1892上
紅中雙灰乾舌 1892上
紅內白星舌 1892下
紅內紅星舌 1892下
紅內消 1892下
紅內黃星舌 1892下
紅內黑尖舌 1892下
紅升丹 1892下
紅升藥 1893下
紅心灰藋 1893下
紅木香 1893下
紅木香根 1893下
紅毛子 1893下
紅毛石皮 1893下
紅毛茶 1894上
紅毛參 1894上
紅末子 1894上
紅玉散 1894上
紅玉膏 1894下
紅玉錠 1894下
紅皮 1895上
紅皮藤 1895上
紅尖出血舌 1895上
紅尖白根舌 1895上
紅尖乾舌 1895上
紅尖紫刺舌 1895上
紅尖黑根舌 1895上
紅汗 1895下
紅百合 1895下
紅肉 1895下
紅色舌 1895下
紅色紋裂舌 1895下
紅色紫瘡舌 1896上
紅豆 1896上
紅豆丸 1896上
紅豆散 1896上
紅豆蔻 1896上
紅姑娘 1896上
紅昇丹 1896上
紅杞子 1896下
紅松脂 1896下
紅果草 1896下
紅花 1896下
紅花桃仁湯 1896下
紅花茶 1896下
紅花散 1896下
紅花散瘀湯 1897上
紅花湯 1897上
紅花菜 1897上
紅花當歸散 1897上
紅長脹出口外舌 1897下
紅孩兒 1897下
紅星舌 1897下
紅砂 1897下
紅茂草 1897下
紅茂草根 1898上
紅茂草葉 1898上
紅茄 1898上
紅娘子 1898上
紅海粉 1898上
紅珠大鋸草 1898上
紅珠痧 1898上
紅秫散 1898上
紅紗拂面痘 1898下
紅茶 1898下
紅梔子 1898下
紅紫乾枯痘 1898下
紅紫痘 1898下
紅細枯長舌 1899上
紅散 1899上
紅棉 1899上

紅棗 1899上
紅棗丸 1899上
紅棗散 1899下
紅棗飲 1899下
紅痧 1899下
紅短白疱舌 1899下
紅硬舌 1899下
紅絨 1900上
紅絲疔 1900上
紅絲瘡 1900上
紅絲瘤 1900下
紅栥 1900下
紅暈 1900下
紅暈邊黑舌 1900下
紅髦 1900下
紅痿舌 1901上
紅鉛 1901上
紅鉛丸 1901下
紅鉛造化丹 1901下
紅鉛散 1902上
紅嫩無津舌 1902上
紅旗參 1902上
紅綿 1902上
紅綿散 1902上
紅膏藥 1903上
紅僵 1903下
紅蓮米 1903下
紅蓮花 1903下
紅餂舌 1903下
紅戰舌 1903下
紅糖 1903下
紅蕉 1904上
紅龍鬚 1904上
紅螺 1904上
紅斷紋裂舌 1904上
紅薯 1904上
紅藍 1904上
紅藍子 1904上
紅藍花 1904下
紅藍花酒 1904下
紅藍花散 1904下
紅藍苗 1905上
紅藍棗 1905上
紅藏 1905上
紅繭疔 1905上
紅藤 1905下
紅藥子 1905下
紅麴 1905下
紅麴酒 1906上
紅蘭 1906上
紅蘺 1906上
紅鹽 1906上
紅黯舌 1906上
紉元醫案 1906上
缸膏 1906上
美人草 1906上
美人蕉 1906上
美眉 1906上
美原烟 1906下
美草 1906下
美骨 1906下
美棗 1906下
美鬚 1906下
羿先 1906下
耐冬 1906下
耶律庶成 1906下
耶律敵魯 1906下
胂 1906下
胃 1907上
胃之源 1907下
胃反 1908上
胃心痛 1910下
胃火 1911上
胃火小舌爛痛 1911上
胃火牙痛 1911上
胃汁 1911上
胃石 1911上
胃呃 1911上
胃毒小舌爛痛 1911下
胃泄 1911下
胃俞穴 1911下
胃苓散 1912上
胃苓湯 1912上
胃苓飲 1912上
胃風 1912上
胃風湯 1912下
胃倉穴 1913上
胃家 1913上
胃欬 1913上
胃氣 1913下
胃氣痛 1913下
胃氣論 1913下
胃氣論附餘 1913下
胃疸 1913下
胃疽 1913下
胃病 1913下
胃胳 1914上
胃脈 1914上
胃脘 1914上
胃脘穴 1914下
胃脘痛 1914下
胃寒腸熱 1916下
胃寒嘔吐 1916下
胃絕 1917上
胃脹 1917上
胃脾湯 1917上
胃虛汗 1917上
胃虛祕 1917上
胃虛喘 1917上
胃募 1917上
胃愛丸 1917下
胃禁瘡痘 1917下
胃經痘 1917下
胃嗽 1918上
胃實祕 1918上
胃蒸 1918上
胃熱腸寒 1918上
胃熱嘔吐 1918上
胃瘧 1918下
胃膜 1918下
胃蟲 1918下
胃關煎 1918下
胃爛脣臭 1918下
胃囊 1918下
胃癰 1919上
胆 1919上
朐朒 1919上
背 1919下
背內 1919下
背包生 1919下
背俞 1919下
背骨 1919下
背骨傷 1919下
背產 1920上
背脂筋 1920上

背惡寒 1920上
背痛 1920下
背腧 1921上
背腧篇 1921上
背解穴 1921上
背熱如火 1921上
背癰 1921上
胍肫 1921上
胎 1921上
胎上逼心 1921下
胎不長 1922上
胎元 1922下
胎元七味丸 1922下
胎元散 1923上
胎元飲 1923上
胎水 1923上
胎生 1923上
胎甲 1923下
胎死不下 1923下
胎衣 1924下
胎赤 1924下
胎怯 1925上
胎毒 1925上
胎毒發丹 1925上
胎毒瘡瘍 1925上
胎毒瘰癧 1926上
胎疝 1926上
胎肥 1926下
胎前 1926下
胎垢 1926下
胎風 1926下
胎風赤爛外障 1927上
胎食 1927上
胎剝 1927上
胎息 1927上
胎病 1927下
胎動不安 1927下
胎患內障 1929下
胎教 1929下
胎產 1930上
胎產心法 1930下
胎產全書 1930下
胎產金丹 1930下
胎產金鍼 1930下
胎產護生篇 1930下
胎寒 1930下
胎痛 1931上
胎脹 1931上
胎黃 1931上
胎漏 1931下
胎漏黃汁 1932下
胎墮 1932下
胎熱 1932下
胎瘧 1933上
胎盤 1933上
胎瘤 1933下
胎癎 1933下
胎瘴 1933下
胎糞 1933下
胎翳內障 1933下
胎癥瘡 1934上
胎驚 1934上
胎驚丹毒 1935上
胑 1935上
胕 1935上
胕疝 1935上
胕腫 1935上
胕髓病 1935下
胖 1935下
胖大海 1935下
胗 1935下
胚 1935下
胚胎 1935下
胛 1936上
胛癰 1936上
胝 1936上
胝臅 1936上
胞 1936上
胞水 1936上
胞肉膠凝外障 1936上
胞衣 1936上
胞衣不下 1936下
胞衣水 1938上
胞肓穴 1938上
胞門穴 1938上
胞阻 1938上
胞宮 1938上
胞氣 1938下
胞脈 1938下
胞絡 1938下
胞膹 1938下
胞痹 1938下
胞漏瘡 1938下
胞蒸 1939上
胞漿水 1939上
胠 1939上
胠脅肋痛 1939上
胡氏醫案 1939上
胡火丹 1939上
胡王使者 1939上
胡仕可 1939上
胡本草 1939上
胡瓜 1939上
胡瓜根 1939下
胡瓜葉 1939下
胡任 1939下
胡吹竈丹 1939下
胡沙 1939下
胡豆 1939下
胡玨 1939下
胡芥 1940上
胡芹 1940上
胡枲 1940上
胡相明 1940上
胡韭子 1940上
胡桃 1940上
胡桃仁 1940上
胡桃油 1940下
胡桃散 1940下
胡桃殼 1940下
胡桃實皮 1940下
胡桃樹皮 1941上
胡桐 1941上
胡桐律 1941上
胡桐淚 1941上
胡桐淚散 1941上
胡桐瀝 1941下
胡桐鹼 1941下
胡氣 1941下
胡粉 1941下
胡粉丸 1941下
胡粉散 1941下
胡胭脂 1942上
胡乾薑 1942上
胡荽 1942上

胡荽子 1942上
胡荽根 1942下
胡荽酒 1943上
胡荽葉 1943上
胡莧 1943上
胡連 1943上
胡連丸 1943上
胡連追毒丸 1943上
胡連散 1943下
胡麻 1943下
胡麻丸 1943下
胡麻子 1944上
胡麻子油 1944上
胡麻子粉 1944下
胡麻子殼 1944下
胡麻油渣 1944下
胡麻花 1945上
胡麻粈 1945上
胡麻莖 1945上
胡麻散 1945上
胡麻粥 1945上
胡麻葉 1945上
胡麻腐 1945上
胡棃 1945下
胡椒 1945下
胡椒理中丸 1945下
胡椒湯 1945下
胡椒粥 1946上
胡椒菜 1946上
胡椒實 1946上
胡椒實露 1946上
胡椒餅 1946上
胡菜 1946下
胡堇 1946下
胡堇葉 1946下
胡黃連 1946下
胡黃連丸 1946下
胡黃連根 1948上
胡黃連散 1948上
胡黃連麝香丸 1948下
胡嗣廉 1949上
胡猻薑 1949上
胡葱 1949上
胡葱子 1949上
胡葵 1949上
胡蜂 1949上
胡道士 1949上
胡榛子 1949上
胡漏竈丹 1949下
胡澍 1949下
胡漫草 1949下
胡蔓草毒 1949下
胡學海 1949下
胡憲豐 1949下
胡燕 1949下
胡燕卵黃 1949下
胡燕脂 1949下
胡燕窠土 1949下
胡燕糞 1950上
胡頹 1950上
胡頹子 1950上
胡頹根 1950上
胡頹葉 1950上
胡薄荷 1950上
胡蟬 1950上
胡藭 1950上
胡蘆巴 1950下
胡蘆巴丸 1950下
胡蘆巴散 1950下
胡蘿蔔 1951上
胡蘿蔔子 1951上
胡蘿蔔根 1951下
胡蘿蔔粥 1951下
胡鹽 1951下
胥餘 1951下
致和丸 1951下
致和湯 1951下
致神 1952上
苑 1952上
苓 1952上
苓朮菟絲丸 1952上
苓朮湯 1952上
苓甘五味薑辛半夏杏仁湯 1952上
苓甘五味薑辛半夏湯 1952下
苓甘五味薑辛夏杏大黃湯 1952下
苓桂朮甘湯 1953上
苔 1953上
苔衣 1953上
苔菜 1953上
苕搖 1953上
苗父 1953上
苘麻 1953上
苘麻根 1953下
苘麻實 1953下
苛毒 1953下
苛疾 1953下
苛軫鼻 1953下
苜蓿 1953下
苜蓿根 1954上
苞木 1954上
苟斗 1954上
苟印 1954上
苟印膏 1954上
苟格 1954上
苡仁 1954上
苣瓜 1954上
苣勝 1954下
苣勝丹 1954下
若 1954下
若三 1954下
若芝 1954下
苦 1954下
苦丁香 1955上
苦丁茶 1955上
苦丁葉 1955上
苦化 1955上
苦心 1955上
苦瓜 1955上
苦瓜子 1955下
苦瓜花 1955下
苦瓜葉 1955下
苦地膽 1955下
苦竹 1955下
苦竹肉 1955下
苦竹根 1955下
苦竹茹 1955下
苦竹筍 1955下
苦竹葉 1956上
苦竹瀝 1956上
苦低草 1956上
苦杏仁 1956上
苦杖 1956上

苦杞 1956上
苦豆 1956上
苦板 1956上
苦芺 1956上
苦芺苗 1956下
苦芥 1956下
苦芥子 1956下
苦花 1956下
苦花子梗 1956下
苦花子葉 1956下
苦花椒 1956下
苦怒 1956下
苦苣 1956下
苦茄 1956下
苦茄子 1957上
苦茄根 1957上
苦桔梗 1957上
苦消 1957上
苦病 1957上
苦耽 1957上
苦草 1957上
苦酒 1957上
苦酒湯 1957上
苦骨 1957下
苦匏 1957下
苦參 1957下
苦參丸 1958上
苦參子 1958下
苦參地黃丸 1958下
苦參根 1959上
苦參消石酒 1959上
苦參酒 1959下
苦參散 1959下
苦參湯 1960上
苦參實 1960下
苦梗 1960下
苦梗散 1960下
苦瓠 1960下
苦瓠子 1960下
苦瓠毒 1961上
苦瓠花 1961上
苦瓠莖 1961上
苦瓠湯 1961上
苦瓠蔓 1961上
苦瓠瓤 1961上
苦笮菜 1961上
苦魚 1961上
苦壺盧 1961上
苦棗 1961上
苦棗實 1961下
苦菜 1961下
苦菜子 1961下
苦菜花 1961下
苦菜根 1961下
苦堇 1962上
苦楝 1962上
苦楝丸 1962上
苦楝子 1962上
苦楝湯 1962上
苦督郵 1962上
苦葫蘆 1962上
苦葴 1962上
苦葵 1962下
苦葶藶 1962下
苦實把豆 1962下
苦榛子 1962下
苦蜜 1962下
苦魯麻棗 1962下
苦樹 1962下
苦澤 1962下
苦蕒 1962下
苦蕎麥 1962下
苦蕎麥子 1962下
苦蕒 1963上
苦薏 1963上
苦藉 1963上
苦藥子 1963上
苦櫧 1963上
苦櫪 1963上
苦蘵 1963上
苦蘿 1963上
苦讖 1963上
苦鹽 1963上
苧根 1963上
苧根湯 1963上
苧麻 1963下
苧麻根 1963下
苧麻酒 1964上
苧麻葉 1964上
茵 1964上
英公本草 1964下
英豆 1964下
英消 1964下
英草 1964下
英草花 1964下
英雞 1964下
英雞肉 1964下
苴麻 1964下
苻 1964下
苻蘺 1964下
茂化 1964下
范九思 1964下
范公泉 1965上
范天錫 1965上
范志麴 1965上
范汪 1965下
范防禦 1965下
范思明 1965下
范思賢 1965下
范蠡 1965下
茄 1965下
茄丸 1966上
茄子疾 1966上
茄子散 1966上
茄花 1966上
茄柯 1966上
茄柯湯 1966上
茄連 1966上
茄稞 1966上
茄稞蟲 1966上
茄實 1966下
茄蔕 1966下
茅 1966下
茅火 1966下
茅爪子 1966下
茅朮 1966下
茅竹 1966下
茅竹筍 1967上
茅花 1967上
茅花散 1967上
茅花湯 1967上
茅香 1967下
茅香花 1967下
茅香莖 1967下
茅香葉 1967下

茅栗 1967下
茅根 1967下
茅根湯 1967下
茅葛湯 1968上
茅蒐 1968上
茅櫨 1968上
茅鍼 1968上
茆 1968上
茆朮 1968上
茆蒜 1968上
茆質汗 1968上
茆質汗根 1968上
茇華 1968上
茇葀 1968上
茈胡 1968上
茈草 1968上
茈萎 1968上
茈萸 1968上
茉莉 1968下
茉莉花 1968下
茉莉花露 1968下
茉莉根 1968下
虹 1968下
虹蟲 1968下
虺 1968下
虺牀 1969上
虵 1969上
蛇蚤斑痘 1969上
衍草 1969上
衍慶錄 1969上
表 1969上
表邪發黃 1969上
表虛六合湯 1969上
表傳裏 1969上
表裏傳 1969上
表實六合湯 1969上
要藥分劑 1969上
訂正金匱要略註 1969下
訂正傷寒論註 1969下
計楠 1969下
貞女 1969下
貞元散 1969下
貞元廣利方 1969下
貞蔚 1969下
負局先生 1969下
負革肪 1970上
負婆 1970上
負勞 1970上
負殼蜒蚰 1970上
負盤 1970上
負擔 1970上
負蟠 1970上
負蠜 1970上
赴魚 1970上
赴筵散 1970上
軍中一捻金散 1970上
軍門一笑膏 1970下
軍門立效散 1970下
迫迮 1970下
迭里特 1970下
郁李 1971上
郁李仁 1971上
郁李仁丸 1971下
郁李仁粥 1971下
郁李根 1971下
重方 1971下
重生果 1971下
重皮 1971下
重石油 1971下
重舌 1971下
重舌風 1972下
重言 1972下
重身 1972下
重訂肘後百一方 1972下
重訂傅徵君女科 1972下
重訂診家直訣 1973上
重強 1973上
重陰 1973上
重虛 1973下
重陽 1973下
重陽之人 1973下
重暍 1974上
重腭 1974上
重腭風 1974上
重實 1974上
重竭 1974上
重臺 1974上
重臺癧 1974下
重廣補注神農本草 1974下
重慶堂隨筆 1974下
重樓 1974下
重樓玉鑰 1974下
重樓金線 1975上
重箱 1975上
重劑 1975上
重降 1975上
重瞳 1975上
重邁 1975下
重齦 1975下
重聽 1975下
降 1975下
降子湯 1975下
降火清熱湯 1975下
降香 1976上
降氣泄熱湯 1976上
降氣湯 1976上
降眞香 1976下
降眞香木 1976下
降補丹 1977上
降癰活命飲 1977上
面 1977上
面王 1977下
面正穴 1977下
面生綯紋 1977下
面白 1977下
面白疔 1977下
面皮抓破 1977下
面目傷 1977下
面色枯黯 1978上
面赤 1978上
面毒 1978下
面毒瘡 1978下
面青 1978下
面俠鼻 1978下
面風 1978下
面風毒 1979上
面疹 1979上
面骨 1979上
面脫 1979上
面部黑斑 1979上
面寒 1979下
面痛 1979下
面發毒 1979下
面黃 1980上
面黑 1980上

面煙 1980上
面腫 1980下
面遊風 1981上
面塵 1981上
面熱 1981下
面瘡 1981下
面瘢 1982上
面皰 1982上
面戴陽 1982上
面癀 1982上
面瓕 1982上
面鼆痘 1982上
革一 1982下
革七 1982下
革二 1982下
革八 1982下
革三 1982下
革五 1982下
革六 1983上
革四 1983上
革沈香 1983上
革脈 1983上
革蜂 1983上
革蜂窠 1983上
韋訊道 1983上
韭 1983下
韭子 1984上
韭子煎 1984下
韭花 1984下
韭芽 1984下
韭根 1984下
韭粥 1984下
韭葉 1984下
韭葉上露 1984下
韭葉芸香 1984下
韭葉散 1984下
音 1984下
音氣 1984下
音嘶 1985上
風 1985上
風尸 1985下
風中血脈 1985下
風中腑 1986上
風中臟 1986下
風丹 1987上
風六合湯 1987上
風化 1987上
風化消 1987上
風引湯 1987下
風引獨活湯 1988上
風木藤 1988上
風水 1988上
風火牙痛 1988下
風火眼痛 1989下
風牙痛 1990上
風市穴 1990上
風生獸 1990上
風池穴 1990上
風耳 1990下
風延莓 1990下
風赤瘡痍外障 1990下
風走注痛 1990下
風車兒草 1990下
風府 1990下
風府穴 1991上
風毒喉痹 1991上
風泄 1991上
風門穴 1991上
風屎 1991下
風疢 1991下
風疫 1991下
風科 1991下
風家 1991下
風核 1991下
風氣 1991下
風氣之病 1991下
風消 1992上
風疱 1992上
風痏 1992上
風痏丸 1992上
風疹 1992上
風疽 1992下
風疾必讀 1992下
風眩 1992下
風祕 1992下
風草 1992下
風逆 1992下
風梢蛇 1993上
風淫 1993上
風牽喎僻外障 1993上
風牽瞼出外障 1993上
風痔 1993上
風痔丸 1993上
風連 1993下
風厥 1993下
風寒乳蛾 1993下
風寒欬嗽 1993下
風寒喘 1994上
風寒頭痛 1994上
風痙 1994上
風痛 1994上
風痢 1994上
風痧 1994上
風菜 1994下
風蛤 1994下
風黃 1994下
風搏血崩 1994下
風搖 1994下
風溫 1994下
風溫瘛瘲 1995上
風溼 1995上
風溼六合湯 1996下
風溼疝 1996下
風溼腫 1996下
風痰 1996下
風痰哮 1997上
風痰痙 1997上
風痰頭痛 1997上
風痹 1997上
風瘻 1998上
風禁瘡痘 1998上
風腫 1998上
風腳駝 1998下
風葉 1998下
風葱 1998下
風鼓 1998下
風嗽 1998下
風廓 1998下
風膏藥 1998下
風貍 1998下
風貍尿 1999上
風貍腦 1999上
風熱吐血 1999上
風熱耳聾 1999上
風熱眩暈 1999上

風熱疹 1999上
風熱喉 1999下
風熱喉痹 1999下
風熱結核 1999下
風熱腰痛 1999下
風熱瘖 1999下
風熱鎖喉毒 1999下
風瘡 2000上
風瘄 2000上
風論 2000上
風輪 2000上
風燕失巢 2000上
風磨銅 2000上
風燥 2000下
風癇 2000下
風癉 2000下
風薑根 2000下
風癔 2000下
風蟲牙痛 2001上
風藤 2001下
風藤草 2001下
風藥 2001下
風藥菊 2001下
風蹶胸滿 2001下
風癧 2001下
風懿 2001下
風癬 2002上
風癮疹 2002上
風聾 2002上
風鬱 2002上
飛 2002下
飛尸 2002下
飛丹 2002下
飛丹散 2002下
飛天蜈蚣 2002下
飛生蟲 2002下
飛生蟲角 2002下
飛步丸 2002下
飛沈香 2003上
飛來牡丹 2003上
飛來鳳 2003上
飛松 2003上
飛松子 2003上
飛虎穴 2003下
飛門 2003下
飛動骨 2003下
飛蛂蟲 2003下
飛魚 2003下
飛揚穴 2003下
飛揚喉 2003下
飛絲入目 2003下
飛絲入咽 2004上
飛絲纏身 2004上
飛陽之脈 2004上
飛陽穴 2004上
飛廉 2004上
飛廉花 2004下
飛廉根 2004下
飛煙 2004下
飛蛾 2004下
飛蛾入耳 2004下
飛雉 2004下
飛鼠 2004下
飛輕 2005上
飛蓬 2005上
飛龍丹 2005上
飛龍換骨還元水火仙丹 2005上
飛龍奪命丹 2006下
飛藤 2007下
飛礬丹 2007下
飛礬散 2007下
飛騰神駿膏 2008上
飛竈丹 2008上
飛鷺草 2008上
飛鷺草葉 2008下
食入腦中 2008下
食中 2008下
食火雞 2009上
食火雞糞 2009上
食亦 2009上
食忌 2009上
食制 2009上
食性本草 2009上
食泄 2009下
食物本草 2009下
食物摘要 2009下
食前服 2009下
食屍蟲 2009下
食後服 2009下
食指 2009下
食哮 2010上
食宮穴 2010上
食氣 2010上
食疰 2010上
食疳 2010上
食茱萸 2010上
食茱萸實 2010上
食迷風 2010上
食蛇鼠 2010上
食蛇鼠屎 2010下
食頃 2010下
食勞疳黃 2010下
食厥 2011上
食喘 2011上
食復 2011上
食痛 2011下
食結胸 2011下
食脹 2011下
食傷 2011下
食傷呃 2014上
食痰 2014上
食痹 2014上
食瘕 2014上
食管 2014下
食瘥 2014下
食瘄 2014下
食積 2014下
食積心痛 2015上
食積泄 2015上
食積疝 2015上
食積肩腿痛 2015下
食積脅痛 2015下
食積痞塊 2015下
食積瘻 2015下
食積腰痛 2015下
食積腹痛 2015下
食積嗽 2016上
食積嘔吐 2016上
食錦蟲 2016上
食療本草 2016上
食療正要 2016上
食醫心鑑 2016上
食蟹齇腫 2016上
食癥 2016下

食竇穴 2016下
食躁 2016下
食鹹哮嗽 2016下
食鑑本草 2016下
食鬱 2016下
食鬱湯 2017上
首 2017上
首功玄黑散 2017上
首甲 2017上
首尾傳 2017上
首風 2017上
首烏 2017上
首烏湯 2017上
首疽 2017上
香川修德 2017下
香木 2017下
香牙蕉 2017下
香瓜 2017下
香瓜丸 2017下
香甘散 2018上
香甲丸 2018上
香甲散 2018下
香甲湯 2018下
香朴丸 2018下
香朴飮 2019上
香芋 2019上
香芋實 2019上
香芎丸 2019上
香豆散 2019下
香貝養榮湯 2019下
香果 2019下
香油 2019下
香油蟲 2020上
香金板 2020上
香附 2020上
香附丸 2020上
香附子 2020下
香附子散 2020下
香附丹 2020下
香附六合湯 2020下
香附芎歸湯 2020下
香附花 2020下
香附苗 2020下
香附根 2021上
香附根酒 2021下
香附旋覆花湯 2021下
香附散 2021下
香附湯 2022上
香附餅 2022上
香珀 2022上
香疥藥 2022上
香砂六君子丸 2022上
香砂六君子湯 2022下
香砂枳朮丸 2023上
香砂理中湯 2023上
香砂寬中丸 2023上
香砂寬中湯 2023上
香砂調中湯 2023上
香砂養胃湯 2023下
香紅飮 2023下
香苓散 2023下
香茅 2023下
香娘子 2023下
香桂六合湯 2024上
香桂散 2024上
香珠散 2024上
香胭脂散 2024上
香茸 2024上
香茸八味丸 2024上
香茸丸 2024下
香茹 2024下
香荊散 2024下
香草 2025上
香草枝 2025上
香草花 2025上
香草葉 2025上
香茂散 2025下
香參丸 2025下
香毬蔓 2025下
香毬蔓根 2025下
香硃丸 2026上
香脯散 2026上
香荽 2026上
香豉 2026上
香豉散 2026上
香連丸 2026上
香連化滯丸 2027上
香連平胃散 2027上
香連散 2027上
香陸胃苓丸 2027上
香麻 2027下
香散 2027下
香殼丸 2027下
香殼散 2027下
香殼湯 2028上
香菜 2028上
香雲散 2028上
香楓 2028上
香稜丸 2028上
香葇 2028下
香鼠 2028下
香蒲 2028下
香蒿 2029上
香蓋 2029上
香貍 2029上
香貍陰 2029上
香銀丸 2029上
香蓮散 2029上
香蔻丸 2029下
香蓼 2029下
香橘丸 2029下
香橘散 2029下
香橘湯 2029下
香橘餅 2029下
香澤油 2030上
香蕈 2030上
香蕉 2030下
香薑散 2030下
香螺 2030下
香薷 2030下
香薷丸 2030下
香薷梗 2031上
香薷散 2031上
香薷湯 2031下
香薷煎 2031下
香薷葉 2031下
香薷飮 2031下
香櫞 2032上
香櫞丸 2032上
香櫞露 2032上
香瓣瘡 2032上
香蟾丸 2032下
香蟾丹 2032下
香爐 2033上
香爐灰 2033上

香爐岸 2033上
香礬丹 2033上
香礬散 2033上
香蘇 2033上
香蘇散 2033上
香蘇飲 2033下
香蠶 2034上
香欒 2034上
香鹽散 2034上
香鬱散 2034上

十畫

乘枕風 2035上
乘枕骨 2035上
乘骨 2035上
乘雅 2035上
乘雅半偈 2035上
修肥 2035上
俳蒲木 2035上
併病 2035上
併辟 2035下
倉公 2035下
倉公散 2035下
倉卒散 2035下
倉果 2036上
倉門 2036上
倉骨 2036上
倉廩之官 2036上
倉廩散 2036上
倉廩湯 2036上
倍子 2036下
倍子散 2036下
倍朮丸 2036下
倒弔 2036下
倒弔果 2036下
倒生 2036下
倒生樹 2036下
倒伏 2036下
倒回蟲 2037上
倒行狗子 2037上
倒拔腫瘍 2037上
倒金鈎 2037上
倒倉法 2037上
倒捻子 2037下
倒掛紫金鈎 2037下
倒掛塵 2037下
倒掛銀瓶 2037下
倒掛藤 2037下
倒產 2037下
倒陷 2038上
倒陷伏 2038上
倒塌 2038上
倒睫拳毛外障 2038下
倒經 2038下
倒經痧 2038下
倒摘刺 2038下
倒黏子 2038下
倒靨 2038下
候 2039下
候胎 2039下
倚待草 2039下
倚商 2039下
倦龍行雨 2039下
倪朱謨 2039下
倪枝維 2040上
倪洙龍 2040上
倪維德 2040上
倭硫黃 2040上
倮 2040下
倮化 2040下
倮蟲 2040下
倮蟲 2040下
兼方 2040下
兼補厚朴湯 2041上
冢上土 2041上
冢田經子常 2041上
冤熱 2041上
凌水石 2041下
凌奐 2041下
凌泉 2041下
凌堃 2041下
凌雲 2041下
凌雲骨 2042上
凌霄 2042上
凌霄花上露 2042上
凌霄花散 2042上
凍死 2042上
凍青 2042下
凍產 2042下
凍瘡 2042下
凍瓊枝 2044上
凍鱗出谷 2044上
剛 2044上
剛子 2044上
剛干 2044上
剛前 2044下
剛柔 2044下
剛風 2044下
剛痙 2044下
剛藥 2044下
原方發明 2044下
原病式 2045上
原病集 2045上
原禽 2045上
原機啓微 2045上
原機啓微附錄 2045上
原蠶 2045上
原蠶沙 2045上
原蠶糞 2045下
員 2045下
員利鍼 2045下
員柱穴 2045下
員實 2045下
員鍼 2045下
哭 2046上
哮 2046上
哯 2047上
哯乳 2047下
哺露疳 2047下
哽 2047下
唏 2047下
唐大烈 2047下
唐本草 2047下
唐永卿 2048上
唐夷 2048上
唐守元 2048上
唐安 2048上
唐宗海 2048下
唐杲 2048下
唐威原 2048下
唐婆鏡 2048下
唐棣 2048下
唐慎微 2048下
唐新本草 2049上
唐椿 2049上

唐與正 2049上
唐蒙 2049上
唐蜜根 2049上
唐學吉 2049上
唐繼山 2049上
埊松 2049下
埋頭蛇 2049下
城東腐木 2049下
城裏赤柱 2049下
城頭菊 2049下
城頭菊枝 2049下
城頭菊花 2049下
城頭菊葉 2049下
夏子俊 2050上
夏生 2050上
夏石 2050上
夏冰 2050上
夏至 2050上
夏春農 2050上
夏枯草 2050上
夏枯草散 2050下
夏枯草湯 2050下
夏枯草膏 2051上
夏枯草露 2051上
夏草冬蟲 2051上
夏菊 2051上
夏痿 2051上
夏鼎 2051下
夏嗽 2051下
夏臺 2051下
夏德 2051下
奚毒 2051下
奚鳳鳴 2051下
娑羅 2052上
娑羅子 2052上
孫 2052下
孫一奎 2052下
孫允賢 2052下
孫文胤 2052下
孫氏醫案 2052下
孫用和 2052下
孫兆 2052下
孫志宏 2053上
孫卓三 2053上
孫明來 2053上
孫思邈 2053上
孫迴璞 2053下
孫泰來 2053下
孫脈 2053下
孫從添 2053下
孫琳 2053下
孫絡 2053下
孫鈍 2053下
孫櫓 2053下
宮 2054上
宮泰 2054上
宮粉茶 2054上
害母草 2054上
害肩 2054上
害乾乳 2054上
害蜚 2054上
家火丹 2054下
家母利 2054下
家母藤 2054下
家韭子丸 2054下
家畜 2054下
家畜心 2055下
家畜毛蹄甲 2055下
家祕的本 2055下
家茵陳 2055下
家傳醫祕 2055下
家鄉肉 2055下
家鴨 2055下
家蠅 2055下
容大 2056上
容平 2056上
射工 2056上
射干 2056上
射干丸 2056上
射干根 2056下
射干消毒飲 2056下
射干連翹湯 2056下
射干麻黃湯 2057上
射干散 2057上
射干湯 2057下
射干鼠黏子湯 2058上
射父 2058下
射罔 2058下
射罔毒 2058下
射洪煙 2058下
屧屧鼻繩 2058下
峭粉 2059上
差 2059上
差夏 2059上
差頦 2059上
師尼寡婦寒熱 2059上
師系 2059下
師姑草 2059下
師傳篇 2059下
席下塵 2059下
席風呵乳 2059下
席瘡 2059下
庫房穴 2060上
庭 2060上
弱風 2060上
弱脈 2060上
弱蟲 2060上
彧中穴 2060上
徐大椿 2060下
徐子默 2060下
徐之才 2060下
徐之範 2060下
徐文中 2061上
徐文伯 2061上
徐氏胎產方 2061上
徐玉 2061上
徐用宣 2061下
徐存誠 2061下
徐吾元 2061下
徐成吉 2061下
徐李 2061下
徐杜眞 2061下
徐叔嚮 2061下
徐忠可 2061下
徐昇泰 2061下
徐長卿 2061下
徐長卿根 2062上
徐春甫 2062上
徐秋夫 2062上
徐迪 2062上
徐述 2062上
徐純卿 2062下
徐國麟 2062下
徐彪 2062下
徐彬 2062下

徐敏齊 2062下
徐復 2062下
徐評瘍科選粹 2063上
徐雄 2063上
徐黃 2063上
徐黃莖 2063上
徐嗣伯 2063上
徐熙 2063下
徐道度 2063下
徐道聰 2063下
徐應顯 2063下
徐謇 2064上
徐謙 2064上
徐圝 2064上
徐鏞 2064上
徐爔 2064上
徑松 2064上
徒居 2064上
徒飲 2064上
徒疨 2064上
恭 2064下
恐 2064下
恐中 2065下
恚 2065下
息 2065下
息王藤 2065下
息肉 2065下
息利 2065下
息胞 2066上
息高 2066上
息焚安胎湯 2066上
息賁 2066上
息賁丸 2066下
息賁湯 2066下
息道 2067上
息鳴 2067上
息積 2067上
悍氣 2067上
悍藥 2067下
悗 2067下
拳 2067下
拳毛倒睫 2067下
拳尖穴 2067下
拳參 2067下
拳黃雞子 2067下
拳衡 2068上
挨癖丸 2068上
振 2068上
振埃 2068上
振梃 2068下
振寒 2068下
振寒瘧 2069上
振慄 2069上
振靈香 2069上
挺長 2069上
挺額魚 2069上
挽脫湯 2069上
挾風腰痛 2069上
挾劍豆 2069上
挾驚吐 2069下
捉虎丹 2069下
料絲 2069下
旁光 2069下
旁其 2070上
旁通 2070上
旅舍備要方 2070上
時方妙用 2070下
時方歌括 2070下
時世瑞 2070下
時行病 2070下
時毒 2070下
時疫 2071上
時疫口渴 2071上
時疫痢 2071下
時效鍼頭散 2071下
時病論 2071下
時瘡 2071下
時節氣候決病法 2071下
晉唐方選 2072上
晉礬 2072上
晏青 2072上
晏封 2072上
晏晡 2072上
栒 2072上
栒核 2072上
栗 2072上
栗子痔 2072下
栗子粥 2072下
栗毛毬 2072下
栗花 2072下
栗根 2072下
栗荴 2072下
栗殼 2072下
栗楔 2072下
栗當 2072下
栗鼠 2072下
栗實 2073上
栗樹皮 2073上
栝子松 2073上
栝石湯 2073上
栝樓 2073下
栝樓子散 2073下
栝樓仁 2073下
栝樓牛蒡湯 2073下
栝樓皮 2074上
栝樓牡蠣散 2074上
栝樓根 2074上
栝樓根散 2074下
栝樓根湯 2074下
栝樓桂枝湯 2075上
栝樓莖 2075下
栝樓散 2075下
栝樓湯 2075下
栝樓煎 2076上
栝樓葉 2076上
栝樓葛根湯 2076上
栝樓實 2076上
栝樓薤白半夏湯 2076下
栝樓薤白白酒湯 2076下
栝樓瞿麥丸 2077上
栝樓瞿麥湯 2077上
枅栱 2077上
校正金蘭方 2077上
栩 2077上
栯李 2077上
栲 2077上
栲栳 2077上
核桃 2077下
核桃風 2077下
核桃痔 2077下
核骨 2077下
核痰 2077下
根子 2077下
根韭 2077下
根結 2077下

根結篇　2077下
格　2078上
格注草　2078上
格致要論　2078上
格致餘論　2078上
格陽　2078上
格陽鼻衄　2078上
桀步　2078下
桂　2078下
桂丁　2078下
桂子　2078下
桂心　2078下
桂心丸　2079上
桂心白朮湯　2079上
桂心散　2079下
桂甘薑棗麻辛附子湯　2079下
桂耳　2079下
桂辛散　2079下
桂府滑石　2079下
桂林滑石　2079下
桂枝　2079下
桂枝二麻黃一湯　2080上
桂枝二越婢一湯　2080上
桂枝人參湯　2080下
桂枝人參新加湯　2081上
桂枝大黃湯　2081上
桂枝加大黃湯　2081上
桂枝加川芎防風湯　2081下
桂枝加瓜蔞湯　2081下
桂枝加芍藥人參新加湯　2081下
桂枝加芍藥生薑人參新加湯　2081下
桂枝加芍藥防風防己湯　2082上
桂枝加芍藥湯　2082上
桂枝加附子紅花湯　2082下
桂枝加附子湯　2082下
桂枝加厚朴杏仁湯　2082下
桂枝加桂湯　2083上
桂枝加黃耆湯　2083上
桂枝加當歸芍藥湯　2083上
桂枝加葛根湯　2083下
桂枝加歸芍湯　2083下
桂枝去芍加麻辛附子湯　2083下
桂枝去芍藥加皁莢湯　2084上
桂枝去芍藥加附子湯　2084上
桂枝去芍藥加蜀漆龍骨牡蠣救逆湯　2084下
桂枝去芍藥加蜀漆龍骨牡蠣湯　2084下
桂枝去芍藥湯　2084下
桂枝去桂加茯苓白朮湯　2085上
桂枝四七湯　2085上
桂枝四物湯　2085上
桂枝甘草湯　2085上
桂枝甘草龍骨牡蠣湯　2085下
桂枝生薑枳實湯　2085下
桂枝白虎湯　2086上
桂枝石膏湯　2086上
桂枝芍藥知母湯　2086上
桂枝芶藥湯　2086上
桂枝羌活湯　2086下
桂枝附子去桂加白述湯　2086下
桂枝附子湯　2086下
桂枝紅花湯　2087上
桂枝桃仁湯　2087上
桂枝茯苓丸　2087上
桂枝麻黃各半湯　2087下
桂枝散　2087下
桂枝湯　2087下
桂枝黃芩湯　2088下
桂枝新加湯　2088下
桂枝葛根湯　2088下
桂枝解毒湯　2088下
桂枝龍骨牡蠣湯　2088下
桂枝薑附湯　2089上
桂枝續命湯　2089上
桂花　2089上
桂花散　2089上
桂附丸　2089上
桂附地黃丸　2089下
桂附湯　2089下
桂星散　2089下
桂苓丸　2090上
桂苓五味甘草去桂加薑辛湯　2090上
桂苓五味甘草湯　2090上
桂苓甘朮湯　2090下
桂苓甘露湯　2090下
桂苓甘露飲　2090下
桂苓白朮散　2091上
桂香丸　2091上
桂香散　2091下
桂根皮　2091下
桂粉　2091下
桂荏　2091下
桂圓　2091下
桂葉　2091下
桂蠟丸　2091下
桂蠹蟲　2092上
桂蠹蟲糞　2092上
桃　2092上
桃仁　2092上
桃仁丸　2092下
桃仁丹　2093上
桃仁四物湯　2093上
桃仁芍藥湯　2093上
桃仁承氣湯　2093下
桃仁泥　2094上
桃仁散　2094上
桃仁湯　2094下
桃仁煎　2095上
桃仁當歸湯　2095下
桃仁膏　2095下
桃心　2095下
桃毛　2095下
桃奴　2096上
桃奴丸　2096上
桃奴散　2096上
桃奴湯　2096上
桃白散　2096下
桃皮酒　2096下
桃竹　2096下
桃竹筍　2096下
桃李哽　2096下
桃杙　2097上
桃枝　2097上

桃枝丸　2097上
桃枝竹　2097上
桃枝哽　2097上
桃花　2097上
桃花丸　2097下
桃花石　2097下
桃花吐鐵　2097下
桃花映背痘　2097下
桃花紅痘　2098上
桃花疰　2098上
桃花散　2098上
桃花湯　2098下
桃花粥　2099上
桃花癬　2099上
桃花鹽　2099上
桃金孃　2099下
桃金孃花　2099下
桃金孃實　2099下
桃柳湯　2099下
桃柳藤　2099下
桃紅散　2099下
桃紅飲　2100上
桃核承氣湯　2100下
桃寄生　2100下
桃梟　2100下
桃符　2100下
桃符丸　2100下
桃絲竹　2100下
桃絲竹二黃　2101上
桃絲竹青　2101上
桃絲竹茹　2101上
桃絲竹筍　2101上
桃絲竹筍殼　2101上
桃絲竹蝨　2101上
桃葉　2101上
桃實　2101下
桃膠　2101下
桃膠丸　2101下
桃膠散　2101下
桃醋　2102上
桃樹皮　2102上
桃橛　2102上
桃蟲　2102上
桃蠍散　2102上
桃蠹蟲　2102上
桃蠹蟲糞　2102下
桄根　2102下
桄榔　2102下
桄榔子　2102下
桄榔麪　2102下
案杬　2102下
桎　2103上
桎羽　2103上
桐　2103上
桐木　2103上
桐皮　2103下
桐君　2103下
桐油　2103下
桐油毒　2103下
桐油傘紙　2103下
桐油膏　2103下
桐油餞　2104上
桐花　2104上
桐蛙　2104上
桐葉　2104上
桑　2104上
桑上寄生　2104下
桑木耳　2104下
桑木耳散　2104下
桑牛　2104下
桑白皮　2105上
桑白皮散　2105上
桑白皮湯　2105下
桑白皮煎　2106上
桑皮　2106上
桑皮散　2106上
桑皮湯　2106上
桑皮飲　2106下
桑尖湯　2106下
桑耳　2106下
桑耳塞鼻丹　2106下
桑臣　2106下
桑杏湯　2106下
桑枝　2106下
桑枝煎　2107上
桑枝膏丸　2107上
桑油　2107上
桑花　2107上
桑柘火　2107下
桑柴火　2107下
桑柴灰　2107下
桑根下土　2108上
桑根白皮　2108上
桑根白皮汁　2108下
桑根白皮酒　2108下
桑根白皮散　2108下
桑根蛇　2108下
桑脂　2108下
桑寄生　2108下
桑寄生散　2109上
桑寄生實　2109下
桑莖實　2109下
桑麻丸　2109下
桑棃　2109下
桑菊飲　2109下
桑黃　2110上
桑椹　2110上
桑椹酒　2110上
桑椹膏　2110下
桑葉　2110下
桑葉滋　2110下
桑葉露　2111上
桑葚　2111上
桑蛾　2111上
桑鉤　2111上
桑榾柮　2111上
桑蝎　2111上
桑鳸　2111上
桑鳸肉　2111上
桑錢　2111上
桑螵蛸　2111上
桑螵蛸散　2111下
桑螵蛸湯　2112上
桑檽　2112下
桑蟲　2112下
桑蟲漿　2112下
桑雞　2112下
桑蘚　2112下
桑癭　2112下
桑蠹蟲　2112下
桑蠹蟲糞　2113上
桓　2113上
�

桔枸	2113上
桔梗	2113上
桔梗二陳湯	2113上
桔梗丸	2113下
桔梗半夏湯	2113下
桔梗白散	2114上
桔梗枳殼湯	2114上
桔梗根	2114上
桔梗散	2114下
桔梗湯	2114下
桔梗飲	2115下
桔梗蘆	2116上
欬	2116上
欬白血	2116上
欬血	2116上
欬涎	2116上
欬逆	2116上
欬逆上氣喘	2116上
欬嗽	2116下
欬嗽失音	2119上
欬嗽血	2119下
欬嗽肩背痛	2121上
欬嗽脅痛	2121上
欬嗽煩冤	2121上
欬嗽痰食俱出	2121上
欬嗽嘔吐并作	2121上
欬論	2121下
欬膿血	2121下
殊聖保命丹	2121下
殊聖退雲散	2121下
殊聖歸命丹	2122上
殷	2122上
殷子嚴	2122上
殷仲堪	2122上
殷門穴	2122上
殷浩	2122上
殷傳	2122下
殷榘	2122下
殷孽	2122下
氣	2122下
氣上	2123上
氣下	2123上
氣口	2123上
氣不足	2123上
氣中	2123下
氣六合湯	2123下
氣分	2123下
氣分寒	2124上
氣分熱	2124上
氣化	2124上
氣反	2124上
氣戶穴	2124下
氣月	2124下
氣水	2124下
氣包魚	2124下
氣穴	2124下
氣穴論	2125上
氣立	2125上
氣交	2125上
氣交變大論	2125上
氣收	2125上
氣血兩敗症	2125下
氣血俱虛痿	2125下
氣呃	2125下
氣疔	2125下
氣味	2125下
氣宜	2126上
氣并	2126上
氣府穴	2126上
氣府論	2126上
氣泄	2126上
氣泥	2126下
氣注	2126下
氣疝	2126下
氣疝飲	2126下
氣舍穴	2126下
氣門	2126下
氣俞穴	2127上
氣奔	2127上
氣砂	2127上
氣胎	2127上
氣迫	2127上
氣郄穴	2127上
氣風	2127上
氣原穴	2127上
氣海	2127上
氣海穴	2127下
氣海俞穴	2127下
氣消	2127下
氣痏	2127下
氣疰	2127下
氣病	2128上
氣祕	2129下
氣耗	2129下
氣逆	2129下
氣逆脹	2129下
氣逆難產	2130上
氣酒	2130上
氣鬲病	2130上
氣殺郎中草	2130上
氣淋	2130上
氣淫	2130下
氣痔	2130下
氣眼	2130下
氣閉耳聾	2131上
氣陷血崩	2131上
氣厥	2131上
氣厥論	2131下
氣喘	2131下
氣痛	2131下
氣痢	2132上
氣痢丸	2132上
氣盛喘	2132上
氣結	2132上
氣絕	2132下
氣脹	2132下
氣虛	2133下
氣虛耳鳴	2133下
氣虛耳聾	2133下
氣虛血崩	2134上
氣虛身熱	2134上
氣虛怔忡	2134上
氣虛泄	2134上
氣虛挾痰痿	2134上
氣虛欬嗽血	2134上
氣虛眩暈	2134下
氣虛厥	2134下
氣虛喘	2134下
氣虛脹	2134下
氣虛痿	2134下
氣虛腹痛	2135上
氣虛熱	2135上
氣虛頭痛	2135上
氣虛燥	2135上
氣街	2135上

氣街穴　2135下
氣亂　2135下
氣會　2135下
氣極　2135下
氣痰　2135下
氣運類註　2136上
氣道　2136上
氣鼓　2136上
氣鼓痧　2136上
氣嗽　2136上
氣滯　2136下
氣滯腰痛　2137上
氣滯腹痛　2137上
氣滯嘔吐　2137上
氣管　2137上
氣聚　2137上
氣膈　2137下
氣蒙　2137下
氣蒸　2137下
氣數　2137下
氣盤蟲　2137下
氣緩　2137下
氣衝穴　2137下
氣輪　2138上
氣壅喉痹　2138上
氣壅嘔吐　2138上
氣瘰　2138上
氣積　2138上
氣鞭　2138下
氣頸　2138下
氣瘤　2138下
氣癀　2138下
氣鹹丸　2138下
氣爍　2138下
氣瀝　2139上
氣鬱　2139上
氣癭　2139上
氣癰　2139上
氣聾　2139上
氣鬱　2139上
氣鬱心痛　2139上
氣鬱吐血　2139上
氣鬱血崩　2139下
氣鬱眩暈　2139下
氣鬱脅痛　2139下
氣鬱喘　2139下
氣鬱湯　2139下
泰山磐石散　2140上
泰和老雞　2140上
泰和老雞肉　2140下
泰定養生主論　2140下
浙朮　2140下
浙貝母　2140下
浙貝母根　2140下
浙烏頭　2141上
浙烏頭根　2141上
浙驢皮膠　2141上
浚牛膏　2141下
浣草　2141下
浪裏漁舟　2141下
浪臍生　2141下
浮　2141下
浮小麥　2141下
浮白穴　2141下
浮石　2142上
浮合　2142上
浮貝　2142上
浮刺　2142上
浮沮漏　2142上
浮郄穴　2142上
浮埃　2142上
浮氣　2142上
浮脈　2142下
浮蛆　2142下
浮麥　2142下
浮麥散　2142下
浮留　2143上
浮絡　2143上
浮萍　2143上
浮萍一粒丹　2143上
浮萍丸　2143上
浮萍散　2143上
浮虛　2143下
浮痹　2143下
浮漚疔　2143下
浮翳內障　2143下
浮翳墜翳丸　2143下
浮爛羅勒　2144上
浴池水　2144上
浴毒湯　2144上
浴香　2144上
海　2144上
海月　2144上
海月肉　2144下
海月殼　2144下
海水　2144下
海牛　2144下
海瓜皮　2144下
海石　2144下
海石榴　2144下
海米　2144下
海羊　2144下
海艾　2145上
海艾湯　2145上
海男子　2145上
海芋　2145上
海底　2145上
海底漏　2145上
海松　2145上
海松子　2145下
海狗　2145下
海狗油　2145下
海狗腎　2145下
海虎　2145下
海金　2145下
海金沙　2146上
海金沙散　2146上
海金砂　2146上
海青丸　2146上
海青痧　2146下
海南沈香　2146下
海枯痘　2146下
海泉穴　2146下
海砂　2146下
海紅　2146下
海紅豆　2146下
海紅豆子　2146下
海紅柑　2146下
海胡桃　2147上
海苔　2147上
海孫　2147上
海扇　2147上
海根　2147上
海根根　2147上
海桐　2147上

海桐皮　2147下
海桐皮酒　2147下
海桐皮散　2147下
海桐皮散浸酒　2148上
海桐皮湯　2148上
海桐花　2148上
海浮石　2148上
海浮散　2148下
海珠　2148下
海粉麴　2149上
海荏　2149上
海蚆　2149上
海馬　2149上
海馬拔毒散　2149下
海馬崩毒法　2149下
海參　2149下
海參丸　2150下
海帶　2150下
海帶丸　2150下
海梧　2150下
海梧子　2150下
海犀皮　2151上
海犀膏　2151上
海犀膏散　2151上
海豚魚　2151上
海豚魚肉　2151上
海豚魚肪　2151上
海棗　2151下
海棠梨　2151下
海棠梨實　2151下
海菜　2151下
海菜丸　2151下
海蛤　2151下
海蛤丸　2151下
海蛤粉　2152上
海蛤散　2152下
海蛇　2152下
海蛇皮　2153上
海椶　2153上
海椶實　2153下
海溢痘　2153下
海腴　2153下
海蜇　2153下
海蛀　2153下
海瘋藤　2153下
海精木　2153下
海蒳　2153下
海豨　2153下
海貍　2153下
海論　2154上
海髮　2154上
海榴　2154上
海燕　2154上
海蛳　2154上
海龍　2154上
海龍丸　2154下
海龍膏　2154下
海螵蛸　2154下
海螵蛸散　2154下
海螺　2154下
海螺肉　2155上
海獺　2155上
海藤　2155上
海藤莖　2155下
海藥　2155下
海藥子　2155下
海藥本草　2155下
海藻　2155下
海藻丸　2156上
海藻玉壺湯　2156下
海藻酒　2156下
海藻連翹湯　2156下
海藻散堅丸　2157上
海藻潰堅丸　2157上
海蘇　2157上
海蘊　2157上
海鰌　2157上
海鰕　2157上
海鰕鮓　2157下
海鷂魚　2157下
海鷂魚肉　2157下
海鷂魚尾　2157下
海鷂魚齒　2157下
海鰻鱺　2157下
海鰻鱺肉　2158上
海鰾鮹　2158上
海蘿　2158上
海蠶　2158上
海蠶沙　2158上
海鹽　2158上
海驢　2158上
浸淫　2158上
浸淫瘡　2158上
浸藍水　2158下
涅石　2158下
涇溲不利　2159上
消　2159上
消上瘀血湯　2159上
消下破血湯　2159上
消中　2159上
消化丸　2159上
消石　2159下
消石朴　2160上
消肉化毒丸　2160上
消血飲　2160上
消肝散　2160上
消乳丸　2160上
消乳痰丸　2160上
消毒丸　2160下
消毒五聖湯　2160下
消毒化堅湯　2160下
消毒化瘢湯　2160下
消毒快瘢湯　2161下
消毒定痛散　2161下
消毒神聖湯　2161下
消毒救苦散　2161下
消毒救苦湯　2162上
消毒犀角飲　2162上
消毒散　2162上
消毒湯　2163上
消毒飲　2163上
消風化毒湯　2163下
消風化痰湯　2163下
消風玉容散　2163下
消風敗毒散　2163下
消風散　2164上
消風寧嗽湯　2164下
消風導赤湯　2165上
消風豁痰湯　2165上
消食丸　2165上
消息　2165下
消核丸　2165下
消核散　2165下
消核膏　2165下
消痞丸　2165下

消疳敗毒散 2166上
消疳無價散 2166上
消疽散 2166下
消堅丸 2166下
消梅 2166下
消痔丸 2166下
消痔千金散 2167上
消惡安胎湯 2167上
消斑青黛湯 2167上
消斑青黛飮 2167下
消渴 2167下
消痞丸 2170上
消痞狗皮膏 2170下
消痞阿魏丸 2170下
消痞湯 2170下
消脾 2170下
消腎 2170下
消黃散 2170下
消塊丸 2170下
消暑十全散 2170下
消暑十全飮 2171上
消暑丸 2171上
消暑清心飮 2171下
消痰湯 2171下
消痰餅 2171下
消腫止痛散 2171下
消腫托裏散 2172上
消腫定痛散 2172上
消腫散 2172上
消腫湯 2172上
消腫膏 2172上
消解散 2172下
消飮丸 2172下
消管丸 2172下
消障救睛散 2173上
消瘟丹 2173上
消穀丸 2173上
消蝕散 2173下
消凝大丸子 2173下
消導飮 2173下
消導寬中湯 2173下
消濁固本丸 2174上
消積丸 2174上
消積保中丸 2174下
消積集香丸 2174下
消瘤碧玉散 2174下
消癉 2175上
消翳復明膏 2175上
消翳散 2175下
消濼穴 2176上
消癖丸 2176上
消蘆散 2176下
消癧丸 2176下
消癭五海飮 2176下
消癭散 2176下
消癰萬全湯 2177上
涌水 2177上
涌泄 2177上
涌泉 2177上
涌泉疽 2177上
涌泉散 2177下
涎 2177下
涎下 2177下
涎衣草 2177下
涎潮 2177下
涎積 2177下
涕 2178上
烈朴 2178上
烈節 2178上
烈節莖 2178上
烏 2178上
烏丁泥 2178上
烏女 2178上
烏文木 2178上
烏木 2178上
烏牛 2178下
烏牛子 2178下
烏牛尿膏 2178下
烏古瓦 2178下
烏白丸 2178下
烏禾 2179上
烏臼 2179上
烏吹 2179上
烏沈湯 2179上
烏芋 2179上
烏豆 2179上
烏花蛇 2179上
烏金 2179上
烏金丸 2179上
烏金丹 2179下
烏金石 2179下
烏金紙 2179下
烏金散 2180上
烏金膏 2181上
烏金磚 2182上
烏附膏 2182下
烏柹 2182下
烏茄疔 2182下
烏韭 2182下
烏風內障 2182下
烏風決明丸 2183上
烏風補肝散 2183上
烏食草 2183上
烏香散 2183上
烏倍散 2183上
烏扇 2183下
烏桕 2183下
烏桕油 2183下
烏桕根皮 2183下
烏桕葉 2184上
烏爹泥 2184上
烏珠 2184上
烏紗落額疽 2184上
烏紗覆頂疽 2184上
烏荊丸 2184上
烏草 2184上
烏骨 2184上
烏骨雞 2184上
烏骨雞丸 2184下
烏骨雞肉 2185上
烏鬼 2185下
烏巢子 2185下
烏梅 2185下
烏梅丸 2185下
烏梅丹 2186下
烏梅木瓜湯 2186下
烏梅安胃丸 2187上
烏梅散 2187上
烏梅膏 2187上
烏梢蛇 2187下
烏犀 2187下
烏犀丸 2187下
烏犀外丹 2188上
烏犀膏 2188上
烏蛇 2188下

烏蛇丸 2188下
烏蛇皮 2189上
烏蛇肉 2189上
烏蛇卵 2189下
烏蛇草 2189下
烏蛇酒 2189下
烏蛇散 2189下
烏蛇膏 2190下
烏蛇膽 2190下
烏連湯 2190下
烏魚 2190下
烏魚蛋 2190下
烏魚散 2190下
烏麥 2191上
烏喙 2191上
烏椑 2191上
烏殼硬蟲 2191上
烏痧 2191上
烏絨樹 2191上
烏絳子 2191上
烏雄雞 2191上
烏雄雞肉 2191上
烏雲膏 2191下
烏園 2191下
烏滑石 2191下
烏葉 2191下
烏賊 2191下
烏賊骨 2191下
烏賊骨丸 2191下
烏賊骨散 2191下
烏賊魚 2192上
烏賊魚肉 2192上
烏賊魚血 2192上
烏賊魚骨 2192上
烏賊魚腹中卵 2192下
烏賊魚腹中墨汁 2192下
烏雌雞 2193上
烏雌雞肉 2193上
烏雌雞湯 2193上
烏飯 2193上
烏飯沾唇痘 2193上
烏飯草 2193下
烏槎子 2193下
烏翣 2193下
烏蒜 2193下
烏蒲 2193下
烏銀 2193下
烏鳶 2193下
烏樟 2193下
烏樠木 2193下
烏蓲 2193下
烏蔆 2193下
烏鴉 2193下
烏鴉心 2194上
烏鴉目 2194上
烏鴉肉 2194上
烏鴉翅羽 2194上
烏鴉掙 2194上
烏鴉散 2194上
烏鴉斑痘 2194下
烏鴉痧 2194下
烏鴉頭 2194下
烏鴉膽汁 2194下
烏賴樹 2194下
烏頭 2194下
烏頭丸 2195上
烏頭赤石脂丸 2195下
烏頭附子尖 2196上
烏頭桂枝湯 2196上
烏頭梔子湯 2196上
烏頭散 2196上
烏頭湯 2196下
烏頭粥 2197上
烏頭煎 2197上
烏龍丸 2197上
烏龍丹 2197下
烏龍尾 2197下
烏龍刺 2197下
烏龍粉 2197下
烏龍翅 2197下
烏龍翅傷 2197下
烏龍草 2197下
烏龍散 2197下
烏龍解毒散 2197下
烏龍膏 2198上
烏龍鬚 2198下
烏氈 2198下
烏壘泥 2199上
烏蠐 2199上
烏雞 2199上
烏雞丸 2199上
烏雞冠血 2199下
烏雞湯 2199下
烏雞煎丸 2199下
烏鯉魚 2200上
烏鯉魚湯 2200上
烏藤菜 2200下
烏藥 2200下
烏藥子 2200下
烏藥平氣湯 2200下
烏藥根 2200下
烏藥茶 2201上
烏藥散 2201上
烏藥順氣散 2201上
烏藥葉 2201下
烏蘼子 2201下
烏蟾丹 2201下
烏蠍六君子丸 2202上
烏蠍四君子湯 2202上
烏蠍散 2202上
烏蘇丸 2202上
烏鰂 2202上
烏鰂丸 2202上
烏鰂骨丸 2202上
烏爛死蠶 2202上
烏癩 2202下
烏蘞莓 2202下
烏蘞莓根 2202下
烏蘞莓莖 2202下
烏鬚汗巾 2203上
烏欖 2203上
烏欖實 2203上
烏欖實仁 2203下
烏鬱 2203下
烘柹 2203下
烙 2203下
烙鐵草 2203下
烟火丹 2203下
烟藥 2204上
特生礜石 2204上
特迦香 2204上
特疽 2204上
特異萬靈散 2204上
狸 2204上
狼 2204下

狼子 2204下
狼牙 2204下
狼牙根 2204下
狼牙莖 2205上
狼牙湯 2205上
狼牙葉 2205上
狼皮 2205上
狼肉 2205上
狼尾 2205上
狼尾草 2205上
狼尾草米 2205上
狼把草 2205上
狼把草葉 2205下
狼杷草 2205下
狼毒 2205下
狼毒丸 2205下
狼毒毒 2206上
狼毒根 2206上
狼毒膏 2206上
狼疝 2206上
狼咬傷 2206上
狼茅 2206上
狼脂 2206上
狼喉醫 2206下
狼跋子 2206下
狼嗉下皮 2206下
狼漏 2206下
狼齒 2206下
狼糞 2206下
狼糞中骨 2206下
珠子辰砂丹 2206下
珠子草 2207上
珠貝 2207上
珠兒粉 2207上
珠兒參 2207上
珠參 2207上
珠殼痘 2207上
珠黃散 2207上
珠黃琥珀丸 2207下
珠樹 2207下
珠蘭 2207下
珠蘭根 2208上
珠鼈 2208上
畜門 2208上
畜獸朽骨 2208上
畜獸血 2208上
疰 2208上
疰夏 2208上
疰惡心痛 2208上
疳 2208下
疳氣 2210上
疳氣入陰 2210上
疳勞 2210上
疳渴 2210上
疳痢 2211上
疳脹 2211上
疳極 2211下
疳溼 2211下
疳溼散 2211下
疳腫脹 2211下
疳嗽 2212上
疳熱 2212上
疳瘡 2212下
疳瘦 2212下
疳蝕 2213上
疳蝕瘡 2213上
疳積 2213上
疳積丸 2213上
疳積吐 2213上
疳積散 2213下
疳瀉 2214上
疳蟲 2214下
疳蟲蝕脣齒 2214下
疳𧏾 2214下
疳蠱 2214下
疳蠱變疳 2216上
疵 2216下
疵瘡 2216下
疵癰 2216下
疸 2216下
疹 2217上
疹夾痘 2217上
疹成 2217上
疹後中惡 2217上
疹後牙疳 2217下
疹後生瘡 2217下
疹後虛羸 2217下
疹後遺濁 2217下
疹科 2217下
疹科纂要 2218上
疹風 2218上
疹筋 2218上
疼 2218上
疽 2218上
疾 2219上
疾厄宮 2219上
疾毒 2219上
疾風 2219上
疾病 2219下
疾醫 2219下
疿 2219下
疿胗 2220上
痀 2220上
痀僂 2220上
痀瘻 2220上
痁 2220上
痂 2220上
痂疥 2220上
痂癩 2220上
痃 2220下
痄腮 2220下
病 2221上
病人 2221上
病人衣 2221上
病夫 2221上
病主 2221上
病本篇 2221上
病後不得眠 2221下
病後少氣 2221下
病後水氣 2221下
病後失音 2221下
病後生豌豆瘡 2221下
病後生翳外障 2222上
病後耳聾 2222上
病後呃 2222上
病坊 2222下
病後咽痛 2222下
病後浮腫 2222下
病後喉乾痛 2222下
病後喘嗽 2222下
病後喜唾 2222下
病後痢 2223上
病後發熱 2223上
病後發頤 2223上
病後虛汗 2223上

病後虛弱 2223下
病後黃 2223下
病後煩 2224上
病後煩熱 2224上
病後腫 2224上
病後腰痛 2224上
病後嘔噦 2224上
病後遺毒 2224上
病後遺洩 2224下
病後遺熱 2224下
病後驚悸 2224下
病持 2224下
病穿板 2224下
病革 2224下
病音 2224下
病風 2224下
病根 2225上
病氣 2225上
病能 2225上
病能論 2225上
病脈 2225上
病骨 2225上
病符 2225上
病蛇節 2225上
病勞 2225上
病脹 2225上
病間 2225上
病傳 2225下
病傳篇 2225下
病暑 2226上
病源 2226上
病源候論 2226上
病溫 2226上
病端 2226上
病廢 2226上
病蝂 2226上
病機 2226上
病機沙篆 2226上
病機洞垣 2226上
病機約論 2226下
病機氣宜保命集 2226下
病機部 2226下
病機彙論 2226下
病齲 2227上
病蟹乂 2227上
病議 2227上
病鰕 2227上
病魔 2227上
皰 2227上
益中湯 2227上
益元固本湯 2227上
益元散 2227上
益元湯 2228上
益本滋腎丸 2228上
益母 2228上
益母丸 2228上
益母草丸 2228下
益母草煎丸 2228下
益母散 2229上
益母膏 2229上
益血丹 2229上
益血潤腸丸 2229上
益決草 2229下
益兒丸 2229下
益明 2229下
益胃丹 2229下
益胃升陽湯 2230上
益胃湯 2230上
益氣丸 2230上
益氣安神散 2230下
益氣安神湯 2230下
益氣清金湯 2230下
益氣疎風湯 2230下
益氣補腎湯 2230下
益氣調榮湯 2231上
益氣養榮丸 2231上
益氣養榮湯 2231上
益氣聰明湯 2231下
益符 2232上
益陰腎氣丸 2232上
益智 2232上
益智丸 2232下
益智仁 2232下
益智木律散 2232下
益智和中丸 2233上
益智和中湯 2233上
益智散 2233上
益智湯 2233下
益脾清肝散 2233下
益脾清肝湯 2233下
益脾散 2233下
益腎散 2234上
益腎湯 2234上
益黃散 2234上
益經湯 2234下
益榮湯 2234下
益孀草 2235上
盌兒胭脂 2235上
盇旦 2235上
盇合子 2235上
眚 2235上
眞 2235上
眞人活命飲 2235上
眞人萃仙丸 2235上
眞人解毒湯 2235下
眞人養臟湯 2235下
眞人還少丹 2235下
眞中風 2235下
眞心痛 2235下
眞心跳 2235下
眞方五色丸 2235下
眞牙 2236上
眞功丹 2236上
眞色 2236上
眞君妙貼散 2236上
眞汞 2236下
眞芋 2236下
眞邪 2236下
眞武丸 2236下
眞武湯 2236下
眞金散 2237上
眞氣 2237上
眞珠 2237上
眞珠丸 2237下
眞珠天麻丸 2238上
眞珠母 2238上
眞珠母丸 2238上
眞珠草 2238下
眞珠散 2238下
眞珠菜 2239下
眞珠煎 2239下
眞珠膏 2240上
眞神活命飲 2240上
眞脈 2240上
眞骨 2240上

眞寧豆	2240上
眞數	2240下
眞頭痛	2240下
眞應散	2240下
眞藏	2240下
眞藏脈	2240下
眞靈	2241上
眥	2241上
眥瘍	2241上
眩	2241上
眩仆	2241上
眩冒	2241上
眩掉	2241下
眩暈	2241下
眩運	2243上
炦𣏌	2243上
砥石	2243上
砧骨	2243下
砭	2243下
砭石	2243下
砭射	2243下
砱砱石	2243下
破布	2243下
破布葉	2243下
破石之病	2243下
破地錐	2243下
破血消痛湯	2244上
破血散	2244上
破血散疼湯	2244上
破毒無比散	2244上
破故紙	2244上
破故紙散	2244上
破陰	2244上
破陰丹	2244下
破棺丹	2244下
破結丸	2245上
破結丹	2245上
破結散	2245上
破䐃	2245上
破黃疸	2245下
破傷火	2245下
破傷風	2245下
破傷溼	2248上
破痰消飲丸	2248下
破飲丸	2248下
破管草	2248下
破銅錢	2248下
破積導飲丸	2248下
破甕澄漿	2249上
破關草	2249上
砷	2249上
祐元湯	2249上
祕元丸	2249上
祕元丹	2249上
祕方	2249上
祕眞丸	2249下
祕眞丹	2249下
祕授蠟礬丸	2249下
祕惡	2249下
祕傳外科方	2249下
祕傳經驗方	2249下
祕傳經驗痘疹方	2249下
祕精丸	2249下
祖世琛	2250上
祖斑	2250上
祛邪湯	2250上
祛毒丹	2250上
祛毒牛黃丸	2250上
祛毒散	2250下
祛風一醉散	2250下
祛風丸	2250下
祛風白芷散	2251上
祛風地黃丸	2251上
祛風至寶丹	2251下
祛風定志湯	2251下
祛風除溼湯	2251下
祛風清上散	2252上
祛風換肌丸	2252上
祛風散	2252上
祛風滌熱湯	2252下
祛風導痰湯	2252下
祛溼消邪湯	2252下
祛溼散	2252下
祛溼痰湯	2252下
祛痰丸	2252下
祛疑說	2253上
祛瘧丹	2253上
祛瘧飲	2253下
祛瘴散	2253下
祛瘴辟瘟丹	2253下
祝	2254上
祝由	2254上
祝由十三科	2254上
祝由科	2254下
祝仲寧	2254下
祝堯民	2254下
祝鳩	2255上
神	2255上
神之微	2255上
神丹	2255下
神化丹	2255下
神木	2255下
神水	2255下
神水將枯	2256上
神火	2256上
神火丹	2256上
神仙一把抓	2256下
神仙一醉忍冬湯	2256下
神仙刀箭藥	2256下
神仙不醉丹	2256下
神仙太乙膏	2256下
神仙止血散	2257下
神仙外應膏	2257下
神仙玉粉丸	2257下
神仙住喘湯	2258上
神仙延壽酒	2258上
神仙枕	2258上
神仙活命湯	2258下
神仙追毒丸	2258下
神仙退風丹	2258下
神仙退雲丸	2259上
神仙既濟丹	2259上
神仙紫菀丸	2259下
神仙換骨丸	2260上
神仙換骨丹	2260上
神仙棗	2260上
神仙減水法	2260上
神仙粥	2260下
神仙萬病解毒丸	2260下
神仙解毒萬病丸	2260下
神仙解毒萬病丹	2260下
神仙解語丹	2260下
神仙對坐草	2261上
神仙碧玉膏	2261上
神仙碧霞丹	2261上

神仙聚寶丹 2261下
神仙墜痰丸 2261下
神仙敷毒失笑餅 2262上
神仙鴨 2262上
神仙蠟礬丸 2262上
神仙驅毒一掃丹 2262上
神功丸 2262下
神功內托散 2263上
神功至寶丹 2263上
神功助化丸 2263上
神功助化散 2263上
神功妙貼散 2263下
神功紫霞丹 2263下
神功散 2263下
神功黃耆湯 2264上
神巧萬全方 2264下
神末砂 2264下
神朮丸 2264下
神朮散 2264下
神朮散氣散 2264下
神朮湯 2264下
神白散 2265下
神白膏 2265下
神光 2265下
神光穴 2265下
神光自現 2265下
神后土 2265下
神守 2265下
神佑丸 2265下
神妙生肌散 2266上
神妙觀音散 2266上
神芎丸 2266下
神芎散 2267上
神芎導水丸 2267上
神奇散 2267上
神宗穴 2267上
神明 2267上
神金散 2267上
神門穴 2267下
神保丸 2267下
神客 2268上
神封穴 2268上
神屋 2268上
神座砂 2268上
神庭穴 2268上
神效千槌膏 2268上
神效太乙膏 2268下
神效方 2268下
神效瓜蔞散 2269上
神效托裏散 2269上
神效吹喉散 2269下
神效明目湯 2269下
神效虎肚丸 2270上
神效附子丸 2270上
神效保命丸 2270上
神效宣腦散 2270下
神效消癧丸 2270下
神效烏金散 2270下
神效追風丸 2271上
神效參香散 2271上
神效換肌丸 2271上
神效散 2271下
神效琥珀散 2272上
神效越桃散 2272上
神效開結散 2272上
神效黃耆湯 2272上
神效搐鼻散 2272下
神效當歸膏 2272下
神效解毒散 2273上
神效膏 2273上
神效濟生散 2273下
神效雞清丸 2273下
神效觀音救苦丹 2273下
神氣 2273下
神氣丹 2273下
神桃 2274上
神消散 2274上
神珠丸 2274上
神珠丹 2274上
神祐丸 2274上
神祕左經湯 2274上
神祕穴 2274下
神祕沈香丸 2274下
神祕陷脈散 2274下
神草 2274下
神草膏 2274下
神堂穴 2274下
神彩 2274下
神捷散 2275上
神授丹 2275上
神授散 2275上
神授湯 2275上
神授衞生湯 2275上
神犀丹 2275下
神符白雪 2276上
神符樹 2276上
神異膏 2276上
神黃豆 2276下
神傳膏 2277上
神塞丸 2277上
神聖丸 2277下
神聖代鍼散 2277下
神聖復氣湯 2277下
神聖換肌散 2278上
神聖散 2278上
神聖膏 2278下
神聖膏藥 2278下
神農 2278下
神農本草經 2279上
神農本草經百種錄 2280上
神農本草經疏 2280上
神農本草經贊 2280下
神農本草經讀 2280下
神農秤 2280下
神遊 2280下
神道穴 2280下
神寢丸 2281上
神貍 2281上
神漿 2281上
神箭 2281上
神箭打 2281上
神機 2281上
神燈火 2281上
神燈照法 2281下
神錦花 2281下
神龜滋陰丸 2282上
神應丸 2282上
神應丹 2282上
神應消風散 2282下
神應散 2282下
神應異功散 2283上
神應黑玉丹 2283上
神應經 2283上
神應萬驗膏 2283上
神應奪命丹 2283下

神應膏　2283下
神應養眞丹　2284上
神應鍼經要訣　2284上
神濟　2284上
神鍼火　2284下
神藏　2284下
神藏穴　2284下
神闕穴　2284下
神繭散　2284下
神麴　2285上
神麴丸　2285上
神麴酒　2285上
神麴散　2285下
神竈丹　2285下
神護草　2285下
神護膏　2285下
神驗錦鳩丸　2285下
秘　2286上
秤勾瘡　2286上
秦子通　2286上
秦川翦紅丸　2286上
秦之楨　2286上
秦木　2286下
秦爪　2286下
秦王九疸散　2286下
秦王試劍草　2286下
秦皮　2286下
秦皮散　2286下
秦艽　2286下
秦艽丸　2286下
秦艽升痲湯　2287上
秦艽牛蒡湯　2287下
秦艽白朮丸　2287下
秦艽地黃丸　2287下
秦艽地黃湯　2288上
秦艽扶羸湯　2288上
秦艽防風湯　2288上
秦艽羌活丸　2288下
秦艽羌活湯　2288下
秦艽根　2288下
秦艽散　2289上
秦艽湯　2289上
秦艽當歸湯　2290上
秦艽飮　2290上
秦艽蒼朮湯　2290上
秦艽鱉甲散　2290下
秦糺　2290下
秦承祖　2290下
秦昌遇　2290下
秦信　2291上
秦桂丸　2291上
秦荻藜　2291上
秦荻藜子　2291上
秦椒　2291上
秦菘　2291上
秦越人　2291上
秦鳴鶴　2291上
秦膠　2291下
秦燕　2291下
秦燕毛　2291下
秦龜　2291下
秦歸　2291下
秧雞　2291下
秧雞肉　2291下
秩邊穴　2291下
秫　2292上
秫米　2292上
秫米粥　2292上
秫根　2292上
秫秫　2292上
窅　2292上
窈冥　2292上
窈漏　2292上
窌　2292下
笆笆　2292下
笆茅　2292下
笑　2292下
笑呃　2292下
粃　2292下
粉口兒茶　2292下
粉沙參　2292下
粉兒茶　2292下
粉刺　2292下
粉花瘡　2293下
粉金散　2293下
粉紅丸　2293下
粉香散　2293下
粉疵　2293下
粉草　2293下
粉草飮　2293下
粉團　2294上
粉團花　2294上
粉團根　2294上
粉節草　2294上
粉錫　2294上
粉瘤　2294上
粉霜　2294下
粉霜丸　2294下
粉歸　2295上
粉麝散　2295上
紋陰　2295上
納邪骨　2295上
納氣丸　2295上
納鼈　2295上
納鼈甲　2295上
紐　2295上
紐痛　2295上
純白小舌　2295下
純陽正氣丸　2295下
純陽眞人養臟湯　2295下
純陽草　2296上
純陽救苦湯　2296上
紗羊　2296上
紗帽翅　2296上
紗帽翅葉　2296上
紙　2296上
紙錢　2296下
素女方　2296下
素女脈訣　2296下
素化　2296下
素天　2296下
素心蘭　2296下
素芝　2296下
素柰　2296下
素窌穴　2296下
素粉積　2296下
素問　2297上
素問入式運氣論奧　2297上
素問玄機原病式　2297下
素問完璧直講　2297下
素問注疑難　2298上
素問直解　2298上
素問校義　2298上
素問病機保命集　2298上
素問集解　2298上

素問答　2298上
素問註　2298上
素問註證發微　2298上
素問評文　2298下
素問鈔　2298下
素問鈔補正　2298下
素問運氣圖括定局立成　2298下
素問鉤玄　2298下
素問箋釋　2298下
素問識　2298下
素問懸解　2299上
素問靈樞合編　2299上
素問靈樞類纂約註　2299上
素燕窩　2299下
素馨　2299下
素髎穴　2299下
素靈微蘊　2299下
素靈類纂　2299下
素靈類纂約註　2300上
紡車絃　2300上
索干　2300上
索澤　2300上
索餅　2300上
缺盆穴　2300上
缺盆疽　2300下
缺盆骨　2300下
缺脣　2300下
羔羊　2300下
羔羊痧　2300下
羖羊　2300下
羖羊齒　2300下
羖攊羊　2300下
翁介壽　2300下
翁仲仁　2300下
翁晉　2301上
翁應祥　2301上
耆芎桂酒湯　2301上
耆味丸　2301上
耆附湯　2301上
耆婆萬病丸　2301上
耆陳湯　2302上
耆歸湯　2302下
耕香　2302下
耿子　2302下
胭支　2302下
胭脂　2302下
胭脂內障　2302下
胭脂散　2302下
胭脂撲面痘　2303上
胯　2303上
胯子金　2303上
胯骨　2303上
胯骨傷　2303上
胰　2303上
胰子湯　2303上
胳　2303下
胳膊　2303下
胴　2303下
胸　2303下
胸中　2303下
胸中之府　2303下
胸中熱　2303下
胸汗　2303下
胸俞十二穴　2303下
胸旁瘡　2304上
胸骨　2304上
胸骨傷　2304上
胸堂　2304下
胸圍　2304下
胸痛少氣　2304下
胸發　2304下
胸痹　2305上
胸腹脹滿　2305下
胸腹腫　2305下
胸鄉穴　2305下
胸漏　2305下
胸膈閉結　2305下
胸膈脹滿　2305下
胸膈煩滿　2306上
胸膛　2306上
胸憑仰息　2306上
胎膊　2306上
胻　2306上
胻毛　2306上
胻骨　2306上
能　2306上
能毒　2306上
能消　2306下
能鼈　2306下
能鼈肉　2306下
脂　2306下
脂人　2306下
脂衣柰　2306下
脂肥　2306下
肥附丸　2306下
脂連丸　2307上
脂痲　2307上
脂痲蟲　2307上
脂瘕　2307上
脂調散　2307上
脂瘤　2307上
胞蛇　2307上
胞蛇肉　2307下
胞蛇骨　2307下
胞腳　2307下
胞道　2307下
脅　2307下
脅下偏痛　2307下
脅下漏瘡　2308上
脅疽　2308上
脅骨　2308上
脅悗　2308上
脅產　2308上
脅痛　2308上
脅痛腸出　2309上
脅脹滿　2309上
脅隱骨　2309上
脅髎穴　2309上
脅癰　2309上
脆　2309下
脈　2309下
脈口　2309下
脈因證治　2310上
脈如　2310上
脈孤　2310上
脈法正宗　2310上
脈法須知　2310下
脈度　2310下
脈度篇　2310下
脈要　2310下
脈要精微論　2310下
脈風　2310下
脈原　2310下
脈息　2310下

脈氣 2311上
脈神章 2311上
脈骨疔 2311上
脈骨疽 2311上
脈從 2311上
脈理明辨 2311上
脈理精微 2311上
脈痔 2311上
脈絡 2311上
脈訣 2311下
脈訣入門 2312上
脈訣刊誤 2312上
脈訣刪補 2312上
脈訣指掌病式圖說 2312上
脈訣啓悟 2312下
脈訣規正 2312下
脈訣彙編 2312下
脈訣彙辨 2312下
脈痛 2312下
脈脹 2312下
脈萎 2312下
脈象 2312下
脈象統類 2313上
脈會 2313上
脈極 2313上
脈溢 2313上
脈痹 2313上
脈痿 2313下
脈經 2313下
脈經採要 2314上
脈義簡摩 2314上
脈解篇 2314下
脈管 2314下
脈蒸 2314下
脈語 2314下
脈緒脈系圖 2314下
脈談 2314下
脈論二本一例 2314下
脈賦 2314下
脈學四種 2314下
脈學正傳 2314下
脈學奇經考 2314下
脈學論 2314下
脈學輯要 2314下
脈學講義 2315上
脈簡補義 2315上
脈諸鍼灸書 2315上
脈輭 2315上
脈辨正義 2315上
脈應 2315上
脈濡 2315上
脈證治方 2315上
脈癲疾 2315上
脊 2315下
脊中穴 2315下
脊內俞穴 2315下
脊俞穴 2315下
脊疳 2315下
脊骨 2315下
脊強 2316上
脊椎法 2316上
脊痛 2316上
脊樑骨 2316下
脊窳骨 2316下
脊縫出蝨 2316下
臭田螺 2316下
臭牡丹 2316下
臭牡丹枝 2317上
臭牡丹葉 2317上
臭花娘草 2317上
臭芙蓉 2317上
臭桐 2317上
臭息 2317上
臭草 2317上
臭草花蕊 2317下
臭草葉 2317下
臭梧桐 2317下
臭梧桐皮 2318上
臭梧桐花 2318上
臭梧桐根 2318上
臭梧桐梗中蟲 2318上
臭梧桐幹 2318上
臭梧桐葉 2318上
臭痘 2318下
臭黃 2318下
臭痰 2318下
臭葡萄 2318下
臭蒿 2318下
臭櫄 2318下
臭櫄皮散 2318下
臭橘 2319上
臭蟲 2319上
臭藤 2319上
臭藤根 2319上
臭蘇 2319上
臭靈丹 2319上
舩虹 2319上
茖葱 2319上
茖葱子 2319下
茗 2319下
荔支 2319下
荔支紅 2319下
荔枝 2319下
荔枝奴 2320上
荔枝皮 2320上
荔枝肉 2320上
荔枝花 2320下
荔枝核 2320下
荔枝根 2320下
荔枝草 2320下
荔枝散 2321上
荔枝殼 2321上
荔枝膏 2321上
荔枝橘 2321下
荔枝橘核湯 2321下
荔實 2321下
荔錦 2321下
茛 2321下
茜根 2321下
茜根丸 2321下
茜根散 2321下
茜根湯 2322上
茜根煎 2322上
茜草 2322上
茜草根 2322下
茜草莖 2323上
茜草藤 2323上
葶藶 2323上
蒴花丸 2323上
荎 2323上
茨 2323上
茨梧桐 2323上
茨菇 2323上
茨菰 2323上
茭 2323上

茭白　2323上
茭米　2323上
茭粑　2323上
茭草　2323上
茭蚤　2323上
茭筍　2323上
茭蟲　2323上
茭雞　2323上
茯兔　2323下
茯兔丸　2323下
茯苓　2323下
茯苓丸　2324上
茯苓川芎湯　2325下
茯苓五味子湯　2326上
茯苓六合湯　2326上
茯苓半夏湯　2326上
茯苓四逆湯　2326上
茯苓甘草湯　2326下
茯苓白朮散　2326下
茯苓白朮湯　2327上
茯苓皮　2327上
茯苓戎鹽湯　2327上
茯苓佐經湯　2327上
茯苓杏仁甘草湯　2327上
茯苓厚朴湯　2327下
茯苓桂枝五味甘草湯　2327下
茯苓桂枝甘草大棗湯　2327下
茯苓桂枝白朮甘草湯　2328上
茯苓粉粥　2328下
茯苓茵陳梔子湯　2328下
茯苓酒　2328下
茯苓散　2328下
茯苓湯　2329下
茯苓琥珀湯　2330上
茯苓開胃散　2330下
茯苓補心湯　2330下
茯苓飲　2331上
茯苓滲溼湯　2331下
茯苓澤瀉湯　2331下
茯苓糕　2332上
茯苓燥溼湯　2332上
茯苓瀉溼湯　2332上
茯神　2332上
茯神丸　2332上
茯神木　2332下
茯神散　2332下
茯神湯　2334上
茯神遠志丸　2335上
茯菟丸　2335上
茯菟丹　2335上
茯靈　2335上
茱連散　2335下
茱萸　2335下
茱萸丸　2335下
茱萸丹　2335下
茱萸內消丸　2335下
茱萸木瓜湯　2336上
茱萸根浸酒　2336上
茱萸浴湯　2336上
茱萸痘　2336下
茱萸粥　2336下
茳芒　2336下
茳芒決明　2336下
茴芸　2337上
茴香　2337上
茴香八角珠　2337上
茴香丸　2337上
茴香子　2337上
茴香子油　2337下
茴香油　2337下
茴香酒　2337下
茴香莖　2337下
茴香散　2337下
茴香湯　2338上
茴香粥　2338上
茴香葉　2338上
茴香蟲　2338上
茴草　2338上
茵芋　2338上
茵芋丸　2338上
茵芋莖　2338下
茵芋葉　2338下
茵陳　2338下
茵陳丸　2338下
茵陳五苓散　2338下
茵陳五苓湯　2339上
茵陳四逆湯　2339上
茵陳附子乾薑湯　2339上
茵陳酒　2339下
茵陳梔子湯　2339下
茵陳梔子黃連三物湯　2339下
茵陳理中湯　2339下
茵陳散　2339下
茵陳湯　2339下
茵陳蒿　2339下
茵陳蒿大黃湯　2340上
茵陳蒿酒　2340上
茵陳蒿莖　2340上
茵陳蒿湯　2340下
茵陳蒿葉　2341上
茵陳橘皮湯　2341上
茵陳瀉黃湯　2341上
茵蔯蒿　2341上
茵蕷　2341上
茶　2341上
茶子　2341下
茶油　2341下
茶肭　2341下
茶肭子　2341下
茶根　2342上
茶烏　2342上
茶婆蟲　2342上
茶梅丸　2342上
茶蛀蟲　2342上
茶蛀蟲蛀屑　2342上
茶蛀蟲糞　2342上
茶晶　2342上
茶菊　2342上
茶菊枝　2342下
茶菊花　2342下
茶菊花露　2342下
茶菊根　2342下
茶菊葉　2342下
茶葉　2343上
茶腿　2343下
茶調散　2343下
茶積　2343下
茶癖　2343下
茸母　2344上
茸附湯　2344上
茸桂百補丸　2344上

茸硃丸　2344下
茸硃丹　2344下
茹　2344下
茹苓湯　2344下
茹根　2345上
茹草　2345上
茹藘　2345上
茺蔚　2345上
茺蔚丸　2345上
茺蔚子　2345上
茺蔚子丸　2345下
茺蔚花　2345下
茺蔚根　2345下
茺蔚莖　2345下
茺蔚散　2346上
茺蔚湯　2346上
茺蔚葉　2346下
茼蒿　2346下
茝羊　2346下
荅　2346下
荊　2346下
荊三稜　2346下
荊朮散　2346下
荊防牛蒡湯　2347上
荊防地黃湯　2347上
荊防敗毒散　2347上
荊防散　2347下
荊防菊花散　2347下
荊防解毒飲　2347下
荊防瀉白散　2347下
荊防瀉白湯　2348上
荊芥　2348上
荊芥炭　2348上
荊芥敗毒散　2348上
荊芥莖　2348上
荊芥連翹湯　2348下
荊芥散　2348下
荊芥湯　2349下
荊芥解毒湯　2350上
荊芥穗　2350上
荊枳湯　2350上
荊桃　2350上
荊黃湯　2350上
荊黃楸　2350上
荊黃瀉白湯　2350上
荊葵　2350上
荊蓬煎丸　2350上
荊瀝　2350下
荊鐵　2350下
葩草　2350下
荇絲菜　2350下
草八角　2350下
草八角根　2350下
草木之王　2350下
草王　2350下
草甘遂　2351上
草石蠶　2351上
草石蠶根　2351上
草血竭　2351上
草尾珠痘　2351上
草决明　2351下
草豆蔻　2351下
草豆蔻丸　2351下
草豆蔻散　2351下
草果　2352下
草果仁　2352下
草果平胃散　2352下
草果飲　2353上
草河車　2353上
草金鈴　2353上
草附子　2353下
草禹餘糧　2353下
草根　2353下
草烏　2353下
草烏喙　2353下
草烏散　2353下
草烏頭　2354上
草烏頭毒　2354上
草烏頭根　2354上
草珠兒　2354下
草紙　2354下
草素　2354下
草荔　2354下
草茲　2354下
草荄　2354下
草犀　2354下
草犀根　2354下
草紫河車　2355上
草豉　2355上
草雀　2355上
草魚　2355上
草麻繩索　2355上
草棉　2355上
草棉子油　2355下
草棉實仁　2355下
草棉實花　2356上
草棉實殼　2356上
草萓　2356上
草雲母　2356上
草當歸　2356上
草蜂　2356上
草蜂窠　2356上
草裏金釵　2356上
草裏銀釵　2356上
草蒿　2356上
草蓂　2356下
草蜘蛛　2356下
草蜘蛛絲　2356下
草蜜　2356下
草節鉛　2356下
草蓯蓉　2356下
草麴　2356下
草鞋　2356下
草鞋底　2356下
草鞋風　2356下
草鞋鼻　2356下
草鞋鼻上布　2356下
草鞋蟲　2357上
草頭　2357上
草鴟頭　2357上
草龍珠　2357上
草龍芻　2357上
草龍膽　2357上
草龍膽散　2357上
草薑　2357上
草螽　2357上
草鍾乳　2357上
草閭茹　2357下
草蠍經進方　2357下
草蘇　2357下
草續斷　2357下
草蘭　2357下
草蘭子　2357下
草蘭花　2357下
草蘭根　2358上

草蘭葉 2358上
草麝香 2358上
草龜奄 2358上
草蠱蟲 2358上
草靈丹 2358上
草鼈甲 2358下
茷 2358下
茷麥 2358下
茎薾 2358下
荏 2358下
荏桐 2358下
荒夫草 2358下
㒳草 2358下
蚅烏蠋 2358下
蚊 2358下
蚊母鳥 2359上
蚊帳 2359上
蚊蟲痧 2359上
蚊驚樹 2359上
蚌 2359上
蚌水 2359下
蚌肉 2359下
蚌珠 2359下
蚌疽 2359下
蚌淚 2359下
蚌殼 2360上
蚌殼灰 2360上
蚌殼粉 2360上
蚌霜散 2360上
蚍蜉 2360上
蚍蜉酒草 2360上
蚍蜉漏 2360上
蚑 2360上
蚑行喘息 2360上
蚓塿 2360下
蚳母 2360下
蚖青 2360下
蚘 2360下
蚘志 2360下
蚘厥 2360下
蚘蟲 2360下
蚘蟲上出口鼻 2361上
蚝蟲 2361上
蚝蟲窠 2361上
蚎蚭 2361上
蚤 2361上
蚤入耳 2361上
蚤甲 2361下
蚤休 2361下
蚤休根 2361下
蚤疽 2361下
蚺蛇 2361下
蚺蛇牙 2362上
蚺蛇肉 2362上
蚺蛇酒 2362上
蚺蛇膏 2362下
蚺蛇膽 2362下
蚺蛇膽散 2362下
蚨蚈 2362下
蚩休 2362下
衃 2363上
衄 2363上
衄血 2363上
衄家 2363上
衰 2363上
袁旬 2363下
袁坤厚 2363下
訓疽 2363下
託 2363下
豇豆 2363下
豈刺 2363下
豹 2364上
豹文刺 2364上
豹皮 2364上
豹肉 2364上
豹足 2364上
豹脂 2364上
豹鼻 2364上
豹頭骨 2364下
豺 2364下
豺皮 2364下
豺肉 2364下
豺漆 2364下
豺節 2364下
貢尖 2364下
貢麴 2364下
起仆骨 2365上
起亟 2365上
起胃散 2365上
起痔湯 2365上
起貧草 2365上
起發 2365上
起脹 2365上
起陽草 2367上
起痿至神湯 2367上
起睫膏 2367上
軒于 2367下
軒岐 2367下
軒岐救正論 2367下
軒歧學海 2367下
軒轅 2368上
辱金 2368上
迴陽泉 2368上
迴腸 2368上
迴瘡金銀花散 2368上
迴瘡蟾酥錠 2368上
迵風 2368下
迷迭香 2368下
迷悶藥毒 2368下
追 2369上
追疔奪命丹 2369上
追疔奪命湯 2369上
追命丹 2369上
追命散 2369下
追毒丸 2369下
追毒丹 2370上
追毒烏金散 2370下
追毒神異湯 2370下
追毒散 2371上
追毒湯 2371上
追毒萬應鍼頭丸 2371上
追毒錠 2371上
追毒餅 2371上
追風丸 2371下
追風如聖散 2371下
追風使 2371下
追風祛痰丸 2372上
追風散 2372上
追氣丸 2372下
追管丸 2372下
追魂散 2372下
追魂湯 2373上
追膿錠子 2373上
追蟲丸 2373上
追蟲取積丸 2373上

追蟲取積散	2373下
退火丹	2373下
退火回生散	2373下
退血散	2373下
退赤丸	2373下
退赤散	2373下
退毒散	2374上
退陰散	2374上
退腫膏	2374下
退管丸	2374下
退管丹	2375上
退熱桔梗飲	2375上
退熱清氣湯	2375上
退熱散	2375上
退熱湯	2375下
退熱飲	2375下
退翳丸	2375下
退翳散	2376上
送子丹	2376上
送胞湯	2376上
逆	2376下
逆四時	2376下
逆死	2377上
逆取	2377上
逆治	2377上
逆注穴	2377上
逆流水	2377上
逆風	2377上
逆息	2377上
逆氣	2377上
逆從	2377上
逆產	2377下
逆厥	2377下
逆痘	2377下
逆順	2377下
逆順生翳外障	2377下
逆順肥瘦篇	2377下
逆順篇	2377下
逆經障	2378上
逆調論	2378上
郝允	2378上
郝公景	2378上
郝文法	2378上
郝懷質	2378上
郎君子	2378上
郎耶草	2378下
郎簡	2378下
酏	2378下
酒	2378下
酒母	2379上
酒刺	2379上
酒杯藤	2379上
酒杯藤子	2379上
酒毒喉風	2379上
酒毒喉痹	2379下
酒毒發背	2379下
酒泄	2379下
酒泛丸	2380上
酒泥草	2380上
酒炒	2380上
酒客	2380上
酒洗	2380上
酒風	2380上
酒風腳	2380上
酒悖	2380下
酒浸	2380下
酒浸牛膝丸	2380下
酒疸	2381上
酒痔	2381下
酒勞	2381下
酒厥	2381下
酒寒喉風	2381下
酒渴	2381下
酒渴縮脾飲	2381下
酒脹	2381下
酒黃疸	2382上
酒傷	2382上
酒溼	2382上
酒煎木瓜粥	2382上
酒煎散	2382上
酒煮木瓜粥	2382上
酒煮黃連丸	2382上
酒煮當歸丸	2382下
酒痰	2383上
酒嗽	2383上
酒窩	2383上
酒蒸黃連丸	2383上
酒製	2383下
酒製通聖散	2383下
酒漿	2383下
酒熨	2383下
酒調	2383下
酒調洗肝散	2383下
酒調散	2384上
酒醉欲死	2384上
酒積	2384下
酒積丸	2384下
酒積便血	2384下
酒積腹痛	2384下
酒蕈	2385上
酒龜	2385上
酒糟	2385上
酒癖	2385下
酒罈上紙	2385下
酒癥	2385下
酒癥丸	2385下
酒癩	2385下
酒齇鼻	2386上
酒釀	2386上
酒鼈	2386上
釘腦疔	2386上
釘鉸匠	2386下
釘節天蛇	2386下
釘頭螺	2386下
釘翳根深外障	2386下
釜月中墨	2387上
釜沸	2387上
釜炲	2387上
釜煤	2387上
釜臍墨	2387上
針	2387上
閃挫腰痛	2387上
閃頸促腰	2387下
陝州豉汁	2387下
陟釐	2387下
除中	2388上
除辛	2388上
除毒丹	2388上
除疫救苦丹	2388上
除風益損湯	2388上
除風清脾飲	2388下
除風湯	2389上
除風溼羌活湯	2389上
除痔丸	2389下
除溼丹	2389下

除溼羌活湯 2389下
除溼胃苓湯 2389下
除溼捐痹湯 2390上
除溼益氣丸 2390上
除溼散 2390上
除溼湯 2390上
除溼補氣湯 2390下
除溼蠲痛湯 2390下
除熱清肺湯 2390下
除熱結腸丸 2391上
除熱飲 2391上
除瘟化毒散 2391上
除瘟化毒湯 2391上
馬 2391下
馬刀 2392上
馬刀殼 2392下
馬刀結核 2392下
馬刀瘡 2392下
馬口 2392下
馬口疔 2392下
馬口鐵 2392下
馬之騏 2392下
馬心 2392下
馬文植 2393上
馬毛 2393上
馬氏試驗祕方 2393上
馬牙 2393上
馬牙半支 2393上
馬牙匡骨 2393下
馬牙砂 2393下
馬牙消 2393下
馬牙疳 2393下
馬牙硝 2393下
馬牙硝丸 2394上
馬牙硝散 2394上
馬甲 2394上
馬皮 2394上
馬皮癬 2394上
馬目毒公 2394上
馬目奪公 2394上
馬矢 2394上
馬矢蒿 2394上
馬先蒿 2394上
馬汗 2394下
馬汗瘡 2394下
馬耳 2394下
馬肉 2394下
馬肉毒 2395上
馬肉蛆 2395下
馬血 2395下
馬行 2395下
馬尾 2395下
馬尾香 2395下
馬尾連 2395下
馬尾絲 2395下
馬尾歸 2396上
馬屁勃 2396上
馬志 2396上
馬忤 2396上
馬疕 2396上
馬肝 2396上
馬肝石 2396上
馬肝毒 2396下
馬豆 2396下
馬辛 2396下
馬乳汁 2396下
馬乳葡萄 2396下
馬夜眼 2396下
馬宗素 2396下
馬帚 2396下
馬明退 2396下
馬牀 2396下
馬肺 2396下
馬金南 2396下
馬金囊 2397上
馬前子 2397上
馬勃 2397上
馬勃散 2397上
馬咬傷 2397上
馬思答吉 2397下
馬珂螺 2397下
馬疥 2397下
馬疥癩 2397下
馬胸 2397下
馬胞衣 2397下
馬韭 2397下
馬俶 2397下
馬唐 2398上
馬師津梁 2398上
馬師皇 2398上
馬師問 2398上
馬瓟瓜 2398上
馬病 2398上
馬料豆 2398下
馬草 2398下
馬骨 2398下
馬兜鈴 2398下
馬兜鈴丸 2398下
馬兜鈴丹 2398下
馬兜鈴根 2399上
馬兜鈴根湯 2399上
馬兜鈴散 2399上
馬兜鈴實 2399上
馬勒口鐵 2399下
馬眼 2399下
馬絆繩 2399下
馬脛骨 2399下
馬莧 2399下
馬莧膏 2399下
馬蚰 2399下
馬蚿 2399下
馬通 2400上
馬通水 2400上
馬逢 2400上
馬陰莖 2400上
馬陸 2400上
馬鹿 2400下
馬湖連 2400下
馬策 2400下
馬脾風 2400下
馬腎 2400下
馬舃 2400下
馬蛤 2400下
馬蛭 2400下
馬評外科證治全生集 2400下
馬評全生集 2401上
馬軸 2401上
馬嗣明 2401上
馬新高 2401上
馬楝 2401上
馬溺 2401上
馬瘨 2401上
馬腦 2401下
馬逑 2401下

馬蜂　2401下
馬飯　2401下
馬馳劍道　2401下
馬瘍木　2401下
馬瘍木根皮　2401下
馬精香　2401下
馬膏　2402上
馬蒔　2402上
馬蜞　2402上
馬蜞咬傷　2402上
馬蜩　2402上
馬蝬　2402上
馬銜　2402上
馬銜芎藭　2402上
馬鳴退　2402上
馬鳴散　2402上
馬價珠　2402下
馬窼　2402下
馬箭　2402下
馬蓼　2402下
馬蝗　2402下
馬駒　2402下
馬齒　2402下
馬齒莧　2402下
馬齒莧子　2403上
馬齒莧散　2403下
馬齒莧粥　2403下
馬齒莧膏　2403下
馬齒礬　2404上
馬蹄　2404上
馬蹄下土　2404上
馬蹄丸　2404下
馬蹄決明　2404下
馬蹄金　2404下
馬蹄香　2404下
馬蹄草　2404下
馬錢子　2404下
馬頭骨　2404下
馬頭瘟　2404下
馬頰　2404下
馬氈　2404下
馬癇　2405上
馬糞　2405上
馬糞中粟　2405下
馬薊　2405下
馬薤　2405下
馬檳榔　2405下
馬檳榔仁　2405下
馬薰　2405下
馬藍　2405下
馬蟦　2405下
馬鞭　2405下
馬鞭草　2406上
馬鞭草根　2406下
馬鞭草散　2406下
馬蟻　2406下
馬蟻草　2406下
馬蟻窠　2406下
馬顛　2407上
馬騣　2407上
馬藺　2407上
馬藺花　2407上
馬藺根　2407上
馬藺葉　2407上
馬藺實　2407上
馬藻　2407下
馬蘄　2407下
馬蘄子　2407下
馬蘄莖　2407下
馬鬐毛　2407下
馬鬐膏　2408上
馬蘭　2408上
馬蘭根　2408上
馬蘭根露　2408上
馬蘭葉　2408上
馬蘭膏　2408下
馬蘭頭　2408下
馬蠲　2408下
馬蠸　2408下
馬鼈　2408下
馬鱉　2408下
骨　2408下
骨火丹　2409上
骨片入肉　2409上
骨托禽　2409下
骨咄犀　2409下
骨居　2409下
骨毒滯瘡　2409下
骨空　2409下
骨空論　2409下
骨度　2409下
骨度篇　2409下
骨美　2409下
骨風　2409下
骨哽　2409下
骨疳　2410下
骨疼　2410下
骨疽　2411上
骨清　2411上
骨豽　2411上
骨厥　2411上
骨寒熱　2411上
骨牌草　2411上
骨痛　2411上
骨瘦　2411上
骨脹　2411上
骨會　2411下
骨極　2411下
骨痹　2411下
骨痿　2412上
骨痿瘡　2412上
骨碎補　2412下
骨碎補丸　2412下
骨碎補根　2413上
骨碎補散　2413上
骨羨瘡　2413下
骨解　2413下
骨路支　2413下
骨蒸　2413下
骨蒸夜熱不孕　2413下
骨蒸勞　2414上
骨槽風　2414下
骨槽疽　2415上
骨蝕　2415上
骨骶　2415上
骨篤犀　2415上
骨瘤　2415上
骨繇　2415上
骨螻疽　2415下
骨響　2415下
骨髓　2415下
骨癲疾　2415下
高　2415下
高士　2415下
高水　2415下

高世栻 2415下
高良薑 2416上
高良薑丸 2416上
高良薑子 2416下
高良薑根 2416下
高良薑散 2417上
高良薑湯 2417上
高明焰 2417上
高果哉 2417上
高武 2417上
高秉鈞 2417下
高保衡 2417下
高袓 2417下
高若訥 2417下
高風雀目內障 2418上
高風補肝散 2418上
高風障 2418上
高風還睛丸 2418上
高飛 2418上
高骨 2418上
高骨穴 2418上
高野山 2418上
高期 2418上
高粱 2418下
高腳黃 2418下
高鼓峯 2418下
高蓋穴 2418下
高億 2418下
高麗參 2418下
鬲 2418下
鬲上 2418下
鬲子 2419上
鬲肓 2419上
鬲俞穴 2419上
鬲俠胃脘內癰 2419上
鬲消 2419上
鬲偏枯 2419上
鬲關穴 2419下
鬼心穴 2419下
鬼火丹 2419下
鬼仙橋 2419下
鬼代丹 2419下
鬼市穴 2420上
鬼目 2420上
鬼考 2420上
鬼臣穴 2420上
鬼臼 2420上
鬼臼根 2420上
鬼疔 2420上
鬼皁莢 2420下
鬼芋 2420下
鬼見愁 2420下
鬼車鳥 2420下
鬼枕穴 2420下
鬼油麻 2420下
鬼牀穴 2420下
鬼臾區 2421上
鬼芭 2421上
鬼門 2421上
鬼信穴 2421上
鬼剃頭 2421上
鬼封穴 2421上
鬼屎 2421上
鬼持 2421上
鬼柳 2421上
鬼胎 2421上
鬼面青 2422上
鬼香油 2422上
鬼香油根 2422上
鬼香油葉 2422上
鬼哭穴 2422上
鬼哭散 2422上
鬼哭飲 2422下
鬼宮穴 2422下
鬼容邱 2422下
鬼容區 2422下
鬼扇 2422下
鬼扇草 2422下
鬼桃 2422下
鬼疰 2422下
鬼病穴 2422下
鬼祟脈 2423上
鬼堂穴 2423上
鬼捻青 2423上
鬼眼 2423上
鬼眼穴 2423上
鬼釵 2423上
鬼鳥 2423上
鬼卿 2423上
鬼捏痘 2423上
鬼畫符 2423上
鬼痘 2423下
鬼督郵 2423下
鬼腰帶 2423下
鬼腰帶葉 2423下
鬼路穴 2423下
鬼飯疙瘩 2423下
鬼膊 2423下
鬼膊葉 2423下
鬼膊藤 2423下
鬼蒟蒻 2423下
鬼蓋 2423下
鬼彈 2423下
鬼瘧 2424上
鬼箭 2424上
鬼箭打 2424上
鬼箭羽 2424下
鬼箭羽散 2424下
鬼箭羽湯 2425上
鬼箭風 2425上
鬼骷髏 2425上
鬼骷髏子 2425上
鬼魅 2425上
鬼齒 2425上
鬼燈檠 2425上
鬼遺方 2425上
鬼頭 2425下
鬼擊 2425下
鬼臉升麻 2425下
鬼螺螄 2425下
鬼醜 2425下
鬼鍼 2425下
鬼鍼草 2425下
鬼壘穴 2425下
鬼藏 2425下
鬼藏穴 2426上
鬼藥 2426上
鬼麗 2426上
鬼饅頭 2426上
鬼蠟燭 2426上
鬼髑髏 2426上
鬼魘 2426上

十一畫

乾 2427上

乾元　2427上
乾冬菜　2427上
乾生地露　2427上
乾皮痘　2427上
乾地黃　2427上
乾地黃丸　2428上
乾血氣　2428上
乾血勞　2428上
乾陀木　2428上
乾陀木皮　2428下
乾柹　2428下
乾柹散　2428下
乾疥　2428下
乾苔　2428下
乾苛叢　2428下
乾風　2428下
乾欬　2428下
乾痄　2429上
乾疽　2429下
乾脅痛　2429下
乾眼藥　2429下
乾脯毒　2429下
乾陷　2429下
乾魚　2429下
乾棗　2429下
乾黃　2430上
乾腳氣　2430上
乾葛　2430上
乾葛湯　2430上
乾葛飲　2430上
乾嗽　2430下
乾嗽補肺膏　2430下
乾嘔　2430下
乾漆　2430下
乾漆丸　2431上
乾漆散　2431上
乾漿　2431下
乾霍亂　2431下
乾膿散　2431下
乾薑人參半夏丸　2431下
乾薑丸　2432上
乾薑甘草湯　2432上
乾薑地黃散　2432上
乾薑附子湯　2432上
乾薑柴胡湯　2432下
乾薑苓朮湯　2432下
乾薑根　2432下
乾薑理中湯　2433下
乾薑散　2433下
乾薑黃連人參湯　2433下
乾薑黃連黃芩人參湯　2433下
乾歸　2433下
乾雞筋　2433下
乾藕節　2433下
乾藕節散　2433下
乾蟾　2434上
乾蟾丸　2434上
乾蠍　2434下
乾癬　2434下
乾癥　2434下
偃刀　2434下
偃月通明散　2434下
偃月翳內障　2434下
偃臥　2435上
偃鼠　2435上
假收　2435上
假油柑　2435上
假建　2435上
假素馨　2435上
假寒　2435上
假脹　2435上
假熱　2435上
假豬螺　2435上
假蘇　2435上
假醫　2435下
假肩穴　2435下
偏枯　2435下
偏枯痧　2436下
偏風　2436下
偏核桃　2436下
偏氣　2436下
偏產　2436下
偏痛　2437上
偏絕　2437上
偏虛　2437上
偏腦疽　2437上
偏對口　2437上
偏對口疔　2437上
偏精　2437下
偏墜　2437下
偏歷　2437下
偏歷穴　2437下
偏頭風　2437下
偏頭風目失明　2439上
偏頭痛　2439上
做打麻　2439上
停耳　2439上
停食感冒　2439上
停飲心痛　2439上
停飲喘　2439上
健志丸　2439上
健忘　2439下
健步丸　2439下
健止四製蒼柏丸　2439下
健步虎潛丸　2439下
健固湯　2440上
健骨散　2440上
健脾丸　2440上
健脾化食散氣湯　2440上
健脾利水生化湯　2440下
健脾散　2440下
健脾湯　2440下
健脾飲　2441上
健脾滲溼飲　2441上
健陽丹　2441上
健運脾湯　2441下
側子　2441下
側金盞花　2441下
側柏　2441下
側柏子仁　2441下
側柏子殼　2442上
側柏枝節　2442上
側柏油　2442上
側柏根白皮　2442下
側柏脂　2442下
側柏散　2442下
側柏葉　2442下
側柏葉上露　2443上
側柏葉丸　2443上
側柏樗皮丸　2443上
側柏瘻　2443上
側梨　2443上
側關脈　2443下
偶方　2443下

偶制　2443下
偶刺　2443下
偷鍼眼　2443下
偷鍼窠　2443下
兜木香　2443下
兜納香　2443下
兜婁婆香　2443下
兜腮喉癰　2444上
兜鈴　2444上
剩骨疽　2444上
副　2444上
勒佉　2444上
勒草　2444上
勒馬聽徽絲　2444上
勒魚　2444上
勒魚肉　2444上
勒魚脊骨　2444下
勒魚鰓　2444下
勒鯗　2444下
動　2444下
動中　2444下
動化　2444下
動注　2444下
動氣　2444下
動脈　2445下
動搖地黃丸　2445下
動輸篇　2445下
勘方　2445下
匏一　2445下
匏七　2446上
匏二　2446上
匏八　2446上
匏三　2446上
匏五　2446上
匏六　2446上
匏火　2446下
匏四　2446下
匏瓜　2446下
區余　2446下
參　2446下
參朮丸　2446下
參朮大補丸　2447上
參朮地黃膏　2447上
參朮芎歸湯　2447下
參朮柴苓湯　2447下
參朮健脾湯　2448上
參朮陷胸湯　2448上
參朮散　2448下
參朮湯　2448下
參朮飲　2449上
參朮實脾湯　2449上
參朮膏　2449上
參朮調中湯　2449下
參伍　2449下
參伍不調　2449下
參杏膏　2449下
參乳丸　2450上
參附湯　2450上
參砂和胃散　2450下
參胡三白湯　2450下
參胡芍藥湯　2451上
參胡溫膽湯　2451上
參苓丸　2451上
參苓內托散　2451上
參苓平胃散　2451下
參苓生化湯　2451下
參苓白朮丸　2451下
參苓白朮散　2451下
參苓白朮膏　2452上
參苓建中湯　2452上
參苓散　2452上
參苓琥珀散　2452下
參苓琥珀湯　2452下
參香散　2452下
參香飲　2453上
參桂百補丸　2453上
參桂營養丸　2453下
參耆丸　2453下
參耆內托散　2453下
參耆四聖散　2454上
參耆地黃湯　2454上
參耆托裏散　2454上
參耆益氣湯　2454上
參耆羚角湯　2454下
參耆湯　2454下
參耆補脾湯　2455上
參耆飲　2455上
參耆蘿蔔散　2455上
參茸固本丸　2455下
參茸養元膏　2455下
參硃丸　2456上
參麥六味丸　2456上
參粟湯　2456上
參黃丹　2456上
參禁　2456下
參萸丸　2456下
參蒲丸　2456下
參燕百補丸　2456下
參燕百補戒煙丸　2457上
參燕百補戒煙膏　2457上
參燕百補膏　2457上
參歸三聖散　2457上
參歸生化湯　2457下
參歸益元湯　2457下
參歸湯　2457下
參歸腰子　2457下
參歸養榮湯　2458上
參蠍散　2458上
參蘇湯　2458上
參蘇溫肺湯　2458上
參蘇飲　2458下
唵叭香　2459上
唼臘蟲　2459上
唾　2459上
唾血　2459下
唾衄　2460上
唾膿血　2460上
唾癰　2460上
啄木鳥　2460上
啄木鳥肉　2460下
啄木鳥舌　2460下
啄木鳥血　2460下
啄啄　2460下
商　2460下
商曲穴　2461上
商坵穴　2461上
商邱穴　2461上
商陸　2461上
商陸丸　2461下
商陸花　2461下
商陸根　2461下
商陸葉　2462上
商陸膏　2462上
商陽穴　2462上
問　2462上

問荊　2462下
問齋醫案　2462下
啓玄子　2462下
啓坼　2462下
啓迪集　2462下
啓宮丸　2462下
啓峻湯　2462下
啓迷丹　2463上
啓敕　2463上
啓脾丸　2463上
啓膈散　2463下
啓竅丹　2463下
啓矇眞諦　2463下
啓關散　2463下
啘　2463下
啞　2463下
啞叭瘀　2464上
啞科　2464上
啞胎　2464上
啞風　2464上
啞喉風　2464上
啞嘔　2464上
啞爾　2464上
啞瘴　2464上
啞瘴喉風　2464上
圈子癬　2464下
圈紅痘　2464下
國老　2464下
國老膏　2464下
國豆　2464下
國醫宗旨　2464下
執火　2464下
執法　2464下
基　2465上
堅　2465上
堅中丸　2465上
堅化　2465上
堅止　2465上
堅成　2465上
堅芒　2465上
堅蚕　2465下
堅濇　2465下
堅緻　2465下
堅斂　2465下
堆屎收　2465下
堇　2465下
堇堇菜　2465下
堇葵　2465下
婆子　2465下
婆木香　2465下
婆那娑　2465下
婆固脂　2465下
婆律膏　2465下
婆娑石　2466上
婆婆鍼袋兒　2466上
婆婆鍼線包　2466上
婆婦草　2466上
婆瘼　2466上
婆羅門皁莢　2466上
婆羅門參　2466上
婆羅得　2466上
婆羅得子　2466上
婆羅樹　2466上
婢屣魚　2466下
婦人　2466下
婦人三十六病　2466下
婦人大全良方　2466下
婦人方　2466下
婦人良方　2467上
婦人良方補遺　2467上
婦人科　2467上
婦人胎藏經　2467上
婦人祕科　2467上
婦人規　2467上
婦人魚口　2467上
婦人項筋強痛　2467上
婦人傷寒　2467上
婦人腳骨痛　2467上
婦人腳痛　2467下
婦人橫痃　2467下
婦人臁瘡　2467下
婦女少腹痛　2468上
婦女心腹痛　2468上
婦女白淋　2468下
婦女白淫　2468下
婦女白濁　2469上
婦女石淋　2469上
婦女吐血　2469下
婦女血風瘡　2469下
婦女血氣衝心　2470上
婦女血淋　2470上
婦女血黃　2470上
婦女血膈　2470上
婦女尿血　2470下
婦女沙淋　2471上
婦女兩脅脹痛　2471上
婦女客熱　2471下
婦女氣淋　2471下
婦女胸痹　2471下
婦女衄血　2472上
婦女淋　2472上
婦女紫金丹　2472下
婦女勞淋　2472下
婦女惡寒　2472下
婦女虛勞　2473上
婦女痰飲　2473上
婦女畜血　2473下
婦女營養丸　2473下
婦科心法要訣　2474上
婦科玉尺　2474上
婦科烏金丸　2474上
婦科雜證　2474上
婦寶勝金丹　2474上
宿田翁　2474下
宿芩　2474下
宿食　2474下
寄生　2475上
寄生草　2475上
寄生散　2475上
寄生湯　2475上
寄杖散　2475上
寄居蟲　2475上
寄屑　2475下
寅　2475下
寅藥　2475下
密陀僧　2475下
密陀僧散　2476上
密香　2476下
密蒙　2476下
密蒙花　2476下
密蒙花散　2476下
密語　2477上
密嘌　2477上
密默　2477上
寇宗奭　2477上

寇脫 2477上
寇雉 2477上
將 2477上
將指 2477上
將軍 2477下
將軍之官 2477下
將軍鐵箍膏 2477下
將瘟舌 2477下
將離 2477下
專治內傷膏 2477下
專科 2477下
專陰 2477下
專精 2477下
屛風 2478上
屛翳穴 2478上
崑崙 2478上
崑崙瓜 2478上
崑崙穴 2478上
崑崙桃 2478上
崑崙草 2478上
崑崙黃 2478上
崑崙蔗 2478上
崔文子 2478下
崔氏加減八味丸 2478下
崔世明 2478下
崔季舒 2478下
崔彧 2478下
崔眞人脈訣 2478下
崔景哲 2479上
崔嘉彥 2479上
崔默庵 2479上
崖香 2479上
崖椒 2479下
崖椒紅 2479下
崖椶 2479下
崖椶根 2479下
崖蜜 2479下
崖鹽 2479下
崩 2479下
崩砂 2479下
巢元方 2480上
巢氏病源 2480上
巢氏諸病源候倫 2480上
巢鉤子 2480下
帶 2481上
帶下 2481上
帶下醫 2484上
帶柳 2484上
帶脈 2484上
帶脈穴 2484下
帶脈病 2485上
帶魚 2485下
帶鳥 2485下
常人 2485下
常山 2486上
常山苗 2486上
常山飲 2486下
常平 2486下
常吏之生 2486下
常更之生 2486下
常毒 2486下
常思 2486下
常春 2486下
常春葉 2487上
常春實 2487上
常春藤 2487上
常梟 2487上
常效先 2487上
常數 2487上
康于石 2487上
康伯豉 2487下
康命吉 2487下
康時行 2487下
康賴 2487下
康齋醫案偶存 2487下
庸醫 2487下
張 2487下
張乃修 2487下
張千里 2487下
張子和心鏡別集 2488上
張子信 2488上
張子培 2488上
張介賓 2488上
張元珪 2488下
張元素 2488下
張天師草還丹 2489上
張文仲 2489上
張文遠 2489上
張氏醫案 2489上
張氏醫通 2489下
張世臣 2489下
張世賢 2489下
張仕政 2489下
張永 2490上
張用謙 2490上
張禾 2490上
張立德子 2490下
張仲景中寒論廣注 2490下
張仲景方論 2490下
張汝霖 2490下
張伯祖 2491上
張君宜 2491上
張志聰 2491上
張李瀛 2491上
張沖虛 2491上
張明德 2491下
張杲 2491下
張玠 2491下
張信 2491下
張柏 2491下
張柔 2492上
張炳 2492上
張苗 2492上
張倬 2492上
張時徹 2492上
張從正 2492上
張景 2492上
張景皐 2492下
張琦 2492下
張登 2492下
張華 2492下
張萬福 2492下
張遂辰 2492下
張達泉 2493上
張鼎 2493上
張維恆 2493上
張遠遊 2493上
張銳 2493下
張頤 2493下
張機 2493下
張錫三 2494下
張錫駒 2494下
張濟 2494下
張璐 2495上
張總管 2495上

張擴　2495上
張曜孫　2495下
張璧　2495下
張謹　2495下
張騤　2495下
張寶藏　2495下
張鶴溪　2496上
強　2496上
強上　2496上
強中　2496下
強中湯　2496下
強仇　2497上
強健　2497上
強間穴　2497上
強陽穴　2497上
強膂　2497上
強瞿　2497上
彫胡　2497上
彫菰　2497上
彫蓬　2497上
得心集醫案　2497上
得心錄　2497上
得宜本草　2497下
得效方　2497下
得氣　2497下
得道丸　2497下
從　2497下
從取　2497下
從革　2497下
從風　2498上
從容　2498上
御弋　2498上
御史散　2498上
御米　2498上
御米丸　2498上
御米殼　2498上
御米粥　2498上
御苑勻氣散　2498上
御菜　2498上
御溝金水　2498下
御製銅人腧穴鍼灸圖經　2498下
悉蘭脂　2498下
悸　2498下
悸心痛　2498下
悸痛　2498下
情勞　2498下
惋　2498下
惧華　2499上
惔　2499上
惜餘醫話　2499上
惟那木　2499上
戚施　2499上
戛金火　2499上
捧心癰　2499上
捫　2499上
捲簾疔　2499上
捲簾散　2499下
捻頭　2499下
捻頭散　2500上
捻頭湯　2500上
捻頭瘟　2500上
捻頸瘟　2500上
掃帚　2500上
掃盆　2500上
掃癩丹　2500上
掉眩　2500上
掉瘛　2500上
排毒散　2500下
排毒飲　2500下
排風　2500下
排風散　2500下
排風湯　2500下
排氣飲　2501上
排草香　2501上
排草香根　2501下
排膿內補十宣散　2501下
排膿散　2501下
排膿湯　2502上
排鍼　2502上
掖　2502上
掖癰　2502上
掘据　2502上
掛金燈　2502上
掛金藤　2502上
掛綠　2502下
掞瘴散　2502下
採補　2502下
採藥別錄　2502下
採藥對　2502下
採藥錄　2502下
探胎散　2502下
接　2502下
接內　2502下
接手　2503上
接舌金丹　2503上
接余　2503上
接命丹　2503上
接骨　2503上
接骨丹　2503下
接骨木　2504上
接骨木皮　2504上
接骨木根皮　2504上
接骨仙桃　2504下
接骨仙桃實　2504下
接骨如神丹　2504下
接骨金丹　2505上
接骨科　2505上
接骨草　2505上
接骨馬瘨　2505上
接骨紫金丹　2505上
接骨散　2505下
接骨發　2505下
接骨葉　2506上
接續草　2506上
控涎丹　2506上
控涎散　2506下
控痰丸　2506下
控痰散　2507上
控腦砂　2507上
控罌　2507上
推丸　2507上
推石　2507上
推求師意　2507上
推車客　2507上
推車客散　2507下
推車蟲　2507下
推明素問難經本草脈訣　2507下
推青　2507下
推車陷雪　2507下
推車散　2507下
推屎蟲　2508上
推拿　2508上
推拿述略　2508下

推拿祕書 2508下
推氣散 2508下
推氣湯 2509上
推雲 2509上
推虆 2509上
掩月痘 2509上
掩頸風 2509上
掬天皮 2509上
教齊 2509上
救 2509上
救月杖 2509上
救火 2509下
救母丹 2509下
救生丹 2509下
救生菖蒲湯 2509下
救肝敗毒至聖丹 2510上
救命王 2510上
救命散 2510上
救急散 2510上
救急雷公散 2510上
救急選方 2510下
救胃煎 2510下
救苦丸 2510下
救苦回生丹 2511上
救苦勝靈丹 2511上
救苦勝靈湯 2512上
救苦散 2512上
救苦湯 2512下
救苦黃耆散 2512下
救苦膏 2512下
救荒本草 2513上
救迷良方 2513上
救逆湯 2513上
救偏瑣言 2513上
救敗求生湯 2513下
救脣湯 2513下
救脫活母湯 2513下
救赦人者 2514上
救痛散 2514上
救損安胎湯 2514上
救睛丸 2514下
救腸敗毒至聖丹 2514下
救裏 2514下
救頑湯 2515上
救窮草 2515上
敗石 2515上
敗芒箔 2515上
敗弩筋 2515上
敗弩筋散 2515上
敗毒流氣飲 2515下
敗毒散 2515下
敗毒菜 2516下
敗疪 2516下
敗疵 2516下
敗草散 2516下
敗將 2516下
敗華 2516下
敗傷寒 2516下
敗痰失道 2516下
敗蒲散 2516下
敗銅散 2517上
敗漿膿 2517上
敗龜版 2517上
敗龜散 2517上
敗醬 2517上
敗醬根 2517下
敗醬莖 2517下
斜肩痧 2517下
斬邪飲 2517下
斬龍劊子手 2517下
斬關散 2518上
旋 2518上
旋台骨 2518上
旋耳瘡 2518上
旋花 2518上
旋栗 2518上
旋根 2518上
旋莖 2518上
旋復 2518下
旋葉 2518下
旋葍 2518下
旋龜 2518下
旋螺突起外障 2518下
旋覆 2518下
旋覆代赭石湯 2519上
旋覆半夏湯 2519上
旋覆花 2519下
旋覆花丸 2519下
旋覆花散 2520上
旋覆花湯 2520上
旋覆根 2521上
旋覆湯 2521上
旋覆葉 2521上
既濟丸 2521上
既濟丹 2521下
既濟固眞丹 2522上
既濟湯 2522上
既濟解毒湯 2522上
晚娘棒 2522下
晚播 2522下
晚蠶 2522下
晝安 2522下
晝夜證象同異 2522下
晝啼 2523上
晝精 2523上
晝熱 2523上
晞露丸 2523上
晡 2523下
晦氣瘡 2523下
晨泄 2523下
晨欬 2523下
晨播 2523下
曹士珩 2524上
曹元 2524上
曹公爪 2524上
曹心怡 2524上
曹末砂 2524上
曹居白 2524上
曹秉鉉 2524下
曹建 2524下
曹察齋 2524下
曼陀羅 2524下
曼陀羅子 2524下
曼陀羅花 2525上
曼遊藤 2525上
望 2525上
望月沙 2525上
望月沙散 2525上
望江青 2525下
望見消 2525下
望果 2525下
望魚 2525下
望痘 2525下
望聞問切 2526上
梁上塵 2526上

梁周泰 2526下
梁邱穴 2526下
梁門穴 2526下
梁革 2526下
梁骨 2527上
梁新 2527上
梁學孟 2527下
梁關穴 2527下
梅 2527下
梅仁 2527下
梅仁湯 2527下
梅片 2528上
梅冰 2528上
梅肉散 2528上
梅杏 2528上
梅枝紋 2528上
梅花 2528上
梅花冰片 2528下
梅花鹿 2528下
梅花腦 2528下
梅花飲 2528下
梅花點舌丹 2528下
梅花露 2529上
梅雨水 2529上
梅柏砂 2529上
梅核仁 2529上
梅核氣 2529下
梅核膈 2529下
梅根 2529下
梅梗 2529下
梅酥丸 2530上
梅葉 2530上
梅飲子 2530上
梅實 2530上
梅實仁 2530下
梅實水 2530下
梅漏 2530下
梅漏膏 2530下
梅精 2530下
梅瘡 2530下
梅瘡神效丸 2530下
梅瘡靈藥 2531上
梅螺 2531上
梅邊 2531上
梅蘇丸 2531上
梓 2531上
梓朴散 2531下
梓根皮 2531下
梓葉 2531下
梓藻 2531下
梔 2531下
梔子 2532上
梔子丸 2532下
梔子大青湯 2532下
梔子大黃湯 2532下
梔子仁 2533上
梔子仁丸 2533上
梔子仁散 2533上
梔子仁湯 2533下
梔子六合湯 2533下
梔子甘草豉湯 2533下
梔子生薑豉湯 2534上
梔子皮 2534上
梔子竹茹湯 2534上
梔子豆豉湯 2534上
梔子金花丸 2534上
梔子金花湯 2534下
梔子厚朴湯 2534下
梔子柏皮湯 2534下
梔子茯苓湯 2534下
梔子乾薑湯 2534下
梔子清肝散 2534下
梔子清肝湯 2535上
梔子豉湯 2535上
梔子勝奇散 2536上
梔子散 2536下
梔子湯 2536下
梔子菖蒲湯 2536下
梔子黃芩湯 2537上
梔子蘗皮湯 2537上
梔仁解毒湯 2537下
梔芩湯 2537下
梔花 2537下
梔豉散 2537下
梔豉湯 2537下
梔萸丸 2537下
梔黃痧 2538上
梗草 2538上
梗雞 2538上
條 2538上
條口穴 2538上
條芩 2538上
條舒 2538上
梟 2538上
梟羊 2538下
梟炎蔽聰痘 2538下
梟疽 2538下
梟景 2538下
梟聚兩頤痘 2538下
梟鴟 2538下
梣 2538下
梣皮 2538下
梣油 2539上
梧桐 2539上
梧桐子 2539下
梧桐皮 2539下
梧桐花 2539下
梧桐葉 2539下
梧鼠 2539下
梧實 2539下
梫 2539下
梫木 2539下
梬棗 2540上
梭 2540上
梭子香 2540上
梭頭 2540上
梳 2540上
殺血心痛 2540下
殺車槌法 2540下
殺疥藥 2540下
殺疳丸 2540下
殺疳散 2541上
殺鬼方 2541上
殺鬼雄黃散 2541上
殺著馬瘨 2541下
殺蟲丸 2541下
毫毛 2541下
毫鍼 2541下
涪翁 2541下
涯 2542上
液 2542上
液石 2542上
液門穴 2542上
液雨水 2542上
液脫 2542上

液道　2542下
浾　2542下
涸流　2542下
涸漿　2542下
涼心清肝湯　2542下
涼木　2542下
涼血丸　2542下
涼血四物湯　2543上
涼血地黃湯　2543上
涼血清脾飲　2543下
涼血清腸散　2543下
涼血解毒丸　2543下
涼血飲　2543下
涼血調經丸　2544上
涼肝丸　2544上
涼肝明目散　2544上
涼肝導赤湯　2544上
涼胃湯　2544下
涼胎飲　2544下
涼粉草　2544下
涼膈清脾飲　2544下
涼膈散　2544下
涼膽丸　2545下
涼驚丸　2545下
淅二泔　2545下
淅然　2545下
淋　2546上
淋石　2547下
淋家　2547下
淋溲　2547下
淋露　2547下
淒滄　2547下
淖　2547下
淖澤　2547下
淘籮　2547下
淚　2548上
淚孔穴　2548上
淚骨　2548上
淡　2548上
淡巴菰　2548下
淡白喉癰　2548下
淡白痘　2548下
淡竹　2548下
淡竹花　2549上
淡竹根　2549上
淡竹茹　2549上
淡竹茹湯　2549上
淡竹殼　2549下
淡竹筍　2549下
淡竹葉　2549下
淡竹葉酒　2550上
淡竹葉湯　2550上
淡竹葉湯飯　2550上
淡竹瀝　2550上
濕竹籜　2550下
淡肉果　2550下
淡豆豉　2550下
淡紅喉痹　2551下
淡紅痘　2551下
淡菜　2551下
淡飲　2552上
淡劑　2552上
淨府　2552上
淨府丸　2552上
淨府湯　2552上
淨粉　2552上
淨腋湯　2552下
淫　2552下
淫羊藿　2552下
淫羊藿根　2553上
淫邪　2553上
淫邪發夢篇　2553上
淫泆　2553上
淫氣　2553下
淫濼　2553下
淬　2553下
淮木　2553下
淮水　2553下
淮豆　2554上
淮東子　2554上
淮烏頭　2554上
深公　2554上
深邪　2554上
深師　2554上
深痹　2554上
深翳內障　2554下
淳于意　2554下
淳酒　2554下
淳盛　2554下
淵刺　2554下
淵疽　2554下
淵液穴　2554下
混元母　2555上
混元毬　2555上
混元散　2555上
混元膏　2555上
混沌　2555下
混沌衣　2555下
混睛外障　2555下
清　2555下
清上丸　2555下
清上防風湯　2555下
清上消鬱湯　2556上
清上散　2556上
清上瘀血湯　2556上
清上瀉火湯　2556上
清中湯　2556下
清中蠲痛湯　2556下
清六丸　2556下
清六散　2557上
清切　2557上
清化　2557上
清化丸　2557上
清化會厭退腐湯　2557上
清心丸　2557下
清心丹　2558上
清心內固金粉散　2558上
清心牛黃丸　2558上
清心利咽湯　2558下
清心利膈湯　2558下
清心理膈湯　2558下
清心散　2558下
清心湯　2559上
清心溫膽湯　2559上
清心補血湯　2559上
清心滾痰丸　2559下
清心蓮子飲　2559下
清心導痰丸　2560上
清心藥　2560上
清水　2560上
清水膏　2560上
清火止欬湯　2560下
清火止痛湯　2560下
清火消毒湯　2560下
清火滋陰湯　2560下

清火豁痰丸 2560下
清白散 2561上
清地退火湯 2561上
清肌滲溼湯 2561上
清冷淵穴 2561上
清肝止淋湯 2561下
清肝保腦丸 2561下
清肝益肺丸 2562上
清肝益榮湯 2562上
清肝涼膽湯 2562上
清肝散 2562上
清肝湯 2562下
清肝解鬱湯 2562下
清肝滲溼湯 2562下
清肝導滯湯 2563上
清肝蘆薈丸 2563上
清邪 2563上
清和飲 2563上
清明 2563下
清明日戌上土 2563下
清明插簷柳 2563下
清明節水 2563下
清毒 2563下
清毒保目湯 2563下
清毒撥翳湯 2564上
清冷之臺 2564上
清空膏 2564上
清肺生脈飲 2564上
清肺散 2564下
清肺湯 2564下
清肺解毒湯 2565上
清肺飲 2565上
清肺膏 2565下
清芬耐歲膏 2565下
清金丹 2566上
清金壯水丸 2566上
清金降火湯 2566上
清金散 2566上
清金湯 2566下
清金寧肺丸 2566下
清咽人中黃湯 2566下
清咽三黃湯 2566下
清咽化痧煎 2567上
清咽太平丸 2567上
清咽甘露飲 2567下
清咽白虎湯 2567下
清咽利膈湯 2567下
清咽屑 2567下
清咽消毒飲 2568上
清咽救肺湯 2568上
清咽梔豉湯 2568上
清咽涼膈散 2568下
清咽透表化毒湯 2568下
清咽奠陰承氣湯 2569上
清咽復脈湯 2569上
清咽湯 2569上
清咽滋肺湯 2569下
清咽葛根湯 2569下
清咽寧肺湯 2570上
清咽寧嗽湯 2570上
清咽滲溼湯 2570上
清咽潤燥湯 2570下
清咽養榮湯 2570下
清咽導赤散 2570下
清咽導痰湯 2570下
清咽瀉白散 2571上
清胃射干湯 2571上
清胃敗毒散 2571上
清胃散 2571上
清胃湯 2572上
清胎萬全飲 2572上
清音丸 2572下
清風 2572下
清風湯 2573上
清風藤 2573上
清食丸 2573上
清香散 2573上
清宮湯 2573上
清氣 2573下
清氣化痰丸 2573下
清氣宣風散 2573下
清氣湯 2574上
清氣飲 2574上
清海丸 2574上
清疳解毒湯 2574下
清病 2574下
清神化毒湯 2574下
清神和胎飲 2575上
清神散 2575上
清神湯 2575下
清神解語湯 2575下
清骨散 2576上
清骨滋腎湯 2576上
清唾湯 2576上
清涼甘露飲 2576下
清涼拈痛膏 2576下
清涼拔毒膏 2576下
清涼消毒散 2577上
清涼敗毒散 2577上
清涼散 2577上
清涼散餅 2577上
清涼圓 2577上
清涼飲 2577下
清涼膏 2578上
清淨廓 2578下
清厥 2578下
清脾除溼飲 2578下
清脾涼血湯 2579上
清脾散 2579上
清脾湯 2579上
清脾飲 2579下
清腎抑陽丸 2579下
清腎湯 2580上
清腎愈風湯 2580上
清陽湯 2580上
清陽補氣湯 2580下
清黃散 2580下
清暑六和湯 2581上
清暑益氣丸 2581上
清暑益氣湯 2581上
清溼 2581下
清溼散 2581下
清經湯 2581下
清腸飲 2581下
清解散 2582上
清飲 2582上
清榮湯 2582上
清膈飲 2582上
清膈蒼莎丸 2582上
清魂散 2582下
清熱二陳湯 2582下
清熱化痰湯 2582下
清熱如聖散 2583上
清熱消毒散 2583上
清熱消毒飲 2583上

清熱消風散	2583下
清熱退肌湯	2583下
清熱除疳丸	2583下
清熱涼血湯	2583下
清熱透肌湯	2583下
清熱補血湯	2584上
清熱補氣湯	2584上
清熱解肌散	2584上
清熱解毒丸	2584上
清熱解毒湯	2584下
清熱解毒露	2584下
清熱解鬱湯	2584下
清熱滲溼湯	2585上
清熱導痰湯	2585上
清熱瀉溼湯	2585上
清熱鎭驚湯	2585下
清瘟敗毒飲	2585下
清穀	2586上
清震湯	2586上
清劑	2586下
清濁	2586下
清營湯	2587上
清燥救肺湯	2587上
清燥湯	2587下
清燥養榮湯	2588下
清聰化痰丸	2588下
清膽湯	2588下
清藏湯	2588下
清鎭湯	2589上
清離滋坎丸	2589上
清臟湯	2589上
清臟補漏丸	2589上
清鬱散	2589下
烰炭火	2589下
烌	2589下
牷	2589下
牷牛酥	2589下
牽牛	2589下
牽牛丸	2590上
牽牛子	2590上
犀	2590下
犀角	2590下
犀角丸	2591下
犀角大青湯	2593上
犀角升麻丸	2593上
犀角升麻散	2593上
犀角升麻湯	2593上
犀角玄參湯	2593下
犀角地黃丸	2593下
犀角地黃湯	2593下
犀角防風湯	2594下
犀角桔梗湯	2595上
犀角消毒丸	2595上
犀角消毒散	2595上
犀角消毒飲	2595下
犀角旋覆花湯	2595下
犀角紫河車丸	2595下
犀角散	2596上
犀角湯	2598上
犀角琥珀膏	2599上
犀角黑參湯	2599上
犀角煎	2599上
犀角解毒丸	2599上
犀角解毒散	2599下
犀角解毒湯	2600上
犀角飲	2600上
犀角膏	2600下
犀角鬱金散	2601上
犀洛	2601上
犀羚二鮮湯	2601上
犀豉飲	2601上
犀黃丸	2601上
猛疽	2601下
率谷穴	2601下
琅玕	2601下
理	2601下
理中丸	2602上
理中化痰丸	2602下
理中降痰湯	2602下
理中湯	2603上
理中煎	2603上
理石	2603上
理物湯	2603下
理肺膏	2603下
理苓湯	2603下
理氣降痰湯	2603下
理氣散瘀湯	2604上
理陰煎	2604上
理脾異功散	2604上
理虛玄鑑	2604上
理傷膏	2604下
理傷續斷方	2604下
理經四物湯	2604下
理解體要	2605上
理鬢湯	2605上
理癘新書	2605上
理瀹駢文	2605上
理瀹駢文摘要	2605下
理黴新書	2605下
琉璃	2605下
琉璃胎	2605下
琉璃疽	2605下
琉璃草	2605下
琉璃痘	2605下
琉璃燈	2605下
玻璃燈浮子	2606上
琉璃餅	2606上
瓠瓜	2606下
瓠壺	2606下
瓷片入肉	2606下
瓷片入腹	2606下
瓷甌中白灰	2606下
甜勾根	2606下
甜瓜	2606下
甜瓜子仁	2607上
甜瓜花	2607上
甜瓜葉	2607上
甜瓜蔓	2607上
甜瓜蔕	2607上
甜瓜瓤	2607下
甜石斛	2607下
甜杏仁	2607下
甜貝母	2607下
甜柑	2607下
甜桔梗	2608上
甜消	2608上
甜茶	2608上
甜菜	2608上
甜葡萄酒	2608上
甜漿粥	2608上
甜橘紅	2608上
甜蕎麥	2608上
甜藤	2608上
甜藤莖	2608上
甜藤葉	2608上

甜櫧 2608上
甜櫧子 2608上
產 2608上
產孕集 2608下
產死婦人塚上草 2608下
產乳 2608下
產乳七寶散 2608下
產育寶慶集方 2608下
產門 2609上
產後 2609上
產後二便不通 2610上
產後十八證 2610上
產後三急 2610下
產後三病 2610下
產後三衝 2611上
產後下痢口渴 2611上
產後口渴 2611下
產後口噤 2612上
產後大便下血 2612上
產後大便祕結 2612下
產後子宮下墜 2613上
產後小便不通 2613上
產後小便數 2613下
產後不寐 2613下
產後中風 2613下
產後心神恍惚 2615上
產後心痛 2615上
產後乍見鬼神 2615下
產後目病 2616上
產後目痛 2616上
產後吐利 2616上
產後肉線出 2616上
產後自汗 2616下
產後舌出 2617下
產後血汗 2617下
產後血崩 2617下
產後血暈 2618下
產後血暈不語 2620上
產後冷勞 2620上
產後呃逆 2620下
產後肝痿 2620下
產後角弓反張 2621上
產後身有冷處 2621上
產後兒枕痛 2621下
產後往來寒熱 2622上
產後拘攣 2622下
產後泄瀉 2623上
產後流注 2624上
產後胃脘痛 2624下
產後胞破 2624下
產後胞脫 2624下
產後風痿 2624下
產後風癱 2625上
產後欬嗽 2625上
產後氣短似喘 2625下
產後浮腫 2626上
產後脅脹痛 2626下
產後閃跌 2627下
產後敗血衝心 2627下
產後敗血衝肺 2627下
產後敗血衝胃 2627下
產後淋 2627下
產後眼花頭眩 2628上
產後陰戶不閉 2628上
產後陰戶生蟲 2628下
產後陰戶腫痛 2628下
產後陰蝕 2628下
產後痲瞀 2629上
產後厥 2629下
產後喘 2629下
產後喘嗽浮腫 2630下
產後惡露不下 2631上
產後惡露不止 2631下
產後惡露不盡 2632上
產後痘 2633上
產後痙 2633上
產後痞滿 2633下
產後痢 2634上
產後痧 2635上
產後發熱 2635上
產後盜汗 2636上
產後虛極生風 2636上
產後虛煩 2636上
產後虛羸 2636下
產後黃疸 2637下
產後傷風 2637下
產後傷食 2637下
產後傷氣 2638上
產後傷寒 2638上
產後溫熱 2639上
產後溺血 2639下
產後經水不調 2639下
產後經閉 2640上
產後腰痛 2640上
產後腳氣 2640下
產後腸落 2641上
產後腸癢 2641上
產後腹痛 2641上
產後腹脹吐逆 2642上
產後遍身痛 2642上
產後嘔吐 2642下
產後瘖 2643上
產後腿痛 2643下
產後膀胱落下 2643下
產後飽悶 2644上
產後鼻衄 2644上
產後瘛瘲 2644上
產後瘡瘍 2644下
產後瘧 2644下
產後積聚 2645上
產後遺屎 2645下
產後遺溺 2646上
產後霍亂 2646上
產後頭痛 2646下
產後顛狂 2647上
產後類中風 2647下
產後類瘧 2648上
產後癥疽突出 2648上
產後顫振 2648上
產後癰疽 2648下
產後驚悸 2648下
產後讝語 2649上
產科 2649下
產科心法 2649下
產科發蒙 2649下
產風 2649下
產風眼 2649下
產家要訣 2650上
產婦鳥 2650上
產瘻 2650上
產嗽 2650上
產論翼 2650上
產頹 2650上
產寶 2650上
產寶諸方 2650上

產癱 2650下
畢石 2650下
畢豆 2650下
畢勃 2650下
畢茹煙 2651上
畢楞伽 2651上
畢澄茄 2651上
畢澄茄實 2651上
畢薞 2651上
略石 2651上
痓驥集 2651上
痎瘧 2651下
痎瘧論疏 2651下
痏 2651下
痏數 2651下
痒 2651下
痒疥疾 2652上
痤 2652上
痔 2652上
痔漏 2656下
痔漏丸 2660上
痔漏消管藥線 2661上
痔漏混元丹 2661上
痔漏腸紅丸 2661下
痔瘻 2661下
痔瘻篇 2661下
皐蘆 2661下
皐蘆葉 2661下
皏 2661下
盒子草 2661下
盒兒藤 2661下
眯目飛塵外障 2662上
眴 2662上
眶 2662上
眻 2662上
眻子 2662上
眼 2662上
眼丹 2662上
眼生肉線 2662下
眼生紅子 2662下
眼白球 2662下
眼皮 2662下
眼皮黏瞼 2662下
眼皮翻出 2662下
眼系 2663上
眼弦 2663上
眼弦赤爛 2663上
眼弦赤爛生蟲 2663下
眼科 2663下
眼科心法要訣 2663下
眼科審視瑤函 2663下
眼科龍木論 2663下
眼胞 2664上
眼胞振跳 2664上
眼胞菌毒 2664上
眼胞痰核 2664上
眼胞瘡 2664下
眼胞緊小 2664下
眼疳 2664下
眼疸 2665上
眼祟 2665上
眼衄 2665上
眼寒 2665下
眼膛成漏 2665下
眼瞼瘡 2665下
眼癢難忍外障 2665下
眼癬 2665下
眼癰 2666上
睆 2666上
衆 2666上
衆人 2666上
衆子 2666上
衆工 2666上
衆戎 2666上
衆羽 2666上
衆痹 2666上
硃衣滾痰丸 2666下
硃砂 2666下
硃砂丸 2666下
硃砂丹 2667下
硃砂安神丸 2667下
硃砂指甲散 2668上
硃砂泉 2668上
硃砂根 2668上
硃砂涼膈丸 2668上
硃砂魚 2668下
硃砂散 2668下
硃砂煎 2669上
硃砂滾涎散 2669上
硃砂膏 2669上
硃砂銀 2669下
硃砂證 2669下
硃犀散 2669下
硃銀丸 2670上
硃墨丸 2670上
硇砂 2670上
硇砂丸 2670下
硇砂散 2671上
硇砂煎丸 2671下
硇砂膏 2671下
研星草 2672上
研茶 2672上
研硃石鎚 2672上
研藥 2672上
研藥根 2672下
移山過海散 2672下
移角 2672下
移毒散 2672下
移動之禁 2672下
移寒 2672下
移痘丹 2672下
移精變氣 2673上
移精變氣論 2673上
移熱 2673上
移熱湯 2673上
竟體痘 2673下
竟體發 2673下
章 2673下
章門穴 2673下
章柳 2673下
章迪 2673下
章魚 2674上
章楠 2674上
章潢 2674上
章濟 2674上
章舉 2674上
章權 2674上
笠 2674上
笭篋 2674下
第一代傳尸勞 2674下
第二代傳尸勞 2674下
第三代傳尸勞 2675上
第五代傳尸勞 2675下
第六代傳尸勞 2676上
第四代傳尸勞 2676下

粔妝　2677上
粗工　2677上
粗理　2677上
粗榧　2677上
紫上赤腫乾焦舌　2677上
紫上黃胎乾燥舌　2677上
紫上黃胎溼潤舌　2677下
紫丸　2677下
紫土混元毬　2677下
紫中白滑舌　2678上
紫中紅斑舌　2678上
紫丹　2678上
紫丹瘤　2678上
紫正地黃湯　2678上
紫正散　2678上
紫玉環　2678下
紫玉簪　2678下
紫玉簪膏　2678下
紫石門冬丸　2678下
紫石英　2679上
紫石英丸　2679上
紫石英天門冬丸　2679下
紫石英散　2679下
紫石散　2680上
紫石華　2680上
紫地散　2680上
紫地湯　2680上
紫尖蓓蕾舌　2680上
紫老乾熟舌　2680上
紫色舌　2680上
紫色喉風　2680下
紫色虛喉　2680下
紫衣　2680下
紫李　2680下
紫沈丸　2680下
紫沙斑痘　2681上
紫沙糖　2681上
紫貝　2681上
紫貝齒　2681上
紫貝螺　2681上
紫佳石　2681上
紫河車　2681上
紫河車丸　2681上
紫河車丹　2681下
紫河車散　2681下
紫芺　2682上
紫芝　2682上
紫芝丸　2682上
紫花地丁　2682上
紫花地丁散　2682上
紫花紅痘　2682下
紫花桐　2682下
紫花梨　2682下
紫花菘　2682下
紫金　2682下
紫金丸　2682下
紫金丹　2683上
紫金片　2683下
紫金牛　2683下
紫金皮　2684上
紫金皮散　2684上
紫金沙　2684上
紫金沙丸　2684上
紫金散　2684上
紫金奪命膏　2684下
紫金膏　2685上
紫金錠　2686上
紫金藤皮　2688下
紫建　2688下
紫柰　2688下
紫背天葵　2688下
紫背天葵子　2688下
紫背天葵根　2688下
紫背仙橋　2688下
紫背毒痘　2688下
紫背金盤　2689上
紫背金盤根　2689上
紫背浮萍　2689上
紫背稀奇　2689上
紫背龍芽　2689上
紫苜蓿　2689上
紫苧　2689上
紫茄　2689上
紫茄子根散　2689下
紫茉莉　2689下
紫茉莉子　2690上
紫茉莉根　2690上
紫述香　2690上
紫宮穴　2690上
紫庭追癆方　2690上
紫桂丸　2690上
紫桂散　2690上
紫桐　2690下
紫桐散　2690下
紫珠　2690下
紫疱瘀　2690下
紫粉霜　2690下
紫納　2690下
紫茸膏　2690下
紫荊　2691上
紫荊木　2691上
紫荊皮　2691上
紫荊花　2691上
紫荊桂　2691下
紫荊梗　2691下
紫草　2691下
紫草木香散　2691下
紫草木香湯　2691下
紫草木通散　2691下
紫草木通湯　2691下
紫草冬葵湯　2692上
紫草甘草枳殼湯　2692上
紫草快癍散　2692上
紫草快癍湯　2692上
紫草貝母　2692下
紫草承氣湯　2692下
紫草厚朴湯　2692下
紫草枳實湯　2692下
紫草根　2693上
紫草消毒飲　2693上
紫草茸　2693上
紫草迴癍散　2693下
紫草透肌湯　2693下
紫草麻仁湯　2693下
紫草散　2694上
紫草湯　2694上
紫草飲　2694上
紫酒　2694下
紫參　2694下
紫參丸　2694下
紫參根　2695上
紫參散　2695上
紫參湯　2695上
紫接骨　2695下
紫梗　2695下

紫淡心灰舌 2695下
紫淡青筋舌 2695下
紫淡帶青舌 2695下
紫莧 2696上
紫蛄 2696上
紫袍散 2696上
紫雪 2696上
紫雪丹 2697上
紫雪散 2697上
紫頂龍芽 2697上
紫湯 2697上
紫短舌 2697上
紫稍花 2697下
紫筍 2697下
紫給 2697下
紫給根 2697下
紫菀 2697下
紫菀丸 2697下
紫菀根 2697下
紫菀茸 2698上
紫菀茸湯 2698上
紫菀散 2698下
紫菀湯 2698下
紫菀膏 2699上
紫菊 2699上
紫菜 2699上
紫堇 2699下
紫堇花 2699下
紫堇葉 2699下
紫萍 2699下
紫萍浮背痘 2699下
紫萍痘 2699下
紫萍鋪額痘 2700上
紫虛脈訣啓微 2700上
紫陽丹 2700上
紫陽黑散 2700上
紫雲佈胸痘 2700上
紫雲風 2700上
紫雲瑪瑙 2700下
紫雲灌頂痘 2700下
紫極宮道士 2700下
紫葛 2701上
紫葛根皮 2701上
紫葡萄 2701上
紫葳 2701上
紫葳花 2701下
紫葳根 2701下
紫葳散 2701下
紫葳湯 2701下
紫葳葉 2701下
紫葳藤 2702上
紫萸 2702上
紫遊風 2702上
紫遊虛瘍 2702上
紫遍舌 2702上
紫鉚 2702上
紫團參 2702上
紫蒨 2702上
紫銅鑛 2702上
紫膠 2702上
紫蓼 2702上
紫蝴蝶 2702上
紫蔕盤桓 2702下
紫燕疔 2702下
紫蕈 2702下
紫龍鬚 2702下
紫檀香 2702下
紫檀香木 2702下
紫薑 2702下
紫霜丸 2702下
紫霞丹 2703上
紫霞黃露飲 2703上
紫霞膏 2703下
紫霞錠子 2703下
紫檳榔 2704上
紫癜風 2704上
紫藍 2704上
紫藏 2704上
紫雙丸 2704上
紫礜石 2704下
紫羅毬 2704下
紫羅蘭 2704下
紫羅襴 2705上
紫羅襴根 2705上
紫藤 2705上
紫藤香 2705上
紫蟾錠 2705上
紫蘀 2705下
紫蘆散 2705下
紫蘇 2706上
紫蘇子 2706下
紫蘇子散 2706下
紫蘇子湯 2707上
紫蘇子粥 2707上
紫蘇流氣飲 2707上
紫蘇梗 2707下
紫蘇散 2707下
紫蘇湯 2707下
紫蘇湯飯 2708上
紫蘇葉 2708上
紫蘇飲 2708上
紫櫻 2708下
紫虈 2708下
紫鑛 2708下
紫黶疔 2708下
紮馬疔 2709上
紮藥 2709上
累用經效方 2709上
累效散 2709上
累累 2709上
細子 2709下
細赤豆 2709下
細辛 2709下
細辛大黃湯 2709下
細辛五味子湯 2709下
細辛根 2709下
細辛散 2710上
細辛湯 2711上
細辛膏 2711上
細脈 2711上
細茶 2711下
細草 2711下
細理 2711下
細理石 2711下
細莧 2711下
細連枝 2711下
細腰蜂 2711下
細葉冬青 2711下
細葉菖蒲 2711下
細礪石 2711下
紵麻 2711下
紺 2711下
紺珠丹 2712上
紺珠正氣天香湯 2712上
紺珠膏 2712上

紺黌　2712下
綹之氣　2712下
綹石　2712下
綹折　2712下
綹始　2712下
綹始篇　2713上
羚羊　2713上
羚羊肉　2713上
羚羊角　2713上
羚羊角丸　2713下
羚羊角散　2714上
羚羊角湯　2717上
羚羊角飲　2717上
羚羊羌活湯　2718上
羚羊肺　2718上
羚羊散　2718上
羚羊補肝散　2718上
羚羊解毒湯　2718上
羚羊飲　2718下
羚羊鼻　2718下
羚羊膽　2718下
羚角散　2718下
羚犀湯　2718下
羝　2719上
羝羊痧　2719上
羞天花　2719上
羞天草　2719上
羞明立勝散　2719上
羞袒　2719上
羞寒花　2719上
翌世元機　2719上
脖胦穴　2719上
脖項　2719上
脜　2719上
脘　2719上
脛　2719上
脛少陰　2719上
脛毛　2719下
脛疽　2719下
脛骨　2719下
脛骨傷　2719下
脛陰疽　2719下
脢　2719下
脣　2719下
脣口疽　2719下
脣口傷　2719下
脣反　2720上
脣甲青　2720上
脣白　2720上
脣生白點　2720上
脣疔　2720上
脣青　2720下
脣紅　2720下
脣紅紫　2720下
脣胗　2720下
脣風　2720下
脣疽　2721上
脣病　2721上
脣破　2721上
脣揭　2721上
脣菌　2721上
脣黃　2721上
脣腫　2721上
脣緊　2721下
脣瘡　2721下
脣瘡生齒　2722上
脣燥裂　2722上
脣瞤動　2722上
脣糜　2722下
脣縮　2722下
脣瀋　2722下
脧痛　2722下
脫　2722下
脫力黃　2723上
脫石　2723上
脫色　2723上
脫血　2723上
脫尾　2723下
脫肛　2723下
脫肛痔　2724下
脫花煎　2724下
脫風　2725上
脫根風　2725上
脫氣　2725上
脫疽　2725上
脫痂　2726上
脫骨疔　2727下
脫骨疽　2727下
脫陰　2727下
脫殼　2727下
脫絕　2727下
脫陽　2727下
脫陽痧　2727下
脫腮疽　2727下
脫腳傷寒　2727下
脫落　2727下
脫頷　2728上
脫營失精　2728上
脫癰　2728上
脬　2728下
脰　2728下
脚　2728下
舂杵頭糠　2728下
舂鉏　2728下
舵菜　2728下
舶上硫黃　2728下
舶上硫黃丸　2728下
舶沈香　2728下
舶茴香　2728下
舶硫黃　2729上
船矴魚　2729上
船車暈　2729上
船底油石灰　2729上
船底苔　2729上
船茹　2729上
船篷箬　2729下
荷　2729下
荷包牡丹　2729下
荷包牡丹根　2729下
荷包草　2729下
荷花　2730上
荷茄　2730上
荷梗火　2730上
荷魚　2730上
荷葉　2730上
荷葉上露　2730下
荷葉散　2730下
荷葉燒飯　2730下
荷葉露　2731上
荷葉癬　2731上
荷鼻　2731上
荷蔕　2731上
荷錢　2731上
荷錢透水疽　2731上
荷蘧　2731上

荸薺　2731上
荸薺三七　2731下
荸薺山漆　2731下
荸薺根　2731下
荸薺粉　2731下
荻　2731下
荻皮　2732上
荻粱　2732上
荻蔗　2732上
荼苦蒿　2732上
莁荑　2732上
莃　2732上
莃薟　2732上
莜菜　2732上
莊一夔　2732上
莊履嚴　2732上
莎根酒　2732上
莎草　2732上
莎草香附　2732上
莎婆子　2732上
莎結　2732下
莐藩　2732下
莔　2732下
莕公鬚　2732下
莕菜　2732下
莖垂　2732下
莖物　2732下
莖痛　2732下
莖蒲　2732下
莘栗　2733上
莘草　2733上
莙牛藻　2733上
莙蓬菜　2733上
莜子　2733上
莝　2733上
莞　2733上
莞草　2733上
莠　2733上
莢楡　2733上
莢蒿　2733上
莢蒾　2733上
莢蒾枝　2733下
莢蒾葉　2733下
莧菜　2733下
莧菜子　2733下
莧菜根　2733下
莨菪　2733下
莨菪子　2734上
莨菪毒　2734上
莨菪根　2734下
莪朮　2734下
莪朮丸　2734下
莪朮散　2734下
莪蒿　2735下
莫仲仁　2735下
莫君錫　2735下
處石　2735下
處連　2735下
處筍片　2735下
慮瘕　2736上
蚯蚓　2736上
蚯蚓泥　2736上
蚯蚓咬傷　2736上
蚯蚓散　2736下
蚯蚓痧　2736下
蚯蚓糞　2736下
蛩蟺　2736下
蚰子痧　2736下
蚰蜒　2736下
蚰蜒入耳　2737上
蚱蜢　2737上
蚱蟬　2737上
蚵蚾　2737上
蚵蚾草　2737上
蚵蚾蟲　2737上
蚶　2737上
蚹蝸　2737上
蚹螺　2737下
蚼蟓　2737下
蚰蟱　2737下
蚿　2737下
蛀甲　2737下
蛀疳　2737下
蛀痘　2737下
蛀節　2737下
蛀節疔　2737下
蛀蟲　2737下
蚾　2737下
蛃魚　2737下
蛄蟖　2737下
蛄蟖房　2738上
蛄蟖傷　2738上
蛆　2738上
蛆痘　2738上
蛆瘤　2738下
蛆蠂　2738下
蛆蟲入耳　2738下
蛇　2738下
蛇入七竅　2739下
蛇口半枝蓮　2739下
蛇皮　2739下
蛇皮風　2739下
蛇皮散　2739下
蛇皮痘　2739下
蛇石　2739下
蛇米　2740上
蛇舌　2740上
蛇舌痧　2740上
蛇串瘡　2740上
蛇含　2740上
蛇含石　2740下
蛇含根　2740下
蛇含葉　2740下
蛇形瘡　2741上
蛇角　2741上
蛇毒　2741上
蛇沿毒　2741上
蛇牀　2741上
蛇牀子　2741上
蛇牀子散　2741下
蛇牀子湯　2741下
蛇咬傷　2741下
蛇背疔　2743上
蛇胎　2743上
蛇莓　2743上
蛇莓汁　2743上
蛇草　2743上
蛇茵　2743上
蛇退　2743上
蛇婆　2743上
蛇眼疔　2743下
蛇眼草　2743下
蛇符　2743下
蛇脫　2743下
蛇莆藤　2743下

蛇魚 2743下
蛇魚草 2743下
蛇殼 2743下
蛇痧 2743下
蛇筋 2743下
蛇粟 2743下
蛇黃 2744上
蛇黃丸 2744上
蛇黃散 2744上
蛇痱 2744下
蛇窠瘡 2744下
蛇腹疔 2744下
蛇蛻 2744下
蛇蛻丹 2745下
蛇蛻皮 2745下
蛇蛻散 2745下
蛇蛻膏 2745下
蛇漠瘡 2746上
蛇瘕 2746上
蛇銜 2746上
蛇節疔 2746上
蛇蝨 2746上
蛇瘴 2746下
蛇頭丸 2746下
蛇頭抓草 2746下
蛇頭疔 2746下
蛇頭惡毒 2747下
蛇繞身 2747下
蛇藍 2747下
蛇蟠瀝 2747下
蛇繭草 2747下
蛇蔗 2748上
蛇癥 2748上
蛇纏丹 2748上
蛇蟲 2748上
蛇蟲蝨 2748上
蛈母 2748上
蛈蝪 2748上
蛈蟷 2748上
蛉蛩 2748上
蛋 2748上
蛋積 2748上
袖口疳 2748下
袖珍小兒方 2748下
袖珍方 2748下
袖珍方大全 2748下
覓鹽生 2748下
訥會 2748下
許佐廷 2748下
許宏 2749上
許希 2749上
許叔微 2749下
許俊 2749下
許胤宗 2749下
許國楨 2749下
許紳 2750上
許智藏 2750上
許敬 2750下
許楣 2750下
許道幼 2751上
許夢熊 2751上
許寧 2751下
許遜 2751下
許奭 2751下
許槤 2751下
許澄 2752上
許學士 2752上
許學士本事方 2752上
許學文 2752上
許豫和 2752上
豉 2752上
豉母蟲 2752上
豉豆蟲 2752上
豉蟲 2752上
豚 2752下
豚肉 2752下
豚顛 2752下
貧子盂 2752下
貨母 2752下
貫中 2752下
貫仲 2752下
貫珠集 2752下
貫眾 2752下
貫眾花 2753上
貫眾根 2753上
貫眾散 2753上
貫眾湯 2753上
貫渠 2753下
貫節 2753下
貫膿 2753下
趺 2753下
趺骨 2753下
趺陽 2753下
趾 2753下
趾甲縫 2753下
趾骨 2753下
趾骨傷 2754上
軟 2754上
逍遙丸 2754上
逍遙散 2754上
逍遙湯 2755上
透山根 2755下
透冰丹 2755下
透耳筒 2756上
透肉錠子 2756上
透肌散 2756上
透肌湯 2756下
透血紅 2756下
透骨丹 2756下
透骨白 2757上
透骨紅 2757上
透骨草 2757上
透骨將軍 2757上
透骨搜風散 2757上
透骨解毒湯 2757下
透頂神功散 2757下
透頂楊梅 2757下
透頂散 2757下
透睛瞳內 2758上
透經解攣湯 2758上
透腦疽 2758上
透腸疔 2758上
透膈湯 2758下
透膿散 2758下
透關散 2758下
透鐵關法 2759上
逐血補心湯 2759上
逐折 2759上
逐邪四物湯 2759上
逐馬 2759上
逐鹿亡羊 2759上
逐寒蕩驚湯 2759下
逐瘀止血湯 2759下
逐瘀湯 2760上
通 2760上

通元二八丹 2760上
通元錄 2760上
通天穴 2760上
通天再造散 2760下
通天散 2760下
通天愈風湯 2760下
通天篇 2761上
通心飲 2761上
通木 2761上
通仙五寶散 2761下
通石 2762上
通光散 2762上
通竹 2762上
通耳丹 2762上
通血丸 2762下
通血香 2762下
通肝生乳湯 2762下
通肝散 2763上
通谷穴 2763上
通里 2763上
通里穴 2763下
通乳湯 2763下
通明散 2763下
通明補腎丸 2763下
通泄散 2764上
通門穴 2764上
通幽湯 2764上
通泉草 2764上
通香木 2764上
通氣 2764上
通氣丸 2764上
通氣利中丸 2764下
通氣防風湯 2764下
通氣祛風湯 2765上
通氣散 2765上
通氣散堅丸 2765下
通氣驅風湯 2765下
通眞丸 2765下
通神丸 2766上
通神散 2766上
通脈四逆加豬膽汁湯 2766下
通脈四逆湯 2767上
通脈湯 2767下
通草 2767下
通草丸 2767下
通草子 2768上
通草辛夷搐鼻法 2768上
通草酒 2768上
通草散 2768上
通草湯 2768上
通草膏 2768上
通草橘皮湯 2768上
通骨 2768下
通犀 2768下
通脫木 2768下
通脫木花上粉 2768下
通閉散 2768下
通頂散 2768下
通痢散 2769上
通脾瀉胃湯 2769上
通評虛實論 2769上
通順散 2769上
通嗌散 2769下
通痹散 2769下
通瘀飲 2769下
通睛 2769下
通經丸 2769下
通經散 2770上
通經湯 2770上
通經導滯湯 2770上
通聖消毒散 2770下
通聖散 2770下
通腸丸 2770下
通腸解毒湯 2771上
通腸飲 2771上
通解散 2771上
通漆 2771上
通髯 2771上
通鳴散 2771上
通鼻散 2771下
通潤四物湯 2771下
通劑 2771下
通導散 2771下
通聲煎 2771下
通聲膏 2772上
通關丸 2772上
通關散 2772上
通靈丸 2772下
通靈草 2773上
通靈散 2773上
通靈萬應丹 2773上
速香 2773上
速效散 2773上
速效飲 2773上
速腦 2773下
速遲 2773下
造釀品 2773下
逡巡 2773下
逡巡酒 2773下
逢 2773下
逢東根 2774上
連 2774上
連及草 2774上
連木 2774上
連母 2774上
連朴飲 2774上
連枝草 2774上
連枷關 2774上
連珠 2774上
連珠風 2774上
連珠疳 2774上
連珠發 2774上
連珠蛾 2774下
連梅湯 2774下
連理丸 2774下
連理湯 2774下
連殼丸 2774下
連腎發 2774下
連軺 2774下
連槐丸 2774下
連蒲散 2775上
連錢草 2775上
連骸 2775上
連禪芋 2775上
連翹 2775上
連翹丸 2775上
連翹升麻湯 2775下
連翹赤小豆湯 2775下
連翹防風湯 2775下
連翹根 2776上
連翹消毒飲 2776上
連翹敗毒散 2776上
連翹莖 2776下
連翹散 2776下

連翹散堅湯　2777上
連翹殼　2777下
連翹湯　2777下
連翹黃耆湯　2778上
連翹葉　2778上
連翹解毒湯　2778上
連翹飲　2778上
連翹橘葉湯　2778下
連蟲陸　2779上
連蘗益陰丸　2779上
連鬚葱白香豉湯　2779上
連蘿丸　2779上
部骨陷　2779下
郭　2779下
郭公　2779下
郭公刺　2779下
郭公刺根　2779下
郭公刺葉　2779下
郭玉　2779下
郭志邃　2780上
郭邦信　2780上
郭恩　2780上
郭桂其　2780上
郭敬仲　2780上
郭照乾　2780下
郭雍　2781上
郭稽中　2781上
野丈人　2781上
野三七　2781上
野山漆　2781上
野天麻　2781上
野天虋冬　2781上
野毛豆　2781上
野火丹　2781下
野仙獨聖散　2781下
野朮　2781下
野生薑　2781下
野百合　2781下
野延胡　2781下
野李　2781下
野芋　2781下
野芋艻　2781下
野芋頭　2782上
野芴草　2782上
野豆　2782上
野油花　2782上
野狐絲　2782上
野狐鼻涕　2782上
野紅花　2782上
野胡蘿蔔　2782上
野苜蓿　2782上
野苣　2782上
野苧麻　2782上
野苧麻根　2782下
野茄　2782下
野席草　2782下
野席草根　2782下
野烏頭　2782下
野脂麻　2782下
野茴香　2782下
野草毒　2782下
野馬　2783上
野馬肉　2783上
野馬豆　2783上
野馬草　2783下
野馬陰莖　2783下
野馬蘭　2783下
野甜瓜　2783下
野荸薺　2783下
野荸薺根　2783下
野莧　2783下
野通散　2784上
野雀瘀　2784上
野麥　2784上
野喬　2784上
野棃　2784上
野椒　2784上
野菅　2784上
野菊　2784上
野菜譜　2784下
野萊菔　2784下
野萊菔根　2784下
野園荽　2784下
野萱花　2784下
野葛　2784下
野葡萄　2784下
野葱　2784下
野葵　2784下
野慈姑　2784下
野槐　2784下
野綠豆　2784下
野蓼　2784下
野蔆　2785上
野豌豆　2785上
野蕎麥　2785上
野豬　2785上
野豬皮　2785上
野豬肉　2785上
野豬尾　2785上
野豬脂　2785上
野豬陰卵　2785下
野豬黃　2785下
野豬齒　2785下
野豬頭骨　2785下
野豬膽　2785下
野靛青　2785下
野鴨　2785下
野薔薇　2785下
野薔薇子　2786上
野薔薇枝　2786上
野薔薇花　2786上
野薔薇花露　2786上
野薔薇根　2786上
野鴿　2786上
野雞冠　2786下
野竈丹　2786下
野蘭　2786下
野蘭根　2786下
野蘿蔔　2786下
野蠶豆　2786下
釣腎氣　2786下
釣鉤哽　2786下
釣腸丸　2786下
釣樟　2787上
釣樟根皮　2787上
釣樟莖　2787上
釣樟葉　2787上
鈌角　2787上
鈌角之人　2787上
鈌商　2787上
鈌商之人　2787下
釵子股　2787下
釵子股根　2787下
閉　2787下
閉口椒毒　2787下

閉風 2787下
閉暑 2787下
閉管丸 2788上
閉癃 2788上
閉藏 2788上
陰 2788上
陰人 2788下
陰土鹽 2788下
陰不足 2788下
陰中 2788下
陰中之太陰 2788下
陰中之少陰 2788下
陰中之少陽 2788下
陰中之陰 2789上
陰中之陽 2789上
陰中生核 2789上
陰中風 2789上
陰之絕陰 2789上
陰戶痛 2789上
陰戶傷 2789下
陰戶腫 2789下
陰支蘭 2790上
陰毛 2790上
陰毛生蝨 2790上
陰水 2790上
陰火 2790上
陰出之陽 2790下
陰包穴 2790下
陰包毒 2790下
陰市穴 2790下
陰旦湯 2790下
陰石 2791上
陰交穴 2791上
陰伏 2791上
陰地流泉 2791上
陰地厥 2791下
陰地厥苗 2791下
陰地厥根 2791下
陰地蕨 2791下
陰汗 2791下
陰血 2792上
陰冷 2792上
陰卵 2792下
陰卵硬 2792下
陰卵腫大 2792下
陰卵癰 2792下
陰吹 2793上
陰呃 2793上
陰廷 2793上
陰成 2793上
陰成砂 2793下
陰谷穴 2793下
陰邪 2793下
陰邪風 2793下
陰刺 2793下
陰郄穴 2794上
陰毒 2794上
陰毒內消散 2794上
陰毒升麻湯 2794上
陰毒甘草湯 2794上
陰毒喉痹 2794下
陰毒發背 2794下
陰毒傷寒 2794下
陰疝 2796上
陰股 2796上
陰洛 2796上
陰胞穴 2796下
陰茄 2796下
陰貞 2796下
陰飛 2796下
陰乘陽 2796下
陰挺 2796下
陰氣 2797上
陰疽 2797下
陰疽無價活命仙丹 2797下
陰病 2797下
陰病開關散 2798上
陰脈 2798上
陰崩 2798上
陰毬開花 2798下
陰痔 2798下
陰眼 2798下
陰脫 2798下
陰莖 2798下
陰莖生瘡 2798下
陰莖易舉 2798下
陰莖挺脹 2799上
陰莖割斷 2799上
陰莖傷 2799上
陰莖腫痛 2799上
陰處 2799上
陰蛇蠱 2799上
陰閉 2799下
陰陵泉穴 2799下
陰勝其陽 2800上
陰厥 2800上
陰寒 2800上
陰寒腹痛 2800下
陰斑 2800下
陰痙 2800下
陰痧 2800下
陰盛格陽汗 2800下
陰盛陽虛 2800下
陰結 2800下
陰絡 2801上
陰菌 2801上
陰虛 2801下
陰虛火 2802上
陰虛牙痛 2802上
陰虛汗 2802上
陰虛乳蛾 2802上
陰虛唾血 2802下
陰虛喉風 2802下
陰虛喘 2802下
陰虛感邪 2802下
陰虛痿 2803上
陰虛腰痛 2803下
陰虛嘔吐 2803下
陰虛遺精 2803下
陰絕 2803下
陰都穴 2803下
陰陽 2803下
陰陽二十五人篇 2804下
陰陽二氣丹 2804下
陰陽二氣疽 2804下
陰陽人 2805上
陰陽十二官相使 2805上
陰陽之人 2805上
陰陽水 2805上
陰陽交 2805上
陰陽至聖丹 2805下
陰陽至聖膏 2805下
陰陽別論 2805下
陰陽攻積丸 2805下
陰陽和平之人 2806上

陰陽易 2806下
陰陽俱溢 2807上
陰陽疽 2807上
陰陽草 2807上
陰陽清濁篇 2807上
陰陽痧 2807上
陰陽傳 2807上
陰陽應象大論 2807下
陰陽翳 2807下
陰陽繫日月篇 2807下
陰陽蹻 2807下
陰陽離合論 2807下
陰陽類論 2807下
陰黃 2807下
陰廉穴 2808上
陰暑 2808上
陰溼 2808上
陰溼痰破瘡 2808上
陰煉淡秋石 2808下
陰痹 2808下
陰痿 2808下
陰蛾 2809上
陰鼎穴 2809上
陰漏 2809上
陰精 2809上
陰精石 2809上
陰精易洩 2809下
陰維穴 2809下
陰維脈 2809下
陰維脈病 2810上
陰蓋毒 2810上
陰瘡 2810下
陰瘧 2811上
陰瘧丸 2811上
陰膠 2811下
陰蝕瘡 2811下
陰䘌瘡 2811下
陰器 2811下
陰頭 2811下
陰頭生瘡 2811下
陰癇 2811下
陰縮 2811下
陰臊臭 2812上
陰竅 2812上
陰繭 2812上
陰證略例 2812上
陰證發斑 2812下
陰證傷寒 2812下
陰證頭痛 2812下
陰蹻穴 2813上
陰蹻脈 2813上
陰蹻脈病 2813上
陰關穴 2813下
陰癢 2813下
陰癩 2814上
陰囊 2814上
陰囊疽 2814上
陰囊傷 2814上
陰囊腫 2814下
陰囊腫爛 2815上
陰囊漏 2815上
陰囊瘡 2815上
陰囊癢 2815下
陰囊癰 2816上
陰癬 2817上
陰臟 2817上
陰虆 2817上
陰䘌 2817上
陳士鐸 2817下
陳文中 2817下
陳氏醫案 2818上
陳仕良 2818上
陳仕賢 2818上
陳司成 2818上
陳玄 2818上
陳白雲 2818上
陳皮 2818上
陳皮半夏湯 2818上
陳皮枳實湯 2818下
陳皮湯 2818下
陳光遠 2818下
陳宅之 2819上
陳米湯 2819上
陳自明 2819上
陳希恕 2819上
陳沂 2819下
陳肝瘡 2819下
陳良佐 2819下
陳言 2819下
陳其晋 2819下
陳念祖 2819下
陳承 2820上
陳昌齡 2820上
陳治 2820上
陳直 2820上
陳知白 2820上
陳思岌 2820上
陳昭遇 2820上
陳修園醫書 2820上
陳倉米 2820下
陳家白藥 2820下
陳家白藥根 2820下
陳師文 2820下
陳氣 2821上
陳耕道 2821上
陳桷 2821上
陳堯道 2821上
陳復正 2821上
陳景魁 2821上
陳鄂 2821下
陳傳焯 2821下
陳會 2821下
陳瑞孫 2821下
陳葵 2821下
陳嘉琛 2821下
陳嘉謨 2821下
陳寨 2821下
陳澈 2822上
陳憲 2822上
陳橘皮 2822上
陳橘皮散 2822上
陳諫 2822下
陳藏器 2822下
陳麴丸 2822下
陵石 2822下
陵居 2822下
陵苕 2822下
陵時 2823上
陵澙 2823上
陵游 2823上
陵澤 2823上
陵龜 2823上
陵藁 2823上
陵蠡 2823上
陵虆 2823上

陶弘景 2823上
陶宗臆 2823下
陶華 2823下
陶道穴 2824上
陷 2824上
陷下 2824上
陷中 2824上
陷伏 2824上
陷谷穴 2824上
陷胸丸 2824下
陷胸湯 2824下
陷脈 2824下
陷脈散 2824下
陷塌 2824下
陷經 2824下
陸文圭 2825上
陸氏金鏡錄 2825上
陸以湉 2825上
陸仲遠 2825上
陸怡 2825上
陸英 2825上
陸道光 2825下
陸懋修 2825下
陸瀚 2825下
陸曬 2826上
雀 2826上
雀目洗肝湯 2826上
雀目障 2826下
雀肉 2826下
雀卵 2826下
雀肝 2826下
雀角花 2826下
雀乳散 2826下
雀兒臥單 2826下
雀兒酥 2826下
雀兒飯甕 2826下
雀兒酸 2827上
雀林草 2827上
雀盲 2827上
雀啄 2827下
雀梅 2827下
雀梅葉 2827下
雀脛骨 2827下
雀麥 2827下
雀麥子 2827下
雀麥苗 2828上
雀喙 2828上
雀斑 2828上
雀粟 2828下
雀腦 2828下
雀腦芎 2828下
雀瓢 2828下
雀頭血 2828下
雀頭香 2828下
雀甕 2828下
雀翹 2828下
雀醫草 2828下
雀餳 2829上
雀髀斛 2829上
雀蘇 2829上
雀癰 2829上
雀鷹 2829上
雪 2829上
雪口 2829上
雪朮 2829上
雪芝 2829上
雪花石膏 2829上
雪花菜 2829上
雪客 2829上
雪茶 2829下
雪荷 2829下
雪荷花 2830上
雪蛆 2830上
雪梨 2830上
雪梨膏 2830上
雪梨漿 2830上
雪裏花 2830上
雪裏青 2830上
雪裏青根 2830下
雪裏青葉 2830下
雪裏草 2830下
雪裏開 2830下
雪裏開花 2830下
雪裏開根 2831上
雪蓮 2831上
雪蝦蟆 2831上
雪鋪魚背痘 2831上
雪魿 2831上
雪雞 2831上
雪礬 2831上
雪蠶 2831下
頂心 2831下
頂門疽 2831下
頂威骨 2831下
頂陷 2831下
頂顳 2831下
頄 2831下
飢 2831下
飢不欲食 2832上
飢傷 2832下
魚 2832下
魚丁 2833上
魚口 2833上
魚口風 2833下
魚子 2833下
魚子石榴外障 2833下
魚父 2833下
魚牙散 2833下
魚生 2833下
魚目青 2833下
魚伯 2833下
魚尾毒 2833下
魚尾花 2834上
魚尾草 2834上
魚肚疔 2834上
魚肚發 2834上
魚肚癰 2834上
魚毒 2834上
魚油 2834下
魚狗 2834下
魚狗肉 2834下
魚狗舌 2834下
魚虎 2834下
魚津草 2834下
魚師 2834下
魚脂 2835上
魚脊瘡 2835上
魚骨入肉 2835上
魚骨哽 2835上
魚眼疔 2835下
魚笱 2835下
魚痧 2835下
魚絡 2835下
魚翔 2836上
魚腥草 2836上

魚腦膏　2836上
魚腮毒　2836上
魚腮風　2836上
魚腮漏　2836上
魚腰穴　2836上
魚腹　2836下
魚腹穴　2836下
魚網　2836下
魚膏　2836下
魚膏火　2836下
魚際　2836下
魚際穴　2836下
魚膘　2837上
魚魫　2837上
魚積　2837上
魚鮓　2837上
魚鮓湯　2837下
魚膽飲　2837下
魚膽敷眼膏　2837下
魚臍疔　2838上
魚臍瘡　2838上
魚鮬　2838上
魚鯹草　2838下
魚鰦　2838下
魚鰾　2838下
魚鰾丸　2838下
魚鰾種子丸　2838下
魚鱗　2839上
魚鱗風　2839下
魚鱗障　2839下
魚鱠　2839下
魚鼈金星　2840上
魚鼈積　2840上
鳥　2840上
鳥不停　2840上
鳥不宿　2840下
鳥不宿根下蟲　2840下
鳥不宿根白皮　2840下
鳥不宿莖　2840下
鳥不宿葉　2840下
鳥肉毒　2840下
鳥折損　2840下
鳥粟　2841上
鳥葵　2841上
鳥跡痘　2841上
鳥瘡　2841上
鹵　2841上
鹵水　2841上
鹵石　2841上
鹵鹼　2841上
鹵鹽　2841下
鹿　2841下
鹿皮　2841下
鹿列韭　2841下
鹿竹　2841下
鹿肉　2842上
鹿肉湯　2842上
鹿血　2842上
鹿沙　2842上
鹿良　2842下
鹿角　2842下
鹿角丸　2843上
鹿角散　2843上
鹿角菜　2843下
鹿角膏　2843下
鹿角膠　2843下
鹿角膠丸　2844上
鹿角膠粥　2844上
鹿角霜　2844上
鹿角霜丸　2844下
鹿角藤　2844下
鹿角藤子　2845上
鹿角藤根　2845上
鹿角藤葉　2845上
鹿豆　2845上
鹿乳餅　2845上
鹿胎　2845上
鹿胎丸　2845上
鹿胎糞　2845下
鹿英　2845下
鹿韭　2845下
鹿首　2845下
鹿病　2845下
鹿脂　2845下
鹿茸　2845下
鹿茸丸　2846上
鹿茸大補湯　2847上
鹿茸四斤丸　2847上
鹿茸酒　2847下
鹿茸益精丸　2847下
鹿茸散　2847下
鹿茸補澀丸　2848下
鹿茸橘皮煎丸　2848下
鹿骨　2849上
鹿脛骨　2849上
鹿麻　2849上
鹿梨　2849上
鹿梨根皮　2849上
鹿梨實　2849上
鹿痧　2849上
鹿筋　2849上
鹿腎　2849上
鹿腎粥　2849下
鹿腎膠　2849下
鹿跑草　2849下
鹿腦　2849下
鹿腸　2849下
鹿葱　2849下
鹿精　2849下
鹿銜　2849下
鹿劍　2849下
鹿蘆　2849下
鹿齒　2849下
鹿蹄肉　2849下
鹿蹄草　2850上
鹿頭　2850上
鹿頭肉　2850上
鹿頭酒　2850上
鹿膽　2850上
鹿糞　2850上
鹿藥　2850上
鹿藿　2850下
鹿髓　2850下
鹿髓　2850下
鹿驪　2850下
麥　2850下
麥天湯　2851上
麥冬　2851上
麥冬平肺飲　2851上
麥冬參朮飲　2851上
麥冬清肺飲　2851上
麥冬湯　2851上
麥句薑　2851下
麥李　2851下
麥芽　2851下

麥芽橘餅 2851下
麥門冬 2851下
麥門冬丸 2851下
麥門冬散 2852上
麥門冬理中湯 2853上
麥門冬湯 2853上
麥門冬煎 2855下
麥門冬飲 2855下
麥兜散 2855下
麥斛 2856上
麥湯散 2856上
麥黃 2856上
麥煎散 2856上
麥裏藤 2856下
麥飯石 2856下
麥飯石膏 2857上
麥麪散 2857下
麥粮 2857下
麥蕈 2857下
麥穗火 2857下
麥螺 2857下
麥顆 2857下
麥餞散 2857下
麥雞 2857下
麥櫻 2857下
麥蘗 2857下
麥蘗丸 2858上
麥靈丹 2858上
麥虋冬 2858下
麥虋冬根 2858下
麻 2859上
麻九疇 2859上
麻子 2859上
麻子疔 2859下
麻子粥 2859下
麻子膏 2859下
麻仁 2859下
麻仁丸 2859下
麻仁酒 2860上
麻木 2860下
麻布 2860下
麻衣接骨 2860下
麻伯 2860下
麻杏甘石湯 2860下
麻沸湯 2860下
麻油 2860下
麻油飲 2860下
麻油麴 2861上
麻促 2861上
麻勃 2861上
麻風 2861上
麻桂各半湯 2861上
麻疹 2861上
麻疹心法 2861上
麻疹全書 2861上
麻疹祕錄 2861上
麻紙 2861上
麻茶澤 2861上
麻骨湯 2861下
麻骨證 2861下
麻累 2861下
麻雀 2861下
麻黃 2861下
麻黃丸 2861下
麻黃升麻湯 2861下
麻黃加朮湯 2862下
麻黃加獨活防風湯 2862下
麻黃左經湯 2862下
麻黃甘草湯 2863上
麻黃白朮湯 2863上
麻黃佐經湯 2863下
麻黃吳茱萸湯 2863下
麻黃杏仁甘草石膏湯 2863下
麻黃杏仁薏苡甘草湯 2864上
麻黃芍藥湯 2864上
麻黃豆蔻丸 2864下
麻黃定喘湯 2864下
麻黃羌活湯 2864下
麻黃附子甘草湯 2864下
麻黃附子細辛湯 2865上
麻黃附子湯 2865下
麻黃宣肺酒 2865下
麻黃根 2865下
麻黃根散 2865下
麻黃根湯 2866上
麻黃桂枝湯 2866上
麻黃草豆蔻丸 2866下
麻黃莖 2866下
麻黃連軺赤小豆湯 2867上
麻黃連翹赤小豆湯 2867下
麻黃復煎湯 2867下
麻黃散 2868上
麻黃湯 2868下
麻黃黃芩湯 2869上
麻黃飲 2869下
麻黃膏 2870上
麻黃蒼朮湯 2870上
麻黃節 2870下
麻黃醇酒湯 2870下
麻黃續命湯 2870下
麻葉香 2870下
麻葉接骨 2870下
麻楷 2870下
麻腐 2870下
麻腐豆粉 2870下
麻鞋 2870下
麻蕡 2871上
麻藨 2871上
麻藍 2871上
麻蟲 2871上
麻蟲膏 2871上
麻藥 2871上
麻鞵 2871下
麻櫪 2871下
麻櫪果 2871下
麻癩 2871下
麻藷 2872上

十二畫

傅山 2873上
傅仁宇 2873上
傅存仁 2873上
傅青主女科 2873上
傅青主男科 2873上
傅青主產後編 2873下
傅致膠 2873下
傍額疽 2873下
傘子鹽 2873下
備化 2873下
備金散 2873下
備急丸 2873下
備急大黃丸 2874上
備急丹 2874上

備急如聖散	2874上
備急灸法	2874下
備急散	2874下
�道骨	2874下
割田藨	2874下
割孤露澤	2874下
勝生	2874下
勝光子	2874下
勝沈香	2874下
勝金丸	2875上
勝金丹	2875下
勝金透關散	2876下
勝金散	2877上
勝長	2877下
勝春	2877下
勝紅丸	2877下
勝陰丹	2877下
勝雪膏	2877下
勝復	2878上
勝黃丹	2878上
勝溼湯	2878上
勝溼餅	2878上
勞	2878下
勞力吐血	2878下
勞心吐血	2878下
勞心唾血	2879上
勞水	2879上
勞汗	2879上
勞豆	2879上
勞風	2879上
勞倦	2879上
勞宮穴	2880上
勞疰	2880下
勞堂骨	2880下
勞淋	2880下
勞復	2881上
勞痢	2881下
勞發	2881下
勞傷	2881下
勞傷血崩	2881下
勞傷嘔血	2882上
勞傷鼻衄	2882上
勞碌喉風	2882上
勞嗽	2882下
勞嗽失音	2882下
勞瘧	2882下
勞鐵	2882下
勞聾	2882下
博邪	2883上
博金散	2883上
博愛心鑑	2883上
博落迴	2883上
博濟方	2883上
厥	2883下
厥心痛	2885下
厥狂	2885下
厥疝	2886上
厥俞穴	2886上
厥氣	2886上
厥病篇	2886下
厥逆	2886下
厥逆頭痛	2887上
厥骨穴	2887上
厥陰	2887上
厥陰不退位	2887上
厥陰不遷正	2887下
厥陰之客	2887下
厥陰之勝	2887下
厥陰之復	2887下
厥陰司天	2888上
厥陰在泉	2888上
厥陰舌	2888下
厥陰俞穴	2888下
厥陰急脈	2888下
厥陰經病	2888下
厥陰經臟合病	2888下
厥陰篇	2888下
厥陰頭痛	2889上
厥陰臟病	2889上
厥痛	2889上
厥陽	2889上
厥陽穴	2889上
厥暈	2889上
厥痺	2889上
厥熱	2889下
厥瘧	2889下
厥論	2889下
厥頭痛	2889下
厥攣	2890上
厥聾	2890上
啼	2890上
善朮	2890上
善忘	2890上
善谷穴	2891上
善味	2891上
善畏	2891上
善效錠	2891上
善氣	2891上
善眠	2891上
善瘦	2891上
善福	2891上
善薳菜	2891上
善應膏	2891上
善變	2892上
喉	2892上
喉中	2892上
喉中生肉	2892上
喉中結塊	2892上
喉中腥臭	2892下
喉內刺傷	2892下
喉生臭竅	2892下
喉岕	2892下
喉忤	2892下
喉疔	2892下
喉刺	2892下
喉科	2893上
喉科祕鑰	2893上
喉風	2893上
喉風鍼法	2893上
喉疳	2893上
喉骨	2894上
喉閉	2894上
喉單	2894上
喉痧	2894上
喉痧正的	2894上
喉結	2894下
喉菌	2894下
喉痺	2894下
喉痺甘桔湯	2897上
喉痺飲	2897上
喉蛾	2897下
喉瘖	2897下
喉瘡	2897下
喉節	2897下
喉瘤	2897下

喉嚨 2897下
喉嚨科 2898上
喉證 2898上
喉癢 2898上
喉癬 2898上
喉癰 2898下
喎 2899上
喘 2899上
喘家 2900上
喘喝 2900上
喘鳴 2900上
喘鸁 2900下
噩骨 2900下
喚回丹 2900下
喚痔散 2900下
喜 2901上
喜中 2901下
喜怒 2901下
喜悲 2901下
喜鵲 2901下
喜鵲痧 2901下
喜驚 2901下
喝 2901下
喝起丸 2901下
喝起草 2902上
喻化鵬 2902上
喻昌 2902上
喫子 2902上
喬 2902上
喬木 2902下
單大黃膏 2902下
單方 2903上
單伏 2903上
單行太和湯 2903上
單乳蛾 2903上
單松子風 2903上
單油膏 2903上
單姥 2903上
單魚腮風 2903上
單喉痹 2903上
單喉癰 2903上
單搭頰風 2903下
單窠癧 2903下
單腹脹 2903下
單蛾風 2903下
單蒼朮膏 2903下
單養賢 2903下
單燕口風 2903下
單鎖口痘 2903下
單纏喉風 2903下
單驤 2903下
圍藥 2904上
堯非 2904下
報刺 2904下
報息 2904下
報氣 2904下
報喜蘭 2904下
報點 2904下
壺柑 2904下
壺翁 2904下
壺瓠 2904下
壺蜂 2905上
壺盧 2905上
壺盧子 2905上
壺盧花 2905上
壺盧葉 2905上
壺盧實 2905上
壺盧蔓 2905上
壺盧鬚 2905下
媚蝶 2905下
寒 2905下
寒下 2905下
寒中 2905下
寒六合湯 2906上
寒化 2906上
寒反熱中 2906上
寒毛瘡 2906上
寒水丹 2906上
寒水石 2906上
寒水石散 2906上
寒火瘡 2906下
寒包熱哮 2906下
寒包熱欬嗽 2906下
寒包熱喘 2906下
寒汁 2906下
寒瓜 2906下
寒石 2906下
寒伏喉痹 2906下
寒汗 2907上
寒邪 2907上
寒具 2907上
寒府 2907上
寒泄 2907上
寒炅 2907下
寒疝 2907下
寒疝夜啼 2908上
寒花 2908上
寒疫 2908下
寒苺 2908下
寒食散 2908下
寒食粥 2909上
寒食飯 2909上
寒食麪 2909上
寒欬 2909上
寒皋 2909下
寒祕 2909下
寒蚓 2909下
寒淫 2909下
寒厥 2909下
寒厥心痛 2910上
寒復 2910上
寒痛 2910上
寒痢 2910上
寒痧 2910下
寒脹 2910下
寒菜 2911上
寒雰 2911上
寒慄 2911上
寒溫 2911上
寒溫條辨 2911上
寒溼 2911上
寒溼眩暈 2911下
寒溼腳氣 2911下
寒痰 2911下
寒痹 2912上
寒禁瘡痘 2912下
寒腫 2912下
寒號蟲 2912下
寒號蟲肉 2912下
寒號蟲糞 2912下
寒嗽 2913上
寒實結胸 2913下
寒瘍 2913下
寒蒲蕈 2913下
寒漿 2913下

寒熱 2913下
寒熱病篇 2914上
寒熱篇 2914上
寒瘡 2914下
寒瘡熱膏藥 2914下
寒瘧 2914下
寒鴉 2915上
寒劑 2915上
寒積 2915上
寒霍亂 2915上
寒露粟 2916上
寒露節水 2916上
寒𤸎 2916上
寒攣 2916下
寒變 2916下
寒鬱 2916下
寓木 2916下
寓怪 2916下
寓意草 2916下
尊生內編 2916下
尊生世業 2916下
尊生外編 2917上
尊生書 2917上
尊榮人 2917上
尋 2917上
尋風藤 2917上
尋痛丸 2917上
就葛 2917上
屠光遠 2917上
屠道和 2917上
屠𤸎 2917上
屠蘇酒 2917上
屠蘇飲 2917下
屐 2917下
嵇清 2917下
嵇勝 2918上
嵌甲 2918上
嵌指 2918上
巽順丸 2918上
帽 2918上
帽沿 2918上
廁上椽木 2918下
廁糞紙 2918下
彘 2918下
彘椒 2918下
彘顱 2918下
彭用光 2918下
彭侯 2918下
彭侯肉 2918下
彭根 2918下
彭浩 2918下
偏齒 2919上
偏歷 2919上
復元丹 2919上
復元活血湯 2919上
復元通氣散 2919下
復古傷寒論徵 2919下
復明丸 2919下
復明散 2920上
復明湯 2920下
復明膏 2920下
復原通氣散 2920下
復氣 2921上
復脈湯 2921上
復骨 2921上
復累 2921下
復陽丹 2921下
復煎散 2921下
復溜穴 2921下
循 2922上
循衣摸牀 2922上
循捫 2922上
循經傳 2922上
悲 2922下
悲中 2922下
悶 2922下
悶香毒 2923上
悶痧 2923上
悶瞀 2923下
惑 2923下
惑言 2924上
惠袋癧 2924上
惠濟方 2924上
惠濟仙方 2924上
惡中 2924上
惡心 2924上
惡心生薑半夏湯 2924下
惡血 2924下
惡言 2924下
惡客 2924下
惡眉 2924下
惡風 2924下
惡食 2924下
惡核 2925上
惡氣 2925上
惡酒健嗔方 2925上
惡草羅 2925上
惡眼 2925上
惡寒 2925上
惡實 2926下
惡瘡 2926下
惡蟲咬傷 2926下
惵 2926下
惺惺穴 2926下
惺惺散 2927上
掌 2927下
掌中 2927下
掌中穴 2927下
掌中金 2927下
掌中金丸 2927下
掌心 2927下
掌心毒 2927下
掌心風 2927下
掌生紅絲 2928上
掌皮厚硬 2928上
掌肉 2928上
掌紋 2928上
掌骨 2928上
掌骨傷 2928上
掣 2928上
揀香 2928上
揄 2928上
揆度 2928下
提 2928下
提丁錠子 2928下
提毒丹 2928下
提盆散 2929上
插田藨 2929上
插翹 2929上
揚州醫生 2929上
揚刺 2929下
揚泛水 2929下
揚搖 2929下
揚搖子 2929下
換肌丸 2929下

換肌消毒散	2929下
換肌散	2930上
換形散	2930下
換骨丹	2930下
換腿丸	2931下
握宣丸	2931下
握雪礜石	2932上
握藥丸	2932上
揭毒散	2932上
揭唇	2932上
揮發油	2932上
揲荒	2932上
援土固胎湯	2932上
援生膏	2932下
揵骨	2933上
敝	2933上
散	2933上
散血丹	2933上
散血瓜蔞散	2933上
散血定痛補損丹	2933上
散血消脹湯	2933下
散血消脹飲	2933下
散血膏	2933下
散疔膏	2933下
散毒飲	2934上
散俞	2934上
散風丹	2934上
散風苦參丸	2934上
散氣	2934上
散氣丸	2934上
散脈	2934下
散記續編	2935上
散寒救胎湯	2935上
散寒救陰至聖丹	2935上
散寒救陰至寶丹	2935上
散復	2935上
散結定疼湯	2935上
散黃	2935下
散瘀和傷湯	2935下
散瘀拈痛膏	2935下
散瘀葛根湯	2935下
散腫止痛膏	2936上
散腫潰堅丸	2936上
散腫潰堅湯	2936上
散落	2936下
散落溫	2936下
散葉	2936下
散滯丸	2937上
散滯湯	2937上
散瘕湯	2937上
散膏	2937下
散聚湯	2937下
散熱消毒飲	2937下
散熱散	2937下
散劑	2937下
散翳內障	2938上
散翳補肝散	2938上
散翳還睛散	2938上
散鹽	2938下
敦	2938下
敦阜	2938下
敦疽	2938下
敦敏	2938下
敕	2938下
斑	2939上
斑玄丸	2939上
斑白	2939上
斑尾	2939上
斑杖	2939上
斑隹	2939上
斑珠藤	2939上
斑疹	2939上
斑疹論	2939下
斑蚝	2939下
斑犀	2939下
斑魚	2939下
斑痧	2939下
斑菌	2939下
斑鳩	2939下
斑鳩肉	2939下
斑鳩血	2940上
斑鳩糞	2940上
斑穀	2940上
斑節相思	2940上
斑蝥	2940上
斑蝥毒	2940下
斑貓	2940下
斑龍	2940下
斑龍二至百補丸	2940下
斑龍八師丹	2941上
斑龍丸	2941下
斑龍散	2941下
晬	2941下
普門醫品	2941下
普陀茶	2942上
普雨茶	2942上
普映	2942上
普洱茶	2942上
普救萬全膏	2942下
普賢正氣散	2943上
普賢線	2943上
普濟方	2943上
普濟本事方	2943下
普濟消毒飲	2943下
普濟解疫丹	2944上
景天	2944上
景天花	2944下
景天苗	2944下
景天葉	2944下
景日昣	2944下
景岳全書	2944下
景岳全書發揮	2945上
景岳新方	2945上
景岳新方砭	2945上
景岳新方歌括	2945下
智	2945下
智半湯	2945下
智宮骨	2945下
智緣	2945下
曾世榮	2946上
曾青	2946上
曾青水	2946上
曾青散	2946上
曾若虛	2946下
曾超然	2946下
替鍼丁香丸	2946下
替鍼丸	2946下
朝夕	2947上
朝天猴	2947上
朝天寶	2947上
朝使	2947上
朝開暮落花	2947上
朞日	2947上
期門穴	2947下
棃	2947下

梨尖草 2948上
梨花 2948上
梨花漫頂痘 2948上
梨花蜜 2948上
梨棗樹 2948上
梨葉 2948上
梨實 2948上
梨蓋 2948下
梨樹皮 2948下
梨鬆 2948下
梨鬆果 2948下
梨鶘 2948下
棄杖草 2948下
棆 2948下
棉 2949上
棉子丸 2949上
棉子瘡 2949上
棉布 2949上
棉花 2949上
棉花瘡 2949上
棉珠 2949上
棉紗 2949上
棋子痘 2949上
棎 2949下
棎實 2949下
棒槌草 2949下
棒瘡 2949下
棕 2949下
棖後 2949下
棗 2949下
棗仁 2950上
棗仁湯 2950上
棗木心 2950上
棗半湯 2950上
棗肉丸 2950上
棗肉靈砂丸 2950上
棗杏火 2950下
棗油 2950下
棗花翳內障 2950下
棗花翳還睛散 2950下
棗核檳榔 2950下
棗脯 2950下
棗棘 2950下
棘華 2950下
棗葉 2951上
棗實 2951上
棗膏 2951下
棗膏丸 2951下
棗樹皮 2951下
棗樹根 2951下
棗貓 2951下
棗礬丸 2951下
棗瓤 2952上
棗變百祥丸 2952上
棗蠹蟲 2952上
棗蠹蟲糞 2952上
棗靈丹 2952上
棘竹 2952下
棘枸 2952下
棘剛子 2952下
棘菀 2952下
棘實 2952下
棚骨 2952下
棠棣子 2952下
棠梨 2952下
棠梨枝 2953上
棠梨花 2953上
棠梨葉 2953上
棠梨實 2953上
棧木 2953上
棧香 2953上
棱藘李 2953上
椅 2953上
椅子翻 2953上
椅足泥 2953上
椅桐 2953上
椅楸 2953上
栟櫚 2953上
椈 2953上
椋子木 2953下
椋木 2953下
植豆 2953下
椎 2953下
椐 2953下
椑 2953下
椑柹 2953下
椑柹實 2953下
椒 2953下
椒子散 2954上
椒仁丸 2954上
椒目丸 2954上
椒目散 2954上
椒地丸 2954下
椒朴丸 2954下
椒艾丸 2954下
椒附丸 2954下
椒附散 2955上
椒柏酒 2955上
椒紅丸 2955下
椒粉散 2955下
椒梅丸 2955下
椒梅湯 2955下
椒眼發 2956上
椒瘡 2956上
椒鼈丸 2956上
椗花 2956上
欽香 2956上
款冬 2956上
款冬花 2956下
款冬花散 2956下
款氣丸 2957上
殗殜 2957上
殘賊 2957上
殼 2957下
殼菜 2957下
殼絡 2957下
殼蔻 2957下
毯 2957下
減化 2957下
減味合掌丸 2957下
減味竹葉石膏湯 2957下
減便丸 2958上
減桂五苓散 2958上
渠 2958上
渡父魚 2958上
溮源散 2958上
渭水 2958上
渴 2958上
渴水 2958下
渴旦 2958下
渴留 2958下
游冬 2958下
游部 2958下
游蠶痘 2958下
渼陂魚 2958下

渾　2958下
渾元汁　2959上
渾身碎痛飲　2959上
渾陰　2959上
渾然　2959上
湊　2959上
湊理　2959上
湍潤　2959上
湔胡　2959下
湔浣　2959下
湖水　2959下
湖跌蔆　2959下
湖蓮丸　2959下
湖雞腿　2959下
湘潭茶　2959下
湛　2959下
湧波翳　2959下
湧疝　2959下
湧泉穴　2960上
湧泉疽　2960下
湧泉散　2960下
湧泉膏　2960下
湧泉癰　2961上
湧鐵膏　2961上
湩　2961下
湮尻瘡　2961下
湯　2961下
湯火傷　2961下
湯泡散　2964上
湯泡蒸餅丸　2964下
湯紅　2964下
湯液　2964下
湯液大法　2965上
湯液本草　2965上
湯液論　2965上
湯液醪醴論　2965上
湯瓶內鹼　2965下
湯熨　2965下
湯頭歌訣　2965下
湯顯　2965下
焙　2965下
焞　2965下
焠　2965下
焠刺　2966上
焠烪　2966上
焠鹹　2966上
無不愈　2966上
無心草　2966上
無比丸　2966上
無比山藥丸　2966上
無比散　2966下
無比蔓荊子湯　2967上
無比薯蕷丸　2967上
無名子　2967上
無名子仁　2967上
無名子木皮　2967上
無名指　2967下
無名異　2967下
無名異散　2967下
無名腫毒　2967下
無名道人　2967下
無汗　2968上
無灰木　2968上
無耳蜆　2968上
無舌　2968上
無姑　2968上
無毒　2968上
無花果　2968上
無花樹　2968上
無花樹葉　2968下
無重砂　2968下
無音　2968下
無風獨搖草　2968下
無食　2968下
無食子　2969上
無核李　2969上
無根金絲草　2969上
無根草　2969上
無根草子　2969上
無根草苗　2969下
無根疽　2969下
無骨苧麻　2969下
無骨苧麻根　2969下
無患　2970上
無患子核內仁　2970上
無患子核外肉　2970上
無殼蝸蠡　2970上
無辜疳　2970上
無辜鳥　2970下
無陽　2970下
無義草　2971上
無腸公子　2971上
無殞　2971上
無漏子　2971上
無漏果　2971上
無魂　2971上
無價保眞丸　2971上
無價散　2971下
無憂散　2971下
無節竹　2972上
無頭疽　2972上
無礙丸　2972上
無顚　2972上
焦子　2972上
焦氏喉科枕祕　2972上
焦火把　2972上
焦朮　2972下
焦石　2972下
焦紅痘　2972下
焦原　2972下
焦核荔枝　2972下
焦絕　2972下
焦腎　2972下
焦滿　2972下
焫　2972下
焮腫膏　2973上
焰　2973上
焰消　2973上
然　2973上
然谷穴　2973上
然骨　2973下
然骨穴　2973下
然照湯　2973下
犂尖草　2973下
犂食　2973下
犂頭刺藤　2973下
掣引　2973下
猢猻頭　2974上
猢猻頭草　2974上
獵豬　2974上
猩紅　2974上
猩猩　2974上
猩猩肉　2974上
猬　2974上
猬皮散　2974上

猯 2974下
猴 2974下
猴丹 2974下
猴月經 2974下
猴抓傷 2974下
猴疳 2974下
猴草 2975上
猴棗 2975上
猴棗枺 2975上
猴菽草 2975上
猴葵 2975上
猴蒜 2975上
猴樝 2975下
猴總子 2975下
猴薑 2975下
猴藥 2975下
猴闥 2975下
猴闥子 2975下
琥珀 2975下
琥珀人參丸 2976上
琥珀丸 2976上
琥珀分清泄濁丸 2977上
琥珀牛黃丸 2977下
琥珀地黃丸 2977下
琥珀地黃散 2978上
琥珀多寐丸 2978上
琥珀定志丸 2978上
琥珀抱龍丸 2978下
琥珀茯苓丸 2979下
琥珀犀角膏 2979下
琥珀散 2980上
琥珀黑龍丹 2982上
琥珀煎 2982下
琥珀壽星丸 2983上
琥珀碧玉散 2983上
琥珀膏 2983上
琥珀調經丸 2984上
琥珀養心丹 2984上
琥珀澤蘭煎 2984下
琥珀糖 2985上
琥珀蠟礬丸 2985上
琪璃香 2985上
琵琶骨 2985上
琵琶蟲 2985上
甦氣湯 2985上
番木鱉 2985下
番木鱉子 2985下
番打馬 2985下
番石 2985下
番沈香 2985下
番沙 2985下
番豆 2986上
番紅花 2986下
番紅花草 2986下
番苦荼 2986下
番茄 2986下
番降香 2986下
番茹 2986下
番陰脈 2986下
番棗 2986下
番椒 2986下
番荅木 2987上
番蒜 2987上
番蕉 2987上
番薏茹 2987上
番薑 2987上
番瀉葉 2987上
番薯 2987上
番薯根 2988下
番薯粉 2989上
番薯酒 2989上
番薯粳 2989下
畫 2989下
畫石 2989下
畫眉石 2989下
畫眉膏 2989下
畫粉 2990上
異功散 2990上
異法方宜論 2990下
異胎 2990下
異香四神散 2990下
異香散 2991上
異草 2991上
異授眼科全書 2991上
異痘 2991上
異翹 2992上
留公乳 2992上
留求子 2992上
留毒 2992上
留師 2992上
留師蜜 2992上
留痹 2992上
留飲 2992上
疎 2992上
疎血丸 2992下
疎風止痛散 2992下
疎風敗毒散 2992下
疎風清肝湯 2992下
疎風清熱飲 2992下
疎風散 2993上
疎風湯 2993下
疎風滋血湯 2993下
疎壘 2993下
疏 2993下
疏五過論 2993下
疏肝清胃丸 2994上
疏風活血湯 2994上
疏風散 2994上
疏風散溼湯 2994上
疏風順氣丸 2994下
疏風飲 2994下
疏風潤腸丸 2994下
疏理 2994下
疏趾 2995上
疏鑿飲 2995上
痟 2995上
痟心 2995上
痘 2995上
痘母 2999上
痘生舌上 2999上
痘生前陰 2999上
痘生鼻孔 2999上
痘地 2999上
痘夾丹 2999上
痘夾疳 2999下
痘夾疹 2999下
痘夾斑 3000上
痘夾傷寒 3000上
痘夾損傷 3000下
痘夾瘡 3000下
痘夾瘧 3001上
痘夾瘻 3001上
痘夾癰毒 3001下
痘疔 3002上
痘毒攻目 3003上

痘毒攻喉 3004上
痘前十八犯 3004上
痘前痧 3004下
痘後口角流涎 3004下
痘後不喜食 3004下
痘後中風 3004下
痘後丹瘤 3005上
痘後心痛 3005上
痘後牙疳 3005上
痘後失血 3005上
痘後失音 3005下
痘後目腫 3005下
痘後目瞽 3005下
痘後吐利蚘 3005下
痘後自汗盜汗 3006上
痘後拘攣 3006上
痘後泄瀉 3006上
痘後狐惑 3006上
痘後便祕 3006下
痘後便膿血 3006下
痘後咽喉腫痛 3006下
痘後欬嗽 3006下
痘後浮腫 3007上
痘後疳蝕瘡 3007下
痘後骨節痛 3007下
痘後脣不遮齒 3007下
痘後厥逆 3007下
痘後寒熱 3007下
痘後渴 3008上
痘後痧 3008上
痘後發疹 3008上
痘後發熱 3008上
痘後發癎 3008下
痘後發癮 3008下
痘後發癰 3008下
痘後腹痛 3009下
痘後腹腫脹 3009下
痘後嘔吐 3010上
痘後鼻淵 3010上
痘後瘡疥 3010上
痘後餘毒 3010上
痘後膿耳 3010下
痘後譫妄 3011上
痘科正傳 3011上
痘科扼要 3011上
痘科金鏡賦集解 3011上
痘科約言 3011下
痘科約囊 3011下
痘科紅爐點雪 3011下
痘科祕訣 3011下
痘科溫故集 3011下
痘科鍵 3011下
痘科類編 3011下
痘風 3011下
痘風眼 3012上
痘風瘡 3012上
痘根 3012下
痘疹大全 3012下
痘疹不求人方論 3012下
痘疹仁端錄 3012下
痘疹心法 3012下
痘疹心法要訣 3012下
痘疹心傳必效良方 3012下
痘疹方論 3012下
痘疹世醫心法 3012下
痘疹正宗 3012下
痘疹玉髓 3013上
痘疹全書 3013上
痘疹全集 3013上
痘疹折衷 3013上
痘疹定論 3013上
痘疹金鏡錄 3013下
痘疹祕錄 3013下
痘疹啓微 3013下
痘疹規要 3013下
痘疹傳心錄 3013下
痘疹碎金賦 3013下
痘疹詮 3013下
痘疹慈航 3013下
痘疹管見 3013下
痘疹論 3014上
痘眼 3014上
痘痲醫案 3014上
痘窠 3014上
痘腳 3014上
痘瘡 3014上
痘瘡七竅流膿 3014上
痘瘡二便不通 3014上
痘瘡入目 3014上
痘瘡口渴 3014下
痘瘡大便祕 3015上
痘瘡小便祕澀 3015下
痘瘡不能食 3016上
痘瘡不語 3016下
痘瘡中風 3016下
痘瘡失血 3017上
痘瘡失音 3017下
痘瘡目不開 3018上
痘瘡目生翳 3018上
痘瘡目有膿血 3018下
痘瘡目紅腫 3018下
痘瘡目痛 3018下
痘瘡目睛上鈞 3018下
痘瘡吐利 3019上
痘瘡耳紋 3019上
痘瘡自汗 3019下
痘瘡舌縮 3020上
痘瘡形色 3020上
痘瘡形氣 3020下
痘瘡身痛 3020下
痘瘡宜忌 3021上
痘瘡泄瀉 3022上
痘瘡便血 3022下
痘瘡咬牙 3023上
痘瘡面赤 3023上
痘瘡面青 3023下
痘瘡欬嗽 3023下
痘瘡浮腫 3024上
痘瘡能食 3024下
痘瘡衄血吐血 3025上
痘瘡逆證 3025上
痘瘡乾燥 3026上
痘瘡部位 3026上
痘瘡陰陽 3026下
痘瘡陰腫 3027下
痘瘡痲木 3027下
痘瘡厥逆 3027下
痘瘡喘急 3028上
痘瘡寒熱 3028下
痘瘡寒戰 3029上
痘瘡寒戰咬牙 3029上
痘瘡斑爛 3029下
痘瘡焮裂出血 3030上
痘瘡痛 3030上
痘瘡痢 3030下

痘瘡發熱　3031下
痘瘡順證　3033下
痘瘡黑陷　3034上
痘瘡傳變　3035下
痘瘡嗆水　3035下
痘瘡損目　3036上
痘瘡溺血　3036下
痘瘡煩躁　3036下
痘瘡腰痛　3037上
痘瘡腸鳴失氣　3037下
痘瘡腹痛　3037下
痘瘡腹脹　3038下
痘瘡遍身青紫　3038下
痘瘡預防法　3039上
痘瘡嘔吐噦　3039下
痘瘡標本　3039下
痘瘡潰爛　3040上
痘瘡噯氣惡心　3040下
痘瘡險證　3040下
痘瘡癢　3041下
痘瘡觸穢　3043上
痘瘡譫妄　3044上
痘瘡囊腫　3044下
痘瘡驚搐　3044下
痘學眞傳　3045上
痘證理辨　3045上
痘證寶筏　3045下
痘癩　3045下
痙　3045下
痛　3047上
痛甚能消丸　3048上
痛胎　3048上
痛風　3048上
痛痹　3048上
痛經　3049下
痝　3049下
痞　3049下
痞根穴　3050上
痞氣　3050下
痞氣丸　3050下
痞飲　3051上
痞滿　3051上
痟　3053上
痟渴　3053上
痠　3053上
痢　3053上
痢後風　3059下
痢後瘧　3060上
痢風　3060上
痢疾紫霞丹　3060上
痢疾論　3060上
痢證三字訣　3060上
痢證滙參　3060上
痣　3060上
痤　3060下
痤痱瘡　3060下
痧　3060下
痧法備旨　3063上
痧後牙疳　3063上
痧後胸膈痛　3063上
痧勞　3063上
痧喉經驗闡解　3063下
痧痘集解　3063下
痧筋　3063下
痧脹六十四方　3063下
痧脹玉衡　3063下
痧塊　3063下
痧藥蟾酥丸　3064上
痧證全書　3064下
痧證指微集　3064下
痧變血證　3064下
痧變發斑　3064下
痧變腫毒　3064下
痧變鼓脹　3065上
登相子　3065上
登粟　3065上
發　3065上
發手　3065上
發生　3065上
發耳　3065上
發肩　3065上
發表　3065上
發指　3065下
發眉疽　3065下
發眉瘡　3065下
發背　3065下
發背疽　3067下
發背對口膏　3067下
發背膏　3068上
發背癰　3068上
發脅　3068上
發陳　3068上
發揮十二動脈圖解　3068上
發揮直指　3068上
發陽通陰湯　3068上
發腦　3068上
發熱　3068下
發頤　3069下
發髭毒　3070上
發歷瘡　3070上
發聲散　3070上
發矇　3070上
發鬢毒　3070下
發鬱湯　3070下
皴揭　3070下
皴裂瘡　3070下
盛　3070下
盛人　3070下
盛水　3071上
盛米栲栳　3071上
盛宏　3071上
盛怒　3071上
盛胎　3071上
盛風　3071上
盛倫　3071上
盛寅　3071上
盛經　3071下
盛僎　3071下
盛聚　3071下
盛曠　3071下
盜汗　3072上
盜庚　3073上
睍睆丸　3073上
短刺　3073上
短狐　3073上
短青　3073上
短氣　3073上
短脈　3074上
短骨　3074上
短期　3074下
短鍼　3074下
短蟲　3074下
硝石　3074下
硝石丸　3074下
硝石大黃丸　3075上

硝石散 3075上
硝石礬石散 3075上
硝石礬散 3075上
硝黃散 3075上
硝黃湯 3075上
硝黃膏 3075下
硝黃麴 3075下
硝礬散 3075下
硨螯 3075下
硨磲 3075下
硫黃 3075下
硫黃丸 3076上
硫黃不二散 3076下
硫黃艾 3076下
硫黃毒 3076下
硫黃油 3076下
硫黃花 3076下
硫黃香 3076下
硫黃散 3076下
硫黃湯 3077上
硫黃膏 3077下
硫檳散 3077下
硫礬丸 3077下
硬石膏 3078上
硬飯 3078上
稀 3078上
稀涎千緡湯 3078上
稀涎散 3078下
稀痘方論 3079上
稀麪糊丸 3079上
稀膿 3079上
稂 3079上
程公禮 3079上
程文囿 3079上
程氏醫彀 3079上
程世光 3079上
程式 3079下
程宏賓 3079下
程邦賢 3079下
程林 3079下
程玠 3079下
程芝田 3079下
程約 3080上
程迥 3080上
程高 3080上
程國彭 3080上
程深甫 3080上
程履新 3080上
程樂 3080下
程據 3080下
程應旄 3080下
稍瓜 3080下
窗籠穴 3080下
童 3080下
童子 3080下
童子勞 3080下
童子髎穴 3081上
童女 3081上
童男 3081上
童便 3081上
童便製 3081上
童眞丸 3081上
童腸 3081上
筀筍 3081上
筆花醫鏡 3081上
筇竹 3081下
等分 3081下
筋 3081下
筋子 3081下
筋子根 3081下
筋竹 3081下
筋疝 3081下
筋度 3082上
筋枯 3082上
筋根 3082上
筋疳 3082上
筋疽 3082上
筋紐 3082上
筋退 3082上
筋骨疼痛 3082上
筋惕肉瞤 3082下
筋傷 3082下
筋會 3082下
筋極 3082下
筋痹 3082下
筋痿 3083上
筋解 3083上
筋蒸 3083下
筋溜 3083下
筋緛 3083下
筋膜 3083下
筋瘦 3083下
筋瘤 3083下
筋縮穴 3083下
筋躄 3083下
筋癧 3083下
筋癭 3084上
筋攣 3084上
筋癲疾 3084上
筑前 3084上
筒桂 3084上
筒骨煎 3084上
答遝果 3084下
粟 3084下
粟奴 3084下
粟米 3084下
粟米粥 3085上
粟房風 3085上
粟泔水 3085上
粟芽 3085上
粟殼 3085下
粟煎湯 3085下
粟瘡 3085下
粟澱粉 3085下
粟糖 3085下
粟糵 3085下
粥 3086上
粥礬 3086上
結代 3086上
結毒 3086上
結毒牛黃丸 3086下
結毒紫金丹 3086下
結毒膏 3086下
結毒靈藥 3087上
結風氣腫 3087上
結核 3087上
結氣 3087下
結胸 3087下
結脈 3088下
結殺 3088下
結殺膏 3088下
結陰 3088下
結陰丹 3089上
結喉 3089上
結喉癰 3089上

結廇子　3089上
結絡　3089上
結陽　3089下
結頸痘　3089下
結癧　3089下
絕皮　3089下
絕汁　3089下
絕骨　3089下
絕骨穴　3090上
絕陽　3090上
絕陽穴　3090上
絕道　3090上
絕膚　3090上
絞死　3090上
絞痛　3090上
絞腸痧　3090上
絞腸瘟　3090上
絡　3090上
絡石　3090下
絡石湯　3090下
絡石葉　3090下
絡石藤　3090下
絡血　3091上
絡刺　3091上
絡郄穴　3091上
絡俞　3091上
絡脈　3091上
絡麻　3091下
絡麻根　3091下
絡新婦　3091下
絡客橙　3091下
給教羅　3091下
絮鍼　3091下
統柴胡　3091下
統草　3091下
絲一　3091下
絲七　3092上
絲二　3092上
絲八　3092上
絲三　3092上
絲五　3092下
絲六　3092下
絲四　3092下
絲瓜　3092下
絲瓜根　3093上
絲瓜散　3093上
絲瓜絡　3093上
絲瓜葉　3093上
絲瓜葉膏　3093上
絲瓜藤　3093下
絲竹空穴　3093下
絲茅　3093下
絲禽　3093下
絲蓴　3093下
絲紅膏　3093下
絳珠膏　3094上
絳雪丹　3094上
絳雪丹書　3094上
絳雪園古方選註　3094上
絳雪膏　3094下
絳絲　3094下
絳礬　3094下
絳礬丸　3094下
絳鹽　3095上
脹　3095上
脹論　3096下
脽　3096下
脾　3096下
脾中風　3097下
脾中寒　3097下
脾之源　3097下
脾心痛　3097下
脾水　3098上
脾火　3098上
脾死藏　3098上
脾疔　3098上
脾肚發　3098上
脾邪　3098上
脾泄　3098上
脾疝　3098下
脾舍穴　3098下
脾俞　3098下
脾俞穴　3098下
脾約　3098下
脾約丸　3099上
脾約麻仁丸　3099上
脾胃後論　3099上
脾胃科　3099上
脾胃俱虛　3099上
脾胃俱實　3099上
脾胃論　3099上
脾風　3099下
脾風疝　3099下
脾欬　3099下
脾氣　3099下
脾氣盛　3100上
脾消　3100上
脾疳　3100上
脾病　3100下
脾脈　3101下
脾勞　3101下
脾勞發熱　3101下
脾善　3102上
脾寒　3102上
脾發疽　3102上
脾絕　3102上
脾脹　3102上
脾腎丸　3102下
脾腎泄　3102下
脾腎雙補丸　3102下
脾虛　3103上
脾虛汗　3103上
脾虛祕　3103上
脾虛痿　3103上
脾虛腫　3103上
脾虛熱　3103上
脾虛遺精　3103下
脾損　3103下
脾溼腰痛　3103下
脾痹　3103下
脾痿　3103下
脾經痘　3103下
脾募穴　3104上
脾腧　3104上
脾嗽　3104上
脾實痿　3104上
脾精　3104上
脾蒸　3104上
脾熱　3104上
脾瘧　3104下
脾積　3104下
脾積丸　3104下
脾遺　3104下
脾癇　3105上
脾癉　3105上

脾癰 3105上
脾 3105下
脆髮 3105下
腄 3105下
腆顆蟲 3105下
腘 3105下
腊 3105下
腋 3105下
腋下狐臭 3106上
腋下腫痛 3106上
腋毛 3106上
腋汗 3106上
腋肑 3106上
腋氣 3106上
腋疽 3106上
腋臭 3106上
腋窩 3107上
腋癧 3107上
腋癰 3107上
腧 3107上
腎 3107下
腎子 3108上
腎中寒 3108下
腎之源 3108下
腎心痛 3108下
腎水 3108下
腎火 3108下
腎死藏 3109上
腎疔 3109上
腎系 3109上
腎肝俱虛痿 3109上
腎邪 3109上
腎泄 3109上
腎疝 3109下
腎俞穴 3110上
腎俞發 3110上
腎風 3110下
腎風疝 3110下
腎欬 3110下
腎氣 3111上
腎氣上逆喘 3111上
腎氣丸 3111下
腎氣痛 3112上
腎氣盛 3112上
腎氣遊風 3112上
腎消 3112下
腎疳 3112下
腎疸 3112下
腎疸湯 3112下
腎疽 3113上
腎病 3113上
腎脂 3113下
腎脈 3113下
腎逆耳鳴 3114上
腎敗 3114上
腎陰毒 3114上
腎勞 3114上
腎厥玉眞丸 3114上
腎厥頭痛 3114上
腎善 3114上
腎寒 3114上
腎硬 3114下
腎筋 3114下
腎絕 3114下
腎脹 3114下
腎虛 3114下
腎虛牙痛 3114下
腎虛目痛 3114下
腎虛汗 3114下
腎虛耳鳴 3115上
腎虛耳聾 3115上
腎虛寒 3115上
腎虛腫 3115上
腎虛腰痛 3115下
腎虛熱 3115下
腎虛遺精 3116上
腎虛頭痛 3116上
腎街 3116上
腎間動氣 3116上
腎傷寒 3116上
腎募穴 3116下
腎損 3116下
腎痹 3116下
腎痿 3116下
腎經痘 3116下
腎腧 3116下
腎著 3117上
腎著湯 3117上
腎雍 3117上
腎嗽 3117上
腎實熱 3117下
腎滿 3117下
腎漏 3117下
腎精 3117下
腎膀胱俱虛 3117下
腎膀胱俱實 3117下
腎蒸 3118上
腎熱 3118上
腎瘧 3118上
腎積 3118上
腎遺 3118上
腎癎 3118上
腎瀉 3118下
腎瀝散 3118下
腎瀝湯 3118下
腎囊 3119上
腎囊風 3119上
腎囊腫 3119上
腎囊瘡 3119上
腎囊癰 3119上
腎臟風 3119上
腎巖翻花 3119下
腎癰 3120上
腑 3120上
腓 3120上
腓腨疽 3120上
腓腨發 3120上
腕 3120上
腕生惡肉 3120下
腕疼痧 3120下
腕疽 3120下
腕骨 3120下
腕骨穴 3120下
腕骨傷 3121上
腕癰 3121上
舒舌 3121上
舒肝潰堅湯 3121上
舒氣散 3121下
舒啓 3121下
舒筋三聖散 3121下
舒筋丸 3121下
舒筋保安散 3122上
舒筋散 3122上
舒筋湯 3122上
舒詔 3122下

舒雁 3122下
舒經湯 3122下
舒凫 3122下
舒榮 3122下
舒鬱全睛湯 3122下
舜英 3122下
莽牛痧 3122下
莽果 3122下
莽草 3122下
莽草子油 3123上
莽草毒 3123上
莽草葉 3123上
莽草膏 3123下
菀 3123下
菁茅 3123下
菅松 3123下
菅茅 3123下
菅根 3124上
菈蘧 3124上
菉竹 3124上
菉豆 3124上
菉筍 3124上
菉蓐 3124上
菊 3124上
菊米 3124下
菊花 3124下
菊花上水 3124下
菊花丸 3124下
菊花甘草湯 3125上
菊花決明散 3125上
菊花酒 3125上
菊花參 3125上
菊花清燥湯 3125上
菊花通聖散 3125下
菊花散 3125下
菊花湯 3126下
菊花飲 3127上
菊苗 3127上
菊根 3127上
菊婢 3127上
菊莖 3127上
菊睛丸 3127上
菊葉 3127下
菊實 3127下
菌 3127下
菌毒 3127下
菌香 3127下
菖附散 3128上
菖烏散 3128上
菖蒲 3128上
菖蒲上露 3128上
菖蒲丸 3128上
菖蒲丹 3128下
菖蒲挺子 3129上
菖蒲根 3129上
菖蒲益智丸 3129下
菖蒲酒 3130上
菖蒲散 3130上
菖蒲煎 3130下
菖蒲葉 3130下
菖蒲飲 3130下
菘 3130下
菘子 3131上
菘藍 3131上
菜 3131上
菜瓜 3131下
菜伯 3131下
菜油 3131下
菜油飲 3131下
菜芝 3131下
菜花蛇 3131下
菜花魚 3131下
菜花銅 3131下
菝葜 3131下
菝葜根 3132上
菝葜葉 3132上
菝菰 3132上
菝藺 3132上
菟丘 3132上
菟竹 3132上
菟奚 3132上
菟絲 3132上
菟絲子 3132下
菟絲子丸 3133上
菟絲子散 3133下
菟絲莖 3133下
菟葵 3133下
菟葵莖 3134上
菟槐 3134上
菟縷 3134上
菟蘆 3134上
菟虆 3134上
菠菜 3134上
菠菜粥 3134下
菠薐 3134下
菡萏 3134下
菣 3134下
菥蓂 3134下
菥蓂子 3134下
菥蓂苗 3134下
菧苨 3134下
菩提子 3134下
菩提救苦丸 3134下
菩提露 3135上
菩薩石 3135上
菩薩豆 3135上
菩薩草 3135上
菩薩草根 3135下
菩薩散 3135下
菩薩膏 3135下
華 3135下
華木 3135下
華氏中藏經 3135下
華池 3135下
華色 3136上
華佗 3136上
華佗方 3136上
華英 3136上
華食 3136下
華雪 3136下
華蓋穴 3136下
華蓋散 3136下
華蟲 3136下
菰 3136下
菰子 3137上
菰手 3137上
菰米 3137上
菰首 3137上
菰筍 3137上
菰菜 3137下
菰葉 3137下
菰葑 3137下
菰蔣草 3137下
菱 3137下
菱角 3138上

菱角痔　3138上
菱角積　3138上
菱花　3138上
菱粉　3138上
菱粉粥　3138上
菱殼　3138上
菱實　3138上
菱蔕　3138下
莨草　3138下
菴摩勒　3138下
菴摩勒實　3138下
菴摩勒實仁　3138下
菴羅　3138下
菴羅果　3139上
菴羅葉　3139上
菴藺　3139上
菴藺丸　3139上
菴藺子　3139上
菴藺子散　3139下
菸　3139下
菺　3139下
菼　3139下
菽　3139下
菽乳　3139下
菽藿　3139下
菾菜　3139下
菾菜子　3140上
菾菜根　3140上
菾菜莖　3140上
菾菜粥　3140上
菾菜葉　3140上
萃仙丸　3140上
萆薢　3140下
萆薢丸　3140下
萆薢分清丸　3141上
萆薢分清飲　3141上
萆薢根　3141上
萆薢散　3141下
萇楚　3141下
萉麻　3141下
萊　3141下
萊菔　3141下
萊菔丸　3142上
萊菔子　3142上
萊菔花　3142下
萊菔根　3142下
萊菔粥　3143上
萊菔葉　3143上
萋蒿　3143上
萌葛　3143上
萍　3143上
萍蓬草　3143下
萍蓬草子　3144上
萍蓬草根　3144上
萎香　3144上
萎移　3144上
萎蕤　3144上
萎蕤根　3144上
萎蕤湯　3144下
萑　3145上
萑苻　3145上
萑蓷　3145上
虛　3145上
虛中　3145上
虛中風　3145上
虛中積　3145上
虛火　3145下
虛火牙痛　3145下
虛冷上氣喘　3145下
虛坐努責　3145下
虛成散　3145下
虛車錄　3146上
虛邪　3146上
虛里　3146上
虛泄　3146上
虛風　3146上
虛弱血崩　3146下
虛祕　3146下
虛脈　3147上
虛起　3147上
虛啞喉　3147下
虛陷　3147下
虛勞　3147下
虛勞小建中湯　3150下
虛勞失血　3150下
虛勞生蟲　3151上
虛勞吐血　3152上
虛勞泄瀉　3152上
虛勞欬血　3152上
虛勞欬嗽　3152下
虛勞喉痛　3153下
虛勞發熱　3153下
虛勞痰積　3154上
虛勞嘔血　3154下
虛勞精濁　3154下
虛寒小產　3154下
虛寒不孕　3154下
虛寒血崩　3155上
虛寒嗽　3155下
虛斑　3155下
虛痢　3156上
虛絡　3156上
虛脹　3156上
虛陽　3156上
虛黃　3156下
虛煩　3156下
虛經　3157上
虛腫　3157上
虛實　3157上
虛滿　3157下
虛瘍　3157下
虛說　3157下
虛熱　3157下
虛熱嗽　3157下
虛瘧　3157下
虛爛喉風　3157下
虛聾　3158上
蛓毛　3158上
蛓毛風　3158上
蛔　3158上
蛔疳　3158上
蛔疳腹脹　3158下
蛔厥　3158下
蛔結痧　3158下
蛔蟲瘤　3158下
蛸　3158下
蛗螽　3158下
蛗螺　3159下
蛙　3159下
蛙魚　3159下
蛜蝛　3159下
蛜蝛丸　3159下
蛜蝛　3159下
蛝螘　3159下
蛞斗　3160上

蛞蝓	3160上
蛟	3160上
蛟水	3160上
蛟蛕	3160下
蛟龍	3160下
蛟龍病	3160下
蛟髓	3161上
蛣蜣	3161上
蛣蝠	3161上
蛤子	3161上
蛤粉	3161上
蛤粉丸	3161上
蛤粉散	3161上
蛤蚧	3161下
蛤蚧丸	3162上
蛤蚧散	3162上
蛤蚧湯	3162下
蛤魚	3162下
蛤蜊	3162下
蛤蜊肉	3162下
蛤蜊粉	3163上
蛤蟹	3163上
蛤饌	3163上
蛩	3163上
蛬	3163上
蛃	3163下
蛕	3163下
袴	3163下
袴口毒	3163下
袴口風瘡	3163下
視	3163下
視正反斜	3163下
視而可見	3163下
視岐	3164上
視定反動	3164上
視物易色	3164上
視物易形	3164上
視物顚倒	3164下
視斜反正	3164下
視擧	3164下
訶子	3164下
訶子人參湯	3164下
訶子丸	3164下
訶子皮散	3164下
訶子灰散	3165上
訶子青黛丸	3165上
訶子散	3165上
訶子湯	3165下
訶灰散	3166上
訶棃勒	3166上
訶黎勒	3166上
訶黎勒丸	3166上
訶黎勒散	3166下
訶黎勒葉	3167上
訶黎勒實	3167上
訶黎勒實核	3167下
訶黎散	3167下
診	3167下
診宗三昧	3167下
診法	3168上
診要經終論	3168上
診家正眼	3168上
診家直訣	3168上
診家祕要	3168下
診家樞要	3168下
診病奇侅	3168下
診脈	3168下
診脈家寶	3168下
診輕	3168下
診籍	3168下
評注吳又可溫疫論	3168下
評熱病論	3168下
象	3169上
象毛	3169上
象牙	3169上
象牙散	3169下
象牙辣茄	3169下
象朮	3169下
象皮	3169下
象肉	3169下
象尾毛	3169下
象豆	3169下
象貝母	3169下
象油	3169下
象骨	3169下
象痧	3170上
象睛	3170上
象精	3170上
象鼻草	3170上
象穀	3170上
象膽	3170上
象糞	3170上
象變	3170上
貂	3170上
貂鼠	3170下
貂鼠毛皮	3170下
貂鼠肉	3170下
貂鼠尾	3170下
貴人	3170下
買子木	3170下
買痲藤	3170下
費伯雄	3170下
費啓泰	3171上
費傑	3171上
貼骨疽	3171上
貼頂升陽散	3171上
貼痔膏	3171上
貼顖法	3171上
貽	3171下
貽貝	3171下
賀川元迪	3171下
貿岳	3171下
賁	3171下
賁門	3171下
賁豚	3171下
賁龜	3172上
賁龜肉	3172上
趁痛散	3172上
超見論源	3172下
越王竹	3172下
越王蛇	3172下
越王鳥	3172下
越王頭	3172下
越王餘算	3172下
越瓜	3172下
越砂	3173上
越桃	3173上
越砥	3173上
越婢加朮湯	3173上
越婢加半夏湯	3173上
越婢湯	3173下
越鳥	3173下
越椒	3173下
越痛散	3173下
越經傳	3174上

越雉 3174上
越鞠丸 3174上
越鞠保和丸 3174下
越鞠湯 3174下
跌打損傷 3174下
跌打腰痛 3183上
跌閃小產 3183上
跌閃血崩 3183上
跌撲脅痛 3183下
跌蹶 3183下
跖 3183下
跗 3183下
跗骨 3183下
跗骨傷 3183下
跗屬 3184上
跛 3184上
軸脂 3184上
進食丸 3184上
進食散 3184上
進賢骨 3184下
進賢菜 3184下
進靈丹 3184下
逸 3184下
都勾樹 3184下
都念 3184下
都念子 3185上
都念葉 3185上
都炁丸 3185上
都咸 3185上
都咸子 3185下
都咸木皮 3185下
都咸葉 3185下
都氣丸 3185下
都桷 3185下
都桷子 3185下
都梁丸 3185下
都梁香 3185下
都淋藤 3185下
都管草 3185下
都管草根 3186上
都濡茶 3186上
都薌 3186上
都顱骨 3186上
酢 3186上
酢桶 3186上
酢漿草 3186上
酥 3186下
酥油 3186下
酥蜜粥 3186下
酥蜜膏酒 3186下
酥製 3187上
鈐法書 3187上
鈕扣風 3187上
鈕芳鼎 3187上
鈕福保 3187上
開元廣濟方 3187下
開元錢 3187下
開心草 3188上
開心散 3188上
開明丸 3188上
開明散 3188下
開明膏 3188下
開花疔 3189上
開金鎖 3189上
開青散黑湯 3189上
開胃丸 3189上
開胃救亡湯 3189下
開胃散 3189下
開風路鍼 3189下
開氣消痰湯 3189下
開笑散 3190上
開骨散 3190上
開骨膏 3190上
開屏鳳毛 3190上
開棺斧 3190上
開結舒筋湯 3190上
開結導飲丸 3190上
開障散 3190下
開噤湯 3190下
開懷散 3191上
開關利膈丸 3191上
開關散 3191上
開寶本草 3191下
開寶重定本草 3192上
開寶新詳定本草 3192上
開鬱二陳湯 3192上
開鬱止血湯 3192上
開鬱種玉湯 3192下
開鬱麴 3192下
閏 3192下
閏月椶櫚皮 3192下
閑客 3192下
間化 3192下
間日瘧 3193上
間谷穴 3193上
間使穴 3193上
間甚 3193下
間氣 3193下
間穀 3193下
間藏 3193下
閔 3194上
陽 3194上
陽人 3194上
陽不足 3194上
陽中之少陰 3194上
陽中之太陽 3194下
陽中伏陰 3194下
陽中風 3194下
陽丹 3194下
陽支蘭藏 3195上
陽水 3195上
陽火 3195下
陽旦 3195下
陽旦湯 3195下
陽白穴 3196上
陽石 3196上
陽交穴 3196上
陽池穴 3196上
陽呃 3196上
陽坑茶 3196下
陽狂 3196下
陽谷穴 3196下
陽邪 3196下
陽邪風 3196下
陽事 3196下
陽和湯 3196下
陽和解凝膏 3197上
陽坡茶 3197下
陽明 3197下
陽明不退位 3197下
陽明不遷正 3197下
陽明之上 3197下
陽明之下 3197下
陽明之客 3198上
陽明之勝 3198上

陽明之復　3198上
陽明在泉　3198上
陽明司天　3198下
陽明氣逆喘　3198下
陽明脈解篇　3198下
陽明厥　3199上
陽明腑病　3199上
陽明虛寒　3199上
陽明經病　3199下
陽明蓄血　3199下
陽明篇　3199下
陽明頭痛　3199下
陽明藏　3200上
陽毒內消散　3200上
陽毒升麻湯　3200上
陽毒梔子湯　3200上
陽毒發背　3200上
陽毒傷寒　3200上
陽物　3200下
陽侯　3201上
陽春雪　3201上
陽風　3201上
陽乘　3201上
陽桃　3201上
陽桃實　3201下
陽氣　3201下
陽氣盛　3201下
陽烏　3201下
陽烏嘴　3201下
陽病　3201下
陽病開關散　3202上
陽脈　3202上
陽起石　3202上
陽起石丸　3202下
陽崩　3203上
陽強　3203上
陽殺　3203上
陽閉　3203上
陽陵穴　3203上
陽陵泉穴　3203上
陽雀　3203下
陽厥　3203下
陽復　3203下
陽斑　3203下
陽痧　3203下
陽盛陰虛　3203下
陽結　3203下
陽絕　3204上
陽絡　3204上
陽虛　3204上
陽虛亡陽　3204上
陽虛吐血　3204上
陽虛汗　3204下
陽虛喘　3204下
陽虛腰痛　3204下
陽虛嘔血　3205上
陽虛遺精　3205上
陽黃　3205上
陽暑　3205上
陽溼痰破瘡　3205上
陽痿　3205下
陽經　3205下
陽羨茶　3205下
陽蛾　3205下
陽道　3205下
陽漏　3205下
陽精　3205下
陽維脈　3205下
陽維脈病　3206上
陽綱穴　3206下
陽輔穴　3206下
陽儀　3207上
陽慶　3207上
陽瘡　3207上
陽鴉　3207上
陽燄　3207上
陽檖　3207上
陽燧　3207上
陽燧錠　3207上
陽癇　3207下
陽縮　3207下
陽谿穴　3207下
陽竅　3208上
陽蹻穴　3208上
陽蹻脈　3208上
陽蹻脈病　3208上
陽關穴　3208下
陽臟　3208下
陽鱎　3208下
限支　3208下
限支實　3208下
隊隊　3208下
階前草　3209上
雁　3209上
雁毛　3209上
雁肉　3209上
雁行痘　3209上
雁來紅　3209上
雁來風　3209下
雁來黃　3209下
雁肪　3209下
雁骨　3209下
雁喙　3210上
雁頭　3210上
雁頭青　3210上
雁糞　3210上
雄疔　3210上
雄砂丸　3210上
雄風散　3210上
雄原蠶蛾　3210上
雄桔梗　3210下
雄漆丸　3210下
雄硃丸　3210下
雄硃散　3211上
雄雀糞　3211下
雄魚白　3211下
雄黃　3211下
雄黃丸　3212上
雄黃丹　3213上
雄黃兌法　3213下
雄黃牡蠣散　3213下
雄黃油　3213下
雄黃消毒散　3213下
雄黃散　3213下
雄黃聖餅子　3215下
雄黃解毒丸　3215下
雄黃解毒散　3216上
雄黃飲　3216上
雄黃熏法　3216上
雄黃膏　3216上
雄黃銳散　3216下
雄黃蟲　3216下
雄黃藜蘆散　3216下
雄黃麝香散　3217上
雄鼠散　3217上

雄膽 3217上
雄檳丸 3217上
雄檳榔 3217上
雄蟬散 3217上
雄雞 3217下
雄雞卵 3217下
雄雞湯 3217下
雄鵲 3218上
雄鵲肉 3218上
雄麝散 3218上
雄麝湯 3218上
雄蠣散 3218下
雅連 3218下
雅愛堂痘證集驗方 3218下
集香散 3218下
集效丸 3218下
集效方 3219上
集善方 3219上
集聖丸 3219上
集驗方 3219下
集驗良方拔萃 3219下
集驗背疽方 3219下
集靈膏 3220上
雰 3220上
雲 3220下
雲丹 3220下
雲母 3220下
雲母粉 3221上
雲母膏 3221下
雲母礬 3221下
雲林神彀 3221下
雲林醫彀 3222上
雲芝茶 3222上
雲花 3222上
雲花子 3222上
雲花草 3222上
雲門穴 3222上
雲南松子 3222下
雲南根 3222下
雲南連 3222下
雲砂 3222下
雲英 3222下
雲核 3222下
雲珠 3222下
雲茶 3222下
雲掩天庭痘 3222下
雲液 3223上
雲華 3223上
雲實 3223上
雲實子 3223上
雲實花 3223上
雲實根 3223上
雲頭朮 3223上
雲頭斑痘 3223上
雲翳障 3223下
雲霧 3223下
雲霧移睛 3223下
項 3223下
項太陽 3223下
項斫 3223下
項門癰 3224上
項後疙瘩 3224上
項強 3224上
項痛 3224上
頊 3224上
頊顱 3224上
順 3224上
順元湯 3224下
順日 3224下
順利散 3224下
順肝益氣湯 3224下
順肺湯 3225上
順流丹 3225上
順胃丹 3225下
順胎散 3225下
順胎飲 3225下
順風 3225下
順風勻氣散 3225下
順氣一日分爲四時篇 3226上
順氣丸 3226上
順氣和中湯 3226下
順氣消食化痰丸 3226下
順氣散 3226下
順氣搜風接命丹 3227上
順氣飲 3227上
順氣導痰湯 3227上
順納湯 3227上
順骨 3227下
順傳 3227下
順搐散 3227下
順經兩安湯 3227下
順隱骨 3228上
須丸 3228上
須贏 3228上
飧泄 3228上
飧飯 3228上
馮 3228上
馮文智 3228上
馮氏錦囊 3228上
馮兆張 3228上
馮信 3228下
馮時可 3228下
馮國鎮 3228下
黃 3228下
黃丸 3228下
黃土 3228下
黃土散 3229上
黃土湯 3229上
黃大豆 3229下
黃大豆油 3229下
黃大豆秸 3230上
黃大戟 3230上
黃子 3230上
黃子厚 3230上
黃尸鬼 3230上
黃中夾黑通尖舌 3230上
黃丹 3230下
黃丹散 3230下
黃五辰 3230下
黃元御 3230下
黃升 3230下
黃心 3231上
黃文 3231上
黃斤 3231上
黃氏中藏經 3231上
黃水 3231上
黃水瘡 3231上
黃牙 3231下
黃牙石 3231下
黃牛 3231下
黃牛肉 3231下
黃牛肉毒 3232上
黃牛膽煎 3232上
黃占 3232上

黃末子　3232上
黃瓜　3232上
黃瓜疸　3232上
黃瓜菜　3232下
黃瓜蔞丸　3232下
黃瓜霜　3232下
黃瓜癰　3232下
黃甘菊　3233上
黃白散　3233上
黃皮　3233上
黃皮果　3233上
黃石　3233下
黃石砂　3233下
黃石英　3233下
黃石脂　3233下
黃石華　3233下
黃尖石根舌　3233下
黃尖灰根舌　3233下
黃尖紅根舌　3234上
黃尖黑根舌　3234上
黃州僧　3234上
黃汀　3234上
黃米　3234下
黃羊　3234下
黃羊肉　3235上
黃羊髓　3235上
黃耳傷寒　3235上
黃衣　3235上
黃序　3235上
黃李　3235上
黃杜　3235上
黃杜鵑　3235上
黃沈香　3235上
黃犱　3235上
黃疔　3235上
黃良　3235下
黃良佑　3235下
黃豆　3235下
黃豆腐　3235下
黃姑魚　3235下
黃承昊　3235下
黃昱曙　3235下
黃明膏　3236上
黃明膠　3236上
黃明膠散　3236下
黃昏欬　3236下
黃昏湯　3236下
黃松節　3236下
黃果　3236下
黃武　3236下
黃泥螺　3237上
黃狗下頦散　3237上
黃芝　3237上
黃芩　3237上
黃芩丸　3237下
黃芩子　3237下
黃芩六合湯　3237下
黃芩加半夏生薑湯　3237下
黃芩加半夏湯　3238上
黃芩加生薑湯　3238上
黃芩半夏生薑湯　3238上
黃芩四物湯　3238上
黃芩生薑半夏湯　3238上
黃芩白朮湯　3238上
黃芩利膈丸　3238上
黃芩芍藥湯　3238下
黃芩根　3238下
黃芩清肺飲　3239上
黃芩散　3239上
黃芩湯　3239下
黃芩湯合四君子湯　3240下
黃芩黃連湯　3240下
黃芩瀉肺湯　3240下
黃芪　3240下
黃花了　3240下
黃花子　3240下
黃花地丁　3240下
黃花草　3240下
黃花魚　3241上
黃花菜　3241上
黃花蒿　3241上
黃花蒿子　3241上
黃花蒿葉　3241上
黃芽　3241上
黃芽菜　3241上
黃金火　3241下
黃金石　3241下
黃金粉　3241下
黃金散　3241下
黃金膏　3241下
黃俅　3242上
黃冠道人　3242上
黃帝　3242上
黃帝八十一難經　3242下
黃帝內經　3242下
黃帝內經素問註　3243上
黃帝內經素問遺篇　3243上
黃帝內經素問靈樞合編　3243上
黃帝逸典　3243上
黃帝蝦蟆經　3243上
黃帝鍼灸　3243上
黃帝鍼灸甲乙經　3243下
黃建煙　3244上
黃昏　3244上
黃柹　3244上
黃柏　3244上
黃胎舌　3244上
黃胎黑刺舌　3244下
黃胎黑斑舌　3244下
黃胎黑滑舌　3244下
黃胖　3245上
黃苜蓿　3245上
黃茄水　3245上
黃茅　3245上
黃茅根　3245上
黃風　3245上
黃風內障　3245上
黃風膏　3245上
黃香散　3245下
黃香膏　3245下
黃埃　3245下
黃孫　3246上
黃宮繡　3246上
黃家　3246上
黃屑　3246上
黃根白尖舌　3246上
黃根白尖短縮舌　3246上
黃根灰尖舌　3246下
黃桐　3246下
黃氣　3246下
黃疸　3246下
黃病絳礬丸　3248下
黃秫　3248下
黃耆　3248下

黃耆人參湯 3249上
黃耆丸 3249下
黃耆五物湯 3251上
黃耆內托散 3251下
黃耆六一散 3251下
黃耆六一湯 3251下
黃耆四物湯 3252上
黃耆芍藥桂枝苦酒湯 3252上
黃耆芍藥湯 3252下
黃耆防己湯 3252下
黃耆防風飲 3252下
黃耆建中湯 3253上
黃耆根 3253上
黃耆桂枝五物湯 3253下
黃耆益黃散 3253下
黃耆酒 3253下
黃耆莖 3254上
黃耆散 3254下
黃耆湯 3256上
黃耆煮散 3257下
黃耆補中湯 3257下
黃耆補胃湯 3257下
黃耆補氣湯 3258上
黃耆葉 3258上
黃耆飲 3258上
黃耆膏 3258上
黃耆衞元湯 3258上
黃耆鼈甲散 3258下
黃脈 3258下
黃茶菊 3258下
黃荊 3258下
黃草 3258下
黃骨魚 3258下
黃乾胎舌 3258下
黃乾裂瓣舌 3258下
黃參 3259上
黃婆嬭 3259上
黃崩 3259上
黃帶 3259上
黃帶下 3259上
黃梅 3259上
黃漆 3259上
黃硇砂 3259下
黃符 3259下
黃胆雀 3259下
黃袍 3259下
黃袍散 3259下
黃連 3259下
黃連上清丸 3259下
黃連丸 3260上
黃連丹 3261上
黃連化痰丸 3261上
黃連升麻湯 3261下
黃連天花粉丸 3261下
黃連四物湯 3261下
黃連平胃散 3261下
黃連白朮湯 3262上
黃連安神丸 3262上
黃連羊肝丸 3262上
黃連芽 3262下
黃連阿膠丸 3262下
黃連阿膠湯 3262下
黃連香薷散 3263上
黃連香薷飲 3263上
黃連根 3263下
黃連消毒散 3264上
黃連消毒飲 3264上
黃連消痞丸 3264下
黃連祖 3265上
黃連粉 3265上
黃連救苦湯 3265上
黃連清心飲 3265上
黃連清膈丸 3265上
黃連犀角散 3265下
黃連犀角湯 3265下
黃連閉管丸 3265下
黃連陰竈丸 3265下
黃連散 3266上
黃連湯 3267下
黃連黃芩湯 3268下
黃連煮肚丸 3268下
黃連補腸湯 3268下
黃連解毒丸 3268下
黃連解毒散 3268下
黃連解毒湯 3269上
黃連膏 3269下
黃連蜜 3270下
黃連橘皮湯 3270下
黃連豬肚丸 3271上
黃連豬肚湯 3271上
黃連頭 3271上
黃連瀉心湯 3271上
黃連爐甘石散 3271上
黃雀 3271下
黃魚 3271下
黃鳥 3271下
黃麻 3271下
黃麻子 3272上
黃麻根 3272上
黃麻梗蟲 3272上
黃麻葉 3272下
黃喉蛇 3272下
黃筍 3272下
黃結 3272下
黃絲絹 3272下
黃脹舌 3272下
黃菅 3272下
黃貂 3272下
黃雅菜 3272下
黃雲膏 3272下
黃魝 3272下
黃黍 3272下
黃黑散 3273上
黃微舌 3273上
黃微乾胎舌 3273上
黃楊 3273上
黃楊葉 3273上
黃楝頭 3273上
黃痰 3273上
黃矮菜 3273下
黃稞 3273下
黃粱 3273下
黃粱米 3273下
黃腸 3273下
黃葛樹 3273下
黃葛樹根皮 3274上
黃葵子 3274上
黃葵子散 3274上
黃蜀葵 3274上
黃蜀葵子 3274上
黃蜀葵花 3274下
黃蜀葵根 3274下
黃蜂 3274下
黃蜆 3274下

黃雌雞 3274下
黃雌雞肉 3274下
黃零草 3274下
黃鼓疔 3274下
黃鼠 3275上
黃鼠狼 3275上
黃瘕 3275上
黃精 3275上
黃精根 3275上
黃精酒 3275下
黃蓀 3275下
黃蒸麴 3275下
黃蒿 3275下
黃蓉散 3275下
黃遠 3275下
黃銀 3275下
黃寮郎 3275下
黃寮郎根 3276上
黃彈子 3276上
黃德祖 3276上
黃槌頭 3276上
黃練 3276上
黃練芽 3276上
黃練藤皮 3276下
黃膜上衝外障 3276下
黃蓬草 3276下
黃褐侯 3276下
黃霉雨水 3276下
黃橘 3276下
黃橘皮 3276下
黃獨 3277上
黃獨子 3277上
黃縣煙 3277上
黃蕈 3277上
黃頰魚 3277上
黃頷蛇 3277上
黃頷蛇肉 3277下
黃頷蛇所呑蛙 3277下
黃頷蛇所呑鼠 3277下
黃頷蛇涎 3277下
黃頷蛇骨 3277下
黃頷蛇頭 3278上
黃鴂 3278上
黃鮒魚 3278上
黃鮔 3278上
黃鴨 3278上
黃龍丸 3278上
黃龍散 3278上
黃龍湯 3278上
黃龍膏 3279上
黃環 3279上
黃環子 3279上
黃環根 3279上
黃癉 3279上
黃膿 3279上
黃薄乾胎舌 3279下
黃藍 3279下
黃藏 3279下
黃蟲 3279下
黃騅 3279下
黃鵲 3279下
黃鼬 3279下
黃犢臍糞 3279下
黃臕豬 3279下
黃藜蘆 3279下
黃藤 3280上
黃藥子 3280上
黃藥子根 3280上
黃藥酒 3280上
黃離荔枝 3280上
黃顙魚 3280下
黃鯝魚 3280下
黃鯝魚肉 3280下
黃鯝魚油 3280下
黃櫨 3280下
黃櫨木 3280下
黃礬 3280下
黃礬丸 3281上
黃礬散 3281上
黃糯 3281上
黃馨 3281上
黃鰍癰 3281上
黃蘗 3281下
黃蘗丸 3281下
黃蘗皮 3282上
黃蘗根 3282下
黃蘗散 3282下
黃蘗湯 3283上
黃蘗膏 3283下
黃蠟 3283下
黃蠟沈 3283下
黃蠟膏 3283下
黃護草 3284上
黃辯 3284上
黃躑躅 3284上
黃鱓 3284上
黃靈丹 3284上
黃鷹痧 3284上
黃鑽蕈 3284上
黃鱨魚 3284上
黃驥 3284上
黍 3284上
黍石 3284下
黍米 3284下
黍米寸金丹 3284下
黍米粥 3284下
黍根 3284下
黍喇棘 3284下
黍黏子 3284下
黍黏子湯 3285上
黑 3285上
黑三稜 3285上
黑三稜粉 3285上
黑丸 3285上
黑大豆 3285下
黑大豆皮 3286下
黑大豆花 3286下
黑大豆苗 3286下
黑大豆葉 3286下
黑子 3286下
黑小豆 3286下
黑尸鬼 3286下
黑丑 3286下
黑中無胎枯瘦舌 3286下
黑中無胎乾燥舌 3287上
黑丹 3287上
黑孔穴 3287上
黑心舌 3287上
黑水 3287下
黑水凝翳內障 3287下
黑牛乳汁 3287下
黑牛兒 3287下
黑司命 3287下
黑奴丸 3287下
黑尻 3287下

黑末子 3288上
黑玉 3288上
黑玉丹 3288上
黑白散 3288下
黑白飲 3288下
黑石 3288下
黑石英 3288下
黑石脂 3288下
黑石華 3289上
黑光湯 3289上
黑地黃丸 3289上
黑尖舌 3289上
黑羊石 3289上
黑老虎 3289下
黑舌痧 3289下
黑沈香 3289下
黑疔 3289下
黑豆 3289下
黑豆湯 3289下
黑豆湯漬 3290上
黑豆藿 3290上
黑豆底紅舌 3290上
黑夜睛明 3290上
黑底生刺舌 3290上
黑林檎 3290上
黑泡痧 3290下
黑狗脊 3290下
黑狗骨 3290下
黑芝 3290下
黑花蛇 3290下
黑花蛇散 3290下
黑花翳內障 3290下
黑虎 3290下
黑虎丹 3290下
黑虎湯 3291上
黑虎膏 3291上
黑金 3291下
黑金散 3291下
黑附子湯 3291下
黑附湯 3291下
黑帝 3291下
黑胡椒 3291下
黑砂星 3292上
黑砂落背痘 3292上
黑砂瘤 3292上
黑胎舌 3292上
黑胡麻子 3292上
黑風 3293上
黑風內障 3293上
黑風羚羊飲 3293上
黑香散 3293上
黑料豆 3293上
黑根舌 3293上
黑氣 3293上
黑珠痧 3293下
黑疸 3293下
黑疸湯 3293下
黑神丸 3294上
黑神散 3294上
黑脈 3295上
黑骨溫 3295上
黑乾通尖邊白舌 3295上
黑乾短舌 3295上
黑兜蟲 3295下
黑參 3295下
黑參湯 3295下
黑崩 3295下
黑帶 3295下
黑帶下 3295下
黑梢蛇 3295下
黑眼 3295下
黑眼痛 3295下
黑符 3296上
黑細豆 3296上
黑散 3296上
黑棋排胸痘 3296上
黑猩猩 3296上
黑痘 3296下
黑雲散 3296下
黑塌香 3297上
黑暈微紅舌 3297上
黑滑紅邊舌 3297上
黑痰 3297上
黑睛 3297上
黑腸 3297上
黑蜂 3297上
黑蜆 3297下
黑鉛 3297下
黑鉛酒 3297下
黑鉛散 3297下
黑鉛銀 3297下
黑滿胎舌 3297下
黑漆 3297下
黑膏藥 3297下
黑僵 3298上
黑潤白邊舌 3298上
黑線痧 3298上
黑蝦蟆 3298下
黑齒痧 3298下
黑錫 3298下
黑錫丹 3298下
黑錫灰 3299上
黑龍丸 3299上
黑龍丹 3299下
黑龍湯 3300上
黑燥厚胎邊紅舌 3300上
黑翳如珠外障 3300上
黑薑 3300上
黑歸脾丸 3300上
黑穭豆 3300上
黑瓣紅底舌 3300上
黑瓣黑底舌 3300下
黑礬 3300下
黑穭豆 3300下
黑爛自囓舌 3300下
黑癩 3300下
黑鬚散 3300下
黑鰱 3300下
黑靨疔 3300下
黑靈丹 3301上
黑靈散 3301上
黑體 3301上

十三畫

亂氣 3303上
亂神丹 3303上
亂經 3303上
亂髮 3303上
亶中穴 3303下
催生 3303下
催生丸 3303下
催生丹 3303下
催生四物湯 3303下
催生如意散 3304上
催生如聖散 3304上

催生佛手散　3304上
催生柞木飲　3304上
催生神妙佛手散　3304下
催生草　3304下
催生湯　3304下
催生萬金不傳遇仙丹　3305上
催生蘭　3305上
催生蘭花　3305上
催風使　3305上
催風使葉　3305上
催產　3305上
催蟄丹　3305下
傳　3305下
傳尸勞　3305下
傳化　3307上
傳化之府　3307上
傳心疸　3307上
傳本　3307上
傳忠錄　3307上
傳信方　3307上
傳信適用方　3307上
傳屍丸　3307下
傳經　3307下
傳經盡　3308下
傳道之官　3308下
傳道廓　3308下
傳變　3308下
傴　3308下
傴甲骨　3308下
傴僂　3308下
傷丈夫頭痛　3308下
傷中　3308下
傷手瘡　3309上
傷水瘡　3309上
傷瓜　3309上
傷守瘡　3309上
傷米穀　3309上
傷肉　3309上
傷冷飲　3309上
傷乳　3309下
傷果菜　3309下
傷科　3309下
傷科捷徑　3310上
傷科補要　3310上
傷胎　3310上
傷風　3310上
傷風心痛　3311下
傷風眩暈　3311下
傷風搐　3311下
傷風嗽吐　3311下
傷食　3312上
傷食吐血　3312上
傷食發丹　3312上
傷食搐　3312下
傷食腹痛　3312下
傷食頭痛　3312下
傷索粉　3312下
傷茶　3312下
傷酒　3313上
傷酒吐血　3313下
傷酒嘔血　3314上
傷酒鼻衄　3314上
傷產　3314上
傷痕作痛　3314上
傷蛋　3314下
傷魚鼈　3314下
傷勞　3314下
傷寒　3314下
傷寒一家言　3315上
傷寒一提金　3315上
傷寒九十論　3315上
傷寒十二經　3315上
傷寒三陰證　3315上
傷寒下利　3315下
傷寒下後不解　3316上
傷寒下後發熱　3316上
傷寒亡陽　3316下
傷寒口苦　3316下
傷寒口燥　3317上
傷寒大白　3317上
傷寒大易覽　3317上
傷寒小便不利　3317上
傷寒小便自利　3318上
傷寒小便數　3318上
傷寒小便難　3318下
傷寒不大便　3319上
傷寒不仁　3319下
傷寒不可下　3320上
傷寒不可吐　3320上
傷寒不可汗　3320上
傷寒不得臥　3320下
傷寒五治　3321上
傷寒五法　3321上
傷寒六法　3321上
傷寒六書　3321上
傷寒六經主證　3321下
傷寒六經定法　3321下
傷寒六經兼雜證　3321下
傷寒分經　3322上
傷寒少腹滿痛　3322上
傷寒心下滿　3322下
傷寒心法要訣　3323上
傷寒心要　3323上
傷寒心痛　3323上
傷寒心鏡　3323下
傷寒手足汗　3323下
傷寒手足腫痛　3324上
傷寒半表半裏證　3324上
傷寒可下　3324上
傷寒可吐　3324下
傷寒可汗　3324下
傷寒失音　3325下
傷寒正宗　3325下
傷寒生意草　3326上
傷寒目中不了了　3326上
傷寒目赤　3326上
傷寒立法考　3326上
傷寒伏脈　3326上
傷寒全生集　3326上
傷寒吐下後不解　3326下
傷寒吐血　3326下
傷寒吐利　3327上
傷寒吐蚘　3327下
傷寒如瘧　3328上
傷寒汗下後不解　3328下
傷寒汗吐下後不解　3328下
傷寒汗後不解　3328下
傷寒百證歌　3329上
傷寒考　3329上
傷寒耳聾　3329上
傷寒自汗　3329上
傷寒舌出　3329下
傷寒舌鑑　3329下
傷寒但欲寐　3330上

傷寒呃逆 3330上
傷寒折衷 3330下
傷寒沈脈 3330下
傷寒足痛 3331上
傷寒身重 3331上
傷寒身痛 3331下
傷寒身熱惡寒身寒惡熱 3331下
傷寒身癢 3332上
傷寒來蘇集 3332上
傷寒例新注 3332上
傷寒典 3332上
傷寒卒病論 3332上
傷寒協熱利 3332上
傷寒弦脈 3332下
傷寒往來寒熱 3332下
傷寒明理論 3333上
傷寒明理續論 3333上
傷寒治法 3333上
傷寒治例 3333下
傷寒直格 3333下
傷寒直格方 3333下
傷寒直視 3333下
傷寒近編 3334上
傷寒金鎞鈔 3334上
傷寒金鏡錄 3334上
傷寒長脈 3334上
傷寒便膿血 3334下
傷寒促脈 3335上
傷寒咽痛 3335上
傷寒括要 3335下
傷寒指掌 3335下
傷寒指掌詳解 3336上
傷寒指微 3336上
傷寒科 3336上
傷寒約編 3336上
傷寒背惡寒 3336上
傷寒表熱裏寒 3336上
傷寒表證 3336上
傷寒要約 3336下
傷寒要格 3336下
傷寒要訣 3336下
傷寒面赤 3336下
傷寒面垢 3337上
傷寒音訓 3337上
傷寒修治藥法 3337上
傷寒兼痧 3337上
傷寒兼證析義 3337上
傷寒家祕心法 3337下
傷寒家祕的本 3337下
傷寒書 3337下
傷寒欬嗽 3337下
傷寒欬嗽血 3338上
傷寒浮脈 3338上
傷寒病後腫 3338下
傷寒員方歌括 3338下
傷寒祕用 3338下
傷寒胸脅滿痛 3338下
傷寒胸滿 3339上
傷寒脅痛 3339下
傷寒脅滿 3339下
傷寒脈法 3339下
傷寒脈證式 3339下
傷寒衄 3339下
傷寒骨節痛 3340下
傷寒乾嘔 3340下
傷寒唾膿血 3340下
傷寒微旨 3341上
傷寒悸 3341上
傷寒捷法歌 3341下
傷寒殺車槌法 3341下
傷寒第一書 3341下
傷寒陰陽 3341下
傷寒陰黃 3342上
傷寒備覽 3342下
傷寒厥 3342下
傷寒喉痹 3343下
傷寒喉腫 3343下
傷寒喘 3343下
傷寒寒熱 3344上
傷寒尋源 3344下
傷寒惡風 3344下
傷寒惡寒 3344下
傷寒惡熱 3345上
傷寒渴 3345上
傷寒無汗 3346下
傷寒痙 3347上
傷寒痞 3347上
傷寒發狂 3347下
傷寒發斑 3348下
傷寒發黃 3349下
傷寒發微論 3350下
傷寒發熱 3350下
傷寒盜汗 3351上
傷寒短氣 3351上
傷寒筋惕肉瞤 3351下
傷寒結脈 3352上
傷寒虛煩 3352上
傷寒項強 3352上
傷寒嗜臥 3352下
傷寒彙言 3352下
傷寒微旨 3353上
傷寒愈候 3353下
傷寒搖頭 3353下
傷寒會通 3353下
傷寒準繩 3354上
傷寒煩熱 3354上
傷寒煩躁 3354上
傷寒腹中雷鳴 3354下
傷寒腹痛 3355上
傷寒腹滿 3355下
傷寒裏證 3356上
傷寒補亡論 3356下
傷寒補天石 3356下
傷寒補例 3356下
傷寒解候 3356下
傷寒解時 3357上
傷寒過經不解 3357上
傷寒嘔吐 3357下
傷寒歌括 3358上
傷寒瑣言 3358上
傷寒蓄血 3358下
傷寒說意 3358下
傷寒鼻鳴 3358下
傷寒鼻燥 3359上
傷寒鼻鼾 3359上
傷寒審證表 3359上
傷寒廣要 3359上
傷寒標本 3359上
傷寒標本心法類萃 3360上
傷寒潮熱 3360上
傷寒熱多寒少 3360下
傷寒熱病後目外障 3360下
傷寒瘛瘲 3360下
傷寒緒論 3361上

傷寒衝氣　3361上
傷寒論　3361上
傷寒論三注　3361下
傷寒論分注　3361下
傷寒論本旨　3361下
傷寒論本草鈔　3361下
傷寒論或問　3361下
傷寒論注　3361下
傷寒論直解　3362上
傷寒論附餘　3362上
傷寒論後條辨　3362上
傷寒論述義　3362下
傷寒論脈訣　3362下
傷寒論張義　3362下
傷寒論條辨　3362下
傷寒論條辨續註　3363上
傷寒論淺注　3363上
傷寒論淺注補正　3363上
傷寒論貫珠集　3363下
傷寒論痙書　3363下
傷寒論註解　3363下
傷寒論陽明病釋　3363下
傷寒論集成　3363下
傷寒論集注　3364上
傷寒論實義　3364上
傷寒論綱目　3364上
傷寒論輯義　3364上
傷寒論辨　3364上
傷寒論辨正　3364下
傷寒論選注　3364下
傷寒論翼　3364下
傷寒踡臥　3364下
傷寒嚱　3364下
傷寒噫氣　3365上
傷寒懊憹　3365上
傷寒戰慄　3365上
傷寒辨惑論　3365下
傷寒辨證　3365下
傷寒辨證廣注　3365下
傷寒選錄　3366上
傷寒遺溺　3366上
傷寒頭汗　3366下
傷寒頭重　3367上
傷寒頭眩　3367上
傷寒頭痛　3367下
傷寒總病論　3368下
傷寒翼　3368下
傷寒醫訣串解　3368下
傷寒醫鑒　3368下
傷寒雜病論　3368下
傷寒證脈藥截江網　3369上
傷寒類方　3369上
傷寒類書活人總括　3369下
傷寒類證　3369下
傷寒懸解　3370上
傷寒纂例　3370上
傷寒纂類　3370上
傷寒纂讀　3370上
傷寒蘊要全書　3370下
傷寒譫語　3370下
傷寒囊縮　3371上
傷寒驚　3371上
傷寒纘論　3371下
傷寒讝語　3371下
傷寒鬱冒　3371下
傷暑　3372上
傷暑出丹　3372上
傷暑脅痛　3372上
傷暑腹痛　3372上
傷暑霍亂　3372上
傷溼　3372下
傷溼眩暈　3372下
傷溼腰痛　3372下
傷溼腹痛　3373上
傷飲　3373上
傷飲食腫　3373上
傷熱　3373上
傷瘡溼爛　3373上
傷麪　3373上
傷蟹　3373上
僂附　3373上
剽　3373下
募　3373下
募原　3373下
募筋　3373下
勢　3373下
勤母　3373下
嗆　3373下
嗆食風　3373下
嗆食啞喉　3373下
嗆食喉風　3374上
嗇　3374上
嗌　3374上
嗌乾　3374上
嗌絡　3374上
嗌痛　3374上
嗌塞　3374上
嗍骨馬猽　3374上
嗓　3374上
嗔　3374上
嗔魚　3374下
嗜臥　3374下
嗞睚　3374下
嗞煎　3374下
嗅鼻瓜蔕散　3374下
嗅鼻碧雲散　3374下
嗢尸羅　3374下
圓　3374下
圓三七　3374下
圓利鍼　3374下
圓明膏　3374下
圓眼　3375上
圓蛤　3375上
圓筍　3375上
圓黃　3375上
圓翳內障　3375上
圓翳防風散　3375上
圓翳羚羊飲　3375下
塊砂　3375下
塊痰　3375下
塌　3375下
塌香　3375下
塌氣丸　3375下
塌氣散　3376上
塌腫湯　3376上
塌橘　3376下
塔頂石炭　3376下
塗舌丹　3376下
塗頂膏　3376下
塞　3376下
塞耳雄黃定痛膏　3377上
塞鼻丹　3377上
塞鼻柱膏　3377上
填臆　3377上
填臍散　3377上

奧栗 3377下
嫁痛 3377下
嫉妒不孕 3377下
婁婁酸 3377下
嵩厓尊生書 3377下
嵩柱骨 3378上
幹 3378上
廅藥 3378上
廉 3378上
廉泉穴 3378上
廉頤 3378上
廉薑 3378下
廉薑根 3378下
彙 3378下
微邪 3378下
微風 3378下
微脈 3378下
微莖 3378下
微塵 3378下
微鹹 3379上
惹肥 3379上
愁 3379上
愈風丹 3379上
愈風四物湯 3379下
愈風散 3379下
愈風湯 3380上
愈風潤燥湯 3380上
愈風餅 3380上
愈痛散 3380上
愈瘡棗 3380下
愈瘧酒 3380下
愈癬藥酒 3380下
意 3380下
意舍穴 3380下
意淫 3381上
愛老 3381上
愛韭 3381上
感 3381上
感冒 3381上
感寒 3381下
感寒腰痛 3381下
感寒腹痛 3381下
感應丸 3381下
感藤 3382上
愼火 3382上
愼柔 3382上
愼柔五書 3382下
愼疾芻言 3382下
愼齋三書 3382下
愼齋遺書 3382下
慄 3382下
慆 3383上
慉 3383上
慍 3383上
損 3383上
損脈 3383上
損傷吐血 3383下
損傷便血 3383下
損傷蓄血 3384上
損傷鼻衄 3384上
搏 3384上
搐 3384下
搐鼻法 3384下
搐鼻通天散 3384下
搖車 3384下
搖頭下血 3384下
搜山虎 3384下
搜牙風 3384下
搜夾子 3384下
搜風丸 3384下
搜風化痰丸 3385上
搜風散 3385上
搜風順氣丸 3385上
搜風解毒湯 3386上
搜風潤腸丸 3386上
搜損尋痛丸 3386上
搜飲丸 3386下
搜膿散 3386下
搜膿錠 3386下
搥胡 3387上
搥胡根 3387上
搦 3387上
搦骨 3387上
搨著毒 3387上
搬藍 3387上
搭手 3387上
搭串 3387下
搭頰風 3387下
新井元圭 3387下
新方八法 3387下
新方八陣 3387下
新加湯 3387下
新加黃龍湯 3387下
新坑砂 3388上
新汲水 3388上
新法半夏湯 3388上
新炊飯 3388下
新洛 3388下
新欬 3388下
新麻布 3388下
新都治驗 3389上
新會皮 3389上
新會橙 3389上
新雉木 3389上
新綿 3389上
新磚 3389上
新選驗方 3389上
新羅松子 3389上
新羅參 3389上
暈石 3389上
暈堂水 3389上
暈痧 3389下
暍 3389下
暍死 3389下
暑 3390上
暑中 3392上
暑毒 3392上
暑毒便血 3392上
暑風 3392上
暑風慢驚 3392下
暑風驚 3392下
暑迷 3393上
暑淋 3393下
暑勞 3393下
暑厥 3393下
暑喘 3394上
暑痘 3394上
暑痢 3394上
暑痧 3394上
暑搏血崩 3394下
暑痰 3394下
暑瘵 3394下
暑解 3394下
暑瘍 3394下
暑瘡 3394下

暑瘧　3395上
暑劑　3395上
暑瘵　3395上
暑瀉　3395上
暑鬱　3395下
暖胃膏　3395下
暖病　3396上
暗疔　3396上
暗風　3396下
暗痧　3396下
暗經　3396下
會及　3396下
會州白藥　3396下
會宗穴　3396下
會氣　3396下
會陰之脈　3397上
會陰穴　3397上
會陰廓　3397上
會陽穴　3397上
會厭　3397上
會厭骨　3397下
椰　3397下
椰子皮　3398上
椰子殼　3398上
椰子漿　3398上
椰子瓤　3398上
椰中酒　3398上
椰肉　3398上
椰油　3398上
椰根皮　3398上
椰膏　3398上
椵　3398上
椶　3398下
椶灰散　3398下
椶竹　3398下
椶魚　3398下
椶筍　3398下
椶蟲　3398下
椶櫚　3398下
椶櫚子　3399上
椶櫚皮　3399上
椶櫚花　3399下
椶鬣　3399下
椹桑　3399下
椿　3399下
椿木皮　3399下
椿皮丸　3400上
椿根皮　3400上
椿根湯　3400上
椿莢　3400下
椿葉　3400下
楊　3400下
楊上善　3400下
楊士瀛　3400下
楊大均　3400下
楊中倩　3401上
楊介　3401上
楊元直　3401下
楊文修　3401下
楊文德　3401下
楊日恆　3401下
楊用安　3401下
楊妃垢　3401下
楊妃粉　3401下
楊守吉　3402上
楊枝湯　3402上
楊花墮枝痘　3402上
楊花撲面痘　3402下
楊枹　3402下
楊柳　3402下
楊時泰　3402下
楊桐　3402下
楊泰基　3402下
楊梅　3402下
楊梅一劑散　3403上
楊梅肉疳　3403上
楊梅疔　3403上
楊梅青　3403上
楊梅倒發　3403上
楊梅根　3403下
楊梅疳　3403下
楊梅疹　3403下
楊梅圈　3403下
楊梅喉癬　3403下
楊梅斑　3403下
楊梅痘　3403下
楊梅結毒　3403下
楊梅實　3405下
楊梅實核仁　3406上
楊梅漏　3406上
楊梅瘟　3406上
楊梅瘡　3406上
楊梅樹皮　3411上
楊梅癬　3411上
楊賁亨　3411下
楊損之　3412上
楊溪瓜　3412上
楊瘌子　3412上
楊辣蟲　3412上
楊璿　3412上
楊櫨　3412上
楊櫨耳　3412上
楊櫨葉　3412上
楊繼洲　3412上
楊黴瘡　3412上
楓　3412上
楓了膏　3412下
楓木上毬　3412下
楓木皮　3412下
楓果　3413上
楓柳　3413上
楓柳皮　3413上
楓香　3413上
楓香丸　3413上
楓香果　3413上
楓香脂　3413上
楓香湯　3413上
楓根　3413下
楓脂　3413下
楓寄生　3413下
楓葉　3413下
楓實　3413下
楓實膏　3414上
楓樹菌毒　3414上
楆棗　3414上
楔　3414上
楗　3414上
楗骨　3414上
楙　3414上
楚　3414上
楚菘　3414上
楚葵　3414上
楚蘅　3414上
楉　3414上
楝　3414下

楝皮 3414下
楝花 3414下
楝根 3414下
楝葉 3415上
楝實 3415上
楝實丸 3415上
楞葱 3415下
楠 3415下
楠木 3415下
楠皮 3415下
楠枝 3415下
楠葉 3415下
榆 3415下
榆丁散 3416上
榆仁 3416上
榆仁丸 3416上
榆仁醬 3416上
榆白皮 3416上
榆白皮散 3416下
榆白皮湯 3416下
榆木耳 3417上
榆枝湯 3417上
榆花 3417上
榆柳火 3417上
榆砂湯 3417上
榆莢仁 3417上
榆莢仁醬 3417上
榆葉 3417下
楤 3417下
楤白皮 3417下
楤檐 3417下
楤檐尖 3417下
楩 3417下
楮 3417下
楮白皮 3418上
楮白皮散 3418上
楮皮白汁 3418上
楮李 3418上
楮桃 3418上
楮桃仁 3418下
楮紙 3418下
楮莖 3418下
楮葉 3418下
楮實 3419上
楮實子 3419上
楮實散 3419上
楯 3419上
極泉穴 3419上
極效膏 3419上
極鬚 3419下
楸 3419下
楸子 3420上
楸皮 3420上
楸枝 3420上
楸葉 3420上
檳榔 3420上
歇 3420上
歇至脈 3420上
歲主 3420下
歲立 3420下
歲位 3420下
歲物 3420下
歲直 3420下
歲星 3420下
歲候 3420下
歲會 3421上
歲穀 3421上
歲露論 3421上
毀沮 3421上
髦 3421上
溫 3421上
溫士毓麟湯 3421上
溫中丸 3421下
溫中化痰丸 3422上
溫中生薑湯 3422上
溫中法麴丸 3422上
溫中散 3422下
溫中湯 3422下
溫中龍骨散 3422下
溫六丸 3423上
溫六散 3423上
溫氏醫案 3423上
溫白丸 3423上
溫存厚 3424上
溫壯熱 3424上
溫辛散 3424上
溫毒 3424上
溫肺止流丹 3424下
溫肺散 3424下
溫肺湯 3424下
溫金散 3425上
溫故祕錄 3425上
溫泉 3425上
溫疫 3425上
溫疫明辨 3425下
溫疫論 3425下
溫疫論補注 3426上
溫疫論類編 3426上
溫胃丁香散 3426上
溫胃丹 3426上
溫胃化痰丸 3426上
溫胃散 3426下
溫胃湯 3426下
溫胃飲 3426下
溫胞飲 3427上
溫風散 3427上
溫氣 3427上
溫氣湯 3427上
溫病 3427下
溫病條辨 3427下
溫病淺說 3427下
溫病嘔吐 3427下
溫粉 3427下
溫淫 3427下
溫清飲 3427下
溫湯 3428上
溫脾丹 3428上
溫脾散 3428上
溫脾湯 3428上
溫腎丸 3428下
溫腎丹 3428下
溫腎止嘔湯 3428下
溫腎散 3429上
溫腎湯 3429上
溫菘 3429上
溫經除溼湯 3429上
溫經湯 3429下
溫經攝血湯 3430上
溫補湯 3430下
溫厲 3430下
溫溜穴 3430下
溫熱 3430下
溫熱口甘 3431上
溫熱口苦 3431上
溫熱口渴 3431上

溫熱小便不利　3431下
溫熱小便多　3432上
溫熱小便黃赤黑　3432下
溫熱內斑　3432下
溫熱少腹滿痛　3432下
溫熱手腕痛　3433上
溫熱失血　3433上
溫熱目珠脹　3433上
溫熱吐蚘　3433下
溫熱多寐　3433下
溫熱耳旁腫　3433下
溫熱耳聾　3434上
溫熱自汗　3434上
溫熱自利　3434上
溫熱舌捲　3434下
溫熱舌硬　3434下
溫熱舌脹　3435上
溫熱舌潤　3435上
溫熱舌燥　3435上
溫熱呃逆　3435下
溫熱夾亡血　3436上
溫熱夾血瘀　3436上
溫熱夾疝　3436上
溫熱夾食　3436下
溫熱夾哮喘　3436下
溫熱夾氣鬱　3436下
溫熱夾脘痛　3437上
溫熱夾脾虛　3437上
溫熱夾腎虛　3437下
溫熱夾痰水　3437下
溫熱狂汗　3438上
溫熱足痛　3438下
溫熱身冷　3438下
溫熱身重　3438下
溫熱周身紅腫　3439上
溫熱往來寒熱　3439上
溫熱肩臂痠痛　3439下
溫熱便血　3439下
溫熱便閉　3440上
溫熱咽乾　3440上
溫熱咽痛　3440上
溫熱背痠痛　3440下
溫熱面紅腫　3440下
溫熱兼風　3441上
溫熱兼寒　3441上
溫熱兼痢　3441下
溫熱兼暑溼　3442上
溫熱兼瘧　3442下
溫熱欬　3442下
溫熱浮腫　3443上
溫熱神昏　3443上
溫熱索澤　3443下
溫熱胸腫　3443下
溫熱胸滿痛　3443下
溫熱脅滿痛　3444上
溫熱脛痠痛　3444下
溫熱脣燥　3444下
溫熱善忘　3445上
溫熱循衣摸牀撮空　3445上
溫熱惡寒　3445上
溫熱發外瘍　3446上
溫熱發白痦　3446上
溫熱發狂　3446上
溫熱發疹　3446上
溫熱發斑　3446下
溫熱發黃　3447下
溫熱發痿　3447下
溫熱發溫　3447下
溫熱發頤　3448下
溫熱盜汗　3448下
溫熱項強　3449上
溫熱暑疫全書　3449上
溫熱煩躁　3449上
溫熱經緯　3449下
溫熱腰痠痛　3450上
溫熱腹滿痛　3450上
溫熱嘔吐　3450下
溫熱夢囈讝言　3451上
溫熱蒸熱　3451上
溫熱鼻如烟煤　3451下
溫熱鼻乾　3451下
溫熱鼻搧　3451下
溫熱熱入血室　3452上
溫熱膝痠痛　3452上
溫熱論　3452下
溫熱鄭聲　3452下
溫熱齒燥　3452下
溫熱戰汗　3453上
溫熱辨齒法　3453下
溫熱遺尿　3454上
溫熱頭重　3454上
溫熱頭眩　3454下
溫熱頭痛　3454下
溫熱頭脹　3455上
溫熱頭腫　3455下
溫熱頸項腫　3455下
溫熱贅言　3456上
溫熱轉瘧　3456上
溫熱類瘧　3456上
溫熱囊縮　3456上
溫瘧　3456上
溫衛湯　3456下
溫衛補血湯　3456下
溫劑　3457上
溫膽湯　3457上
溫臍丸　3457下
溫臍化溼湯　3457下
溫藤　3458上
溫藤莖　3458上
溫藤葉　3458上
溫藥　3458上
溫證論治　3458上
溫臟湯　3458下
溫驚丸　3458下
溏泄　3458下
溏瘕泄　3459上
溓水　3459上
準頭　3459上
溢　3459上
溢志　3459上
溢陰　3459上
溢陽　3459上
溢意　3459上
溢飲　3459上
溢飲滑泄　3459下
溪毒　3459下
溪狗　3460上
溪鬼蟲　3460上
溪鬼蟲角　3460下
溪楓　3460下
溪蓀　3460下
溲　3460下
溲血　3460下
溲疏　3460下
溲疏實　3460下

溶 3460下
溺 3461上
溺孔 3461上
溺水傷寒 3461上
溺白 3461下
溺白㽹 3461下
溺白散 3461下
溺死 3461下
溺血 3462下
溺後漏精 3463下
溺莖 3463下
溺閉 3463下
溺竅 3463下
溺癃 3463下
溻皮瘡 3464上
溻癢湯 3464上
溼 3464上
溼中 3466下
溼六合湯 3467上
溼化 3467上
溼火 3467上
溼生蟲 3467上
溼毒 3467下
溼毒便血 3467下
溼毒流注 3467下
溼毒瘡 3468上
溼泄 3468上
溼疥 3468上
溼家 3468上
溼淫 3468上
溼陰瘡 3468上
溼喘 3468下
溼痢 3468下
溼黃 3468下
溼搏血崩 3468下
溼溫 3468下
溼溫嘔吐 3471下
溼痰 3471下
溼痰流注 3472上
溼痰瘻 3472上
溼痹 3472上
溼腫 3472上
溼腳氣 3472下
溼嗽 3472下
溼熱 3472下
溼熱牙痛 3474上
溼熱便血 3474上
溼熱流注 3474上
溼熱條辨 3474上
溼熱痙 3474下
溼熱痢 3475上
溼熱結毒 3475上
溼熱脹 3475上
溼熱瘻 3475上
溼熱腹痛 3475上
溼熱遺精 3475下
溼熱頭痛 3475下
溼瘧 3475下
溼劑 3475下
溼瘰 3476上
溼癜 3476上
溼癬 3476上
溼聾 3476上
溼鬱 3476下
溼鬱湯 3476下
溽暑 3476下
溽蒸 3476下
滂溢 3476下
滂藤 3476下
滄 3476下
滅痕丹 3476下
滅瘢救苦散 3477上
滅瘢散 3477上
滋血湯 3477上
滋血潤腸丸 3477下
滋草 3477下
滋陰八物湯 3477下
滋陰三寶散 3477下
滋陰丸 3478上
滋陰內托散 3478上
滋陰化氣湯 3478上
滋陰地黃丸 3478上
滋陰地黃湯 3478上
滋陰百補丸 3478下
滋陰抑火湯 3478下
滋陰保肺湯 3479上
滋陰降火湯 3479上
滋陰神龜丸 3479下
滋陰除溼湯 3479下
滋陰清化丸 3479下
滋陰清膈飲 3480上
滋陰腎氣丸 3480下
滋陰順哮丸 3480下
滋陰寧神湯 3480下
滋腎丸 3480下
滋腎生肝飲 3481上
滋腎明目丸 3481上
滋腎明目湯 3481上
滋腎保元湯 3481下
滋腎通耳丸 3481下
滋補大力丸 3481下
滋補養榮丸 3482上
滋榮活絡湯 3482上
滋榮益氣復神湯 3482上
滋榮散 3483上
滋榮養氣扶正湯 3483上
滋潤湯 3483上
滋營養液膏 3483上
滋燥飲 3483下
滋燥養榮湯 3483下
滌空丹 3483下
滌風散 3484上
滌痰丸 3484上
滌痰湯 3484上
滑石 3484下
滑石白魚散 3485上
滑石散 3485上
滑肉門穴 3485下
滑泄 3485下
滑胎 3486上
滑胎枳殼散 3486上
滑胎散 3486上
滑胎煎 3486上
滑胎飲 3486上
滑脈 3486下
滑痢 3486下
滑菜 3486下
滑壽 3486下
滑精 3487上
滑劑 3487上
滑翳內障 3487下
滑翳決明丸 3487下
滑翳補肝湯 3487下
滑蟲 3487下
煅 3487下

煉　3488上
煉石丹　3488上
煉毒丹　3488上
煉眞丸　3488上
煉眞丹　3488下
煉蜜　3488下
煉蜜丸　3488下
煎香　3488下
煎厥　3488下
煎漿　3489上
煎澤草　3489上
煎藥法　3489上
煮　3489上
煮朴丸　3489上
煮肝散　3489下
煮附丸　3490上
煮棗神方　3490上
煮黃丸　3490下
煖中丸　3490下
煖洗　3491上
煖宮丸　3491上
煖宮螽斯丸　3491上
煖臍膏　3491上
煙油　3491下
煙垢　3491下
煙埃　3492上
煙珠　3492上
煙草　3492上
煙草火　3492下
煙草梗　3492下
煙草葉　3492下
煙桿　3493下
煙筒中水　3494上
煙煤　3494上
煙膏　3494上
煙膠　3494上
煤　3494上
煤火　3494上
煤油　3494下
煤炭　3494下
煤炭毒　3494下
煤參　3494下
煤赭　3494下
煏岸　3494下
照水丸　3494下
照水丹　3495上
照海穴　3495上
照痘法　3495下
煨　3495下
煨腎丸　3495下
煨腎散　3496上
煨薑根　3496上
煨鹹　3496上
煩冤　3496上
煩悗　3496上
煩惋　3496下
煩躁　3496下
犍　3497下
犏牛　3498上
猺桂　3498上
猼且　3498上
猿猴　3498上
猿猴掙　3498上
猿猴痧　3498上
猿猴跳鎖　3498上
獅　3498上
獅子朮　3498下
獅子草　3498下
獅子痧　3498下
獅子瞕　3498下
獅血　3498下
獅乳　3498下
獅油　3498下
獅頭參　3499上
獅糞　3499上
瑇瑁　3499上
瑇瑁丸　3499上
瑇瑁甲　3499上
瑇瑁肉　3499下
瑇瑁血　3499下
瑇瑁湯　3499下
瑇瑁瘟　3499下
瑒花　3499下
瑞竹堂經驗方　3499下
瑞金丹　3500上
瑞金散　3500下
瑞香　3500下
瑞香花　3500下
瑞香根　3500下
瑞效丸　3501上
瑞草　3501上
瑞雪　3501上
瑞蓮　3501上
瑞蓮丸　3501上
瑞蓮散　3501下
瑞龍腦　3501下
瑞露　3501下
瑞鷗　3501下
瑟瑟　3501下
瓶中養花水　3501下
瓶香　3501下
當田　3501下
當位　3501下
當陸　3502上
當道　3502上
當歸　3502上
當歸丸　3502上
當歸大黃湯　3502下
當歸川芎散　3502下
當歸川芎湯　3503上
當歸內托散　3503上
當歸內補建中湯　3503上
當歸六黃丸　3503上
當歸六黃湯　3503下
當歸木香湯　3503下
當歸四逆加吳茱萸生薑湯　3504上
當歸四逆湯　3504上
當歸玄胡索湯　3504下
當歸生薑羊肉湯　3504下
當歸白朮湯　3505上
當歸地黃散　3505上
當歸地黃湯　3505下
當歸羊肉湯　3505下
當歸血竭丸　3505下
當歸尾　3505下
當歸沒藥丸　3506上
當歸芍藥散　3506上
當歸芍藥湯　3506上
當歸貝母苦參丸　3506下
當歸身　3507上
當歸和血散　3507上
當歸承氣湯　3507上
當歸拈痛湯　3507下
當歸附子湯　3507下

當歸建中湯 3508上
當歸活血散 3508上
當歸活血湯 3508上
當歸活血飲 3508下
當歸郁李仁丸 3508下
當歸郁李仁湯 3508下
當歸根 3508下
當歸桂枝湯 3509上
當歸秦艽丸 3509下
當歸秦艽散 3509下
當歸草堂醫學叢書 3509下
當歸酒 3509下
當歸梢 3509下
當歸連翹散 3510上
當歸連翹湯 3510上
當歸散 3510上
當歸湯 3513上
當歸黃芩芍藥湯 3514下
當歸黃耆湯 3514下
當歸煎 3515上
當歸補血湯 3515上
當歸飲 3516上
當歸膏 3516下
當歸蒺藜煎 3516下
當歸潤燥湯 3517上
當歸養血丸 3517上
當歸養血湯 3517上
當歸養榮湯 3517下
當歸導氣散 3517下
當歸導氣湯 3517下
當歸導滯散 3518上
當歸導滯湯 3518上
當歸頭 3518上
當歸龍膽散 3518上
當歸龍薈丸 3518上
當歸鬚 3519上
當歸鬚散 3519上
當臍痛 3519上
當藥 3519上
痰 3519上
痰火 3519上
痰火耳鳴 3520上
痰火耳聾 3520上
痰火痙 3520上
痰包 3520上
痰呃 3520上
痰毒 3520下
痰泄 3520下
痰注 3520下
痰注發 3520下
痰注腰痛 3520下
痰胎 3520下
痰核 3521上
痰核丸 3521下
痰核塊 3521下
痰涎血 3521下
痰病 3522上
痰祕 3522上
痰迷心竅 3522上
痰淋 3522上
痰厥 3522下
痰厥頭痛 3522下
痰喘 3522下
痰結 3523下
痰結胸 3523下
痰溼頭痛 3523下
痰飲 3523下
痰飲脅痛 3527下
痰嗽 3528上
痰滯蓄血 3528上
痰瘧 3528下
痰壅遺精 3528下
痰瘰 3528下
痰積 3528下
痰積心痛 3529上
痰積血崩 3529上
痰積腹痛 3529上
痰積嘔吐 3529上
痰癧 3529下
痰鬱 3529下
痰鬱湯 3529下
痱 3529下
痱厥 3530上
痳 3530上
痳科活人全書 3530上
痳疹 3530上
痳疹下利 3531下
痳疹下蟲 3531下
痳疹口氣 3531下
痳疹口疳 3531下
痳疹不出 3532上
痳疹不食 3532下
痳疹不透表 3532下
痳疹目病 3533上
痳疹早沒 3533下
痳疹自汗 3534上
痳疹舌胎 3534上
痳疹作渴 3534下
痳疹作癢 3534下
痳疹形色 3534下
痳疹沈睡 3535下
痳疹身冷 3535下
痳疹泄瀉 3535下
痳疹便祕 3536上
痳疹咬牙 3536上
痳疹欬嗽 3536上
痳疹氣促 3536下
痳疹胸高 3536下
痳疹逆證 3536下
痳疹脣舌破裂 3536下
痳疹脣燥 3537上
痳疹部位 3537上
痳疹喉痛 3537上
痳疹喘 3537上
痳疹發熱 3537下
痳疹順證 3538上
痳疹搐 3538上
痳疹溺澀 3538下
痳疹腹痛 3538下
痳疹腹脹 3538下
痳疹嘔吐 3539上
痳疹瘖 3539上
痳疹鼻衄 3539上
痳疹鼻搧 3539上
痳疹遲沒 3539下
痳疹險證 3539下
痳疹噎 3539下
痳疹譫妄 3539下
痳痘祕法 3540上
痳痺 3540上
痳瘋 3540上
痳瘋痧 3540上
痳 3540上
瘨瘍癧 3540上
瘨癧癰 3540上

痞癟	3540上
痹	3540下
痹氣	3542上
痹厥	3542上
痹隔	3542上
痹熱	3542上
痹論	3542上
痹躄	3542下
痼	3542下
痼冷	3542下
痼疾	3543上
痼病	3543上
痼發	3543上
痼痹	3543下
痾	3543下
痿	3543下
痿易	3544下
痿厥	3544下
痿漏	3545上
痿論	3545上
痿躄	3545上
瘀	3545下
瘀血	3545下
瘀血疝	3545下
瘀血發黃	3545下
瘀血腹痛	3545下
瘀積血崩	3545下
瘂門穴	3546上
瘂風	3546上
瘃	3546下
瘄子	3546下
瘄略	3546下
睛	3546下
睛中穴	3546下
睛中灌血	3546下
睛明	3547上
睛明穴	3547上
睛明骨	3547上
睛珠	3547上
睛黃視渺	3547上
睡	3547上
睡中咬牙	3547下
睡安散	3547下
睡紅散	3547下
睡欸	3548上
睡菜	3548上
睡菜根	3548上
睡蓮	3548上
睡蓮菜	3548上
睡蟲	3548下
睡驚丸	3548下
睡驚太乙丹	3548下
督元至欄痘	3548下
督俞穴	3549上
督脈	3549上
督脈之別	3549下
督脈病	3550上
督脈虛	3550上
督脈實	3550上
睥生痰核	3550上
睫	3550上
睫毛	3550上
矮腳鳳毛	3550下
矮腳樟	3550下
矮樟	3550下
硗礰	3550下
硼砂	3550下
硼砂丸	3550下
硼砂丹	3551上
硼砂散	3551上
硼酸	3551上
碎米柴	3551下
碎骨子	3551下
碎絲紋	3551下
碓嘴	3551下
碗頭瘡	3551下
禁方	3552上
禁止	3552上
禁生	3552上
禁服	3552上
禁服篇	3552上
禁宮花	3552上
禁經	3552上
禽	3552上
禽疽	3552下
稗	3552下
稗米	3553上
稗根	3553上
稗莖	3553上
稚蕈	3553上
稠棃子	3553上
稠膏蕈	3553上
稠麪糊丸	3553上
稠膿	3553上
窟莽	3553下
窠氣	3553下
筩	3553下
筵蘡冬	3553下
筋	3553下
粰粇	3553下
粱	3553下
粱禾	3553下
粱米粥	3553下
粳米	3553下
粳稻	3553下
粳稻米	3553下
粳稻米泔	3554上
粳稻米粥	3554上
粳稻米糕	3554下
粳稻米瀋	3554下
粳稻稈	3554下
粳稻穀奴	3554下
絹	3554下
經	3554下
經分	3554下
經心錄	3554下
經心頌說	3555上
經月之病	3555上
經水	3555上
經水一月再行	3555上
經水不止	3555上
經水不利	3556上
經水先後無定期	3556下
經水先期	3556下
經水後期	3557下
經水數月一行	3558上
經水篇	3558上
經史證類大觀本草	3558上
經史證類本草	3559上
經外寄穴	3559上
經用方書	3559上
經穴纂要	3559上
經如牛膜	3559上
經如屋漏水	3559下
經如魚腦	3559下

經如禽獸形 3559下
經如蝦蟆子 3559下
經行出痘 3559下
經行或多或少 3560下
經別 3560下
經別篇 3560下
經成血胞 3560下
經來白色 3560下
經來目痛 3561上
經來色淡 3561上
經來夾白蟲 3561上
經來成塊 3561上
經來欬嗽 3561上
經來脅痛 3561上
經來紫色 3561下
經來發狂 3561下
經來發熱 3561下
經來黃色 3561下
經來黑色 3562上
經來嘔吐 3562上
經來綠色 3562上
經來斷續 3562上
經來體痛 3562下
經刺 3562下
經始穴 3562下
經治 3562下
經芩 3563上
經俞 3563上
經前吐血 3563上
經前便血 3563上
經前泄瀉 3563上
經前洩水 3563下
經前腹痛 3563下
經前臍下痛 3564下
經後腹痛 3564下
經紀 3564下
經效茯苓湯 3564下
經效產寶 3564下
經效產寶續編 3565上
經效散 3565上
經氣 3565上
經病 3565下
經脈 3565下
經脈別論 3566上
經脈篇 3566上
經堅如石 3566下
經崩出痘 3566下
經淡如水 3566下
經紫成塊 3566下
經閉 3566下
經閉出痘 3568下
經巽 3569上
經期 3569上
經渠穴 3569上
經筋篇 3569上
經絡 3569上
經絡之海 3569下
經絡汗 3569下
經絡考 3569下
經絡考正 3569下
經絡彙編 3569下
經絡詳據 3569下
經絡歌訣 3569下
經絡論 3569下
經進地仙丹 3570上
經進萃仙丸 3570上
經溲不利 3570下
經道 3570下
經種 3570下
經論 3570下
經論種子 3570下
經隧 3570下
經霜老茶葉 3570下
經辯 3571上
經驗 3571上
經驗方 3571上
經驗名方 3571上
經驗良方 3571上
經驗奇方 3571上
經驗祕方 3571上
羨瘡 3571上
義竹 3571上
聖水 3571上
聖功丹 3571上
聖功散 3571下
聖石 3571下
聖先子 3571下
聖知子 3571下
聖金散 3571下
聖度 3571下
聖星丹 3571下
聖效散 3572上
聖粉散 3572上
聖草散 3572上
聖惠方 3572下
聖散子 3572下
聖塗散 3572下
聖愈湯 3572下
聖僧 3573上
聖濟方選 3573上
聖濟經 3573上
聖濟經註 3573下
聖濟總錄 3573下
聖濟總錄纂要 3574上
聖餅子 3574下
聖虀 3574下
聖靈丹 3574下
聖靈解毒丸 3574下
腠理 3575上
腦 3575上
腦子 3575下
腦子散 3575下
腦戶穴 3575下
腦杓 3575下
腦空穴 3575下
腦後 3576上
腦後作痛 3576上
腦後骨 3576上
腦後痧 3576上
腦後發 3576上
腦砂 3576上
腦風 3576上
腦疳 3576下
腦疽 3576下
腦衄 3578上
腦骨 3578上
腦荷 3578上
腦寒 3578上
腦發背 3578上
腦發疽 3578上
腦傷 3578上
腦漏 3578上
腦膏 3578下
腦蒸 3578下
腦蓋 3578下

腦蓋穴 3578下
腦蓋骨 3578下
腦縫 3578下
腦縫不合 3578下
腦轉 3578下
腦爍 3578下
腦麝 3578下
腦麝丸 3578下
腦癰 3579上
腦鑠 3579上
腦髓 3579下
腧 3579下
腧橫居 3579下
腨 3579下
腨痟 3579下
腨腸穴 3579下
腫 3579下
腫行 3580上
腫身痧 3580上
腫塊 3580上
腫滿 3580上
腫瘍 3580上
腫瘍洗法 3582下
腫瘍開口法 3582下
腫瘍敷藥法 3584上
腫瘍辨頭法 3587下
腫瘍辨膿法 3587下
腫聚 3588上
腫翳 3588上
腫爛喉風 3588上
腫爛喉癰 3588下
腫蟲 3588下
腭 3588下
腮 3588下
腮疔 3588下
腮頰生瘡 3589上
腮頷發 3589上
腮癰 3589上
腰 3589上
腰子 3589上
腰子散 3589上
腰戶穴 3589下
腰尻之解 3589下
腰生肉痕 3589下
腰俞穴 3589下
腰柱 3589下
腰柱穴 3590上
腰疽 3590上
腰胯痛 3590上
腰脊 3590下
腰骨 3590下
腰骨傷 3590下
腰帶癰 3590下
腰眼 3591上
腰眼穴 3591上
腰圍 3591上
腰痛 3591上
腰痛痧 3593下
腰痠 3593下
腰脽痛 3594上
腰黃 3594上
腰搭 3594上
腰輭 3594上
腰藍骨 3594上
腰髁骨 3594上
腰癰 3594上
腰腿風 3594上
腳 3594上
腳丫 3594上
腳丫生毛 3594上
腳丫毒 3594下
腳丫癢爛 3594下
腳汗 3595上
腳底板 3595上
腳底穿心疔 3595上
腳拐毒 3595上
腳指黑痧 3595上
腳面骨 3595上
腳根喉風 3595上
腳氣 3595下
腳氣方論 3597下
腳氣成漏 3597下
腳氣治法總要 3598上
腳氣芻言 3598下
腳氣湯 3598下
腳氣鉤要 3598下
腳氣瘡 3598下
腳氣衝心 3599上
腳氣類方 3599上
腳蛀 3599上
腳墊 3599上
腳鹹膏 3599下
腳攣根 3599下
腳攣筋 3599下
腴 3599下
腊痰 3599下
腽膊蟲 3599下
腸 3599下
腸山穴 3600上
腸出 3600上
腸垢 3600上
腸胃 3600上
腸胃奇癢 3600下
腸胃篇 3600下
腸風 3600下
腸風穴 3600下
腸風便血 3600下
腸風黑神散 3601下
腸風黑散 3602上
腸痔 3602上
腸痔丸 3602上
腸覃 3602上
腸痹 3602下
腸窟穴 3602下
腸寧湯 3602下
腸鳴 3602下
腸澑 3603上
腸熱祕 3603上
腸澼 3603上
腸瘤 3603下
腸癀 3603下
腸癰 3603下
腸蠱 3604下
腹 3605上
腹中 3605上
腹中生蛇 3605上
腹中窄狹 3605上
腹中論 3605下
腹皮 3605下
腹皮色黑 3605下
腹皮麻木 3605下
腹皮癰 3605下
腹疝湯 3606上
腹哀穴 3606上
腹脊生鱗甲 3606上

腹脈法 3606上
腹堅出水 3606下
腹堅劇痛 3606下
腹痛 3606下
腹痛六合湯 3607下
腹結穴 3607下
腹脹 3607下
腹滿 3608上
腹蛸 3609上
萬一藤 3609上
萬方鍼線 3609上
萬方類編 3609上
萬方類纂 3609上
萬氏家鈔濟世良方 3609上
萬氏家傳保命歌括 3609上
萬全 3609下
萬全丸 3609下
萬全神應丹 3610上
萬全散 3610上
萬全護命方 3610上
萬吉 3610下
萬安飲 3610下
萬安膏 3610下
萬年灰 3611上
萬年松 3611上
萬年枝 3611上
萬年青 3611上
萬年青子 3611下
萬年青花 3611下
萬年青根 3611下
萬年青葉 3612上
萬年霜 3612上
萬年藤 3612上
萬邦孚 3612上
萬表 3612上
萬金不易妙靈丹 3612下
萬金方 3612下
萬金散 3612下
萬金湯 3613上
萬金膏 3613上
萬病丸 3613下
萬病回春 3613下
萬病紫菀丸 3613下
萬病感應丸 3614下
萬病解毒丸 3614下
萬病解毒丹 3615上
萬痛丸 3615上
萬歲 3615上
萬歲棗 3615上
萬歲藤 3615上
萬補丸 3615上
萬槌青雲膏 3615下
萬曆龍鳳錢 3615下
萬選良方 3615下
萬應丸 3615下
萬應午時茶 3616下
萬應保赤丹 3617上
萬應保胎丸 3617上
萬應神麴糕 3617下
萬應紫金膏 3618上
萬應紫菀丸 3618下
萬應喉證散 3618下
萬應愈風酒 3618下
萬應膏 3619上
萬應錠 3619下
萬應鍼頭丸 3620上
萬應蟬花散 3620上
萬應寶珍膏 3620下
萬應靈丹 3621上
萬寶代鍼膏 3621下
萬靈一粒九轉還丹 3621下
萬靈丸 3623上
萬靈丹 3623上
萬靈散 3623下
萬靈黑虎丹 3624上
萬靈奪命丹 3624上
萬靈膏 3624下
萱草 3625上
萱草花 3625上
萱草根 3625上
萱草莖 3625上
葥子 3625上
萵苣 3625上
萵苣子 3625下
萵筍 3625下
萵菜 3625下
萸連丸 3625下
萹蓄 3625下
萹蓄湯 3626上
落下頦 3626上
落弓痧 3626下
落帚 3626下
落枕頸痛 3626下
落花生 3626下
落花生子 3626下
落花生油 3627上
落架風 3627上
落首 3627上
落得打 3627上
落得打花 3627下
落得打根 3627下
落得打莖 3627下
落得咬 3627下
落痔湯 3627下
落雁木 3627下
落雁木葉 3628上
落雁木藤 3628上
落新婦 3628上
落葵 3628上
落葵子 3628上
落葵葉 3628上
落頭疽 3628上
落頭癰 3628上
落蘇 3628上
葅菜 3628下
葆元行覽 3628下
葆眞丸 3628下
葆眞止洩丸 3629上
葆眞止洩湯 3629上
葉下紅 3629上
葉大椿 3629下
葉子金 3629下
葉子香 3629下
葉子雌黃 3629下
葉文齡 3629下
葉氏眼科方 3629下
葉向春 3629下
葉如菴 3630上
葉汝楠 3630上
葉志詵 3630上
葉底紅 3630上
葉底紅葉 3630上
葉金草 3630上
葉香侶 3630上
葉桂 3630上

葉案存眞	3630下
葉照林	3630下
葉積	3630下
葉選醫衡	3630下
葍苴	3630下
葎草	3630下
葎草莖	3630下
葎草葉	3631上
葑田	3631上
葒草	3631上
葒草子	3631上
葒草花	3631上
葒草莖	3631上
葒草葉	3631上
著	3631下
著至教論	3631下
著痹	3631下
葛	3632下
葛上亭長	3632下
葛子	3633上
葛元	3633上
葛公草	3633上
葛公草子	3633上
葛公草根	3633上
葛仙米	3633上
葛正蒙	3633下
葛朴湯	3633下
葛自申	3633下
葛乳	3633下
葛林	3634上
葛花	3634下
葛花菜	3634下
葛花解毒飲	3634下
葛花解酲丸	3634下
葛花解酲湯	3634下
葛哲	3635上
葛洪	3635上
葛根	3635上
葛根升麻湯	3635下
葛根牛蒡子湯	3635下
葛根加半夏湯	3635下
葛根白朮散	3636上
葛根芩連湯	3636上
葛根麥門冬散	3636上
葛根散	3636上
葛根湯	3636下
葛根黃芩湯	3637下
葛根黃芩黃連湯	3637下
葛根黃連黃芩湯	3638上
葛根葱白湯	3638上
葛根解肌湯	3638上
葛根解毒湯	3638上
葛根橘皮湯	3638下
葛乾孫	3638下
葛勒蔓	3638下
葛犀湯	3638下
葛越	3639上
葛黃丸	3639上
葛葉	3639上
葛穀	3639上
葛蔓	3639上
葛蕈	3639上
葛應雷	3639上
葛應澤	3639下
葛藤	3639下
葛鏞	3639下
葛虆	3639下
葝	3640上
葞	3640上
葡萄	3640上
葡萄疔	3640上
葡萄疫	3640下
葡萄根	3640下
葡萄酒	3640下
葡萄落地痘	3640下
葡萄葉	3640下
葡萄實	3640下
葡萄瘟	3641上
葡萄燒酒	3641上
葡萄藤	3641上
葡萄釀酒	3641上
董西園	3641上
董汲	3641上
董奉	3641上
董炳	3641上
董梭	3641下
董說	3641下
董鳳翀	3641下
葕	3641下
葦	3641下
葦莖	3641下
葦莖湯	3641下
葦蒲	3641下
葦薪	3642上
葫	3642上
葫蘆	3642上
葫蘆巴	3642上
葫蘆酒	3642上
葯	3642上
葱	3642上
葱子	3642上
葱汁	3642下
葱白	3642下
葱白一物湯	3643上
葱白丸	3643上
葱白香豉湯	3643上
葱白酒	3643下
葱白散	3643下
葱白湯	3643下
葱白膏	3644上
葱白藜蘆	3644下
葱乳湯	3644下
葱花	3644下
葱苒	3644下
葱涎膏	3644下
葱豉安胎湯	3644下
葱豉酒	3644下
葱豉湯	3645上
葱豉粥	3645上
葱菼	3645上
葱葉	3645上
葱葵	3645上
葱蜜膏	3645上
葱熨法	3645上
葱歸溻腫湯	3645下
葱礬散	3645下
葱鬚	3645下
葳蕤	3646上
葳靈仙	3646上
葵	3646上
葵子伏苓散	3646上
葵子散	3646上
葵子湯	3646下
葵心	3646下
葵石散	3646下

葵花散	3647上
葵根	3647上
葵根散	3647上
葵莖	3647上
葵菜粥	3647下
葵葉	3647下
葵蓴	3647下
葶棗散	3647下
葶藶	3647下
葶藶丸	3647下
葶藶大棗湯	3648下
葶藶大棗瀉肺湯	3648下
葶藶子	3649上
葶藶子散	3649下
葶藶木香散	3649下
葶藶苦酒湯	3649下
葶藶散	3650上
葶藶薏苡瀉肺湯	3650下
菫菜	3650下
葹	3650下
葽繞	3650下
蒁	3650下
蒁藥	3650下
莛	3650下
虞刺	3650下
虞庠	3650下
虞洮	3650下
虞美人	3651上
虞鹿	3651上
虞摶	3651上
虞蓼	3651上
虞瘡	3651上
蛷螋	3651下
蛺蝶	3651下
蛾眉豆	3651下
蛾眉茶	3651下
蜉蜉	3651下
蜀大黃	3651下
蜀水花	3651下
蜀水花膏	3651下
蜀本草	3652上
蜀羊泉	3652上
蜀芥	3652上
蜀芹	3652上
蜀柳	3652上
蜀胡爛	3652上
蜀桑	3652下
蜀秫	3652下
蜀脂	3652下
蜀椒	3652下
蜀椒目	3652下
蜀椒毒	3652下
蜀椒紅	3653上
蜀椒根	3653下
蜀椒湯	3653下
蜀椒葉	3653下
蜀黍	3654上
蜀黍米	3654上
蜀黍根	3654上
蜀葵	3654上
蜀葵子	3654下
蜀葵花	3654下
蜀葵根	3654下
蜀葵莖	3654下
蜀漆	3655上
蜀漆散	3655上
蜀酸棗	3655上
蜂	3655上
蜂子丹	3655下
蜂房	3655下
蜂房膏	3655下
蜂房釀酒	3655下
蜂虎	3655下
蜂勳	3656上
蜂窠疽	3656上
蜂窠痔	3656下
蜂窠散	3656下
蜂窠發	3656下
蜂窠瘡	3657上
蜂窠癧	3657上
蜂腸	3657上
蜂漏	3657上
蜂蜜	3657上
蜂糖	3657下
蜂薑丸	3657下
蜂螫傷	3658上
蜂霜散	3658上
蜃	3658上
蜃灰	3658上
蜆	3658上
蜆水	3658上
蜆肉	3658上
蜆肉痔	3658下
蜆殼	3658下
蜆腊	3658下
蜈蚣	3658下
蜈蚣入耳	3659上
蜈蚣入腹	3659上
蜈蚣疔	3659下
蜈蚣毒	3659下
蜈蚣星風散	3659下
蜈蚣哽喉	3659下
蜈蚣草	3659下
蜈蚣散	3659下
蜈蚣痧	3660上
蜈蚣萍	3660下
蜈蚣漏	3660下
蜈蚣膏	3660下
蜈蚣節草	3660下
蜈蚣餞	3660下
蜈蚣齩傷	3661上
蜈蚣蠱蟲	3661上
蜉蝣	3661下
蜋蜩	3661下
蜌	3661下
蜒蚰	3661下
蜒蚰螺	3661下
蜒蝣	3661下
蜒蝣槐花丸	3661下
裏	3661下
裏水	3662上
裏吹乳	3662上
裏急	3662上
裏急後重	3662上
裏痛	3662上
裏黑舌	3662上
裏懸瘨風	3662上
裙風瘡	3662上
裙帶魚	3662上
裙邊瘡	3662上
補	3662下
補中丸	3662下
補中地黃湯	3662下
補中芎藭湯	3662下
補中益氣丸	3663上

補中益氣湯　3663上
補中勝毒餅　3664上
補中湯　3664上
補元丸　3664下
補元湯　3664下
補元調經丸　3665上
補天大造丸　3665上
補心丸　3665下
補心丹　3666上
補心神效丸　3666上
補心湯　3666下
補心臟勞極守靈散　3666下
補水寧神湯　3666下
補火丸　3667上
補火引水湯　3667上
補本丸　3667上
補正輯光傷寒論　3667上
補肉膏　3667上
補肌散　3667上
補血湯　3667下
補血榮筋丸　3667下
補血養陰丸　3667下
補肝丸　3668上
補肝散　3668下
補肝湯　3669下
補肝養榮湯　3670上
補肝臟勞極金明散　3670上
補注溫疫論　3670上
補肺阿膠丸　3670上
補肺散　3670上
補肺湯　3670下
補肺膏　3671上
補肺臟勞極虛成散　3671上
補胎湯　3671上
補胞飲　3671上
補宮丸　3671下
補氣丸　3671下
補氣升陽和中湯　3671下
補氣升腸飲　3672上
補氣生血湯　3672上
補氣固經丸　3672上
補氣湯　3672上
補氣解暈湯　3672下
補氣運脾丸　3672下
補氣運脾湯　3672下
補氣養榮湯　3672下
補氣瀉榮湯　3673上
補益丸　3673下
補益杞圓酒　3673下
補益腎肝丸　3673下
補益膏　3674上
補眞丸　3674上
補眞玉露丸　3674上
補眞潤腸丸　3674上
補眞潤腸湯　3674下
補骨四物湯　3674下
補骨脂　3674下
補骨脂丸　3674下
補骨脂實　3675上
補骨散　3675上
補脬丸　3675下
補脬散　3675下
補脬飲　3675下
補陰八珍湯　3675下
補陰丸　3676上
補陰瀉火湯　3676上
補勞人參丸　3676上
補筋丸　3676下
補脾胃瀉陰火升陽湯　3676下
補脾益眞湯　3677上
補脾散　3677下
補腎丸　3677下
補腎地黃丸　3678下
補腎地黃湯　3679上
補腎明目丸　3679上
補腎湯　3679上
補腎磁石丸　3679下
補虛　3680上
補虛降火湯　3680上
補虛湯　3680上
補陽固帶長生延壽丹　3680上
補陽湯　3680下
補損當歸散　3681上
補經固眞湯　3681上
補榮湯　3681下
補漏生肌散　3681下
補鼻還原法　3681下
補漿湯　3682上
補養方　3682下
補劑　3682下
補遺人參白朮湯　3682下
補遺湯　3683上
補膽防風湯　3683上
補瀉丸　3683上
補髓丹　3683下
解　3683下
解下除溼湯　3683下
解水毒飲　3683下
解肌　3684上
解肌丸　3684上
解肌湯　3684上
解利　3684下
解㑊　3684下
解毒　3684下
解毒丸　3684下
解毒大青湯　3685下
解毒子　3685下
解毒子根　3685下
解毒內托散　3686上
解毒天漿飲　3686上
解毒仙草　3686上
解毒四物湯　3686下
解毒百用膏　3686下
解毒至寶神丹　3686下
解毒防風湯　3686下
解毒消瘴散　3686下
解毒紫金膏　3687上
解毒散　3687上
解毒湯　3687下
解毒疎痘湯　3687下
解毒雄黃丸　3688上
解毒萬病丹　3688上
解毒飲　3688上
解毒編　3688上
解毒濟生湯　3688上
解毒瀉心湯　3688下
解毒瀉脾湯　3688下
解炎化酒湯　3688下
解表消毒飲　3689上
解表散　3689上
解風散　3689下
解風湯　3689下
解倉飲　3689下

解冤神丹 3690上
解剖 3690上
解索 3690上
解脈 3690上
解骨丸 3690下
解惑 3690下
解結 3690下
解暈草 3690下
解暑三白散 3690下
解暑三白湯 3690下
解煙癮法 3691上
解雷湯 3691上
解精微論 3691上
解語丸 3691上
解語湯 3691上
解墮 3691下
解熱飲 3691下
解論 3691下
解劑 3691下
解錫 3691下
解谿穴 3691下
解離 3691下
解蠡 3691下
解顱 3691下
解鬱湯 3692下
解鬱調胃湯 3692下
試月 3693上
試水 3693上
試奇方 3693上
試效集 3693上
試效集成 3693上
試病生死法 3693上
試痛 3693上
試蟲散 3693下
詹香 3693下
詹糖 3693下
詹糖香 3693下
詹諸 3693下
誅毒丹 3693下
跭䟫 3694上
豢虎疔 3694上
豢虎痘 3694上
豥豬 3694上
貆 3694上
貆豬 3694上
貉 3694上
貉肉 3694上
貉貓 3694上
資生丸 3694上
資生腎氣丸 3695上
資生順坤丸 3695下
資生經 3695下
資取 3695下
資脈穴 3695下
資液救焚湯 3695下
資壽解語湯 3696上
賈所學 3696上
賊心 3696上
賊邪 3696上
賊風 3696上
賊風篇 3696上
賊痘 3696上
賊標痘 3696下
跟 3696下
跟肉 3696下
跨馬癰 3696下
路石 3696下
路石莖 3696下
路石葉 3697上
路路通 3697上
路頭花 3697上
跳 3697上
跳百丈 3697上
跳搏蟲 3697上
跳鰕蟲 3697上
跳鐵 3697上
載 3697上
載丹 3697上
辟 3697上
辟火 3697上
辟汗香 3697上
辟邪丹 3697下
辟邪膏 3697下
辟邪樹 3697下
辟虺雷 3697下
辟虺雷根 3698上
辟虼蚤法 3698上
辟臭蟲法 3698上
辟蚊法 3698上
辟蛇法 3698上
辟蛇雷 3698上
辟陰 3698下
辟寒救腹丹 3698下
辟溫丹 3698下
辟著 3698下
辟蜈蚣法 3698下
辟塵膏 3699上
辟瘟丹 3699上
辟瘟草 3700上
辟瘟散 3700上
辟蝨法 3700下
辟積 3700下
辟穢丹 3700下
辟穢香 3700下
辟驚石 3700下
逼毒散 3701上
逼撥 3701上
遂 3701上
遂火丹 3701上
遂生編 3701上
遂石 3701上
遂陽木 3701上
遇仙丹 3701下
遇仙無比丸 3702上
遊走血脾癰 3702上
遊風 3702上
遊風丹毒 3703上
遊腫 3703上
遊魂 3703上
遊膝風 3703上
遊龍 3703上
遊鍼 3703上
運日 3703上
運屎蟲 3703上
運星 3703上
運氣 3703上
運氣一言集 3703下
運氣化機 3703下
運氣占候補遺 3703下
運氣定論 3703下
運氣易覽 3703下
運氣要旨論 3704上
運氣要訣 3704上
運氣略 3704上
運氣掌訣錄 3704上

運氣發揮　3704上
運氣圖說　3704上
運氣說　3704上
運氣論口義　3704上
運痰丸　3704上
遍地金　3704上
遍地金錢　3704上
遍地香　3704下
過　3704下
過山龍　3704下
過冬青　3704下
過岡龍　3704下
過肩疽　3704下
過脊馬瘨　3704下
過梁疔　3704下
過期不產　3704下
過期飲　3705上
過街　3705上
過經　3705上
過經不解　3705上
過路蜈蚣　3705下
過膝風　3705下
過橋痔　3705下
過龍　3705下
過羅　3705下
過饑胃竭　3705下
過鑄　3706下
過癰　3707上
遐齡萬壽丹　3707上
道人頭　3707上
道中熱土　3707上
道止　3707下
道生草　3707下
道淵　3707下
道廣　3707下
達生散　3707下
達生飲　3707下
達生編　3707下
達原飲　3707下
達節　3708上
達鬱湯　3708上
鄒志夔　3708上
鄒福　3708下
鄒鋐　3708下
鄒澍　3708下
鄔廷謀　3708下
酪　3709上
酪酥　3709上
鈴兒草　3709上
鈴骨　3709上
鈷鉧　3709上
鈹刀　3709上
鈹石　3709上
鍍鋮　3709下
鉗　3709下
鉛　3709下
鉛丹　3710上
鉛丹散　3710上
鉛白　3710上
鉛白霜　3710下
鉛光石　3710下
鉛回散　3710下
鉛灰　3710下
鉛物入肉　3710下
鉛紅散　3710下
鉛粉　3711上
鉛粉毒　3711下
鉛華　3711下
鉛霜　3711下
鉛霜散　3711下
鉛礬　3711下
鉛鑛毒　3712上
鉤吻　3712上
鉤吻毒　3712上
鉤芺　3712下
鉤星　3712下
鉤栗　3712下
鉤栗仁　3712下
鉤脈　3712下
鉤腸痔　3712下
鉤樟　3712下
鉤駱　3712下
鉤櫟　3712下
鉤藤　3713上
鉤藤散　3713上
鉤藤湯　3713上
鉤藤飲　3713下
鉤藤鉤　3714上
鉤藤鉤散　3714上
鉤藤膏　3714下
鉤心　3714下
閟　3714下
閟泉丸　3714下
隔　3715上
隔山消　3715上
隔中　3715上
隔冬青　3715上
隔皮取膿散　3715上
隔刺虎　3715上
隔夜茶水毒　3715上
隔河仙　3715上
隔虎刺　3715上
隔紙膏　3715下
隔腸　3715下
雉　3715下
雉肉　3716上
雉尾　3716上
雉毒　3716上
雉黃　3716上
雉腦　3716下
雉腦膏　3716下
雉嘴　3716下
雉糞　3716下
雌　3716下
雌疔　3716下
雌雄　3716下
雌雄人　3716下
雌雄丸　3716下
雌雄痔　3716下
雌雄散　3717上
雌雄霹靂火　3717上
雌黃　3717上
雌黃丸　3717下
雌黃散　3718上
雌檳榔　3718上
雍　3718上
零　3718上
零烏豆　3718上
零陵　3718上
零陵香　3718上
零榆　3718上
零餘子　3718下
雷丸　3718下
雷丸丸　3718下
雷丸丹　3719上

雷丸草 3719上
雷丸散 3719上
雷大震 3719下
雷公 3719下
雷公本草集注 3719下
雷公炮炙論 3719下
雷公炮製藥性解 3719下
雷公墨 3720上
雷公頭 3720上
雷公藤 3720上
雷公藤莖 3720上
雷公藤葉 3720下
雷公藥對 3720下
雷引 3720下
雷火 3720下
雷火神鍼 3720下
雷矢 3721上
雷伯宗 3721上
雷氣 3721上
雷楔 3721上
雷菌 3721上
雷實 3721上
雷廓 3721上
雷墨 3721上
雷震肉 3721下
雷燒松 3721下
雷頭風 3721下
雷頭風內障 3722上
雷擊死 3722上
雷擊散 3722上
雷豐 3722上
雷斅 3722上
雷巖丸 3722上
雹 3722下
雹葖 3722下
靳刺 3722下
靳起蛟 3722下
靳從謙 3722下
靳豪 3723上
靳鴻緒 3723上
頄顙 3723上
預知 3723上
預知子 3723上
預知根 3723下
頑風 3723下
頑荊 3723下
頑瘡 3723下
頑臚瘡 3723下
頑癬 3723下
頒 3724上
頓止丹 3724上
頓泄 3724下
頓嗆 3724下
飲 3724下
飲泄 3724下
飲後即便 3724下
飲食毒 3725上
飲家 3725上
飲氣嗽 3725上
飲酒無酒氣 3725上
飲痛 3725上
飲傷 3725上
飲痰 3725下
飲瘥 3725下
飲積 3725下
飲癖 3725下
飯 3725下
飯豆 3725下
飯匙骨 3725下
飯醉 3726上
飯鍋粑 3726上
飯鍋焦 3726上
飯蠅 3726上
飯籮 3726上
馲駱 3726上
馳風清火湯 3726上
骭 3726下
骭骨 3726下
骭厥 3726下
骫 3726下
鳧 3726下
鳧公英 3726下
鳧肉 3726下
鳧血 3726下
鳧茈 3727上
鳧茨 3727上
鳧骨 3727上
鳧骨傷 3727上
鳧葵 3727上
鳩 3727上
鳩坑茶 3727下
鳩尾穴 3727下
鳩尾骨 3727下
鳩酸 3727下
麂 3727下
麂皮 3727下
麂目 3727下
麂肉 3728上
麂頭骨 3728上
黽 3728上
鼓子花 3728上
鼓皮 3728上
鼓花 3728上
鼓脹 3728上
鼓脹痧 3729下
鼓慄 3729下
鼓槌風 3729下
鼓槌草 3730上
鼓頷 3730上
鼠 3730上
鼠牙半友 3730下
鼠奶痔 3730下
鼠母 3730下
鼠皮 3730下
鼠目 3731上
鼠矢 3731上
鼠印 3731上
鼠耳 3731上
鼠肉 3731上
鼠血 3731上
鼠串瘡 3731上
鼠卵 3731上
鼠尾 3731下
鼠尾芩 3731下
鼠尾草 3731下
鼠尾草花 3731下
鼠尾草根 3731下
鼠尾草葉 3731下
鼠尾痔 3731下
鼠李 3731下
鼠李子 3732上
鼠李皮 3732上
鼠肝 3732上
鼠足 3732上
鼠姑 3732上

鼠怕草　3732上
鼠毒　3732下
鼠油膏　3732下
鼠法　3732下
鼠咬傷　3732下
鼠疫約編　3732下
鼠負　3732下
鼠韭　3732下
鼠涎　3733上
鼠疽　3733上
鼠脂　3733上
鼠脊骨　3733上
鼠婦　3733上
鼠婦蟲　3733上
鼠梓　3733下
鼠棃　3733下
鼠莽　3733下
鼠腦　3733下
鼠跡疸　3733下
鼠鄉　3733下
鼠僕　3733下
鼠漏　3733下
鼠膈　3734上
鼠蓂　3734上
鼠櫨　3734上
鼠瘡　3734上
鼠齒莧　3734上
鼠瘻　3734上
鼠頭　3734上
鼠糞　3734上
鼠膽　3734下
鼠膽丸　3734下
鼠黏　3734下
鼠黏子散　3734下
鼠黏子湯　3735上
鼠黏子解毒湯　3735下
鼠藤　3735下
鼠藤莖　3735下
鼠麴草　3735下
鼠壤土　3736上
鼠癧　3736上
鼠癧土瓜丸　3736上
鼠攢瘡　3736上

十四畫

僕公罌　3737上
僕參穴　3737上
僕壘　3737上
僦貸季　3737上
僧鞋菊　3737上
厭　3737上
嗽　3737下
嗽上氣疾　3738上
嗽水不嚥　3738上
嗽血　3738上
嗽藥　3738上
嘈　3738上
嘈雜　3738上
嘉禾散　3739上
嘉禾湯　3739上
嘉多村直　3739上
嘉香肉　3739上
嘉祐補註本草　3739下
嘉草　3739下
嘉魚　3739下
嘉魚肉　3739下
嘉賓　3740上
嘉慶子　3740上
嘉樹　3740上
嘔　3740上
嘔水不食　3741上
嘔吐　3741上
嘔血　3742上
嘔泄　3742下
嘔苦　3742下
嘔家　3742下
嘔涌　3742下
嘔清水　3742下
嘔膽　3743上
嘔膿　3743上
嘔膿地黃湯　3743上
嘛呢子　3743上
嘛唻子　3743下
嘛嘣子　3743下
圖書編　3743下
圖註脈訣　3743下
圖註難經　3743下
圖經本草　3743下
圖翼　3744上
團面　3744上
團參丸　3744上
團參散　3744上
團參湯　3744上
團參飲　3744下
團魚　3744下
團魚丸　3744下
團慈姑　3744下
塵　3744下
塵沙入目　3744下
墓頭回　3745上
壽夭　3745上
壽夭剛柔篇　3745上
壽世保元　3475上
壽世堂醫案　3745上
壽世彙編　3745上
壽世新編　3745下
壽台骨　3745下
壽芝醫案　3745下
壽星丸　3745下
壽星丹　3745下
壽星草　3745下
壽脾煎　3745下
壽脾煎丸　3746上
壽親養老新書　3746上
壽親養老補遺　3746下
夢　3746下
夢生　3747下
夢神　3747下
夢與鬼交　3747下
夢遺　3747下
夢靈丸　3747下
奪天造化丸　3748上
奪命丸　3748上
奪命五毒丹　3748下
奪命丹　3748下
奪命返魂散　3749下
奪命紅棗丹　3749下
奪命紫金丹　3750上
奪命散　3750下
奪命無憂散　3751下
奪命飲　3751下
奪命還眞丹　3752上
奪食風　3752上
奪香花　3752下

奪精 3752下
奪魂散 3752下
奪劑 3753上
奪鬱湯 3753上
嫩陽 3753上
寡婦牀頭塵土 3753上
寡婦經閉 3753上
寢汗 3753下
寤 3753下
寤生 3753下
寤生丸 3753下
寥廓 3753下
實 3753下
實女 3753下
實心竹 3753下
實火 3753下
實邪 3754上
實表散 3754上
實表解毒湯 3754上
實風 3754上
實祕 3754下
實脈 3754下
實脹 3754下
實脾散 3754下
實脾飲 3755上
實腸散 3755下
實腫 3755下
實漿散 3755下
實熱 3756上
實聾 3756上
實攣 3756上
寧心湯 3756上
寧志丸 3756上
寧志化痰丸 3756下
寧志膏 3756下
寧坤丸 3757上
寧肺桔梗湯 3758上
寧肺湯 3758上
寧神膏 3758下
寧神導痰湯 3758下
寧嗽丸 3758下
寧嗽化痰湯 3758下
寧嗽湯 3759上
對口 3759上
對山醫話 3759上
對心發 3759上
對疔 3759上
對金飲 3759下
對金錠 3759下
對胸痧 3759下
對節菜 3760上
對臍毒 3760上
對臍發 3760上
對廬 3760上
對鰕 3760上
廖文彬 3760上
慈幼心傳 3760上
慈幼綱目 3760下
慈幼綱目新書 3760下
慈母 3760下
慈母枝 3760下
慈母葉 3760下
慈石 3760下
慈竹 3760下
慈竹瀝 3760下
慈竹籜 3760下
慈姑 3761上
慈烏 3761上
慈烏肉 3761上
慈烏膽汁 3761上
慈航集 3761上
慈連 3761下
慈菇 3761下
慈菇花 3761下
慈菇根 3761下
慈菇葉 3761下
慈雲散 3761下
慈鴉 3762上
慈謀勒 3762上
慈濟 3762上
慈鰻鱺 3762上
慘 3762上
慘令 3762上
慢心銳毒 3762上
慢喉風 3762上
慢痧 3762下
慢脾風 3762下
慢臨盆 3763上
慢驚風 3763上
截子瑪瑙 3765上
截江網 3765上
截血膏 3765上
截風丹 3765上
截疳散 3765下
截腸 3765下
截瘧飲 3765下
截驚丸 3765下
搬 3766上
摘星樓治痘全書 3766上
摘綠 3766上
摧肝丸 3766上
摸 3766上
摸魚公 3766上
斲木鳥 3766下
榎 3766下
榕 3766下
榕根鬚 3766下
穀 3767上
穀桑 3767上
榛 3767上
榛仁 3767上
榛栗 3767上
榝 3767上
榠樝 3767下
榠樝實 3767下
榠 3767下
櫻皮 3767下
榧 3767下
榧花 3768上
榧實 3768上
榮 3768上
榮化 3768下
榮目 3768下
榮桐 3768下
榮氣 3768下
榮華 3768下
榮劑 3768下
榮衛 3768下
榮衛返魂湯 3768下
榮衛飲 3770上
榲桲 3770上
榲桲木皮 3770上
榲桲實 3770上
榹桃 3770上
榼子 3770上

榼藤 3770上
榼藤子 3770下
榼藤散 3770下
構 3770下
構子 3770下
構膠 3770下
槌骨 3770下
槎了草 3770下
槐 3770下
槐子 3771上
槐子丸 3771上
槐耳 3771上
槐角 3771上
槐角丸 3771上
槐角子 3771下
槐角地榆湯 3771下
槐角利膈丸 3771下
槐角枳殼湯 3771下
槐角散 3772上
槐枝 3772上
槐枝酒 3772上
槐枝膏 3772上
槐花 3772下
槐花丸 3772下
槐花酒 3772下
槐花散 3773上
槐花湯 3773上
槐根皮 3773下
槐耆湯 3773下
槐條膏 3773下
槐菌 3773下
槐葉 3773下
槐蛾 3773下
槐實 3773下
槐膠 3774上
槐樹皮 3774上
槐檀火 3774下
槐檽 3774下
槐雞 3774下
椰桐 3774下
椰桐皮 3774下
椰桐葉 3774下
歌女 3774下
毓麟丸 3774下
毓麟芝室玉髓摘要 3775上
毓麟保胎膏 3775上
毓麟珠 3775上
穀 3775下
滎 3775下
滯下 3775下
滯氣 3775下
滯熱丹毒 3775下
滯頤 3775下
滲泄 3776上
滲溼救苦散 3776上
滲溼湯 3776上
滴水丸 3776下
滴耳油 3776下
滴血 3776下
滴乳石 3776下
滴乳香 3776下
滴油散 3776下
滴滴金 3776下
滴膿瘡 3777上
滴露 3777上
滾痰丸 3777上
滿天星 3777上
滿天星疔 3777上
滿目螢星 3777上
滿江紅 3777上
滿病 3777上
滿脈 3777上
滿陰實 3777上
滿痧 3777下
漂搖草 3777下
漆 3777下
漆入目 3777下
漆子 3777下
漆姑草 3777下
漆花 3777下
漆梯 3777下
漆柴 3778上
漆莖 3778上
漆黃丸 3778上
漆黃蟾酥丹 3778上
漆葉 3778上
漆瘡 3778上
漆盤上漆 3778下
漆器 3778下
漉 3779上
漉汗 3779上
漏 3779上
漏天機 3779上
漏谷穴 3779上
漏底 3779上
漏泄 3779上
漏胎 3779上
漏風 3779下
漏風嗽 3779下
漏氣 3779下
漏氣麥門冬湯 3780上
漏病 3780上
漏帶 3780上
漏脯毒 3780上
漏痘 3780上
漏腋 3780上
漏項 3780上
漏睛 3780上
漏睛瘡 3780下
漏睛膿出外障 3780下
漏腮 3780下
漏精 3780下
漏漿 3780下
漏瘡 3780下
漏瘡痘 3781上
漏蔻 3781上
漏盧 3781上
漏蹄風 3781上
漏瘤 3781下
漏籃子 3781下
漏蘆 3781下
漏蘆丸 3781下
漏蘆苗 3782上
漏蘆根 3782上
漏蘆散 3782下
漏蘆湯 3783上
漏蘆飲 3783下
漚 3783下
漚苧汁 3783下
漚麻汁 3783下
漢竹 3783下
漢防己 3783下
漢防己散 3783下
漢防己湯 3784上
漢防己煮散 3784上

漢痲 3784上
漢椒 3784上
漫遊雜記 3784上
漫黃 3784上
漬 3784上
漬酒 3784上
漯 3784上
漯水 3784下
漳水 3784下
漸 3784下
熥 3784下
熁鐵石 3784下
熅 3784下
熇 3784下
熇尾蛇 3784下
熊 3784下
熊白 3785上
熊肉 3785上
熊血 3785上
熊宗立 3785上
熊脂 3785上
熊骨 3785下
熊掌 3785下
熊景先 3785下
熊筋 3785下
熊腦 3785下
熊膽 3785下
熊膽丸 3786上
熊膽天痲丹 3786上
態膽散 3786下
熊膽膏 3786下
熊膽膏錠 3787上
熏黃 3787下
熒 3788上
熒火丹 3788上
熒惑星 3788上
犗 3788上
犗牛乳汁 3788上
犪牛 3788上
獏子薑 3788上
獐耳草 3788上
獐耳細辛 3788上
獐頭 3788下
瑣言 3788下
瑣瑣葡萄 3788下
瑤池水 3788下
瑤池沙 3788下
瑤桂 3788下
瑪瑙 3788下
瑪瑙障 3789上
瑰蕁 3789上
𤬪甊蜂 3789上
甄立言 3789上
甄棲眞 3789上
甄權 3789下
甌權防風湯 3789下
瘇 3790上
瘇頭 3790上
瘈 3790上
瘈狗傷考 3790上
瘈脈穴 3790上
瘈瘲 3790上
瘊 3790上
瘋 3790上
瘋犬齩傷 3790上
瘋疙瘩 3792上
瘋痧 3792上
瘌 3792上
瘍 3792上
瘍科心得集 3792上
瘍科捷徑 3792下
瘍科臨證 3792下
瘍醫 3792下
瘍醫大全 3792下
瘍醫準繩 3792下
瘖瘧 3792下
瘙 3792下
瘑瘡 3792下
瘓風 3793上
瘕 3793上
瘕聚 3793上
瘖 3793上
瘖門穴 3794下
瘖俳 3794下
瘑瘡 3794下
瘮耳 3794下
瘥風 3794下
皶 3794下
盡根牙 3794下
監 3795上
監倉之官 3795上
罯 3795上
罯丸 3795上
罯腫 3795上
罯囊 3795上
瞀 3795上
瞀熱 3795下
碧丹 3795下
碧天丸 3795下
碧玉丸 3796上
碧玉草 3796上
碧玉散 3796上
碧玉膏 3796下
碧玉錠 3797上
碧石青 3797上
碧竹子 3797上
碧穹丹 3797上
碧青 3797上
碧飛 3797上
碧香丹 3797下
碧桃 3797下
碧海水 3797下
碧犀 3797下
碧雪 3797下
碧雪丹 3798上
碧魚 3798上
碧雲散 3798上
碧澗 3798下
碧蓮花 3798下
碧螺膏 3798下
碧霞丹 3799上
碧霞石 3799下
碧霞挺子 3799下
碧霞膏 3799下
碧蟬花 3799下
福幼編 3799下
福胎飲 3800上
福桑 3800上
福參 3800上
福祿論 3800上
福麴 3800上
種子 3800上
種子丸 3802下
種子兜肚 3802下
種玉酒 3803上

種白朮　3803上
種痘心法要訣　3803下
種福堂公選良方　3803下
種福堂公選醫案　3803下
種鹽　3803下
端　3803下
端午節午時水　3803下
端木縉　3803下
端法　3803下
箕門穴　3803下
箕門癰　3804上
菌桂　3804上
箘桂皮　3804上
劄耳草　3804上
管仲　3804上
管長沼之　3804上
管鼎　3804上
管窺附餘　3804上
精　3804上
精汁　3804下
精明　3804下
精明之府　3804下
精要宣明論　3805上
精宮穴　3805上
精氣　3805上
精神　3805上
精理黃石　3805上
精華　3805上
精陽氣　3805上
精微　3805上
精極　3805上
精窠　3805下
精濁　3805下
精竅　3805下
精露穴　3805下
綟木　3805下
綠子　3805下
綠升麻　3805下
綠毛龜　3806上
綠白散　3806上
綠李　3806上
綠豆　3806上
綠豆皮　3806下
綠豆花　3806下
綠豆芽　3806下
綠豆青　3806下
綠豆粉　3806下
綠豆莢　3807上
綠豆痘　3807上
綠豆粥　3807上
綠豆葉　3807上
綠豆飲　3807上
綠豆燈心炒米湯　3807上
綠青　3807上
綠柹　3807上
綠柰　3807下
綠風內障　3807下
綠風羚羊飲　3807下
綠風還睛丸　3807下
綠盆　3807下
綠盆實　3807下
綠茶　3808上
綠袍草　3808上
綠袍散　3808上
綠結　3808下
綠雲油　3808下
綠雲散　3808下
綠雲膏　3808下
綠蕚梅　3809上
綠葉綠花草　3809上
綠葡萄　3809上
綠鳩　3809下
綠旗參（原文爲綠旗參）　3809下
綠膏藥　3809下
綠鳳散　3809下
綠膚青　3809下
綠橘　3809下
綠礬　3809下
綠礬丸　3809下
綠礬散　3809下
綠蠟膏　3810上
綠鹽　3810上
綠欖　3810上
綣　3810上
綦鍼　3810下
綬貝　3810下
維　3810下
維常　3810下
維厥　3810下
維筋　3810下
維道穴　3810下
綱　3810下
綱目刊補　3810下
綴法　3811上
綸布　3811上
綺石先生　3811上
綽菜　3811上
綿　3811上
綿羊　3811上
綿花瘡　3811上
綿花癬　3811上
綿桃　3811上
綿茵陳　3811上
綿棃　3811上
綿絮　3811下
綿絮頭草　3811下
綿橘　3811下
綿繭散　3811下
緊　3811下
緊病　3811下
緊脈　3811下
緊骨香　3812上
緊脣　3812上
緊喉風　3812上
緊痧　3812上
緊斂　3812下
緋帛　3812下
緋桃　3812下
緋絹　3812下
翟良　3812下
翟煦　3812下
翟雞　3813上
翠玉膏　3813上
翠白　3813上
翠羽　3813上
翠羽草　3813上
翠青　3813下
翠青錠　3813下
翠梅草　3813下
翠翎草　3813下
翠蛇　3813下
翠鳥　3813下
翠雲草　3813下
翠雲散　3814上

翠雲錠 3814上
翠碧鳥 3814上
翠霞散 3814上
翠霞錠 3814上
翡翠 3814下
翣舌 3814下
翣舌風 3814下
聚 3814下
聚毛 3815上
聚邑 3815上
聚星障 3815上
聚泉穴 3815上
聚珍丸 3815上
聚香飲 3815上
聚陰 3815下
聚痘 3815下
聚開障 3815下
聚精丸 3815下
聚寶丹 3815下
聚寶黃龍散 3816上
聚藻 3816上
聞 3816上
腐 3816上
腐巴 3816上
腐皮 3816下
腐乳 3816下
腐沫 3816下
腐泔 3816下
腐根 3816下
腐婢 3816下
腐渣 3816下
腐腸 3816下
腐漿 3816下
腐盡生肌散 3816下
腿 3817上
腿凹 3817上
腿肚 3817上
腿肚長肉 3817上
腿足拘攣 3817上
腿堅腫如石 3817上
腿痛 3817下
腿發 3818上
腿腳腫爛 3818上
腿遊風 3818上
腿瘡 3818下
腿彎 3818下
腿癰 3818下
膀 3818下
膀胱 3818下
膀胱火 3819上
膀胱俞穴 3819上
膀胱欬 3819上
膀胱氣 3819上
膀胱病 3819下
膀胱絕 3820上
膀胱脹 3820上
膀胱虛寒 3820上
膀胱募穴 3820上
膀胱實熱 3820上
膀胱蒸 3820上
膀胱癰 3820上
膜脹 3820上
膜憒 3820下
膂 3820下
膂骨 3820下
膂筋 3820下
膃肭 3820下
膃肭脂 3821上
膃肭臍 3821上
膃肭臍酒 3821下
嗉 3821下
膇 3821下
膈 3821下
膈中 3821下
膈俞穴 3821下
膈洞 3822上
膈食痧 3822上
膈氣開關方 3822上
膈消 3822上
膈痛 3822上
膈腧 3822下
膈嗽 3822下
膈噎膏 3822下
膈蟲 3822下
膈關穴 3822下
膊 3822下
膊井穴 3822下
膂石 3822下
膏 3823上
膏人 3823上
膏石 3823上
膏肓穴 3823上
膏肓俞穴 3823上
膏肓病 3823下
膏疸 3823下
膏淋 3823下
膏魚 3824上
膏滋藥法 3824上
膏粱 3824上
膏環 3824上
膏藥 3824上
膏露 3824下
臧中立 3824下
臺七里 3824下
臺蕈 3824下
蒒草 3824下
蒒草子 3824下
蒔苓 3825上
蒔蘿 3825上
蒔蘿子 3825上
蒔蘿苗 3825上
蒔蘿椒 3825上
蔱蘠 3825上
蒙古桂 3825上
蒙汗藥毒 3825下
蒙昧 3825下
蒙頂茶 3825下
蒙骱痘 3825下
蒙鳩 3825下
蒙頭痘 3825下
蒚 3825下
蒚蔴 3826上
蒛葐 3826上
蒜 3826上
蒜乳丸 3826上
蒜紅丸 3826上
蒜梗 3826上
蒜連丸 3826下
蒜腦藷 3826下
蒜葱 3826下
蒜頭草 3826下
蒝荽 3826下
蒟 3826下
蒟子 3826下
蒟蒻 3826下

蒟蒻根　3826下
蒟醬　3827上
蒟醬子　3827上
蒟醬根　3827上
蒟醬葉　3827上
蒡翁菜　3827上
蒫實　3827上
蒯草　3827上
蒲　3827上
蒲公丁　3827下
蒲公英　3827下
蒲公英莖　3827下
蒲包草　3827下
蒲包草子　3828上
蒲州豉　3828上
蒲灰　3828上
蒲灰散　3828上
蒲兒根　3828上
蒲柳　3828上
蒲席　3828上
蒲扇　3828下
蒲栘　3828下
蒲桃　3828下
蒲桃酒　3828下
蒲桃殼　3828下
蒲草　3828下
蒲筍　3828下
蒲萄　3829上
蒲黃　3829上
蒲黃丸　3829下
蒲黃酒　3829下
蒲黃散　3829下
蒲黃湯　3830下
蒲黃黑神散　3830下
蒲黃膏　3831上
蒲楊　3831上
蒲蕚　3831上
蒲菹　3831下
蒲槌　3831下
蒲種殼　3831下
蒲蒻　3831下
蒲蘊　3831下
蒲盧子　3831下
蒲頹子　3831下
蒲蘆　3831下
蒳子　3831下
蒴藋　3831下
蒴藋子　3832上
蒴藋根　3832上
蒴藋根湯　3832上
蒴藋煎　3832下
蒴藋葉　3832下
蒴藋膏　3832下
蒸　3833上
蒸汽水　3833上
蒸乳　3833上
蒸熨　3833上
蒸龍草　3833下
蒸餅　3833下
蒸餅柹　3833下
蒸臍補氣散　3833下
蒸籠　3834上
蒹　3834上
蒺藜　3834上
蒺藜丸　3834上
蒺藜散　3834下
蒺藜湯　3835上
蒻葉散　3835上
蒻頭　3835上
蓖麻　3835上
蓖麻子　3835下
蓖麻子丸　3835下
蓖麻子膏　3836上
蓖麻油　3836上
蓖麻湯　3836下
蓖麻葉　3836下
蓖麻葉裹法　3836下
蒼天　3836下
蒼化　3836下
蒼半苓陳湯　3836下
蒼朮　3836下
蒼朮丸　3837上
蒼朮升麻湯　3837下
蒼朮白虎湯　3837下
蒼朮石膏湯　3838上
蒼朮地榆湯　3838上
蒼朮防風湯　3838上
蒼朮羌活湯　3838上
蒼朮芩連湯　3838上
蒼朮柴胡湯　3838下
蒼朮香附丸　3838下
蒼朮根　3838下
蒼朮莖　3839上
蒼朮復煎散　3839上
蒼朮復煎湯　3839上
蒼朮散　3839上
蒼朮湯　3839上
蒼朮膏　3839下
蒼朮導痰丸　3839下
蒼朮難名丹　3839下
蒼生司令　3840上
蒼白二陳湯　3840上
蒼石　3840上
蒼耳　3840上
蒼耳丸　3840上
蒼耳子　3840下
蒼耳子油　3840下
蒼耳花　3840下
蒼耳莖　3840下
蒼耳散　3840下
蒼耳葉　3841上
蒼耳膏　3841下
蒼耳蠹蟲　3841下
蒼帝　3841下
蒼乾　3841下
蒼莎丸　3841下
蒼莎導痰丸　3841下
蒼穀　3842上
蒼龍腦　3842上
蒼龜丸　3842上
蒼壁　3842上
蒼鵝　3842上
蒼鵝糞　3842上
蒼礐石　3842上
蒼蠅入耳　3842上
蒼蠅翅　3842下
蒼鸕　3842下
蒿　3842下
蒿雀　3842下
蒿雀肉　3842下
蒿雀腦　3842下
蒿豬　3842下
蓄　3842下
蓄血　3842下
蓄血心痛　3843下

蓄血欬嗽	3843下
蓄血脅痛	3844上
蓄血脹	3844上
蓄血腰痛	3844上
蓄熱吐血	3844上
蓋骨	3844下
蓋痘莎	3844下
蓋露	3844下
蓍	3844下
蓍葉	3844下
蓍實	3844下
蓆藙	3844下
蓏果	3844下
蓐勞	3845上
蓐瘡	3845下
蓑衣	3845下
蓑衣痘	3845下
蓑衣蟲	3846上
蓡	3846上
莎木	3846上
莎木麪	3846上
蜘蛛	3846上
蜘蛛丹	3846下
蜘蛛咬	3846下
蜘蛛	3846下
蜘蛛香	3846下
蜘蛛香根	3847上
蜘蛛散	3847上
蜘蛛絲	3847上
蜘蛛黃	3847上
蜘蛛蛻殼	3847下
蜘蛛鼓	3847下
蜘蛛網	3847下
蜘蛛瘡	3847下
蜘蛛膜	3847下
蜘蟟	3847下
蝔蝶	3847下
蜙蝑	3847下
蜚零	3847下
蜚厲	3847下
蜚蝱	3848上
蜚龍分師丸	3848上
蜚蠊	3848上
蜜	3848下
蜜丁	3848下
蜜人	3849上
蜜父	3849上
蜜瓜膏	3849上
蜜甘	3849上
蜜姑魚	3849上
蜜屈律	3849上
蜜林檎	3849上
蜜虎	3849上
蜜附湯	3849上
蜜柏散	3849上
蜜香	3849下
蜜香木	3849下
蜜栗子	3849下
蜜酒	3849下
蜜草	3849下
蜜啜花	3849下
蜜望	3849下
蜜望實	3849下
蜜桶藤	3850上
蜜棗	3850上
蜜結	3850上
蜜脾	3850上
蜜樍樧	3850上
蜜煎止癢丹	3850上
蜜煎導	3850上
蜜筩	3850上
蜜蜂	3850上
蜜蜂入耳	3850下
蜜蜂子	3850下
蜜蜂草	3850下
蜜蜂痧	3851上
蜜製	3851上
蜜劑解毒丸	3851上
蜜黏	3851上
蜜蘭	3851上
蜜蠟	3851上
蜜髓煎	3851下
蜟蚳	3851下
蜠	3851下
蜢蠂	3851下
蜣蜋	3851下
蜣蜋心	3852下
蜣蜋魚	3852下
蜣蜋膏	3852下
蜣蜋轉丸	3852下
蜣蜋蠹蟲	3852下
蜣螂	3852下
蜣螂丸	3852下
蜣螂草蠹	3853上
蜣螂蛀	3853上
蜇螽	3853上
蜥蜴	3853上
蜥蜴肝	3853下
蜥蜴蠹	3853下
蜦	3853下
蜩	3853下
蜩甲	3853下
蜬	3853下
蜮	3853下
蜀	3853下
蜀蠐	3853下
蜱蛸	3853下
蜲蜲	3854上
蜻虰	3854上
蜻蛉	3854上
蜻蛚	3854上
蜻蜓	3854上
蜻蜓草	3854上
蜻蜓痧	3854上
蜻蝏	3854上
蜾蠃	3854上
蝃蝥	3854上
蝃蝥黃	3854上
蝬	3854下
裩	3854下
裲襠	3854下
裴宗元	3854下
裴頠	3854下
裹帘	3854下
裹累	3854下
製	3854下
製方贅說	3855上
製半夏	3855上
製松香	3855上
製柏散	3855上
製砒霜	3855上
製軍	3855下
製粉霜	3855下
製麻油	3855下
製藥油	3855下

語　3856上
語言蹇澀　3856上
語遲　3856下
誤下傳　3856下
說疫　3856下
豨桐丸　3857上
豨椒　3857上
豨薟　3857上
豨薟丸　3857上
豨薟散　3857下
豨薟葉　3857下
豨薟膏　3858上
豪豬　3858上
豪豬肉　3858下
豪豬胃　3858下
豪豬糞　3858下
貍　3858下
貍肉漏脯毒　3858下
貍豆　3858下
賓門　3858下
賓雀　3858下
赫曦　3858下
赫巄　3858下
趕毒散　3859上
趕麥黃　3859上
趙才魯　3859上
趙自化　3859上
趙自正　3859上
趙李　3859上
趙良仁　3859上
趙宗古　3859下
趙約　3859下
趙貞觀　3859下
趙泰　3859下
趙卿　3859下
趙鄂　3860上
趙道震　3860上
趙銓　3860上
趙學敏　3860上
趙獻可　3860下
趙巒　3860下
踑　3860下
輒筋穴　3860下
輔　3861上
輔骨　3861上
輕乳生肌散　3861上
輕重　3861上
輕粉　3861上
輕粉毒　3861上
輕粉散　3861下
輕黃散　3862上
輕腳丸　3862上
輕腳散　3862上
輕雷丸　3862上
輕劑　3862上
辣子　3862下
辣米菜　3862下
辣米粥　3862下
辣虎　3862下
辣茄　3862下
辣茄實　3862下
辣椒　3863上
辣蓼　3863上
遠血　3863上
遠志　3863上
遠志丸　3863下
遠志根　3864上
遠志酒　3864下
遠志散　3864下
遠志湯　3864下
遠志葉　3865上
遠志飲　3865上
遠志膏　3865下
遠近　3865下
遠視眼　3865下
遠痹　3865下
遠道刺　3865下
遡源解毒湯　3865下
鄞邵　3865下
酸　3866上
酸化　3866上
酸母　3866上
酸石榴丸　3866上
酸石榴皮　3866下
酸石榴根　3866下
酸石榴實　3866下
酸石癇　3866下
酸杖　3866下
酸草　3866下
酸迷迷草　3867上
酸桶　3867上
酸梅草　3867上
酸惡　3867上
酸棗　3867上
酸棗仁　3867上
酸棗仁丸　3867下
酸棗仁散　3867下
酸棗仁湯　3868上
酸棗仁粥　3868下
酸棗湯　3868下
酸筍　3869上
酸箕　3869上
酸模　3869上
酸漿　3869上
酸漿子　3869下
酸赭　3869下
酸醬　3869下
銀　3869下
銀牙　3870上
銀白散　3870上
銀朱　3870下
銀朱毒　3871上
銀耳　3871上
銀杏　3871上
銀杏仁　3871下
銀杏散　3871下
銀杏無憂散　3871下
銀毒　3872上
銀物入腹　3872上
銀花　3872上
銀花甘草湯　3872上
銀花飲　3872下
銀星石　3872下
銀星礬石　3872下
銀柴胡　3872下
銀紅　3872下
銀苧　3872下
銀苧酒　3872下
銀屑　3872下
銀桂　3873上
銀桃　3873上
銀海精微　3873上
銀焰　3873上
銀筍　3873下
銀粉　3873下

銀粉神丹 3873下
銀粉散 3873下
銀粉膏 3874上
銀茶匙 3874上
銀硃 3874上
銀蛇 3874上
銀蛇肉 3874上
銀雀 3874上
銀雀花 3874下
銀魚 3874下
銀貂 3874下
銀釉 3874下
銀黃散 3874下
銀腳鷺鷥 3875上
銀飲子 3875上
銀鼠 3875上
銀箔 3875上
銀箔丸 3875上
銀膏 3875下
銀銷 3875下
銀銷毒 3875下
銀薄 3875下
銀黝 3875下
銀黝膏 3876上
銀翹馬勃散 3876上
銀翹散 3876上
銀翹湯 3876下
銀鎖匙 3876下
銀礜 3876下
銀鑛毒 3876下
銀鱸 3876下
銃楔 3876下
銅 3876下
銅人腧穴鍼灸圖經三卷 3877上
銅人鍼灸經 3877上
銅皮鐵骨 3877上
銅弩牙 3877下
銅物入肉 3877下
銅物入腹 3877下
銅花 3877下
銅芸 3878上
銅青 3878上
銅青湯 3878上
銅砂 3878上
銅哾魚 3878上
銅屑 3878上
銅秤錘 3878下
銅粉 3878下
銅匙柄 3878下
銅勒 3878下
銅壺滴漏水 3878下
銅痧 3878下
銅黃 3878下
銅落 3878下
銅鈷鉧 3878下
銅鼓草 3878下
銅綠 3878下
銅綠散 3879上
銅器 3879上
銅燈盞 3879上
銅燈盞青垢 3879上
銅錢草 3879上
銅鑛石 3879上
銅鑛毒 3879下
銖 3879下
銚弋 3879下
銚芅 3879下
銜銀鉛 3879下
障陷 3879下
鞅鞨 3879下
韶 3879下
韶粉 3879下
韶粉散 3879下
韶腦 3879下
韶實 3880上
頗兒必 3880上
頗黎 3880上
頔 3880上
頔骨 3880上
頔腫 3880上
領 3880上
領石 3880上
飴蜜 3880上
飴糖 3880上
飴糖飲 3880下
飴鹽 3880下
髯 3880下
髦 3880下
魃病 3881上
魃實 3881上
魁陸 3881上
魁蛤 3881上
魁蛤肉 3881上
魁蛤殼 3881下
魂 3881下
魂門穴 3881下
魂常 3881下
魂停散 3882上
鲃魚 3882上
鳲鳩 3882上
鳲鳩肉 3882上
鳲鳩脛骨 3882上
鳳仙 3882上
鳳仙子 3882下
鳳仙花 3882下
鳳仙根 3882下
鳳仙葉 3882下
鳳仙膏 3882下
鳳衣散 3883上
鳳尾竹 3883上
鳳尾松 3883上
鳳尾竻 3883上
鳳尾金星 3883上
鳳尾草 3883下
鳳尾草葉 3883下
鳳尾蕉 3883下
鳳尾蕉葉 3884上
鳳眉毒 3884上
鳳眉疽 3884上
鳳栗 3884上
鳳凰 3884上
鳳凰衣 3884下
鳳凰城參 3884下
鳳凰退 3884下
鳳凰散 3884下
鳳凰痧 3884下
鳳凰臺 3884下
鳳眼草 3884下
鳳眼草花上細粉 3885上
鳳凰展翅 3885上
鳳綱 3885上
鳳頭蓮 3885下
鳳頸草 3885下
鳳翼 3885下

鳴紊 3885下
鳴條 3885下
鳴靡 3885下
鳴顯 3885下
鳶尾 3885下
鳶尾根 3886上
鳶尾莖 3886上
鳶頭 3886上
麼 3886上
鼻 3886上
鼻大如拳 3886上
鼻中有物 3886下
鼻內生蟲 3886下
鼻孔 3886下
鼻孔冷滑 3886下
鼻孔癖脹 3886下
鼻毛 3886下
鼻出臭氣 3886下
鼻生紅線 3887上
鼻白 3887上
鼻如烟煤 3887上
鼻冷 3887上
鼻沖水 3887上
鼻疔 3887上
鼻赤 3887下
鼻忽縮入 3887下
鼻青 3887下
鼻柱 3887下
鼻柱骨 3887下
鼻洞 3887下
鼻洪 3887下
鼻流涕 3887下
鼻涕團 3887下
鼻涕蟲 3887下
鼻痞 3888上
鼻疽 3888下
鼻砧痧 3888下
鼻祟 3888下
鼻衄 3888下
鼻骨 3890下
鼻骨傷 3890下
鼻乾燥 3890下
鼻張 3891上
鼻梁 3891上
鼻梁窒痹 3891上
鼻淵 3891上
鼻痔 3892上
鼻窒 3892下
鼻脫落 3892下
鼻莖 3892下
鼻痛 3892下
鼻痠 3893上
鼻黃 3893上
鼻黑 3893上
鼻塞 3893上
鼻塞出水 3893上
鼻塞豆粒不出 3893上
鼻準 3893下
鼻準穴 3893下
鼻烟 3893下
鼻腫 3893下
鼻瘜 3894上
鼻瘡 3894上
鼻隧 3894上
鼻鼽 3894上
鼻鮮明 3894下
鼻竅不利 3894下
鼻葉 3895上
鼻癢 3895上
鼻鬚 3895上
鼻䘌瘡 3895上
鼻齇 3895上
鼻齄 3896上
齊 3896下
齊下營 3896下
齊女 3896下
齊氏醫案 3896下
齊氏醫書四種 3896下
齊刺 3897上
齊秉慧 3897上
齊蛤 3897上
齊德之 3897上
齊頭蒿 3897上

十五畫

僵 3899上
僵仆 3899上
僵風 3899上
僵節蛀疔 3899上
僻邪 3899上
凜水 3899上
劆草 3899上
劈毒立消丹 3899上
劈腦疳瘡 3899上
劉大師 3899下
劉元賓 3899下
劉天錫 3899下
劉仲宣 3899下
劉光大 3899下
劉宇 3899下
劉柏桓 3900上
劉完素 3900上
劉成璣 3900上
劉邦永 3900上
劉松泉 3900下
劉咸 3900下
劉奎 3900下
劉禹錫 3900下
劉若金 3900下
劉涓子 3901上
劉畝 3901上
劉純 3901上
劉寄奴 3901上
劉寄奴散 3901下
劉淵 3901下
劉開 3901下
劉順 3902上
劉塤 3902上
劉溫舒 3902上
劉資深 3902上
劉德 3902上
劉愷草 3902上
劉瑾 3902上
劉翰 3902上
劉默 3902下
劉應泰 3902下
劉贇 3902下
劉難經 3902下
劉寶 3902下
劉繼芳 3902下
劍脊金星 3903上
劍脊烏梢蛇 3903上
劍脊翳內障 3903上
厲 3903上
厲兌穴 3903上

厲疽　3903上
厲癰　3903上
嘶　3903下
嘻　3903下
嘿　3903下
噀紅痘　3903下
噉蛇牛　3903下
噎塞　3904上
噎膈　3907下
噎膈反胃論　3907下
墜　3907下
墜壓傷　3907下
墜翳丸　3908下
墜翳散　3908下
增訂達生編　3908下
增桂養胃湯　3909上
增益四物湯　3909上
增液承氣湯　3909上
增液湯　3909上
增損八物湯　3909上
增損三才丸　3909下
增損五積丸　3909下
增損四物湯　3910上
增損如聖湯　3910下
增損柴胡四物湯　3910下
增損柴胡湯　3910下
增損流氣飲　3911上
增損茵芋酒　3911上
增損理中丸　3911上
增損通聖散　3911下
增損葛根葱白湯　3911下
增損樂令湯　3911下
增損澤蘭丸　3911下
增損縮脾飲　3912上
增輯難經本義　3912上
墨　3912上
墨石子　3912上
墨旱蓮　3912上
墨荔　3912上
墨記草　3912下
墨魚　3912下
墨晶　3912下
墨菜　3912下
墨飯草　3912下
墨煙草　3912下
墨頭草　3912下
墨蘭　3912下
墮胎　3912下
審平　3912下
審視瑤函　3912下
審諦　3912下
寫　3913上
寬中散　3913上
寬中湯　3913上
寬中進食丸　3913上
寬氣散　3913下
寬氣飲　3913下
寬胸飲　3913下
寬帶湯　3913下
寬脾散　3914上
寬腸丸　3914上
寬腸枳殼散　3914下
寬熱飲　3914下
履底痘　3914下
幞頭　3914下
廢竈火丹　3915上
廣大重明湯　3915上
廣化　3915上
廣心醫學　3915下
廣皮　3915下
廣利方　3915下
廣明　3915下
廣毒　3915下
廣朋　3915下
廣茂　3915下
廣茂煮丸　3915下
廣茂煮散　3915下
廣茂潰堅湯　3916上
廣桂　3916上
廣參　3916上
廣筆鼠黏湯　3916上
廣黃　3916上
廣嗣紀要　3916上
廣愛書　3916上
廣溫疫論　3916上
廣腸　3916下
廣福藤　3916下
廣瘡　3916下
廣瘡膏　3916下
廣錦背發　3916下
彈丸土　3917上
彈打天烏　3917上
彈石　3917上
影囊　3917上
徵　3917上
徵四失論　3917上
徹衣　3917上
慧　3917上
慮　3917上
慶　3917上
慶雲散　3917下
憂　3917下
憂中　3918上
憂恚無言篇　3918上
憂傷　3918上
憂鬱泄　3918上
憒　3918上
憚散　3918上
憤瞋　3918上
摩　3918上
摩風膏　3918上
摩勒香　3919上
摩挲石　3919上
摩頂膏　3919上
摩廚　3919下
摩廚實　3919下
摩腰紫金丹　3919下
摩腰膏　3919下
摩障靈光膏　3919下
摩澤樹　3920上
摩羅　3920上
撐耳風　3920上
撞刺生翳外障　3920上
撞紅　3920上
撞氣阿魏丸　3920上
撟引　3920下
撥火杖　3920下
撥掉子　3920下
撥雲丹　3920下
撥雲退翳丸　3921上
撥雲散　3921上
撥雲湯　3922上
撥穀　3922上
撩　3922上
撩痰方　3922上

撫芎	3922下
撫芎湯	3922下
撮	3922下
撮口	3922下
撮石合草	3923上
撮風散	3923上
撲汗方	3923上
撲蛾痧	3923上
敵金丸	3923上
敷疔膏	3923下
敷和	3923下
敷常	3923下
敷齒立效散	3923下
敷藥法	3924上
敷藥神功散	3924上
敷藥解毒散	3924上
敷藥鐵箍散	3924上
數	3924上
數低	3924上
數低子	3924上
數脈	3924上
暴仆	3924下
暴死	3924下
暴折	3925上
暴赤眼後生翳外障	3925上
暴注	3925上
暴盲	3925上
暴怒吐血	3925下
暴怒嘔血	3925下
暴風客熱外障	3925下
暴氣	3925下
暴病	3926上
暴厥	3926上
暴痛	3926上
暴痹	3926上
暴嗽	3926上
暴瘖	3926上
暴熱	3926下
暴瘧	3926下
暴節竹	3926下
暴瘅	3926下
暴蹶	3927上
暴聾	3927上
暴攣	3927上
暴癰	3927上
暴驚	3927上
暴鬱	3927上
槲	3927上
槲木皮	3927下
槲皮散	3927下
槲若	3927下
槲根	3927下
槲葉	3928上
槲實	3928上
槲樕	3928上
槊板草	3928上
槽牙	3928上
樂山茶	3928上
樂令建中湯	3928上
樂疽	3928下
樂素齋醫學匯參	3928下
樹梅	3928下
樹梅實	3928下
樹榆	3928下
樹榆皮	3929上
樊子晉	3929上
樊阿	3929上
樊槻	3929上
樝	3929上
樝實	3929上
樓英	3929上
樓護	3929下
樗	3929下
樗白皮散	3929下
樗皮丸	3929下
樗根白皮丸	3930上
樗根皮	3930上
樗根皮丸	3930上
樗根皮散	3930上
樗鳩	3930上
樗蒱魚	3930下
樗雞	3930下
槔	3930下
標本	3930下
標本病傳論	3931下
標本論	3931下
標題原病式	3931下
樚木	3931下
樝	3931下
樝實	3931下
樞	3931下
樞中	3932上
樞合中	3932上
樞持	3932上
樞儒	3932上
樟	3932上
樟木	3932上
樟木毒	3932下
樟皮	3932下
樟油	3932下
樟梨	3932下
樟腦	3932下
樟腦油	3933上
樟腦精	3933上
樟葉	3933上
樟蝍	3933上
樟瘤	3933上
樟瘻節	3933下
樟巖	3933下
樣痘	3933下
歐陽松軒	3933下
歐陽植	3933下
歐陽調律	3933下
氂	3933下
氂鍼	3933下
槃氣	3933下
漿水	3934上
漿水散	3934上
漿水飲	3934上
漿水瑪瑙	3934上
潑火散	3934上
潔	3934下
潔古家珍	3934下
潔陽	3934下
潘文源	3934下
潘楫	3934下
潘璟	3934下
潘濤	3935上
潘霨	3935上
潛行散	3935上
潛陽塡髓丸	3935上
潛齋簡效方	3935下
潞黨參	3935下
澗水毒	3935下
潤下丸	3935下

潤肌膏 3935下
潤肺丸 3936上
潤肺除嗽散 3936上
潤肺除嗽飲 3936上
潤肺飲 3936上
潤肺膏 3936下
潤腸丸 3936下
潤腸湯 3937上
潤燥丸 3937下
潤燥安胎湯 3937下
潤燥湯 3937下
潤燥膏 3938上
潤膽湯 3938上
潦水 3938上
滕伯祥 3938上
潭筍 3938上
潮煙 3938下
潮腦 3938下
潮腦膏 3938下
潮熱 3938下
潰 3939上
潰疝 3939上
潰堅丸 3939上
潰堅湯 3939上
潰瘍 3939上
潰瘍去腐法 3940上
潰瘍生肌法 3940下
潰瘍收口法 3940下
潰瘍吸膿法 3942上
潰瘍成漏 3942下
潰瘍洗法 3942下
潰瘍開口法 3943上
潰瘍綳縛法 3943上
潰槽 3943下
澑 3943下
澑脈 3943下
澑魚 3943下
潼沙苑 3943下
澀 3943下
澀腸散 3943下
澄水砂 3944上
澄泉散 3944上
澄清飲 3944上
澒 3944上
熛 3944上
熛火丹 3944上
熛疽 3944上
熟大黃湯 3944下
熟石灰 3944下
熟地黃 3944下
熟地黃丸 3945上
熟地黃散 3946上
熟地黃湯 3946上
熟艾 3946上
熟艾湯 3946下
熟苄 3946下
熟附丸 3946下
熟附子 3946下
熟附子湯 3946下
熟乾地黃丸 3946下
熟乾地黃散 3947上
熟結 3947下
熟煙 3947下
熟銅末散 3947下
熟鐵 3947下
熨 3947下
熨引 3948上
熨斗 3948上
熨背散 3948上
熨風散 3948上
熱 3948上
熱入血室 3948下
熱中 3949上
熱中風 3949下
熱化 3949下
熱六合湯 3949下
熱包寒欬嗽 3949下
熱死 3949下
熱呃 3949下
熱邪 3950上
熱府 3950上
熱府穴 3950上
熱毒 3950上
熱毒便血 3950上
熱毒發疽 3950上
熱毒瘡疥 3950上
熱毒瘰癧 3950下
熱油燙傷 3950下
熱泄 3950下
熱爭 3951上
熱俞 3951上
熱胕 3951上
熱風 3951上
熱格 3951下
熱欬 3951下
熱酒燙傷 3951下
熱疰 3951下
熱疳 3951下
熱病 3952上
熱病口渴 3953上
熱病後舌出 3953上
熱病氣穴 3953上
熱病嘔吐 3953上
熱病篇 3953上
熱病遺毒 3953上
熱祕 3953下
熱淋 3954上
熱淚常流 3954上
熱淫 3954下
熱產 3954下
熱勞 3954下
熱厥 3955上
熱厥心痛 3955下
熱厥頭痛 3955下
熱喘 3955下
熱惱 3955下
熱湯 3955下
熱痛 3956上
熱痢 3956上
熱痧 3956下
熱粥燙傷 3956下
熱結旁流 3956下
熱脹 3956下
熱越 3957上
熱間 3957上
熱傳太陰 3957上
熱傳少陰 3957上
熱傳厥陰 3957上
熱痰 3957上
熱痰嗽 3957下
熱痰頭痛 3957下
熱痹 3957下
熱瘘 3957下
熱腫 3957下
熱嗽 3958上

熱瘡　3958上
熱瘡寒膏藥　3958下
熱瘧　3958下
熱論　3958下
熱劑　3958下
熱積　3959上
熱霍亂　3959上
熱燥　3960上
熱蹶　3960上
熱癇　3960上
熱攣　3960上
熱蠶　3960上
熱鬱　3960上
熱鬱唾血　3960下
熱鬱湯　3960下
犘牛　3960下
犕牛　3960下
犛牛　3960下
犛牛角　3960下
犛牛黃　3960下
犛牛酥　3961上
瑩肌如玉散　3961上
瑩珠膏　3961上
璇璣穴　3961下
瘳　3961下
瘙疳　3961下
瘙樝　3961下
瘷　3961下
瘜　3961下
瘜脈穴　3961下
瘜瘲　3962上
瘜肉　3962下
瘟　3963上
瘟疫　3963上
瘟疫下痢　3964下
瘟疫口臭　3964下
瘟疫口渴　3964下
瘟疫不食　3964下
瘟疫不寐　3965上
瘟疫不語　3965上
瘟疫目赤　3965上
瘟疫多痰　3965上
瘟疫耳後硬腫　3965上
瘟疫舌生白瘖　3965上
瘟疫舌疔　3965下
瘟疫舌衄　3965下
瘟疫呃逆　3965下
瘟疫弄舌　3965下
瘟疫壯熱　3965下
瘟疫身冷　3966上
瘟疫明辨　3966上
瘟疫泄瀉　3966上
瘟疫狐蜮　3966上
瘟疫肢冷　3966上
瘟疫便血　3966上
瘟疫便祕　3966下
瘟疫胃出冷氣　3966下
瘟疫面疱　3966下
瘟疫神昏　3966下
瘟疫胸悶　3966下
瘟疫骨節痛　3966下
瘟疫條辨摘要　3967上
瘟疫脣腫　3967上
瘟疫喘　3967上
瘟疫循衣撮空　3967上
瘟疫發狂　3967上
瘟疫發疹　3967下
瘟疫發黃　3968上
瘟疫發瘡　3968上
瘟疫筋肉瞤動　3968下
瘟疫嗒舌　3968下
瘟疫溺血　3968下
瘟疫煩躁　3968下
瘟疫腹痛　3968下
瘟疫嘔吐　3968下
瘟疫鼻衄　3968下
瘟疫瘛瘲　3969上
瘟疫頤腫　3969上
瘟疫齒衄　3969上
瘟疫遺溺　3969上
瘟疫頭汗　3969上
瘟疫頭痛　3969上
瘟疫頭腫　3969下
瘟疫頸腫　3969下
瘟疫齘齒　3969下
瘟茶　3969下
瘟魚　3969下
瘟痘　3969下
瘟痧　3969下
瘟黃　3970上
瘟證斑疹辨證　3970上
瘠　3970上
瘡　3970上
瘡口入物　3970下
瘡口硬痛　3971上
瘡中出物　3971上
瘡中生蛆　3971上
瘡中生管　3971上
瘡生朽骨　3971上
瘡生胬肉　3971下
瘡肉飛落　3971下
瘡帚　3972上
瘡毒攻心　3972上
瘡科流氣飲　3972上
瘡家　3972上
瘡腫科　3972下
瘡鼓　3972下
瘡瘍　3972下
瘡瘍大便祕結　3972下
瘡瘍大便瀉利　3973上
瘡瘍小便不利　3973下
瘡瘍不寐　3973下
瘡瘍內托法　3974上
瘡瘍止痛法　3974上
瘡瘍出血　3974下
瘡瘍四肢厥冷　3975上
瘡瘍目斜視　3975上
瘡瘍呃逆　3975上
瘡瘍灸法　3975下
瘡瘍後患目　3977上
瘡瘍科　3977下
瘡瘍胸痞　3977下
瘡瘍脈法　3977下
瘡瘍移動　3978下
瘡瘍陰縮入腹　3978下
瘡瘍喘急　3978下
瘡瘍散走流注　3978下
瘡瘍渴　3979上
瘡瘍痙　3979上
瘡瘍發熱　3979下
瘡瘍虛實　3979下
瘡瘍陽氣脫陷　3980上
瘡瘍經驗全書　3980下
瘡瘍嘔吐　3980下
瘡瘍摻藥　3981上

瘡瘍熏法 3981下
瘡瘍膏藥 3982上
瘡瘍論 3982上
瘡瘍辨陰陽法 3982上
瘡瘍類破傷風 3983上
瘢 3983上
[illegible] 3983上
瘣 3983上
瘥 3983上
瘦 3983上
瘦人 3983上
瘦人搐鼻藥 3983下
瘦人瘡瘍 3983下
瘦冷疳 3983下
瘦客 3983下
瘦胎散 3983下
瘦胎飲 3983下
瘧 3983下
瘧母 3988下
瘧母丸 3989上
瘧後痢 3989上
瘧疾第一方 3989上
瘧疾第二方 3989下
瘧疾第三方 3989下
瘧鬼 3990上
瘧脫 3990上
瘧寒疾 3990上
瘧痞 3990上
瘧論 3990上
瘧積 3990上
瘧龜 3990上
瘨 3990上
[illegible]疽 3990上
[illegible]爪 3990下
麬皮葱 3990下
麬血丸 3990下
麬肺丸 3991上
麬面草 3991下
麬面還丹 3991下
麬葉芥 3991下
麬腳 3991下
盤歧頭 3991下
盤疝 3991下
盤蛇疸 3991下
盤腸內鉤痛 3991下
盤腸生 3992上
盤腸氣 3992下
盤腸痔 3992下
盤腸癰 3992下
盤臍痧 3992下
瞋 3992下
瞎乳 3993上
瞎眼瘡 3993上
瞑 3993上
瞑眩膏 3993上
瞑菜 3993上
[illegible] 3993上
碾玉砂 3993下
磁石 3993下
磁石丸 3993下
磁石六味丸 3994下
磁石毛 3994下
磁石羊腎丸 3994下
磁石酒 3995上
磁石散 3995下
磁硃丸 3995下
稷 3996上
稷米 3996上
稷根 3996下
稷莖 3996下
稽 3996下
稻 3996下
稻芒哽 3996下
稻葉露 3996下
稻穀哽 3997上
稻穗火 3997上
稻蘗 3997上
稾本 3997上
穀 3997上
穀玉 3997下
穀芽 3997下
穀芽露 3997下
穀門穴 3997下
穀氣 3997下
穀疸 3997下
穀疸丸 3998上
穀神嘉禾散 3998上
穀脹 3998下
穀菜 3998下
穀賊 3998下
穀道 3998下
穀道癢痛 3999上
穀實 3999上
穀精丹 3999上
穀精草 3999下
穀精草花 3999下
穀精散 3999下
穀精龍膽散 4000上
穀嘴瘡 4000上
窮骨 4000上
窮詘 4000上
窰土膏 4000上
箬 4000上
箬葉 4000上
箬葉魚 4000下
箭竹 4000下
箭穿耳 4000下
箭風 4000下
箭笴 4000下
箭袋 4000下
箭搭草 4000下
箭頭砂 4000下
箭頭風 4000下
箭頭草 4001上
箭簳 4001上
箭鏃 4001上
箭鏃入目 4001上
箭鏃入肉 4001上
箭鏃砂 4001下
簹竹 4001下
箴 4001下
箸 4001下
節 4001下
節瓜 4001下
節風 4001下
節氣水 4001下
節湊 4002上
節華 4002上
節華皮 4002上
節解 4002上
節齋化痰丸 4002上
[illegible]簩 4002上
篃竹 4002上
糉 4002上
糉心草 4002上

線香 4002上
線障 4002下
緛戾 4002下
緜 4002下
緜黃耆 4002下
緣 4002下
緣桑螺 4002下
緩 4002下
緩方 4003上
緩風 4003上
緩疽 4003上
緩脈 4003下
緩筋 4003下
緩節 4003下
緩劑 4004上
緬豆 4004上
緬茄 4004上
緬茄實 4004上
緯 4004上
練石草 4004上
練鵲 4004上
練鵲肉 4004下
緻 4004下
罷極 4004下
翦刀風 4004下
翦刀草 4004下
翦口瘡 4004下
翦紅丸 4005上
翦春羅 4005下
翦春羅花 4005下
翦春羅葉 4005下
翦紅羅 4005下
翦草 4005下
翦草根 4005下
翫月砂 4006上
聤耳 4006上
膹 4006上
膕 4006上
膕中 4006上
膕肉 4006上
膕衄 4006上
膚 4006下
膚內蚯蚓鳴 4006下
膚如 4006下
膚疹 4006下
膚脹 4006下
膚蒸 4007上
膚瘡 4007上
膚瞤 4007上
膜 4007上
膜入水輪外障 4007上
膜原 4007上
膜病 4007上
膝 4007下
膝中 4007下
膝內癰 4007下
膝外癰 4007下
膝垢 4007下
膝風 4008上
膝眼穴 4008上
膝眼毒 4008上
膝眼風 4008上
膝痛 4008上
膝解 4008下
膝蓋骨 4008下
膝蓋骨傷 4008下
膝蓋癰 4009上
膝膕 4009上
膝臏 4009上
膝關穴 4009上
膝癰 4009上
膝灣癰 4009下
膝髕 4009下
膞 4009下
膠艾丸 4009下
膠艾四物湯 4009下
膠艾芎歸湯 4009下
膠艾湯 4009下
膠艾葙歸湯 4009下
膠艾橊皮湯 4009下
膠紅飲 4009下
膠棗 4010上
膠栥 4010上
膠黃散 4010上
膠飴 4010上
膠瘤 4010上
膠薑湯 4010上
蓧骨 4010上
蓫葛 4010下
蓬朮 4010下
蓬朮丸 4010下
蓬朮散 4010下
蓬活 4010下
蓬砂 4010下
蓬草 4010下
蓬草子 4010下
蓬莪朮 4010下
蓬莪朮丹 4010下
蓬莪朮散 4011上
蓬莪茂 4011上
蓬莪茂丸 4011上
蓬莪茂根 4011上
蓬莪茂散 4011下
蓬莪蒁 4011下
蓬萊火 4011下
蓬萊香 4011下
蓬蒁 4012上
蓬蒿 4012上
蓬蕽 4012上
蓬蘽 4012上
蓬蘽子 4012上
蓬蘽莖 4012上
蓬蘽葉 4012上
蓬鹽 4012上
蓮子 4012上
蓮子六一湯 4012下
蓮子心 4012下
蓮子金鍼鼠尾金鍼說 4012下
蓮子粉粥 4012下
蓮子草 4012下
蓮子痔 4012下
蓮子發 4013上
蓮子癧 4013上
蓮米散 4013上
蓮肉湯 4013上
蓮肉痘 4013上
蓮房 4013下
蓮花 4013下
蓮花舌 4013下
蓮花重舌 4013下
蓮花痔 4013下
蓮花蕊散 4013下
蓮實 4013下
蓮實丸 4013下

蓮蓬殼 4014上
蓮薏 4014上
蓮鬚 4014上
蓯沈丸 4014上
蓯蓉 4014上
蓯蓉丸 4014上
蓯蓉丹 4014下
蓯蓉散 4014下
蓯蓉菟絲子丸 4015上
蓯蓉潤腸丸 4015上
蓳 4015上
蓴 4015上
蔘 4015下
蔘子 4015下
蔘根 4016上
蔘酒 4016上
蔘莖 4016上
蔘葉 4016上
蔘蒿 4016上
蔘螺 4016上
蔘螺肉 4016上
蔘藍 4016下
蓽勃沒 4016下
蓽茇 4016下
蓽茇子 4016下
蓽茇根 4016下
蓽茇散 4017上
蓽撥 4017上
蓽撥丸 4017上
蓽澄茄 4017上
蓽澄茄丸 4017上
蔆 4017上
蔆薍 4017上
菰薊 4017上
蔊菜 4017下
蔏 4017下
蔏藋 4017下
蔓于 4017下
蔓延 4017下
蔓芋 4017下
蔓荊 4017下
蔓荊子 4017下
蔓荊子散 4018上
蔓荊散 4018下
蔓荊實 4018下
蔓荊實丸 4018下
蔓草 4019上
蔓椒 4019上
蔓椒子 4019下
蔓椒根 4019下
蔓椒莖 4019下
蔓椒葉 4019下
蔓菁 4019下
蔓菁散 4019下
蔓楚 4019下
蔗蛄 4019下
蔃蔴 4019下
蔛草 4019下
蔛草莖 4019下
蔛菜 4020上
蔛榮 4020上
蔞 4020上
蔞貝散 4020上
蔞油 4020上
蔞蒿 4020上
蔟蔆 4020上
蔠葵 4020上
蔡宗玉 4020上
蔡邕本草 4020上
蔡維藩 4020下
蔡謨 4020下
蔣廷秀 4020下
蔣武生 4020下
蔣金鏞 4020下
蔣草 4020下
蔣儀 4020下
蔣曉 4020下
蔣寶素 4021上
蔦 4021上
蔦蘿 4021上
蔦藘 4021上
蕹菜 4021上
蝌斗 4021上
蝌蚪 4021上
蝌蚪卵 4021上
蝌蚪拔毒散 4021上
蝍蛆 4021下
蝎 4021下
蝏螆 4021下
蝒 4021下
蝕蟲 4021下
蝘 4021下
蝘蜓 4021下
蝙蝠 4021下
蝙蝠肉 4022上
蝙蝠血 4022上
蝙蝠刺 4022上
蝙蝠散 4022上
蝙蝠腦 4022下
蝙蝠糞 4022下
蝙蝠膽 4022下
蝙蝠藤 4022下
蝟 4022下
蝟心 4023上
蝟皮 4023上
蝟皮丸 4023上
蝟皮散 4024上
蝟肉 4024上
蝟肝 4024上
蝟刺香 4024上
蝟油火 4024上
蝟脂 4024下
蝟腦 4024下
蝟鼠 4024下
蝟膽 4024下
蝣蜓 4024下
蝣蜓丸 4024下
蝣蜓痧 4024下
蝤蛑 4024下
蝤蠐 4024下
蝦 4025上
蝦子瘟 4025上
蝦眼 4025上
蝦遊 4025上
蝦蟆 4025上
蝦蟆丸 4025上
蝦蟆皮 4025下
蝦蟆肉蛆 4025下
蝦蟆舌 4025下
蝦蟆衣 4025下
蝦蟆肝 4025下
蝦蟆兒 4025下
蝦蟆拔毒法 4026上
蝦蟆風 4026上
蝦蟆散 4026上

蝦蟆痧	4026下
蝦蟆腦	4026下
蝦蟆膏	4026下
蝦蟆臺	4027上
蝦蟆瘟	4027上
蝦蟆膽	4027上
蝦蟆藍	4027上
蝦蟆蠱	4027下
蝦蟆蠱蟲	4027下
蝦蟇	4027下
蝨	4027下
蝨出滿身	4027下
蝨建草	4027下
蝨痧	4027下
蝨瘕	4028上
蝨瘤	4028上
蝭母	4028上
蝮蛇	4028上
蝮蛇皮	4028上
蝮蛇肉	4028下
蝮蛇咬傷	4028下
蝮蛇脂	4028下
蝮蛇酒	4028下
蝮蛇骨	4028下
蝮蛇腹中鼠	4028下
蝮蛇蛻	4028下
蝮蛇糞	4029上
蝮蛇膽	4029上
蝛蛤	4029上
蝛蠬	4029上
蝛蠬殼	4029上
蝱	4029上
蝳蜍	4029上
蝴蝶	4029上
蝴蝶尖	4029上
蝴蝶骨	4029上
蝡蜼	4029上
蝸牛	4029上
蝸牛散	4029下
蝸牛殼	4030上
蝸牛傷	4030上
蝸牛膏	4030上
蝸嬴	4030上
蝸蠡	4030上
衝心疝氣	4030上
衝和散	4030下
衝疝	4030下
衝門穴	4030下
衝洞	4030下
衝洞根	4030下
衝要節	4031上
衝風淚出外障	4031上
衝氣	4031上
衝氣火逆	4031上
衝氣犯心	4031上
衝氣犯肝	4031上
衝氣犯肺	4031下
衝氣犯腎	4031下
衝氣厥逆	4031下
衝氣寒逆	4031下
衝疽	4032上
衝脈	4032上
衝脈病	4033上
衝陽穴	4033上
衝頭痛	4033下
複巾	4033下
複方	4033下
複布	4033下
褊苜	4033下
褊銀丸	4033下
褌	4034上
褌襠	4034上
褐	4034上
褐丸子	4034上
褐子	4034下
褐薦	4034下
褚氏遺書	4034下
褚該	4035上
褚澄	4035上
調中丸	4035下
調中大成湯	4035下
調中益氣湯	4035下
調中健脾丸	4036上
調中健脾湯	4036上
調中散	4036上
調中湯	4036下
調中順氣丸	4037下
調中飲	4037下
調元固表湯	4037下
調元散	4038上
調元湯	4038上
調元腎氣丸	4038上
調肝散	4038上
調肝湯	4038下
調胃白朮散	4038下
調胃白朮澤瀉散	4039上
調胃承氣湯	4039上
調胃散	4039下
調息丸	4039下
調氣	4039下
調氣平胃散	4039下
調氣益黃散	4040上
調氣散	4040上
調疽	4040上
調脾清毒飲	4040上
調經	4040下
調經丸	4043上
調經升陽除溼湯	4043下
調經止帶丸	4044上
調經益母丸	4044上
調經散	4044上
調經湯	4044下
調經琥珀湯	4045上
調經補眞湯	4045上
調經種子丸	4045下
調經種子湯	4045下
調經論	4046上
調經養血丸	4046上
調解散	4046上
調榮活絡湯	4046上
調榮活絡飲	4046上
調榮湯	4046下
調榮飲	4046下
調榮養衞丸	4047上
調衞湯	4047上
調劑	4047上
調導飲	4047上
論	4047上
論勇篇	4047下
論欬嗽條	4047下
論疾診尺篇	4047下
論痛篇	4047下
論種	4047下
豌豆	4047下
豌豆瘡	4048上

豎弦 4048上
賣子 4048上
賣子木 4048上
質 4048下
質汗 4048下
質判 4048下
質判之人 4048下
質疑錄 4048下
質徵之人 4049上
踝 4049上
踝後 4049上
踝骨 4049上
踝骨傷 4049上
踝厥 4049下
輩至 4049下
輪迴酒 4049下
適事 4049下
適脈 4049下
遮腮 4049下
遲 4049下
遲脈 4049下
鄧仲霄 4050上
鄧宣文 4050上
鄧苑 4050上
鄭元龍 4050上
鄭氏瘖略 4050上
鄭汝煒 4050上
鄭奇 4050上
鄭重光 4050下
鄭虔 4050下
鄭啓壽 4050下
鄭梅澗 4050下
鄭惠卿 4050下
鄭壽全 4050下
鄭榮 4050下
鄭樂 4050下
鄭誼 4050下
鄭奮揚 4051上
鄭聲 4051上
鄭隱 4051上
醂柹 4051上
醉仙散 4051上
醉消散 4051下
醉草 4051下
醉魚草 4051下
醉魚草花 4051下
醉魚草葉 4052上
醉醒草 4052上
醋 4052上
醋母 4052上
醋林 4052上
醋林實 4052上
醋泛丸 4052上
醋棃 4052上
醋嗆哮 4052上
醋嗆欬嗽 4052上
醋煎散 4052下
醋煮三稜丸 4052下
醋製 4052下
醋漿 4052下
醋豬痧 4052下
銳中穴 4052下
銳毒 4052下
銳疽 4053上
銳眥 4053上
銳骨 4053上
銳掌 4053上
銳髮 4053上
鋒鍼 4053上
鋪紅痘 4053下
鋪臍藥餅 4053下
閱 4053下
震耳 4053下
震澤湯 4053下
震燒木 4053下
震龍根 4054上
震蟄丹 4054上
震靈丹 4054上
鞋底泥 4054下
鞋底魚 4054下
鞋帶癧 4054下
頠 4054下
頣 4055上
頜 4055上
頞 4055上
頤 4055上
頤生微論 4055上
頤發 4055上
頦 4055上
頦毒癧 4055上
頦骨 4055上
頦骨傷 4055上
頦癧 4055下
養化廓 4055下
養心 4055下
養心丹 4055下
養心湯 4056上
養正丹 4056上
養正通幽湯 4056下
養生 4057上
養生主論 4057上
養生四要 4057上
養生必用 4057上
養生經驗合集 4057上
養生經驗補遺 4057下
養生雜言 4057下
養生鏡 4057下
養生類要 4057下
養老穴 4057下
養老奉親書 4057下
養血化瘀湯 4057下
養血平肝散 4057下
養血地黃丸 4057下
養血地黃湯 4058上
養血地黃當歸散 4058上
養血壯筋健步丸 4058上
養血益榮湯 4058下
養血祛風湯 4058下
養血清心湯 4058下
養肝丸 4058下
養肺湯 4059上
養金湯 4059上
養胃健脾丸 4059上
養胃湯 4059上
養胃進食丸 4059下
養胃進食湯 4060上
養胎法 4060上
養胎飲 4061下
養氣丹 4061下
養氣活血丹 4062上
養神湯 4062下
養陰清肺湯 4062下
養脾丸 4063上
養脾湯 4063上
養腎散 4063上

養榮丸	4063下
養榮生化湯	4063下
養榮壯腎湯	4063下
養榮湯	4064上
養精種玉湯	4064上
養膏母	4064下
養衞化毒湯	4064下
養營湯	4064下
養藏湯	4064下
養臟湯	4064下
駐車丸	4065上
駐骨	4065下
駐景丸	4065下
駐景補腎丸	4065下
駕輕湯	4065下
駝	4066上
駝毛	4066上
駝羊	4066上
駝肉	4066上
駝乳汁	4066上
駝峯子油	4066下
駝峯脂	4066下
駝脂	4066下
駝鳥	4066下
駝鳥糞	4067上
駝鹿	4067上
駝黃	4067上
駝蹄雞	4067上
駝糞	4067上
⿰骨可	4067上
骳	4067上
骶	4067上
骷髏	4067上
髭	4067上
髭疔	4067上
髭毒	4067下
髭發	4067下
髭發毒	4067下
髭鬚	4067下
髭鬚黃白	4067下
髮	4068上
髮內生蝨	4068上
髮灰散	4068下
髮直	4068下
髮枯	4068下
髮哽	4069上
髮晶	4069上
髮膇	4069上
髮黃赤	4069上
髮落	4069上
髮瘕	4069下
髮際出血	4070上
髮際疽	4070上
髮際發	4070上
髮際瘡	4070上
髮墮	4070上
髮遲	4070下
髮瘤	4070下
髮髦	4070下
髮髮	4070下
鬧羊花	4071上
鬧魚花	4071上
魄	4071上
魄戶穴	4071下
魄汗	4071下
魄門	4071下
魧	4071下
魨	4071下
魯伯嗣	4071下
魯府祕方	4071下
魯果能	4072上
魯連	4072上
魳魚	4072上
魴魚	4072上
魶才	4072上
魶魚	4072上
⿰鳥介雞	4072上
鴂日	4072上
鴆	4072上
鴆毛	4072下
鴆酒	4072下
鴆酒毒	4072下
鴆鳥漿	4072下
鴆鳥漿子	4072下
鴆喙	4072下
鴇	4072下
鴇肉	4073上
鴇肪	4073上
鴈	4073上
鴉叉	4073上
鴉片	4073上
鴉片煙	4073上
鴉片煙醉傷	4073下
鴉片煙癮	4073下
鴉片膏	4074上
鴉片膏毒	4074上
鴉烏	4074下
鴉啗散	4074下
鴉啗瘡	4074下
鴉翎痘	4075上
鴉銜草	4075上
鴉膽	4075上
鴉膽子	4075上
鴉鶻石	4075上
麨	4075下
麩	4075下
麩炒	4075下
麩金	4075下
麩炭	4075下
麩瘡	4075下
麪木	4075下
麪毒	4075下
麪花	4075下
麪筋	4075下
麪煨	4075下
麪糊丸	4076下
麪積	4076上
麪麴	4076上
麪櫧	4076上
黎豆	4076上
黎祁	4076下
黎峒丸	4076下
黎洞丸	4076下
黎椒	4077上
黎椒實	4077上
黎濛子	4077上
齒	4077上
齒不固	4077下
齒不落	4078下
齒中殘飯	4078下
齒垢	4079上
齒⿺辶至	4079上
齒挺	4079上
齒衄	4079上
齒寒	4080上

齒焦 4080上
齒痛 4080上
齒裂 4080上
齒黃 4080下
齒黑 4080下
齒傷 4080下
齒落 4080下
齒踈 4081上
齒槁 4081上
齒踞 4081上
齒遲 4081上
齒壅 4081上
齒齦 4081下
齒䘌 4081下
齒齲 4081下

十六畫

儒門事親 4083上
儒門游藝 4083上
凝水石 4083下
凝神散 4083下
凝脂翳 4083下
凝翳通明散 4084上
劑 4084上
噤口痢 4084上
噤口痧 4086上
噤風 4086上
噤婁 4086下
噦 4086下
器 4088下
噫 4088下
噫氣 4089下
噙化上清丸 4089下
噙化丸 4090上
噙化童眞丸 4090下
噙化龍腦丸 4090下
噼 4090下
壁泥風 4090下
壁虎 4090下
壁虎入耳 4090下
壁虎咬傷 4090下
壁宮 4091上
壁魚 4091上
壁魚兒 4091上
壁蝨 4091上
壁蝨入耳 4091上
壁蝨胡麻 4091上
壁駝 4091下
壁錢 4091下
壁錢窠幕 4091下
壁繭 4091下
壁蟢 4091下
壁蟢咬傷 4091下
壁蟲 4091下
壁鏡 4092上
壅疾 4092上
壅骨 4092上
壅腎瘡 4092上
學木 4092上
學木核 4092上
學古診則 4092上
學理論是 4092上
學嬰童百問 4092上
導引 4092下
導水丸 4092下
導水茯苓湯 4092下
導赤承氣湯 4093上
導赤散 4093上
導赤湯 4093下
導赤解毒湯 4093下
導赤瀉心湯 4093下
導氣 4094上
導氣丸 4094上
導氣除溼湯 4094下
導氣除燥湯 4094下
導氣清利湯 4094下
導氣通幽湯 4094下
導氣通瘀錠 4095上
導氣湯 4095上
導痰丸 4095上
導痰小胃丸 4095下
導痰小胃丹 4095下
導痰湯 4095下
導經丸 4095下
導飲丸 4096上
導滯通幽湯 4096上
導滯通經湯 4096上
導滯散 4096上
導滯湯 4096上
憨葱 4096下
憹 4096下
憺 4096下
懊憹 4096下
撾脾丸 4096下
撾脾湯 4096下
擁劍 4096下
擔不歸 4096下
擔肩 4096下
擔羅 4096下
擔腸痔 4097上
撽火 4097上
整骨麻藥 4097上
曆紀 4097上
曆書 4097上
樲 4097上
樲棘 4097上
樸樕 4097上
樹天之度 4097上
樹孔中草 4097下
樹莓 4097下
樹梨 4097下
樹蜜 4097下
樹頭紅 4097下
樹頭酒 4097下
樹雞 4097下
樺 4097下
樺皮 4097下
樺皮散 4098上
樺脂 4098上
橄欖 4098上
橄欖丸 4098上
橄欖子 4098下
橄欖仁 4098下
橄欖金 4098下
橄欖核 4098下
橄欖散 4098下
橄欖飲 4098下
橄欖實 4098下
橄欖露 4099上
橉木 4099上
橉木灰 4099上
橉筋木 4099上
橊花散野痘 4099上
榈七樹 4099上
榈七樹皮 4099上

橐吾　4099上
榕樾果　4099下
橘　4099下
橘井元珠　4099下
橘半枳朮丸　4099下
橘半胃苓湯　4099下
橘朮四物湯　4100上
橘白　4100上
橘皮　4100上
橘皮一物湯　4100上
橘皮半夏湯　4100上
橘皮竹茹湯　4100上
橘皮枳朮丸　4100下
橘皮枳實生薑湯　4100下
橘皮茱連散　4101上
橘皮乾薑湯　4101上
橘皮散　4101上
橘皮湯　4101上
橘皮煎丸　4102上
橘杏丸　4102上
橘春暉　4102上
橘枳生薑湯　4102上
橘枳薑湯　4102上
橘紅　4102下
橘紅湯　4102下
橘苓　4102下
橘香丸　4102下
橘香散　4102下
橘核　4103上
橘核丸　4103上
橘核酒　4103上
橘核散　4103下
橘連丸　4103下
橘殼臉痘　4103下
橘絡　4103下
橘葉　4104上
橘葉栝樓散　4104上
橘實　4104上
橘餅　4104上
橘歸丸　4104下
橘歸湯　4104下
橘蘇湯　4104下
橘瓤上絲　4104下
橙　4104下
橙實　4104下
橙實皮　4105上
橙實核　4105上
橙餅　4105上
橛骨　4105上
橛骨穴　4105下
樿木　4105下
機　4105下
機骨　4105下
機關　4105下
機關穴　4105下
橡斗　4105下
橡實　4105下
横　4105下
横戶穴　4105下
横弦　4105下
横唐　4105下
横格　4105下
横痃　4106上
横痃疽　4106上
横脈　4106上
横骨　4106上
横骨穴　4106下
横梁疝　4106下
横產　4106下
横絡　4107上
横解　4107上
横翳內障　4107上
横翳還睛丸　4107下
横關內障　4107下
横髃骨　4107下
檑　4107下
歙朮　4107下
歙墨　4107下
歙墨丸　4107下
歷代名醫姓氏　4108上
歷脊疳　4108上
歷腎　4108上
歷瘡　4108上
歷節　4108上
氆氌　4109下
澠水　4108下
澡豆　4108下
澡豆方　4110上
澤　4110上
澤夭　4110上
澤半支　4110上
澤朮麋銜散　4110上
澤衣　4110上
澤乳　4110上
澤姑　4110下
澤芝　4110下
澤芨湯　4110下
澤芬　4110下
澤脂　4110下
澤敗　4110下
澤廓　4110下
澤漆　4110下
澤漆莖　4110下
澤漆湯　4111上
澤漆葉　4111下
澤蒜　4111下
澤膚膏　4111下
澤蓼　4111下
澤瀉　4111下
澤瀉根　4111下
澤瀉散　4112上
澤瀉湯　4112下
澤瀉葉　4113上
澤瀉實　4113上
澤蘭　4113上
澤蘭子　4113下
澤蘭根　4113下
澤蘭散　4113下
澤蘭湯　4113下
澤蘭葉　4114上
澤鹽　4114下
澹　4114下
澹齋源養德　4114下
澼積　4114下
激經　4114下
濁　4114下
濁邪　4114下
濁氣　4115上
濂水　4115上
濇　4115上
濇倚　4115上
濇脈　4115上
濇劑　4115下
濇翳內障　4115下
濇翳七寶丸　4115下

濇翳還睛散 4115下
燈心 4115下
燈心竹葉湯 4115下
燈心草 4116上
燈心草根 4116上
燈心草莖 4116上
燈心湯 4116下
燈火 4116下
燈花 4116下
燈花散 4117上
燈草 4117上
燈盞 4117上
燈盞油 4117上
燈蛾 4117上
燈窩油 4117下
燈籠草 4117下
燋 4117下
燒尸場上土 4117下
燒丹丸 4117下
燒石膏 4117下
燒灰存性 4117下
燒羊腎 4118上
燒酒 4118上
燒酒火 4118上
燒腎散 4118下
燒黃瓜丸 4118下
燒裩散 4118下
燒鹹 4119上
燒鹹丸 4119上
燒鹽 4119上
燒鹽散 4119上
燔灼 4119下
燔治 4119下
燔炭 4119下
燔焫 4119下
燔髮散 4119下
燔鹹 4119下
燕 4119下
燕口香 4120上
燕口風 4120上
燕口瘡 4120上
燕士俊 4120上
燕支 4120上
燕肉 4120上
燕卵 4120上
燕吻瘡 4120上
燕尾香 4120下
燕尾草 4120下
燕泥散 4120下
燕面 4120下
燕脂 4120下
燕脂菜 4120下
燕草 4120下
燕麥 4120下
燕窠 4120下
燕窠中草 4120下
燕窠瘡 4120下
燕窠癧 4121上
燕窩 4121上
燕窩疔 4122上
燕窩痘 4122上
燕窩腳 4122上
燕窩瘡 4122上
燕蓐草 4122下
燕蔬菜 4122下
燕齒 4122下
燕糞 4122下
燕薁 4122下
燕覆子 4122下
燖豬湯 4122下
燖雞湯 4122下
獨 4122下
獨占缸 4123上
獨用 4123上
獨用將軍 4123上
獨用將軍根 4123上
獨用將軍葉 4123上
獨用藤皮 4123上
獨白草 4123上
獨行 4123上
獨行丸 4123上
獨行虎 4123上
獨行根 4123上
獨行散 4123下
獨角仙 4123下
獨帚 4123下
獨空 4123下
獨虎散 4123下
獨附湯 4123下
獨活 4123下
獨活根 4124上
獨活寄生丹 4124上
獨活寄生湯 4124下
獨活散 4124下
獨活湯 4126上
獨活飲 4127下
獨茅 4127下
獨峯駝 4127下
獨效苦丁香散 4127下
獨豹 4127下
獨骨瘡 4127下
獨參湯 4127下
獨春 4128下
獨荷草 4128下
獨陰 4128下
獨陰穴 4128下
獨勝 4128下
獨勝散 4128下
獨勝膏 4129上
獨搖 4129上
獨搖芝 4129上
獨搖草 4129上
獨椹 4129上
獨聖散 4129上
獨聖湯 4130上
獨腳一枝蓮 4130上
獨腳仙 4130下
獨腳金雞 4130下
獨腳馬蘭 4130下
獨腳連 4130下
獨腳連根 4131上
獨腳連葉 4131上
獨腳蜂 4131上
獨腳蟻 4131上
獨腳蟾蜍 4131上
獨葉一枝花 4131上
獨葉一枝鎗 4131上
獨葉丹 4131下
獨蜂 4131下
獨蜂窠 4131下
獨嘯庵 4131下
獨龍鬚根 4131下
獨顆蒜 4131下
璧 4131下
璧珀 4131下

璚田草　4131下
璚枝　4131下
璚茅　4132上
璚漿　4132上
瓢　4132上
瘭疽　4132上
瘭疽發　4132上
瘭瘡　4132下
瘰　4132下
瘰癧　4132下
瘰癧丸　4138下
瘰癧仙方　4139上
瘰癧穴　4139上
瘰癧風　4139下
瘰癧疏肝丸　4139下
瘰癧結核丸　4139下
瘰癧漏　4140上
瘰癧膏　4140上
瘲　4140上
瘴　4140下
瘴母　4140下
瘴毒　4140下
瘴毒發背　4141下
瘴疽　4141下
瘴瘧　4141下
瘴癘　4141下
瘵　4142上
瘸　4142上
瘻　4142上
瘻痔　4142上
瘻瘡　4142上
皶　4142上
盧之頤　4142上
盧氏　4142下
盧似立　4143上
盧祖常　4143上
盧鬼木　4143上
盧復　4143上
盧都子　4143上
盧精　4143上
盧蛋　4143上
盧橘　4143上
瞞　4143上
瞖　4143下
瞖子草　4143下
瞋　4143下
磚　4143下
磠砂　4143下
磨刀水　4143下
磨刀石　4143下
磨刀逕　4143下
磨光散　4143下
磨風丸　4144上
磨塊四物湯　4144上
磨障靈光膏　4144上
磨積丸　4144下
磨積散　4144下
磨翳丸　4144下
磨翳散　4145上
磨翳膏　4145上
磬口梅　4145上
禦兒梨　4145上
禦寒湯　4145上
積　4145上
積水　4146上
積吐　4146上
積氣　4146下
積雪草　4146下
積善堂經驗方　4146下
積痢　4146下
積筋　4147上
積塊丸　4147上
積滯木香丸　4147上
積熱小舌　4147上
積熱血崩　4147下
積熱喉癰　4148上
積證盜汗　4148上
積聚　4148下
穇　4151上
穇子　4151上
穎痛外障　4151上
罄氣　4151上
罄飪　4151上
罄賓穴　4151上
篔簹竹　4151下
篛　4151下
篡　4151下
篡骨　4151下
篤迦　4151下
篤耨　4151下
篤耨香　4151下
篦　4151下
篩骨　4151下
篩羅　4152上
篩羅底　4152上
糖　4152上
糖棗　4152上
糖結　4152上
糖煎散　4152上
糖瘡　4152上
糖橘紅　4152上
糖霜　4152下
糖糟　4152下
糗　4152下
糍糕積　4152下
縉雲草　4152下
縊死　4152下
縊死繩　4153上
縑絲草　4153上
縛木藤　4153下
縛豬繩　4153下
羱羊　4153下
耩耨草　4153下
膨　4153下
膩粉　4153下
膲　4153下
膲理　4153下
蔽　4153下
蔽心骨　4153下
蔽心骨傷　4153下
蔿子　4153下
蕁麻　4153下
蕁麻葉　4154上
蕃　4154上
蕃秀　4154上
蕃茂　4154上
蕃荷菜　4154上
蕃鮮　4154上
蕃蹌魚　4154上
蕇蒿　4154下
蕈　4154下
蕉　4154下
蕉子　4154下
蕊尖　4154下
蕊珠丸　4154下

蕍 4154下
蕎 4154下
蕎麥 4154下
蕎麥子 4155上
蕎麥苗 4155上
蕎麥莖 4155上
蕎麥葉 4155上
蕑 4155上
蕑根 4155下
蕑實 4155下
蕓薹 4155下
蕓薹子 4156上
蕓薹子油 4156上
蕓薹散 4156上
蕕草 4156上
蕗草 4156下
蕘 4156下
蕘花 4156下
蕙草 4156下
蕙蘭 4156下
藒車香 4156下
蕤 4157上
蕤仁 4157上
蕤仁丸 4157上
蕤仁春雪膏 4157下
蕤仁散 4157下
蕤仁膏 4157下
蕤核仁 4158上
蕤賓 4158上
蕨 4158上
蕨根 4158下
蕨萁 4158下
蕩骨 4158下
蕩部 4158下
蕩魚 4158下
蕩寒湯 4158下
蕩瘀丸 4159上
蕪荑 4159上
蕪荑丸 4159下
蕪荑丹 4159下
蕪荑散 4159下
蕪荑湯 4160上
蕪荑醬 4160上
蕪菁 4160上
蕪菁子 4160上
蕪菁花 4160下
蕪菁根 4160下
蕪菁葉 4160下
蕫蓈 4160下
蕭折魚 4160下
蕭炳 4160下
蕭壎 4161上
蕭飂 4161上
蕡縷 4161上
螇蚸 4161上
螈蠶 4161上
螌蝥 4161上
螌蝥膏 4161上
蟳蟭 4161上
螔蝓 4161上
蜫麻 4161上
蛸蠌 4161上
螗蜩 4161上
螘 4161上
螞蜡 4161下
螞蝗 4161下
螞蝗入耳 4161下
螞蝗入腹 4161下
螞蝗疔 4161下
螞蝗風 4161下
螞蝗蠱蟲 4161下
螞蟻 4161下
螞蟻入耳 4161下
螞蟻毒 4161下
螞蟻痧 4161下
螢火 4162上
螣蛇鎖口疽 4162上
衞 4162上
衞元湯 4162上
衞心仙丹 4162下
衞生 4162下
衞生十全方 4162下
衞生家寶 4163上
衞生家寶產科備要 4163上
衞生家寶湯方 4163下
衞生湯 4163下
衞生集 4163下
衞生總微論 4163下
衞生鴻寶 4163下
衞生寶鑑 4163下
衞矛 4163下
衞沈 4164上
衞氣 4164上
衞氣失常篇 4165上
衞氣行篇 4165上
衞氣病 4165上
衞氣篇 4165上
衞眞丸 4165下
衞眞湯 4165下
衞濟寶書 4166上
衡絡之脈 4166下
衡煙 4166下
褦襶子 4166下
褪金丸 4166下
褰鼻蛇 4166下
親視 4166下
諟諦 4166下
諫果 4167上
諫議之官 4167上
諸乘 4167上
諸家醫斷 4167上
諸般敗毒散 4167上
諸病源候論 4167上
諸脈主病詩 4167上
諸脈條辨 4167上
諸集方 4167上
諸葛行軍散 4167下
諸葛菜 4167下
諸瘡一掃光 4167下
諸證析疑 4167下
諸證辨疑 4167下
諸蠱保命丹 4167下
諼草 4167下
諾藤斷 4167下
謀風 4167下
豬 4167下
豬子 4168上
豬五臟 4168上
豬心 4168上
豬心血 4168上
豬毛 4168下
豬爪甲 4168下
豬牙石 4168下
豬牙皁莢 4168下
豬牙草 4168下

豬甲散　4168下
豬石子　4168下
豬耳　4168下
豬耳垢　4168下
豬肉　4168下
豬肉毒　4169下
豬肉茯苓湯　4169下
豬舌　4169下
豬血　4169下
豬卵　4170上
豬尾　4170上
豬尾血　4170上
豬尾膏　4170上
豬尿胞　4170下
豬疔　4170下
豬肚　4170下
豬肚丸　4170下
豬肚黃連丸　4171下
豬肝　4172上
豬肝赤　4172下
豬肝毒　4172下
豬肝散　4172下
豬乳　4172下
豬乳膏　4172下
豬油　4173上
豬直腸　4173上
豬肪　4173上
豬肺　4173上
豬臥草　4173上
豬咬傷　4173上
豬咽舌　4173上
豬屎草　4173上
豬胃　4173上
豬胃涎　4173下
豬胎糞　4173下
豬胞　4173下
豬苓　4173下
豬苓丸　4174上
豬苓散　4174上
豬苓湯　4174下
豬氣子　4175上
豬病　4175上
豬胰　4175上
豬脏　4175上
豬脏子湯　4175下
豬脏酒　4175下
豬脂　4175下
豬脂丸　4176上
豬退　4176下
豬骨　4176下
豬骨膏　4176下
豬骨鯁　4176下
豬婆蛇　4176下
豬婆龍　4176下
豬眼梢肉　4176下
豬脣　4176下
豬脬　4177上
豬莩薺　4177上
豬莧　4177上
豬痲　4177上
豬椒　4177上
豬脾　4177上
豬腎　4177上
豬腎丸　4177下
豬腎脂　4177下
豬腎湯　4177下
豬腎粥　4178上
豬腎薺苨湯　4178上
豬貆瞕　4178上
豬項上蜻蜓骨　4178上
豬項肉　4178上
豬項肉丸　4178上
豬椿　4178下
豬窠草　4178下
豬腦　4178下
豬腦酒　4178下
豬腦膏　4178下
豬腰　4178下
豬腰子　4178下
豬腰子粥　4179上
豬腸　4179上
豬零　4179上
豬鬐膏　4179上
豬膏母　4179下
豬膏飲　4179下
豬膏髮煎　4179下
豬鼻　4179下
豬槽上垢土　4179下
豬槽中水　4180上
豬槽頭肉　4180上
豬瘟　4180上
豬膚　4180上
豬膚湯　4180上
豬蕁　4180下
豬頤　4180下
豬齒　4180下
豬蹄　4180下
豬蹄甲　4180下
豬蹄灰丸　4181上
豬蹄紅　4181上
豬蹄湯　4181上
豬頭肉　4181下
豬癇　4181下
豬糞　4181下
豬膽　4182上
豬膽丸　4182上
豬膽汁　4182上
豬膽汁方　4182下
豬膽皮　4183上
豬膽黃連丸　4183上
豬膽導　4183上
豬膽礬　4183上
豬檳榔　4183上
豬穢散　4183下
豬藍子　4183下
豬臕　4183下
豬懸蹄甲　4183下
豬鬐膏　4183下
豬臟　4183下
豬臟丸　4183下
豬靨　4183下
豬髓　4184上
豬獾　4184上
豬獾肉　4184上
豬獾胞　4184下
豬獾脂　4184下
豬獾骨　4184下
猳　4184下
猳鼠矢　4184下
猳鼠矢湯　4184下
猳豬肉　4185上
猳豬屎　4185上
貓　4185上
貓子　4185下
貓毛　4185下

貓牙 4185下
貓牛 4185下
貓竹 4185下
貓肉 4185下
貓舌 4185下
貓舌仙橋 4185下
貓尾血 4186上
貓肝 4186上
貓兒卵 4186上
貓兒刺 4186上
貓兒眼 4186上
貓兒眼睛草 4186上
貓兒頭 4186上
貓咬傷 4186上
貓胎 4186上
貓胞衣 4186上
貓涎 4186下
貓病 4186下
貓眼瘡 4186下
貓痧 4186下
貓筍 4186下
貓溺 4186下
貓睛 4186下
貓睛石 4186下
貓腦 4186下
貓精石 4186下
貓貍 4187上
貓貍肉 4187上
貓貍肝 4187上
貓貍脂 4187上
貓貍骨 4187上
貓貍陰莖 4187下
貓貍糞 4187下
貓頭丸 4187下
貓頭骨 4187下
貓頭鷹 4187下
貓糞 4187下
貓薊 4188上
貓癩 4188上
貓鬚 4188上
賴師草 4188上
賴湯銘 4188上
赬赦 4188上
赭魁 4188上
赭魁根 4188上
踴鐵膏 4188上
踵 4188下
踵行 4188下
踹 4188下
軀啼 4188下
輭牙瘡 4188下
輭石膏 4188下
輭肋 4189上
輭金丸 4189上
輭卻 4189上
輭風 4189上
輭骨 4189上
輭腳 4189上
輭腳瘟 4189上
輭膿瘤 4189上
輭癤 4189下
輭癱風 4189下
輸 4189下
輸刺 4189下
輸府穴 4190上
輸脈 4190上
輸應 4190上
辨 4190上
辨孕法 4190上
辨疫瓅言 4190下
辨胎孕男女法 4190下
辨脈平脈章句 4190下
辨脈法 4191上
辨痘法 4191上
辨藥指南八法 4191下
辨證良方 4192上
辨證奇聞 4192上
辨證錄 4192上
辨類 4192上
遵循 4192上
遷正 4192上
選奇方 4192上
選奇湯 4192上
遺 4192下
遺主 4192下
遺矢 4192下
遺毒 4193上
遺洩 4193上
遺尿 4193上
遺溲 4193上
遺溺 4193上
遺精 4194上
遺精盜汗 4195下
遺精腰痛 4195下
遺積瘕 4195下
遼東參 4195下
遼東參子 4195下
遼東參根 4195下
遼東參條 4195下
遼東參葉 4195下
遼東參蘆 4195下
遼東參鬚 4195下
遼參 4196上
遼葉 4196上
醍魚肉 4196上
醍醐 4196上
醍醐散 4196上
醍醐菜 4196下
醫醽 4196下
醒心杖 4196下
醒心散 4196下
醒消丸 4196下
醒脾丸 4197上
醒脾益胃湯 4197上
醒脾散 4197上
醒脾湯 4198上
醒脾飲 4198上
鋸沙 4198上
鋼鐵 4198下
錄食泄 4198下
錐栗 4198下
錘 4198下
錘骨 4198下
錢 4198下
錢乙 4198下
錢匕 4199上
錢五匕 4199上
錢氏直訣 4199上
錢氏補遺 4199下
錢氏醫案 4199下
錢秀昌 4199下
錢受鈞 4199下
錢花 4199下
錢原濬 4199下
錢國賓 4199下

錢惟邦 4199下
錢筅篣 4199下
錢瑛 4199下
錢經綸 4200上
錢蕁 4200上
錢蒲 4200上
錢聞禮 4200上
錢寶 4200上
錢癖 4200下
錦 4200下
錦地羅 4200下
錦地羅根 4200下
錦江瑪瑙 4200下
錦紋大黃 4200下
錦荔枝 4200下
錦帶 4200下
錦被花 4200下
錦葵 4200下
錦鳩 4201上
錦雞 4201上
錦襖子 4201上
錦囊祕錄 4201上
錫 4201上
錫灰丸 4201上
錫物入肉 4201下
錫物入腹 4201下
錫悋脂 4201下
錫類散 4201下
錫鑛石 4201下
錫鑛毒 4201下
錳 4202上
鍁板子骨 4202上
閻士安 4202上
閻文顯 4202上
閻氏小兒方論 4202上
閻孝忠 4202下
閻季忠 4202下
閻純璽 4202下
隨 4202下
隨山宇方鈔 4202下
隨身備急方 4202下
隨息居飲食譜 4202下
隨脂 4202下
霍山石斛 4202下
霍石斛 4203上
霍亂 4203上
霍亂然犀說 4204下
霍亂新論 4205上
霍亂論 4205上
霍愷 4205上
霍應兆 4205下
黔 4205下
靛子 4205下
靛花 4205下
靜 4205下
靜悍 4205下
靜神丹 4205下
靜神散 4205下
靜順 4205下
頭 4206上
頭上輭癤 4206上
頭巾 4206上
頭生白屑 4206上
頭生乾瘡 4206下
頭皮癢 4206下
頭汗 4206下
頭角 4207上
頭角生瘡 4207上
頭垢 4207上
頭後蜂窠散注 4207下
頭重 4207下
頭面發光 4208上
頭風 4208上
頭風丸 4210上
頭風膏 4210下
頭風鼻衄 4210下
頭風摩散 4210下
頭風餅 4210下
頭眩 4210下
頭骨 4210下
頭強 4211上
頭頂響核 4211上
頭痛 4211上
頭痛花 4214上
頭痛痧 4214上
頭脹 4214上
頭項拘急 4214上
頭黃 4214上
頭搖 4214上
頭瓶糝 4214下
頭腦傷 4214下
頭腫視物甚小 4215上
頭腹俱痛 4215上
頭運眼花 4215上
頭維穴 4215上
頭蓋骨 4215上
頭瘟湯 4215下
頭繩 4215下
頭響 4215下
頭顱蓋 4215下
頰 4215下
頰車 4215下
頰車穴 4215下
頰車急 4216上
頰車骨 4216上
頰車骨傷 4216上
頰車癰 4216上
頰疽 4216上
頰瘍 4216上
頷 4216下
頷下喉癰 4216下
頷脈 4216下
頷骨 4217上
頷腫 4217上
頷厭穴 4217上
頸 4217上
頸疽 4217上
頸脈 4217上
頸骨 4217上
頸骨傷 4217上
頸動脈 4217下
頸項強直 4217下
頸項強痛 4218上
頸瘡 4218下
頸蝗 4218下
頸癰 4218下
頹土 4219上
頹疝 4219上
餐泄 4219上
餘甘子 4219下
餘泉 4219下
餘容 4219下
餘眡 4219下
餘糧丸 4219下
餘糧湯 4219下

駱如龍 4219下
駱駝 4219下
駱龍吉 4220上
髺 4220上
髺骨 4220上
骸關 4220上
骸關骨 4220上
骯髒 4220上
骱 4220上
骱骨 4220上
骱骨空 4220上
骹 4220上
鮀魚 4220上
鮆魚 4220上
鮊魚 4220上
鮎魚 4220上
鮎魚鬚 4220下
鮑元 4220下
鮑相璈 4220下
鮑魚 4220下
鮑魚肉 4220下
鮑魚頭 4220下
鮓荅 4220下
鮓湯丸 4221上
鴛鴦 4221上
鴛鴦木鼈 4221上
鴛鴦肉 4221上
鴛鴦梅 4221下
鴛鴦菊 4221下
鴛鴦藤 4221下
鴝鵒丸 4221下
鴞 4221下
鴞目 4222上
鴞肉 4222上
鴞頭 4222上
鴟 4222上
鴟肉 4222上
鴟骨 4222上
鴟腳莎 4222上
鴟頭 4222下
鴟鵂 4222下
鴟鵂肉 4222下
鴦龜 4222下
鴨 4222下
鴨子瘀 4223上
鴨爪稗 4223上
鴨汁粥 4223上
鴨肉 4223上
鴨肉毒 4223上
鴨肉積 4223上
鴨舌 4223下
鴨舌草 4223下
鴨血 4223下
鴨卵 4223下
鴨肫衣 4223下
鴨青 4223下
鴨屎草 4223下
鴨屎礬 4223下
鴨涎 4223下
鴨脂 4224上
鴨跖草 4224上
鴨跖草莖 4224上
鴨溏 4224上
鴨腦 4224下
鴨腳子 4224下
鴨腳金星 4224下
鴨腳青 4224下
鴨腳葵 4224下
鴨頭 4224下
鴨糞 4224下
鴨膽汁 4224下
麈 4224下
黔 4225上
黔天 4225上
黔化 4225上
黔首 4225上
黔治湯 4225上
魫 4225上
魫岫 4225上
魫骨 4225下
龍 4225下
龍子皮 4225下
龍子衣 4225下
龍井茶 4225下
龍公竹 4226上
龍手藤 4226上
龍木論 4226上
龍火 4226上
龍火丹 4226上
龍牙 4226上
龍牙草 4226上
龍牙齒 4226上
龍仙石 4226上
龍仙草 4226上
龍本骨 4226下
龍玄穴 4226下
龍爪粟 4226下
龍白泉粉 4226下
龍目 4226下
龍石散 4226下
龍石膏 4226下
龍羊草 4226下
龍舌草 4226下
龍沙 4226下
龍肝鳳髓丸 4227上
龍角 4227上
龍豆 4227上
龍泄 4227上
龍芝 4227上
龍花 4227上
龍芽草 4227下
龍虎二汁飲 4227下
龍虎丹 4227下
龍虎化毒丹 4227下
龍虎交加散 4228下
龍虎膏 4229下
龍挂香 4229下
龍柏 4229下
龍泉疔 4230上
龍泉疽 4230上
龍泉粉 4230上
龍泉散 4230上
龍星丹 4230上
龍胎 4230下
龍胞 4230下
龍香散 4230下
龍涎 4230下
龍涎石 4231下
龍珠 4231下
龍珠子 4231下
龍珠根 4232上
龍珠莖 4232上
龍珠膏 4232上
龍疽 4232上
龍粉丸 4232上

龍荔 4232上
龍蚝 4232下
龍退 4232下
龍骨 4232下
龍骨丸 4233上
龍骨生肌散 4233下
龍骨散 4233下
龍骨湯 4235上
龍骨膏 4235下
龍常草 4235下
龍常草莖 4235下
龍旋散 4235下
龍淵穴 4235下
龍眼 4235下
龍眼肉 4236上
龍眼核 4236上
龍眼殼 4236下
龍眼湯 4236下
龍眼錦 4236下
龍移草 4236下
龍脣發 4236下
龍脩 4236下
龍蛇散 4236下
龍棗 4237上
龍絲竹 4237上
龍華 4237上
龍黃散 4237上
龍腦 4237上
龍腦丸 4237下
龍腦子 4237下
龍腦安神丸 4237下
龍腦油 4237下
龍腦香 4238上
龍腦散 4238上
龍腦黃連膏 4238下
龍腦飲 4238下
龍腦膏 4238下
龍腦漿 4239上
龍腦潤肌散 4239上
龍腦薄荷 4239下
龍腦雞蘇丸 4239下
龍葵 4240上
龍葵子 4240上
龍葵根 4240上
龍葵莖 4240下
龍葵散 4240下
龍葵葉 4240下
龍實 4240下
龍瘕 4240下
龍窩石 4241上
龍銜 4241上
龍鳳丸 4241上
龍鳳團 4241上
龍漦 4241上
龍蝨 4241上
龍齒 4241下
龍齒丸 4242上
龍齒丹 4242上
龍齒清魂散 4242下
龍齒散 4242下
龍齒補心湯 4243上
龍孏孏 4243上
龍膽 4243上
龍膽丸 4243下
龍膽苦參丸 4244上
龍膽根 4244上
龍膽草散 4244下
龍膽草湯 4244下
龍膽散 4244下
龍膽湯 4244下
龍膽飲 4245上
龍膽瀉肝湯 4245下
龍薈丸 4246上
龍臑骨 4246上
龍蟠飲 4246上
龍鯉 4246上
龍麝聚聖丹 4246上
龍鬚 4246下
龍鬚草 4246下
龍鬚敗席 4246下
龍鬚散 4246下
龍鬚湯 4247上
龍鬚菜 4247上
龍鬚瘟 4247上
龍鬚藤 4247上
龍鬚藤子 4247下
龍鬚藤花 4247下
龍鱗香 4247下
龍鱗薜荔 4247下
龜 4247下
龜子骨 4247下
龜甲 4247下
龜肉 4247下
龜肉酒 4247下
龜兒草 4247下
龜板 4248上
龜版 4248上
龜版丸 4248上
龜版膠 4248上
龜背 4248上
龜胸 4248上
龜胸丸 4248下
龜鹿二仙膏 4248下
龜鹿二仙膠 4249上
龜腳 4249上
龜腳蛭 4249上
龜膀 4249上
龜蕁 4249上
龜頭 4249上
龜頭腫痛 4249上
龜頭瓣 4249下

十七畫

嚇 4251上
嚇死 4251上
嚇癱 4251上
壓死 4251上
壓掌散 4251上
孏 4251上
孏汁 4251上
孏汁草 4251上
孏豆膏 4251上
孏孩兒 4251下
孏孩兒草 4251下
孏疳 4251下
孏疹子 4251下
孏脾 4251下
孏酣草 4251下
孏痲子 4251下
孏癖 4252上
孏齁 4252上
孏癬 4252上
嬰舌 4252上
嬰兒 4252上
嬰兒風 4252上

嬰兒論 4252上
嬰孩論 4252下
嬰筋 4252下
應候 4252下
應效散 4252下
應條 4252下
應痛丸 4252下
應痛散 4253上
應夢人參散 4253上
應聲蟲 4253上
擊仆 4253上
擊正 4253上
擎珠疔 4253上
擎珠毒 4253下
擎疽 4253下
擘李 4253下
擘指 4253下
擘蟹毒 4253下
擠傷 4253下
擦牙益笑散 4253下
擦牙散 4253下
擦面神丹 4254上
斂肺湯 4254上
斂瘤膏 4254上
噷 4254上
檀 4254下
檀皮 4254下
檀香 4254下
檀香百合 4254下
檀香油 4254下
檀香泥 4254下
檀香梅 4254下
檀根皮 4255上
檀桓 4255上
樧剌 4255上
檉乳 4255上
檉柳 4255上
檉柳木 4255上
檉柳枝 4255下
檉柳脂 4255下
檉柳葉 4255下
檉葉散 4255下
繫迷 4255下
繫梅 4255下
撿押 4255下
殭尸 4255下
殭蠶 4256上
殭蠶散 4256上
龜愚仆漏 4256上
氈 4256上
氈屜 4256上
氈礬散 4256下
濟 4256下
濟水 4256下
濟世全書 4256下
濟世良方 4256下
濟世養生集 4256下
濟生方 4256下
濟危上丹 4257上
濟急仙方 4257上
濟眾新編 4257上
濟陰丸 4257上
濟陰丹 4257下
濟陰地黃丸 4258下
濟陰近編 4258下
濟陰湯 4258下
濟陰慈幼外編 4258下
濟陰綱目 4258下
濡 4258下
濡化 4259上
濡目 4259上
濡衣 4259上
濡泄 4259上
濡核 4259上
濡脈 4259上
濡寫 4259下
濬川丸 4259下
濬川散 4260上
濬血丸 4260上
濯熱散 4260下
濯濯 4260下
營 4260下
營血 4260下
營氣 4260下
營氣篇 4261上
營實 4261上
營衛 4261上
營衛生會篇 4261下
營衛飲 4261下
燥 4261下
燥化 4263上
燥火 4263上
燥毒 4263下
燥屎 4263下
燥政 4263下
燥欬 4263下
燥溼湯 4263下
燥痰 4263下
燥瘕 4264上
燥劑 4264上
燥癬 4264上
燧火 4264上
燭燼 4264下
牆 4264下
牆上畜獸腐骨 4264下
牆靡 4264下
環 4264下
環口黧黑 4264下
環珠痘 4264下
環蛇 4264下
環蛇脂 4265上
環項發 4265上
環腸草 4265上
環跳穴 4265上
環跳穴痛 4265上
環跳疽 4265上
環跳骨 4265下
環跳骨傷 4265下
甑 4265下
甑垢 4265下
甑氣水 4265下
甑帶 4265下
甑蔽 4266上
瘇敦疽 4266上
瘇瘧 4266上
癀 4266上
癀疝 4266上
癀陰 4266上
癀癃疝 4266上
療 4266下
療兒散 4266下
療毒湯 4266下
療馬集 4266下
療馬集附錄 4267上
瘳 4267上

癃	4267上
癃閟	4267上
⿸疒番	4267上
瘤	4267上
瘤卵石	4268上
瘤病	4268上
瘤贅	4268上
⿸疒旁	4268上
⿸疒旁蟲	4268上
癇	4268上
癇風	4269下
癇厥	4269下
癇⿸疒悤筋攣	4269下
癇證鎮心丸	4270上
癇證鎮心丹	4270上
癉	4270上
癉人	4270上
癉疸	4270上
癉熱	4270上
癉瘧	4270上
癌	4271上
癍	4271上
癍論萃英	4271上
癚⿸疒責頭	4271上
皤蒿	4271上
盪胞湯	4271上
瞤	4271下
瞤風	4271下
瞤酸	4271下
瞤⿸疒悤	4271下
瞳	4271下
瞳人	4271下
瞳人不正	4272上
瞳人反背	4272上
瞳人乾缺外障	4272上
瞳人散大	4272上
瞳人欹側	4272下
瞳人縮小	4272下
瞳子	4272下
瞳子髎穴	4272下
瞳缺瀉肝丸	4272下
瞳缺瀉肝湯	4273上
矯氏	4273上
磷石	4273上
襌友	4273上
篳衣湯	4273上
篾片蠱	4273上
箽竹	4273下
箽竹根	4273下
箽竹茹	4273下
箽竹筍	4273下
箽竹葉	4273下
箽竹瀝	4273下
⿱竹曼竹	4273下
糜	4273下
糜疳	4273下
糞	4273下
糞朮	4274上
糞灰	4274上
糞坑底泥	4274上
糞金子	4274上
糞清	4274上
糞甜瓜	4274下
糞蛆	4274下
糞蛆窠	4274下
糞蛆鑽泥	4275上
糞霜	4275上
糞藍	4275上
糟	4275上
糟底酒	4275上
糟油	4275下
糟茄	4275下
糟筍節中酒	4275下
糠莧	4275下
縮毒金粉散	4275下
縮泉丸	4275下
縮砂仁	4275下
縮砂酒	4275下
縮砂散	4276上
縮砂蔤	4276上
縮砂蔤仁	4276上
縮砂蔤仁殼	4276下
縮砂蔤花	4276下
縮胎丸	4276下
縮脾飲	4277上
縮腳疽	4277下
縮腳痧	4277下
縱	4277下
縵胸疽	4277下
縻	4277下
縼膠	4278上
繅絲湯	4278上
繆	4278上
繆希雍	4278上
繆刺	4278上
繆刺論	4278上
繆坤	4278上
繇	4278下
罾布	4278下
翳	4278下
翳風穴	4279上
聯步	4279上
聯貼	4279上
聰耳湯	4279上
聰耳蘆薈丸	4279上
聲	4279下
聲啞	4279下
聲啞喉	4279下
聲啞喉癰	4279下
聲章	4279下
膹鬱	4280上
膺	4280上
膺中	4280上
膺俞	4280上
膺俞穴	4280上
膺窗穴	4280上
膺腧	4280上
膻	4280上
膻中	4280上
膻中穴	4280下
膻中疽	4280下
膽	4280下
膽八	4281上
膽八香	4281上
膽火	4281上
膽汁	4281上
膽皮	4281上
膽俞穴	4281下
膽星	4281下
膽星天竺丸	4281下
膽風	4281下
膽欬	4281下
膽病	4282上
膽絕	4282下
膽脹	4282下

膽虛寒 4282下
膽黃 4282下
膽募穴 4282下
膽嗽 4282下
膽實熱 4283上
膽蒸 4283上
膽癉 4283上
膽歸糖煎散 4283上
膽礬 4283上
膽礬丸 4283下
膽礬散 4284上
膾 4284下
膿 4284下
膿耳 4284下
膿血痢 4285上
膿胕 4285下
膿窠疥 4286上
膿窠瘡 4286上
膿漏 4287上
膿瘡 4287上
膿瘤 4287上
臀 4287上
臀傷 4287上
臀癰 4287上
臁 4287下
臁肕 4287下
臁脛骨 4287下
臁瘡 4287下
臂 4290下
臂太陰 4290下
臂風毒 4290下
臂疽 4290下
臂骨 4290下
臂骨空 4291上
臂骨傷 4291上
臂陰 4291上
臂厥 4291上
臂痛 4291上
臂陽 4292上
臂陽明 4292上
臂痹 4292上
臂熱 4292下
臂瘡 4292下
臂臑穴 4292下
臂癰 4292下
臆 4293上
臆骨 4293上
臊 4293上
臊疳 4293上
臉發 4293上
臌脹 4293上
臨 4293上
臨泣穴 4293上
臨病考證 4293下
臨產 4293下
臨產下利 4294下
臨產六字眞言 4294下
臨產妄語 4294下
臨產血暈 4294下
臨視 4294下
臨蓐 4294下
臨證指南 4294下
臨證指南醫案 4294下
臨證指南醫案續選 4294下
臨證醫案筆記 4295上
舉 4295上
舉岩茶 4295上
舉肺湯 4295上
舉卿古拜散 4295上
舉卿古拜飲 4295上
舉措 4295上
舉斑湯 4295上
舉痛論 4295上
蕷蓮飲 4295上
蕹菜 4295下
蕺菜 4295下
蕺菜葉 4295下
薁李 4295下
薄皮瘡 4295下
薄桂 4296上
薄疾 4296上
薄荷 4296上
薄荷丹 4296下
薄荷油 4296下
薄荷散 4296下
薄荷湯 4297上
薄荷湯飯 4297上
薄荷煎 4297上
薄荷葉露 4297上
薄荷藁本湯 4297下
薄厥 4297下
薄貼 4297下
薄著 4297下
薄澤 4297下
薄藥 4297下
薇 4297下
薇草 4298上
薇銜 4298上
薇銜子 4298上
薇銜莖 4298上
薇銜葉 4298下
薇蕪 4298下
薊 4298下
薍 4298下
薏苡 4298下
薏苡丸 4298下
薏苡丹 4298下
薏苡仁 4299上
薏苡仁丸 4299下
薏苡仁酒 4299下
薏苡仁散 4299下
薏苡仁湯 4300上
薏苡仁粥 4300下
薏苡瓜瓣湯 4300下
薏苡附子敗醬散 4301上
薏苡附子散 4301上
薏苡根 4301下
薏苡敗醬湯 4301下
薏苡湯 4301下
薏苡葉 4301下
薏珠子 4301下
薑 4301下
薑半夏 4302上
薑朮湯 4302上
薑汁 4302上
薑汁製 4302上
薑皮 4302上
薑石 4302上
薑米湯 4302上
薑芥 4302下
薑附赤石脂硃砂丹 4302下
薑附湯 4302下
薑桂丸 4302下
薑桂湯 4303上
薑酒 4303上

薑黃	4303上
薑黃丸	4303下
薑黃根	4303下
薑黃散	4303下
薑稜散	4304上
薑彙	4304上
薑葉	4304上
薑蜜湯	4304上
薑橘湯	4304下
薑糖飲	4304下
薑蠍散	4304下
薑礬散	4305上
薑蘗散	4305上
薑露	4305上
薔薇	4305上
薔薇子	4305上
薔薇花露	4305上
薔薇根	4305下
薔薇葉	4305下
蔙蓎	4305下
薛己	4305下
薛氏醫案	4305下
薛立齋醫書十六種	4306上
薛伯宗	4306上
薛承基	4306上
薛啓	4306上
薛雪	4306下
薛景福	4306下
薛鎧	4306下
薛荔	4306下
薝蔔	4306下
薞蕪	4306下
薤	4306下
薤白	4307上
薤白湯	4307下
薤白粥	4307下
薤葉	4307下
薦蜷	4307下
薩守堅	4307下
螯休	4307下
螯烈	4307下
螳蟷	4307下
螳蜋	4308上
螳螂	4308上
螳螂子	4308上
螳螂瘀	4308上
螵蛸	4308下
螵蛸散	4308下
螺	4308下
螺甲醫	4308下
螺灰散	4309上
螺疔痘	4309上
螺殼散	4309上
螺瘡	4309上
螺螄	4309上
螺螄肉	4309上
螺螄泥	4309下
螺螄爛殼	4309下
螺醫哽	4309下
螺醫草	4309下
螻蛄	4309下
螻蛄串	4310上
螻蛄漏	4310下
螻蛄癤	4310下
螻蟈	4311上
螻蟈風	4311上
螻蟻入耳	4311下
螽斯	4311下
螽斯丸	4311下
螽斯集	4312上
螊蚾	4312上
蟁母鳥	4312上
蟗	4312上
蟗蟲	4312上
蟗蟲散	4312下
蟋蟀	4312下
蟋蟀癩	4313上
�蛄	4313上
蟑螂	4313上
謚	4313上
謝以聞	4313上
謝玉瓊	4313上
謝甘澍	4313上
謝表	4313上
謝星煥	4313下
謝婆菜	4313下
謝復古	4313下
謝潤	4313下
謝縉孫	4314上
谿	4314上
谿谷	4314上
谿鳷	4314上
豁痰湯	4314上
豁雞	4314下
豋豆	4314下
豋菽	4314下
貔貍	4314下
賽牡丹	4314下
賽空青眼藥	4314下
賽金丹	4315上
蹇	4315上
蹉經	4315上
蹲	4315上
轂轆鷹	4315上
轄脂	4315上
轅骨	4315下
避水集驗要方	4315下
避年	4315下
避驚風石	4315下
還丹金	4315下
還元水	4315下
還元湯	4315下
還少丹	4315下
還眞散	4316上
還金篇	4316上
還陰救苦湯	4316上
還陰解毒湯	4316下
還筒子	4316下
還陽散	4316下
還睛丸	4317上
還睛紫金丹	4317下
還睛散	4318上
還睛補肝丸	4318上
還睛補腎丸	4318上
還精草	4318上
還精補肝丸	4318上
還精補腎丸	4318下
還魂湯	4318下
醜草	4318下
鍉鍼	4318下
鍊眉瘡	4319上
鍊眞丸	4319上
鍋宜丸	4319上
鍋底墨	4319上
鍋灸	4319上

鍋焦 4319上
鍋蓋 4319上
鍛石 4319上
鍛樹 4319上
鍛樹皮 4319下
鍛樹葉 4319下
鍛竈灰 4319下
鍼 4319下
鍼入肌肉 4319下
鍼入沙紋 4319下
鍼入腹 4320上
鍼方 4320上
鍼石 4320上
鍼艾 4320上
鍼灸 4320上
鍼灸大全 4320下
鍼灸大成 4320下
鍼灸則 4320下
鍼灸科 4320下
鍼灸要覽 4320下
鍼灸原樞 4320下
鍼灸問對 4320下
鍼灸資生經 4321上
鍼灸圖經 4321上
鍼灸聚英 4321下
鍼灸節要 4321下
鍼灸擇日編 4321下
鍼灸諸賦 4321下
鍼法 4321下
鍼空 4322下
鍼金蟲 4323上
鍼染於卷 4323上
鍼砂 4323上
鍼砂丸 4323上
鍼砂酒 4323上
鍼科 4323上
鍼哽 4323上
鍼眼 4323下
鍼魚 4323下
鍼經 4323下
鍼經指南 4324上
鍼經診脈法 4324上
鍼腰瘀 4324上
鍼解篇 4324上
鍼道 4324上
鍼線袋 4324上
鍼論 4324上
鍼頭丸 4324下
鍼頭散 4324下
鍾大延 4324下
鍾乳石 4325上
闊數 4325上
闌門 4325上
闌門痘 4325上
隰草 4325上
隱白穴 4325下
隱曲 4326上
隱血斑痘 4326上
隱忍葉 4326上
隱展 4326上
隱軫 4326上
隱鼠 4326上
隱鼠脂 4326上
雖知苦齋 4326下
霜 4326下
霜桃 4326下
霜桑葉 4326下
霜桑葉露 4326下
霜梅 4326下
霜逐梧桐 4326下
霜鹵 4326下
霜橋印迹 4326下
霞天膏 4327上
霞天膠 4327下
霞天麴 4327下
霞貝 4327下
霞雀花 4327下
霞錦穿胸痘 4327下
鞠藭丸 4327下
韓氏醫通 4328上
韓保昇 4328上
韓悉 4328上
韓祇和 4328上
韓康 4328上
韓善澂 4328上
韓瑩 4328下
韓隱庵 4328下
韓醫婦 4328下
顀 4328下
顀尾 4328下
顆凍 4328下
顆鹽 4329上
餛飩青 4329上
餛飩菱 4329上
餇 4329上
駿 4329上
鮠魚 4329上
鮠魚肉 4329上
鯬魚 4329上
鮦魚 4329上
鮧魚 4329上
鮧魚目 4329下
鮧魚肉 4329下
鮧魚肝 4329下
鮧魚涎 4329下
鮪魚 4329下
鮫淚 4329下
鮫魚 4329下
鮫鮫 4329下
鮮支 4329下
鮮生地 4329下
鮮生地露 4330上
鮮石斛 4330上
鮮草果 4330上
鮮草果根 4330上
鮮草果葉 4330上
鮮荷葉湯 4330上
鮮鱗解毒湯 4330上
鴻 4330下
鴻頭 4330下
鴻薈 4330下
鴻藏 4330下
鴻藹 4330下
鴾母 4330下
鴿 4330下
鴿肉 4330下
鴿血 4331上
鴿卵 4331上
鴿糞 4331上
鵁鶄 4331上
鵁鶄肉 4331上
鵂鶹 4331上
麋 4331上
麋皮 4331下
麋肉 4331下

麋角　4331下
麋角丸　4331下
麋角膠　4332上
麋角霜　4332上
麋脂　4332上
麋茸　4332上
麋茸丸　4332下
麋骨　4332下
麋骨酒　4332下
麋銜　4332下
黏子　4332下
黏汗　4332下
黏瘡　4332下
黏糊菜　4332下
點脂斑痘　4332下
點眼金絲膏　4333上
點眼金華水　4333上
點眼砂　4333下
點眼蕤仁膏　4333下
點眼藥　4333下
點椒　4333下
點蒼石　4333下
點頭散　4333下
黿　4333下
黿甲　4334上
黿肉　4334上
黿脂　4334上
黿膽　4334上
鼢鼠　4334上
鼾　4334上

十八畫

儲泳　4335上
儲儲　4335上
叢桂偶記　4335上
叢蘭艾　4335上
嚏　4335上
嚏骨　4335下
嚏驚散　4335下
嵺峒丸　4335下
戴天章　4335下
戴文玉　4335下
戴思恭　4336上
戴星草　4336下
戴烈　4336下
戴啓宗　4337上
戴眼　4337上
戴陽　4337上
戴椹　4337上
戴煟　4337上
戴糁　4337下
擷　4337下
斷下湯　4337下
斷乳法　4338上
斷毒截腰法　4338上
斷泄　4338上
斷指疔　4338上
斷紅丸　4338上
斷胎法　4338下
斷草烏　4338下
斷酒法　4339上
斷產法　4339上
斷腸花　4339上
斷腸草　4339上
斷腸草毒　4339上
斷橋失渡　4339下
斷癇丸　4339下
斷癇丹　4339下
斷臍法　4340上
斷罐草　4340上
曛　4340上
曛昧　4340下
檮杌痘　4340下
櫋　4340下
櫋芽　4340下
檳榔　4340下
檳榔丸　4341上
檳榔子　4341下
檳榔丹　4342上
檳榔益氣湯　4342上
檳榔神芎丸　4342上
檳榔散　4342下
檳榔湯　4343下
檳榔順氣湯　4344上
檳榔橘皮湯　4344上
檳蘇散　4344上
燚麻　4344上
歸下骨　4344上
歸母苦參丸　4344上
歸尾　4344上
歸尾丸　4344上
歸尾澤蘭湯　4344下
歸芍六君丸　4344下
歸芍地黃丸　4344下
歸芍紅花散　4344下
歸芍異功湯　4345上
歸來穴　4345上
歸宗　4345上
歸附丸　4345上
歸原散　4345下
歸原飲　4345下
歸神丹　4345下
歸耆湯　4345下
歸耆飲　4346上
歸梢　4346上
歸梢湯　4346上
歸連丸　4346上
歸連湯　4346上
歸硯錄　4346下
歸脾丸　4346下
歸脾湯　4346下
歸腎丸　4347上
歸魂散　4347上
歸澤麻　4347下
歸藏　4347下
歸鬚　4347下
歸鬚湯　4347下
歸靈內托散　4347下
瀆　4347下
瀉心湯　4348上
瀉白消毒散　4348上
瀉白散　4348下
瀉白湯　4349下
瀉血湯　4349下
瀉肝丸　4349下
瀉肝四物湯　4349下
瀉肝散　4349下
瀉肝湯　4350上
瀉肝飲　4350下
瀉毒神丹　4350下
瀉肺散　4350下
瀉肺湯　4350下
瀉肺飲　4351上
瀉金散　4351上
瀉金湯　4351上

瀉青丸　4351上
瀉青赤湯　4351下
瀉胃散　4351下
瀉胃湯　4351下
瀉陰火升陽湯　4351下
瀉痧　4352上
瀉脾散　4352上
瀉腎湯　4352上
瀉黃散　4352上
瀉黃飲　4352下
瀉溼湯　4352下
瀉腦湯　4352下
瀉熱黃連湯　4352下
瀉膽散　4353上
爁　4353上
爵耳　4353上
爵李　4353上
爵牀　4353上
爵牀莖　4353下
爵牀葉　4353下
爵梅　4353下
爵犀　4353下
爵麻　4353下
爵離方　4353下
璧玉　4353下
癃　4353下
癖　4353下
癖石　4354上
癖飲　4354上
癖積　4354上
癘　4354上
癘風　4354上
癘風二便下血　4357上
癘風口舌生瘡　4357上
癘風口眼喎斜　4357下
癘風口渴　4357下
癘風大便不通　4358上
癘風小便不利　4358下
癘風手足拘攣　4358下
癘風生蟲　4359上
癘風白濁　4359上
癘風皮膚赤腫　4359上
癘風目昏　4359上
癘風耳聾耳鳴　4359下
癘風自汗　4359下
癘風肚腹腫脹　4359下
癘風身起疙瘩　4360上
癘風身癢　4360下
癘風怔忡不寐　4360下
癘風泄瀉　4360下
癘風眉落　4360下
癘風面目蠕動　4361上
癘風面赤搔癢　4361上
癘風食少　4361下
癘風病痙　4361下
癘風衄血吐血　4361下
癘風帶下　4361下
癘風發熱惡寒　4362上
癘風溼熱　4362下
癘風痰喘　4363上
癘風經水不調　4363下
癘風腳底穿　4363下
癘風齒痛　4363下
癘風頭目眩暈　4364上
癘疾　4364上
癘瘍機要　4364上
癙瘻　4364上
癜　4364下
癜風　4364下
瞼　4364下
瞼生椒瘡外障　4364下
瞼生粟瘡外障　4365上
瞼鞕睛疼外障　4365上
瞿陵　4365上
瞿麥　4365下
瞿麥散　4365下
瞿麥湯　4365下
瞿麥葉　4366上
瞿麥飲　4366上
瞿麥穗　4366上
瞿瞿　4366下
礞砂　4366下
礓礫　4366下
礔礰　4366下
禮鼠　4366下
竅　4366下
竅陰穴　4367上
簞　4367上
簩竹　4367上
簡明醫要　4367下
簡明醫彀　4367下
簡易方論　4367下
糧罌中水　4367下
織女菀　4367下
織布娘　4367下
織機上草辮　4367下
繚絲　4367下
繞膝痘　4367下
繡毬丸　4368上
繡毬風　4368上
繡蓮花　4368上
羳羊　4368上
翹車　4368上
翹荷湯　4368上
翹搖　4368上
翹搖子　4368下
翻山虎　4368下
翻白草　4368下
翻白草根　4368下
翻花　4368下
翻花下疳　4369上
翻花痔　4369上
翻花楊梅瘡　4369上
翻花瘡　4369下
翻花瘤　4369下
翻疤　4369下
翻胃　4369下
翻胃穴　4369下
翻翅雞　4369下
翼傷寒論　4369下
聶倘恆　4369下
聶辟　4369下
臍　4369下
臍上疽　4370上
臍中出水　4370上
臍中出血　4370上
臍中出膿　4370上
臍突　4370上
臍風　4370下
臍帶　4371上
臍溼　4371下
臍腫　4371下
臍漏瘡　4371下
臍瘡　4372上
臍癰　4372上

臏 4372下
臏骨 4372下
臏骨穴 4372下
臑腮 4372下
臑 4372下
臑交穴 4372下
臑俞穴 4372下
臑骨 4372下
臑骨傷 4372下
臑陰 4373上
臑會穴 4373上
臑髎穴 4373上
臑癰 4373上
舊坑砂 4373上
舊麻布 4373上
薯莨 4373上
薯蕷 4373下
薯蕷丸 4373下
薯蕷子 4374上
薯蕷根 4374上
薯蕷酒 4374下
薯蕷粥 4374下
薰金紙 4374下
薰桑 4374下
薰草 4374下
薰陸 4374下
薰陸香 4375上
薰渠 4375上
薰蹄 4375上
薰穢散 4375上
薹芥 4375上
薹菜 4375上
薺苨 4375上
薺苨丸 4375下
薺苨根 4375下
薺苨莖 4375下
薺泥湯 4375下
薺菜 4376上
薺菜子 4376上
薺菜花 4376上
薺菜粥 4376上
薺薴 4376下
薺薴莖 4376下
薺薴葉 4376下
藁本 4376下
藁本子 4376下
藁本根 4376下
藁本散 4377上
藁本湯 4377上
藁茇 4377上
藁痛 4377上
藉姑 4377上
藊豆 4377上
藍 4377下
藍子 4377下
藍布裙 4378上
藍汁飲 4378上
藍姑草 4378上
藍青散 4378上
藍胎舌 4378上
藍根散 4378下
藍根飲 4378下
藍紋舌 4378下
藍蛇 4378下
藍蛇尾 4379上
藍袍散 4379上
藍棉紗 4379上
藍菜 4379上
藍微舌 4379上
藍葉 4379上
藍葉散 4379下
藍葉湯 4380上
藍澱 4380上
藍藤 4380上
藍藥 4380上
藎草 4380上
藎齋醫要 4380下
藏三七 4380下
藏化 4380下
藏府 4380下
藏府標本藥式 4381上
藏俞 4381上
藏度 4381上
藏紅花 4381上
藏胞法 4381上
藏香 4381下
藏氣 4382上
藏氣法時論 4382上
藏病 4382下
藏眞 4382下
藏脈 4382下
藏厥 4383上
藏棗 4383上
藏結 4383上
藏會 4383下
藏燥 4383下
豨薟 4383下
蟒王蛇 4383下
蟒蛇 4383下
蟒蛇油 4384上
蟕蠵 4384上
蟛越 4384上
蟛蜞 4384上
蟛蝟 4384上
蟠桃丸 4384上
蟠桃草 4384上
蟠葱散 4384上
蟠龍散 4384下
蟲螽 4384下
蟢子 4384下
蟢兒草 4384下
蟢窩痘 4385上
蟥蝆 4385上
蟦螬 4385上
蟦螬螬 4385上
螑蛄 4385上
蟫魚 4385上
蟬 4385上
蟬衣 4385上
蟬肚鬱金 4385下
蟬花 4385下
蟬花散 4385下
蟬花無比散 4386上
蟬退 4386下
蟬退散 4386下
蟬殼 4386下
蟬殼明目散 4386下
蟬殼散 4386下
蟬殼湯 4387上
蟬菊散 4387上
蟬腹 4387上
蟬蛻 4387下
蟬蛻一物湯 4387下
蟬蛻散 4388上
蟬蛻鉤藤飲 4388上

蟬蛻膏 4388下
蟬蛻餅 4388下
蟬蠍散 4388下
蟯瘕 4388下
蟯蟲 4388下
蟯蟲痢 4389上
蟱蝸 4389上
蟲入耳 4389上
蟲牙痛 4389下
蟲白蠟 4389下
蟲毒 4390上
蟲疥 4390上
蟲胞 4390上
蟲風 4390上
蟲疰 4390上
蟲病 4390上
蟲痔 4391上
蟲渴 4391上
蟲痘 4391上
蟲痛 4391上
蟲損 4391上
蟲碎舌 4391上
蟲窠瘡 4391上
蟲嗽 4391上
蟲漏 4391下
蟲瘕 4391下
蟲蝕瘡 4391下
蟲積 4391下
蟲積丸 4391下
蟲積經閉 4392上
蟲瘤 4392上
蟲擾心痛 4392上
蟲擾腹痛 4392上
蟲證脈 4392下
襏襫 4392下
覆 4392下
覆盆 4392下
覆盆子 4392下
覆盆根 4393上
覆盆葉 4393上
覆盆膠 4393上
覆釜痘 4393上
覆葅 4393上
覆閭 4393上
覆餘 4393上
豐本 4393上
豐備 4393上
豐隆穴 4393下
豐蘆 4393下
貘 4393下
貘皮 4393下
貘膏 4393下
貘糞 4393下
贅疣穴 4394上
蹠 4394上
蹠骨 4394上
蹠跛 4394上
軀 4394上
軀骨 4394上
軀殼 4394上
軀幹 4394上
轆轤轉關外障 4394上
轉丸 4394上
轉女爲男法 4394下
轉天湯 4394下
轉失氣 4394下
轉光丸 4394下
轉舌丸 4395上
轉舌膏 4395上
轉男爲女法 4395上
轉豆 4395上
轉胞 4395上
轉氣救產湯 4395下
轉氣湯 4395下
轉脈漏 4396上
轉敗湯 4396上
轉厥安產方 4396上
轉筋 4396下
轉環丹 4397上
轉鍼 4397上
醪藥 4397下
醪醴 4397下
醫 4397下
醫士 4397下
醫工 4397下
醫工長 4397下
醫心方 4397下
醫方大成論 4397下
醫方考 4398上
醫方易簡新編 4398上
醫方集成 4398上
醫方集宜 4398上
醫方集解 4398上
醫方圖說 4398上
醫方摘玄 4398上
醫方種子 4398上
醫方盤珠 4398下
醫方論 4398下
醫方積驗 4398下
醫方選要 4398下
醫史 4398下
醫史補傳 4399上
醫正 4399上
醫正郎 4399上
醫生 4399上
醫匠 4399上
醫旨緒餘 4399上
醫佐 4399下
醫事 4399下
醫事啓原 4399下
醫和 4399下
醫宗己任編 4400上
醫宗必讀 4400上
醫宗金鑑 4400上
醫宗要略 4400上
醫宗摘要 4400上
醫宗粹言 4400下
醫宗寶笈 4400下
醫官 4400下
醫性 4403上
醫政 4403上
醫易 4404下
醫林改錯 4404下
醫林指月 4404下
醫林統宗 4405上
醫林集要 4405上
醫木繩墨 4405上
醫林繩墨大全 4405上
醫林驗海 4405上
醫法心傳 4405上
醫門法律 4405上
醫門棒喝 4405下
醫便 4405下
醫待詔 4405下
醫津一筏 4405下

醫津筏 4405下
醫述 4405下
醫候郎 4405下
醫原 4405下
醫原圖說 4406上
醫員 4406上
醫家千字文 4406上
醫家大法 4406上
醫家心法 4406上
醫家四要 4406上
醫家正旨 4406上
醫家正統 4406上
醫師 4406上
醫效祕傳 4406上
醫效郎 4406上
醫書 4406上
醫書百朋 4406下
醫書彙參 4406下
醫案 4406下
醫案心法 4406下
醫砭 4406下
醫竘 4406下
醫級 4406下
醫草 4407上
醫國 4407上
醫婆 4407上
醫理信述 4407上
醫理信述補遺 4407上
醫理眞傳 4407上
醫理發微 4407上
醫略存眞 4407上
醫略鈔 4407上
醫痊郎 4407下
醫術地理撥沙圖 4407下
醫貫 4407下
醫貫砭 4407下
醫通 4407下
醫博士 4408上
醫無閭子 4408上
醫統 4408上
醫開 4408上
醫集大成 4408上
醫愈郎 4408上
醫準 4408上
醫經大旨 4408上
醫經小學 4408上
醫經允中 4408上
醫經正本書 4408上
醫經原旨 4408下
醫經原始 4408下
醫經溯洄集 4408下
醫經解惑論 4408下
醫經翼 4409上
醫經讀 4409上
醫道論篇 4409上
醫碥 4409上
醫種 4409上
醫種子 4409上
醫說 4409上
醫說續編 4409下
醫緩 4409下
醫論種子 4409下
醫醇賸義 4409下
醫學 4410上
醫學入門 4410上
醫學三字經 4410上
醫學大成 4410上
醫學大原 4410上
醫學六要 4410上
醫學六種 4410上
醫學心悟 4410下
醫學正印 4410下
醫學正傳 4410下
醫學玄要 4410下
醫學百論 4410下
醫學妙諦 4410下
醫學折衷 4410下
醫學求是 4410下
醫學求眞錄 4410下
醫學求眞錄總論 4410下
醫學宗旨 4411上
醫學近編 4411上
醫學金鍼 4411上
醫學指掌 4411上
醫學要義 4411上
醫學原始 4411上
醫學原理 4411上
醫學眞傳 4411上
醫學眞經 4411上
醫學啓元 4411上
醫學啓源 4411上
醫學啓蒙 4411下
醫學啓蒙論 4411下
醫學從眾錄 4411下
醫學捷徑 4411下
醫學提舉司 4411下
醫學提舉司副使提舉 4411下
醫學提舉司提舉 4411下
醫學發明 4411下
醫學統宗 4411下
醫學集要 4411下
醫學彙函 4411下
醫學彙纂指南 4411下
醫學新傳 4412上
醫學會同 4412上
醫學源流論 4412上
醫學實在易 4412上
醫學管見 4412下
醫學綱目 4412下
醫學慧業 4413上
醫學撮要 4413上
醫學篇 4413上
醫學質疑 4413上
醫學薪傳 4413上
醫學繩墨 4413上
醫學纂要 4413上
醫學讀書記 4413上
醫燈集燄 4413上
醫燈續燄 4413上
醫衡 4413上
醫辨 4413上
醫餘 4413上
醫賸 4413下
醫壘元戎 4413下
醫歸 4413下
醫醫病書 4413下
醫藥正言 4413下
醫藥發明 4413下
醫藥統旨 4414上
醫鏡 4414上
醫難析疑 4414上
醫韻 4414上
醫韻統 4414上
醫鑑 4414上

醬 4414上
醬板豆草 4414下
醬茄 4414下
醬斑瑪瑙 4414下
醬瓣半支 4414下
醬瓣草 4414下
鼇 4414下
鎊 4414下
鎖口 4414下
鎖口疔 4414下
鎖口痘 4415上
鎖井痘 4415上
鎖肚 4415上
鎖肚痛 4415上
鎖肚脹 4415上
鎖音痘 4415上
鎖骨 4415上
鎖骨疽 4415上
鎖骨馬瘨 4415上
鎖匙散 4415上
鎖脣痘 4415上
鎖喉毒 4415下
鎖喉風 4415下
鎖喉蛇瘴 4415下
鎖喉瘡 4416上
鎖喉癰 4416上
鎖陽 4416上
鎖陽丹 4416上
鎖項托頤痘 4416上
鎖項痘 4416上
鎖項癧 4416下
鎖經痧 4416下
鎖精丸 4416下
鎦洪 4416下
鎮心丸 4416下
鎮心丹 4417上
鎮心爽神湯 4417上
鎮肝丸 4417下
鎮肝明目羊肝丸 4418上
鎮肝散 4418上
鎮邪獺肝丸 4418上
鎮星 4418上
鎮風順氣丸 4418上
鎮宮丸 4418上
鎮腎決明丸 4418下
鎮精丹 4418下
鎮頭迦 4418下
鎮驚丸 4418下
闔折 4419上
闕 4419下
闕待新編 4419下
闕庭 4419下
雙生 4419下
雙白丸 4419下
雙伏 4419下
雙合湯 4419下
雙乳蛾 4419下
雙和散 4420上
雙和湯 4420上
雙和飲 4420上
雙松子風 4420上
雙肩搭串疽 4420下
雙金散 4420下
雙金飲 4420下
雙砂丸 4420下
雙美丸 4421上
雙胎 4421上
雙烏散 4421上
雙珠草 4421上
雙紫丸 4421上
雙連丹 4421下
雙魚顋風 4421下
雙喉痹 4421下
雙搭頰風 4422上
雙蛾風 4422上
雙補丸 4422上
雙解金桂丸 4422上
雙解金貴丸 4422上
雙解通聖散 4422上
雙解散 4422下
雙解貴金丸 4423上
雙鳳展翅 4423上
雙燕口風 4423上
雙頭鹿 4423上
雙頭鹿胎糞 4423上
雙頭蓮 4423下
雙髻沙 4423下
雙龍膏 4423下
雙鎖口痘 4423下
雙纏喉風 4423下
藿 4423下
藿菌 4423下
藿蘆 4424上
雜木 4424上
雜物入目 4424上
雜病 4424上
雜病心法要訣 4424上
雜病方論 4424下
雜病四大證 4424下
雜病正傳 4424下
雜病治例 4424下
雜病源 4424下
雜病源流 4424下
雜病源流犀燭 4424下
雜病篇 4425上
雜草 4425上
雜術 4426上
雜學 4426上
雜積 4426上
雜醫科 4426上
雜證大小合參 4426上
雜證全書 4426上
雜證痘疹藥性合參 4426上
雜證謨 4426上
雞 4426下
雞子 4426下
雞子芋 4426下
雞子清 4426下
雞子殼 4426下
雞子殼散 4426下
雞子痧 4426下
雞子粥 4427上
雞子黃 4427上
雞子蛻 4427上
雞子餅 4427上
雞內金 4427上
雞內金散 4427上
雞內黃 4427上
雞心 4427下
雞心痔 4427下
雞心檳榔 4427下
雞毛礬 4427下
雞爪三稜 4427下
雞爪三稜丸 4427下
雞爪子 4427下

雞爪花 4427下
雞爪風 4427下
雞汁 4428上
雞汁粥 4428上
雞矢白 4428上
雞矢白散 4428上
雞矢醴 4428上
雞肉 4428下
雞肉毒 4428下
雞肉煎丸 4429上
雞肋骨 4429上
雞舌香 4429上
雞舌香散 4429下
雞血 4429下
雞血藤 4429下
雞血藤膠 4430上
雞卵 4430上
雞卵白 4430下
雞卵殼 4431上
雞卵殼皮 4431下
雞卵黃 4431下
雞尾毛 4431下
雞肝 4431下
雞肝草 4432上
雞肝痔 4432上
雞肝散 4432上
雞肝粥 4432上
雞足 4432下
雞盲 4432下
雞盲草 4432下
雞肪 4432下
雞肶皮 4432下
雞肶疳 4433上
雞冠 4433上
雞冠子 4433上
雞冠丹 4433上
雞冠血 4433上
雞冠花 4433下
雞冠紅痘 4433下
雞冠苗 4433下
雞冠痔 4433下
雞冠莧 4433下
雞冠蜆肉外障 4433下
雞屎白 4434上
雞屎白散 4434上
雞屎米煎 4434上
雞屎草 4434上
雞屎礬 4434上
雞屎礬丸 4434上
雞柏 4434下
雞柏根 4434下
雞峯備急方 4434下
雞峯普濟方 4434下
雞栖子 4434下
雞格 4434下
雞桐 4434下
雞桐葉 4435上
雞桑 4435上
雞病 4435上
雞神水 4435上
雞翁藤 4435上
雞翅木 4435上
雞骨丸 4435上
雞骨升麻 4435下
雞骨香 4435下
雞骨哽 4435下
雞清丸 4435下
雞清散 4435下
雞眼 4435下
雞眼子 4435下
雞眼膏 4435下
雞䏶胵 4436上
雞䏶胵丸 4436上
雞蛋 4436上
雞蛋油 4436上
雞蛋飲 4436下
雞項草 4436下
雞涅 4436下
雞翔蔆 4436下
雞腎 4436下
雞菌 4436下
雞距 4436下
雞距丸 4436下
雞距子 4437上
雞黃油 4437上
雞嗉 4437上
雞嗉疳 4437上
雞痾黏 4437上
雞窠草 4437上
雞腦 4437上
雞腰 4437上
雞腰膏 4437上
雞腳草 4437下
雞腳草子 4437下
雞腳草根 4437下
雞腳草莖 4437下
雞腳菜 4437下
雞腳黃連 4437下
雞腳膠 4437下
雞腸 4437下
雞腸草 4437下
雞腸散 4438上
雞癕 4438下
雞㙡 4438下
雞精 4438下
雞腿朮 4438下
雞腿根 4438下
雞腿蔆 4438下
雞腿蘑菰 4438下
雞膍胵 4438下
雞鳴散 4438下
雞鳴錄 4439上
雞齊 4439上
雞瘟 4439上
雞蝨草 4439下
雞橘子 4439下
雞翮翎 4439下
雞蕉子 4439下
雞頭 4439下
雞頭丸 4440上
雞頭菜 4440上
雞頭實 4440上
雞頭鶻 4440上
雞鴞 4440上
雞鴨腳艾 4440上
雞癇 4440上
雞糞白 4440下
雞膽 4440下
雞舉足 4441上
雞朦眼 4441上
雞蘇 4441上
雞蘇丸 4441上
雞蘇吹喉散 4441上
雞蘇散 4441下
雞蘇飲 4441下

鞭筍 4442上
顋頬傷 4442上
題肩 4442上
題藥 4442上
額 4442上
額汗 4442上
額角 4442下
額風痧 4442下
額疽 4442下
額骨 4442下
額骨傷 4442下
額產 4443上
額發 4443上
額顱 4443上
顏 4443上
顏色 4443上
顑 4443上
顑痛 4443上
顓顓 4443上
餳 4443下
馥草 4443下
騈脅 4443下
騈產 4443下
騎馬癰 4443下
騏驎 4443下
騏驎竭 4443下
髀 4443下
髀骨 4443下
髀產 4444上
髀厭 4444上
髀樞 4444上
髀樞骨 4444上
髀關穴 4444上
髁骨 4444上
髩 4444上
鬈毛瘡 4444下
魏之琇 4444下
魏直 4444下
魏香散 4444下
魏荔彤 4444下
魏蠶 4445上
鮸魚 4445上
鮹魚 4445上
鮑魚 4445上
鯆魚 4445上
鯆魮魚 4445上
鯉魚 4445上
鯉魚汁粥 4445上
鯉魚皮 4445上
鯉魚目 4445下
鯉魚肉 4445下
鯉魚血 4445下
鯉魚脂 4445下
鯉魚骨 4446上
鯉魚湯 4446上
鯉魚腦髓 4446上
鯉魚腸 4446上
鯉魚齒 4446上
鯉魚鮓 4446上
鯉魚膽 4446上
鯉魚臛方 4446下
鯉魚鱗 4446下
鰲條魚 4446下
鰲魚 4446下
鯊魚 4446下
鯊魚肉 4446下
鵓鳩 4446下
鵓鴣 4446下
鵓鴣英 4447上
鵓鴿 4447上
鵓鴿掙 4447上
鵓鴿痧 4447上
鵁鶄 4447上
鵜鶘 4447上
鵜鶘毛 4447上
鵜鶘肉 4447上
鵜鶘喙 4447上
鵜鶘髓 4447上
鵝 4447上
鵝鵰 4447下
鵝鵰毛 4447下
鵝鵰皮 4447下
鵝鵰舌 4447下
鵝鵰油 4447下
鵝鵰嘴 4447下
鵝 4447下
鵝口 4448上
鵝口痘 4448上
鵝口瘡 4448上
鵝不食草 4448下
鵝毛 4448下
鵝毛脡 4449上
鵝肉 4449上
鵝肉毒 4449上
鵝血 4449上
鵝卵 4449上
鵝卵殼 4449上
鵝抱 4449上
鵝抱根 4449上
鵝涎 4449下
鵝翎散 4449下
鵝喉管 4449下
鵝掌皮 4449下
鵝掌風 4449下
鵝掌風膏 4451上
鵝掌癬 4451上
鵝梨 4451上
鵝梨煎丸 4451上
鵝痧 4451下
鵝項草 4451下
鵝項草花 4451下
鵝黃散 4451下
鵝腸菜 4451下
鵝管石 4451下
鵝腿骨 4452上
鵝膏 4452上
鵝膏蕈 4452上
鵝鼻骨 4452上
鵝糞 4452上
鵝膽 4452上
鵝膣 4452上
鵠 4452上
鵠肉 4452下
鵠油 4452下
鵠殼 4452下
鵠絨毛 4452下
鵠瀉 4452下
麩子 4452下
鼩鼱 4452下
鼩鼱肉 4452下
鼩鼱頭骨 4452下
鼫鼠 4452下
鼫鼠胃 4453上
鼬鼠 4453上
鼬鼠心 4453上

鼬鼠肉　4453上
鼬鼠肝　4453上

十九畫

嚥津　4455上
嚥氣　4455上
嚨骨　4455上
壞府　4455上
壞病　4455上
壞都　4455下
嬾婦蔵　4455下
懷　4455下
懷山藥　4455下
懷生地　4455下
懷忠丹　4455下
懷風草　4456上
懷敏　4456上
懷熟地　4456上
攀肩痘　4456上
攀倒甑　4456上
攀索　4456上
攀睛　4456下
攍攍活　4456下
曝　4457上
曠世儦　4457上
曠石　4457上
曠處良　4457上
櫓罟　4457上
櫓罟子　4457上
櫓籬　4457上
櫚　4457下
櫚木　4457下
櫟　4457下
櫟木皮　4457下
櫟火　4457下
櫟炭火　4458上
櫟梂　4458上
櫟實　4458上
櫟實殼　4458上
櫟蔭拙者　4458上
櫟欞子　4458上
瀕湖　4458上
瀕湖脈學　4458上
瀘茶　4458下
瀚海石竅沙　4458下
瀝油　4458下
瀝青　4458下
瀝胞生　4458下
爆竹　4459上
爆竹炸傷　4459上
爆骨搜牙風　4459上
犢鼻　4459上
犢鼻穴　4459上
獸　4459上
獸目　4459下
獸肉毒　4459下
獸骨鯁　4459下
獸傷　4459下
獺　4460上
獺肝丸　4460上
獺肝散　4460下
璺　4460下
璺啓　4460下
瓊玉膏　4460下
瓊州三七　4461上
瓊州山漆　4461上
瓊脂膏　4461下
瓊液散　4461下
瓊液膏　4461下
瓊酥散　4461下
癟竹　4462上
癟螺痧　4462上
癟風　4462上
礙產　4462上
礐石　4462上
礞石　4462下
礞石丸　4462下
礞石滾痰丸　4462下
簳珠　4464上
簷溜下泥　4464上
簸箕　4464下
簸箕舌　4464下
簸箕蟲　4464下
簾珠倒掛　4464下
簾珠喉　4464下
簾箔　4464下
簾箔經繩　4465上
繩　4465上
繩毒　4465上
繫　4465上
繫彌　4465上
繫彌子　4465上
繭耳羊　4465上
繭栗香　4465上
繭唇　4465上
繳腳布　4465下
繵緣　4465下
羅　4465下
羅天益　4465下
羅世瑤　4465下
羅汝蘭　4465下
羅岭　4465下
羅知悌　4466上
羅青散　4466上
羅美　4466上
羅孫善　4466上
羅晃　4466上
羅晃子　4466下
羅浮參　4466下
羅浮參根　4466下
羅勒　4466下
羅勒子　4467上
羅備金散　4467上
羅絡　4467上
羅裙帶　4467上
羅裙帶葉　4467上
羅漢松　4467上
羅漢松皮　4467下
羅漢松實　4467下
羅漢條　4467下
羅漢應夢丸　4467下
羅膈　4467下
羅慕菴　4467下
羅鍊　4467下
羆　4468上
臏　4468上
臘日水　4468上
臘茄　4468下
臘茶　4468下
臘茶散　4468下
臘雪　4468下
臘黃　4468下
臘豬脂　4468下
臘豬頭肉　4468下
舔舌喉癰　4468下

藺蒚 4469上
藕 4469上
藕包毒 4469下
藕汁膏 4469下
藕池滲水 4469下
藕粉 4469下
藕荷 4470上
藕絲菜 4470上
藕實 4470上
藕節 4470上
藕節粉 4470上
藕蔤 4470上
藘茹 4470上
藘蕠 4470下
藺茹 4470下
藺茹根 4470下
藺茹散 4470下
藺茹膏 4470下
藜 4471上
藜如荻 4471上
藜莖 4471上
藜葉 4471上
藜蘆 4471上
藜蘆甘草湯 4471上
藜蘆根 4471下
藜蘆膏 4472上
藤 4472上
藤勾子 4472上
藤火 4472上
藤弘 4472下
藤紙 4472下
藤梨 4472下
藤菜 4472下
藤黃 4472下
藤黃毒 4472下
藤葵 4472下
藤韶 4473上
藥 4473上
藥力 4473上
藥子 4473上
藥方 4473上
藥王 4473上
藥王草 4473上
藥母 4473上
藥色 4473下
藥形 4473下
藥沈香 4473下
藥味 4473下
藥性 4474上
藥性本草 4474上
藥性炮製 4474上
藥性準繩 4474下
藥性對答 4474下
藥性標本 4474下
藥性賦音釋 4474下
藥性賦補遺 4474下
藥性辨疑 4474下
藥杵 4474下
藥果 4474下
藥毒 4474下
藥油 4474下
藥治通義 4475上
藥雨水 4475上
藥品 4475上
藥品化義 4475上
藥品徵要 4475上
藥品辨義 4475上
藥後喘 4475下
藥皇 4475下
藥食宜 4475下
藥氣 4475下
藥珠 4475下
藥能 4475下
藥患痘 4475下
藥理近考 4475下
藥壺盧 4476上
藥棋子 4476上
藥象口訣 4476上
藥煩 4476上
藥蜂鍼 4476上
藥實 4476上
藥對 4476上
藥製柑橘餅 4476上
藥徵 4476下
藥徵續編 4476下
藥熨 4476下
藥線 4477上
藥賦新編 4477上
藥總訣 4477上
藥證忌宜 4477上
藥鏡 4477下
藥藻 4477下
藥露 4477下
藥蟲 4477下
藥體 4478上
藩蔽 4478下
藩籬草 4478下
藴莖 4478下
蟶 4478下
蟶肉 4478下
蟶殼 4479上
蟶腸 4479上
蟹 4479上
蟹爪 4479下
蟹爪散 4479下
蟹爪痘 4479下
蟹毒 4479下
蟹珠 4480上
蟹眼痧 4480上
蟹殼 4480上
蟹睛疼痛外障 4480上
蟹積 4480下
蟻 4480下
蟻垤土 4480下
蟻封 4480下
蟻蛘 4480下
蟻瘻 4480下
蟼蟆 4480下
蟾 4481上
蟾光膏 4481上
蟾灰散 4481下
蟾酥 4481下
蟾酥入目 4482上
蟾酥丸 4482上
蟾酥丹 4482上
蟾酥走黃丹 4482下
蟾酥綿 4482下
蟾酥膏 4482下
蟾酥撚子 4483上
蟾酥餅 4483上
蟾蜍 4483上
蟾蜍丸 4484上
蟾蜍皮 4484上
蟾蜍舌 4484上
蟾蜍糞 4484上

蟾蜍蘭 4484上
螌蟊 4484下
蠁蟲 4484下
蠅 4484下
蠅狐 4484下
蠅虎 4484下
蠅豹 4485上
蠅蝗 4485上
薑尾蟲 4485上
蠍 4485上
蠍子草 4485下
蠍子痘 4485下
蠍子痧 4485下
蠍尾 4485下
蠍虎 4485下
蠍虎丹 4485下
蠍虎痧 4486上
蠍附散 4486上
蠍倍散 4486下
蠍梢 4486下
蠍梢丸 4486下
蠍梢挺子 4486下
蠍梢散 4486下
蠍梢膏 4487上
蠍螫傷 4487上
覈骨 4487下
證 4487下
證治大還 4488上
證治石鏡錄 4488上
證治百問 4488上
證治要訣 4488上
證治要訣類方 4488上
證治彙補 4488上
證治準繩 4488下
證治類元 4488下
證視近纂 4488下
證類本草 4488下
識美 4488下
譚仁顯 4488下
譚簡 4489上
豶 4489上
豶豬肝丸 4489上
贈痘 4489下
贊刺 4489下
蹶 4489下
蹶洩 4489下
蹻脈 4489下
邊桂 4490上
邊筍 4490上
邊箕萍 4490上
邊頭風 4490上
醮石 4490上
鏇指疳 4490上
鏇根疳 4490上
鏗禁 4490上
鏡面草 4490上
鏨菜 4490下
鏨菜苗 4490下
關 4490下
關元穴 4490下
關元俞穴 4491上
關刺 4491上
關門 4491上
關門穴 4491上
關泉廓 4491上
關格 4491上
關脈 4492上
關陰 4492上
關陵穴 4492下
關樞 4492下
關節 4492下
關衝穴 4492下
關蟄 4492下
隴 4493上
離母 4493上
離合 4493上
離合眞邪論 4493上
離枝 4493上
離南 4493上
離宮錠 4493上
離核棗 4493上
離珠丹 4493上
離鬲草 4493下
離婁 4493下
離情草 4493下
離歲 4493下
離經 4493下
離魂 4493下
離樓草 4494上
離樓草實 4494上
難產 4494上
難產穴 4496上
難經 4496上
難經本旨 4496上
難經本義 4496上
難經考誤 4496上
難經直解 4496上
難經附說 4496上
難經疏證 4496上
難經註 4496上
難經註義 4496上
難經註解 4496上
難經註釋 4496下
難經集註 4496下
難經經釋 4496下
難經補註 4496下
難經解 4497上
難經辨 4497上
難經辨正釋疑 4497上
難經辨疑 4497上
難經懸解 4497上
顖 4497上
顖門蕩子發癰 4497上
顖骨 4497上
顖陷 4497上
顖塡 4497下
顖會穴 4497下
顙 4498上
顙大 4498上
顚 4498上
顚折痧 4498上
顚倒散 4498上
顚勒 4498上
顚頂骨 4498上
顚頂骨傷 4498上
顚棘 4499上
顚當蟲 4499上
類中風 4499上
類方馬經 4499下
類方準繩 4499下
類消 4499下
類傷寒 4500上
類經 4500上
類經附翼 4500上
類經圖翼 4500上

類經纂要 4500下
類聚祛風散 4500下
類鼻 4500下
類瘧 4500下
類瘧痧 4501上
類編南北經驗醫方大成 4501上
類癘風 4501上
類證用藥 4502上
類證治裁 4502上
類證活人書 4502上
類證普濟本事方 4502上
類驚風 4502下
饈 4502下
饈李 4502下
饑饈風 4502下
騙馬墜 4503上
髂髎 4503上
髃骭 4503上
髃骭穴 4503上
髃骬 4503上
髃髃骨 4503上
髃 4503上
髃骨 4503上
髃骨傷 4503上
鬍鬍頭 4503下
鰡魚 4503下
鰡魚肉 4503下
鯖魚 4503下
鰲魚 4503下
鰲魚肉 4503下
鯢魚 4503下
鯢魚肉 4504上
鯢魚涎 4504上
鯧魚 4504上
鯧魚肉 4504上
鯧鯿魚 4504上
鯨罩雲衢 4504上
鯪石 4504上
鯪鯉 4504上
鯪鯉甲 4504下
鯪鯉甲丸 4505上
鯪鯉肉 4505下
鶉鵪丸 4505下
鶉 4505下
鶉肉 4505下
鶉鶉痧 4505下
鵬砂 4505下
鵰 4505下
鵰胡飲 4505下
鵰骨 4506上
鵰糞 4506上
鵰雞 4506上
鵲 4506上
鵲子痧 4506上
鵲不踏 4506上
鵲豆 4506上
鵲巢 4506上
鵲腦 4506下
鵶臼 4506下
鵶麻 4506下
鶉 4506下
鶉肉 4506下
麒麟草 4507上
麒麟菜 4507上
麒麟竭 4507上
麒麟竭散 4507上
麒麟竭湯 4507上
麔 4507上
麔舌 4507上
麗枝 4507下
麗春 4507下
麗春花 4507下
麗春根 4507下
麗澤通氣湯 4507下
麴 4508上
麴朮丸 4508上
麴製 4508上
麴糵丸 4508上
麴糵枳朮丸 4508下
黿 4508下
鼄鮐 4508下
齗 4509上
齗交穴 4509上
齗基 4509上
齘 4509上
龐安時 4509上
龐降 4509下
龐鹿門 4509下

二十畫

儷辟 4511上
鞸 4511上
鞸曳風 4511上
嚴子成 4511上
嚴用和 4511下
嚴防禦 4511下
嚴景 4511下
嚴觀 4512上
寶元膏 4512上
寶石 4512上
寶豆 4512上
寶命丹 4512上
寶命全形論 4512下
寶金散 4512下
寶珠 4512下
寶珠山茶 4512下
寶珠山茶花 4512下
寶鼎香 4513上
寶劍草 4513上
寶靈丹 4513上
懸刀 4513下
懸小 4513下
懸心 4513下
懸石 4513下
懸泉穴 4513下
懸珠痔 4513下
懸瓠 4513下
懸莞 4514上
懸陽 4514上
懸瘨風 4514上
懸鉤 4514上
懸鉤子 4514上
懸鉤皮 4514上
懸鉤根 4514上
懸鉤葉 4514上
懸雍 4514上
懸雍垂 4514下
懸雍腫痛 4514下
懸飲 4514下
懸旗小舌 4514下
懸旗風 4514下
懸樞穴 4515上
懸漿穴 4515上
懸熢 4515上

懸蔞 4515上
懸磬痘 4515上
懸鍼 4515上
懸鍾穴 4515上
懸釐穴 4515上
懸鏡痘 4515下
懸癰 4515下
懸顱穴 4516上
櫧 4516上
櫧仁 4516下
櫧木皮 4516下
櫧葉 4516下
櫰 4516下
櫰香 4516下
櫰香根 4516下
瀼泄 4517上
爐甘石 4517上
爐甘石散 4517上
爐甘石膏 4517下
爐先生 4518上
爐灰膏 4518上
爐底 4518上
犨牛 4518上
犨雞 4518上
獼猴 4518上
獼猴手 4518上
獼猴肉 4518上
獼猴桃 4518下
獼猴桃葉 4518下
獼猴桃實 4518下
獼猴桃藤 4518下
獼猴桃藤中汁 4518下
獼猴梨 4518下
獼猴頭骨 4518下
獼猴糞 4519上
癤 4519上
癢 4519下
癢風 4519下
癥 4519下
癥疝 4519下
癥痓 4519下
癥結 4519下
癥痼害 4520上
癥瘕 4520上
盭草 4520上
礪石 4520上
礬丹 4520上
礬石 4520上
礬石丸 4521上
礬石散 4521上
礬石湯 4521上
礬石藜蘆散 4521下
礬紅 4521下
礬華 4521下
礬精 4521下
礬精散 4521下
礬蝴蝶 4521下
礬麴 4521下
礬蠟丸 4522上
穬麥 4522上
穬麥子 4522上
穬麥糵 4522上
穭豆 4522上
穭豆葉 5423上
竇太師全書 4523上
竇材 4523上
竇漢卿 4523上
糯米膏 4523上
糯米積 4523下
糯羊桃 4523下
糯秫 4523下
糯粟 4523下
糯稻 4523下
糯稻米 4523下
糯稻米泔 4524上
糯稻米粥 4524上
糯稻米餻 4524上
糯稻芒 4524上
糯稻花 4524上
糯稻根鬚 4524上
糯稻稈 4524下
糯稻穎 4524下
糯稻糠 4524下
糯稻露 4524下
糯稻穰 4524下
繼病 4524下
罌子桐 4524下
罌子粟 4525上
罌粟 4525上
罌粟米 4525上
罌粟油 4525上
罌粟花 4525上
罌粟苗 4525上
罌粟殼 4525上
罌粟膏 4525下
臙肢 4525下
臙脂 4525下
臙脂菜 4525下
臚 4525下
臚脹 4525下
藻 4526上
藻藥散 4526上
藿 4526上
藿枇飲 4526上
藿香 4526上
藿香正氣丸 4526上
藿香正氣散 4526下
藿香正氣湯 4526下
藿香安胃散 4526下
藿香扶脾丸 4527上
藿香扶脾飲 4527上
藿香和中湯 4527上
藿香梗 4527上
藿香散 4527下
藿香湯 4527下
藿香葉 4527下
藿香飲 4527下
藿香養胃湯 4528上
藿香露 4528上
藿薷湯 4528下
蘈草 4528下
蘈草子 4528下
蘈麻 4528下
蘄艾 4528下
蘄艾膏 4528下
蘄茝 4528下
蘄蛇 4528下
蘆 4528下
蘆火 4529上
蘆甘石 4529上
蘆石 4529上
蘆吸散 4529上
蘆刺入肉 4529上
蘆花 4529下
蘆柏地黃丸 4529下

蘆根 4529下
蘆根湯 4529下
蘆根飲 4530上
蘆莖 4530上
蘆筍 4530下
蘆粟 4530下
蘆葩 4530下
蘆葉 4530下
蘆穄 4530下
蘆薈 4530下
蘆薈丸 4530下
蘆薈消疳飲 4532下
蘆薈脂 4532下
蘆薈散 4533上
蘆擇 4533上
蘆蠹蟲 4533上
蘇 4533下
蘇子竹茹湯 4533下
蘇子降氣散 4533下
蘇子降氣湯 4533下
蘇子桃仁湯 4533下
蘇子湯 4533下
蘇子煎 4534上
蘇木 4534上
蘇木紅 4534上
蘇木湯 4534上
蘇方 4534上
蘇方散 4534上
蘇合 4534上
蘇合丸 4534下
蘇合油 4534下
蘇合香 4534下
蘇合香丸 4535上
蘇沈良方 4535下
蘇枋 4536上
蘇枋木 4536下
蘇枋木中沙 4536下
蘇青丸 4537上
蘇家三七 4537上
蘇兜飲 4537上
蘇荷生地黃湯 4537上
蘇荷湯 4537下
蘇麻丸 4537下
蘇麻粥 4537下
蘇感丸 4537下
蘇葛湯 4537下
蘇葶定喘丸 4538上
蘇解散 4538上
蘇軾 4538上
蘇頌 4538上
蘇澄 4538下
蘇檳散 4538下
蘇鐵 4538下
瓤沙痘 4538下
蘊熱腹痛 4538下
蘋 4538下
蘑菰蕈 4539上
虆蒿 4539上
蠐螬 4539上
蠐螬丸 4539下
蠐螬漏 4539下
蠔蝦 4540上
蠔鰕 4540上
蠕 4540上
覺勞 4540上
譩譆 4540上
譩譆穴 4540上
譫妄 4540下
譫言 4540下
譫語 4540下
躁切 4540下
躁舍 4541上
躁厥 4541上
躁嶮 4541上
醴泉 4541上
釋骨 4541上
釋欬骨 4541下
釋擊湯 4541下
鐘乳 4542上
鐘乳丸 4542上
鐘乳湯 4542上
鐙骨 4542上
霬 4542上
露 4542上
露花 4542下
露花粉 4542下
露花露 4542下
露星膏 4542下
露風湯 4542下
露桃花散 4543上
露珠丹 4543上
露筋草 4543上
露葵 4543上
露蜂房 4543上
露蜂房散 4543上
露薑飲 4544上
饅頭柑 4544上
髆 4544上
髈 4544上
髑髏 4544上
髕子骨 4544上
髕子骨傷 4544上
鯶魚 4544上
鯶魚肉 4544下
鯶魚膽 4544下
鯸鮧 4544下
鮰鱨 4544下
鯼魚 4544下
鯼魚肉 4544下
鯽魚 4544下
鯽魚子 4544下
鯽魚肉 4545上
鯽魚骨 4545上
鯽魚散 4545上
鯽魚腦 4545下
鯽魚膏 4545下
鯽魚頭 4546上
鯽魚鮓 4546上
鯽魚膽 4546上
鯽魚鱠 4546上
鯿魚 4546下
鯿魚肉 4546下
鰌魚 4546下
鰌魚肉 4546下
鰍肚疔 4546下
鯑魚 4546下
鯑魚肉 4546下
鰓草 4547上
鰕 4547上
鰕子 4547上
鰕米 4547下
鰕米酒 4547下
鰕姑 4547下
鰕春 4547下
鰕醬 4547下

鶚　4547下
鶚骨　4548上
鶚嘴　4548上
鶚龜　4548上
鷊鶂　4548上
鷊雞　4548上
鷊雞肉　4548上
鶩　4548上
鶩泄　4548上
鶩溏　4548下
鹹　4548下
鹹化　4548下
鹹冷飲食哮　4548下
鹹豆豉　4549上
鹹豉　4549上
黨參　4549上
鼯鼠　4549上

二十一畫

屬　4551上
屬折　4551上
屬累穴　4551上
攝生　4551上
攝生眞錄　4551上
攝生眾妙方　4551上
攝生飲　4551下
攝眞湯　4551下
攝營煎　4551下
攝龜　4551下
攝龜甲　4551下
攝龜肉　4551下
攝龜尾　4551下
攝攝　4551下
攝顳　4551下
曩伽結　4551下
櫸　4552上
櫸木皮　4552上
櫸皮散　4552上
櫸皮飲　4552上
櫸柳　4552上
櫸葉　4552上
櫻桃　4552下
櫻桃水　4552下
櫻桃枝　4552下
櫻桃毒　4552下
櫻桃花　4552下
櫻桃核　4552下
櫻桃根　4552下
櫻桃痔　4553上
櫻桃痧　4553上
櫻桃葉　4553上
櫻桃實　4553上
櫻珠　4553上
櫻額　4553上
櫻額果　4553上
櫰木　4553下
灌木　4553下
灌甲　4553下
灌汗　4553下
灌草　4553下
灌漿　4553下
灌膿起頂散　4556下
爛皮溼熱　4556下
爛石草　4557上
爛肉　4557上
爛沙喉　4557上
爛疔　4557上
爛乳蛾　4557上
爛金丸　4557下
爛粟居臀痘　4558上
爛茶葉　4558上
爛喉丹痧輯要　4558上
爛喉風　4558上
爛喉痧　4558上
爛喉痹　4558上
爛腳風　4558下
爛腸痧　4558下
爛頭疔　4558下
爛瀝　4558下
獾狁　4558下
癩疝　4558下
癩風　4559上
癩葫蘆　4559上
癧　4559上
癧風　4559下
癧瘍風　4559下
癩　4559下
癩風　4559下
癩病　4559下
癩漢指頭　4559下
癩蒲萄　4560上
癩頭　4560上
癩頭瘡　4560上
癩頭黿　4560上
竈心土　4560上
竈尾丹　4560上
竈突墨　4560上
竈馬　4560上
竈瘃　4560上
竈壁雞　4560上
竈雞　4560上
竈額丹　4560上
竈額墨　4560下
續名醫類案　4560下
續采石　4560下
續命丹　4560下
續命風引湯　4561上
續命湯　4561上
續命煮散　4561下
續易簡方論　4562上
續根草　4562上
續素問鈔　4562上
續骨木　4562上
續骨丹　4562上
續筋根　4562下
續嗣丹　4562下
續選臨證指南　4562下
續隨　4562下
續隨子　4562下
續隨子丸　4563上
續隨莖　4563上
續隨葉　4563上
續斷　4563上
續斷丸　4563下
續斷丹　4564上
續斷根　4564上
續斷湯　4564下
續斷葉　4565上
續斷藤汁　4565上
續醫說　4565上
纏耳　4565上
纏舌喉風　4565上
纏骨　4565上
纏蛇瘡　4565上
纏喉風　4565上

纏喉痘 4566下
纏絲痧 4566下
纏絲瑪瑙 4567上
纏腰火丹 4567上
纏腰痘 4567上
纏腰龍 4567上
臟 4567上
蘗 4567上
蘗皮 4567上
蘗皮湯 4567下
蘘荷 4567下
蘘荷根 4567下
蘘荷根湯 4568上
蘘荷散 4568上
蘘荷葉 4568上
蘡薁 4568下
蘡薁根 4568下
蘡薁實 4568下
蘡薁藤 4568下
蘩縷 4568下
蘭 4569上
蘭花結 4569上
蘭花煙 4569上
蘭門穴 4569上
蘭室祕藏 4569上
蘭香 4569下
蘭香散 4569下
蘭香葉 4569下
蘭香飲 4569下
蘭草 4569下
蘭陵酒 4569下
蘭臺軌範 4569下
蘭閣祕方 4570上
蠟丸 4570上
蠟子 4570上
蠟珀 4570上
蠟茶 4570上
蠟茶飲 4570上
蠟梅 4570上
蠟梅花 4570下
蠟蜂 4570下
蠟嘴 4570下
蠟嘴肉 4570下
蠟彈丸 4570下
蠟燭紅痘 4570下
蠟燭疳 4571上
蠟礬丸 4571上
蠟礬紙 4571下
蠟櫻 4571下
蠡溝穴 4571下
蠣蛤 4572上
蠣黃 4572上
蠣黃醬 4572上
蠛 4572上
護元丹 4572上
護心丹 4572上
護心仙丹 4572下
護心散 4572下
護心輭骨 4573上
護命方 4573上
護胃承氣湯 4573上
護胎方 4573上
護面散 4573下
護從丸 4573下
護產湯 4573下
護痔散 4573下
護痔膏 4573下
護眼法 4574上
護場疔瘡 4574上
護陽和陰湯 4574上
護睛丸 4574上
護膜散 4574上
護壁都尉 4574上
躍 4574下
鐵 4574下
鐵刀 4574下
鐵刀環 4574下
鐵井欄 4575上
鐵布衫丸 4575上
鐵甲 4575上
鐵皮石斛 4575上
鐵衣 4575上
鐵色箭 4575上
鐵角猢兒 4575下
鐵車轄 4575下
鐵刷湯 4575下
鐵斧 4575下
鐵杵 4576上
鐵物入肉 4576上
鐵物入腹 4576上
鐵砂 4576下
鐵胤粉 4576下
鐵屑 4576下
鐵扇子 4576下
鐵扇散 4576下
鐵扇散方 4577上
鐵秤錘 4577上
鐵粉 4577上
鐵粉丸 4577下
鐵粉散 4577下
鐵釘 4578上
鐵馬鐙 4578上
鐵桶散 4578上
鐵桶膏 4578上
鐵液 4578下
鐵笛丸 4578下
鐵連草 4578下
鐵圍散 4578下
鐵椎 4579上
鐵椎柄 4579上
鐵殼空倉痘 4579上
鐵犂 4579上
鐵犂尖 4579上
鐵痧 4579上
鐵筅箒 4579上
鐵筒拔毒膏 4579下
鐵結 4579下
鐵華粉 4580上
鐵腳威靈仙 4580上
鐵腳婆羅門草 4580上
鐵落 4580上
鐵葛 4580下
鐵葛根 4580下
鐵鈴草 4580下
鐵鈴草汁 4580下
鐵箍丹 4580下
鐵箍散 4580下
鐵精 4581下
鐵精丸 4581下
鐵銃 4582上
鐵彈丸 4582上
鐵漿 4582上
鐵熨 4582下
鐵線粉 4582下
鐵線草 4582下

鐵線草根　4582下
鐵翦刀　4582下
鐵翦刀股　4582下
鐵器　4583上
鐵樹　4583上
鐵樹花　4583上
鐵鋸　4583上
鐵鍼　4583下
鐵鍼砂　4583下
鐵鍼哽　4583下
鐵鎖　4583下
鐵爇　4583下
鐵鏃　4584上
鐵橲　4584上
鐵礬　4584上
鐵鏵　4584上
鐵鏽　4584上
鐵鏽膏　4584上
鐵鑛毒　4584下
鐵罐膏　4584下
鐵鑰匙　4584下
鐵鑱　4584下
霶霈　4584下
霹靂丸　4584下
霹靂丹　4585上
霹靂木　4585上
霹靂火　4585上
霹靂酒　4585下
霹靂散　4585下
霹靂煎　4585下
霹靂碪　4585下
韓園醫學六種　4586上
顧世澄　4586上
顧步保脫湯　4586上
顧步湯　4586上
顧金壽　4586上
顧彭年　4586上
顧儒　4586上
顧歡　4586下
饑疝　4586下
騾　4586下
騾肉　4586下
騾蹄　4586下
騾糞　4586下
驅二豎丸　4586下
驅二豎湯　4587上
驅邪散　4587上
驅邪湯　4587上
驅風一字散　4587上
驅風散　4587上
驅風散熱飲　4587下
驅風膏　4587下
驅溼保脫湯　4587下
驅腐丹　4588上
驅瘧飲　4588上
髎　4588上
髎疽　4588上
髎骨　4588上
髏骨　4588上
鰣魚　4588上
鰣魚肉　4588下
鰣魚鱗　4588下
鰣魚靨　4588下
鰈魚　4588下
鰧魚　4588下
鰨魚　4588下
鰩魚　4589上
鶯　4589上
鶯爪　4589上
鶯肉　4589上
鶯歌綠　4589上
鶴　4589上
鶴田貞等　4589上
鶴血　4589上
鶴卵　4589下
鶴毒　4589下
鶴肫中砂石　4589下
鶴病　4589下
鶴骨　4589下
鶴翎草　4589下
鶴頂　4589下
鶴頂丸　4589下
鶴頂丹　4590上
鶴頂紅　4590上
鶴頂痧　4590上
鶴腦　4590上
鶴節　4590上
鶴節風　4590上
鶴膝風　4590下
鶴蝨　4591下
鶻眼凝睛外障　4591下
鶻鳩　4592上
鶻嘲　4592上
鶻嘲肉　4592上
鷓鷟　4592上
鷓鷥　4592上
鷂　4592上
鷃　4592上
鷃雀　4592上
鰜蓬　4592上
鰜鹽　4592下
麝　4592下
麝肉　4592下
麝香　4592下
麝香丸　4592下
麝香丹　4593下
麝香丹砂丸　4594上
麝香天麻丸　4594上
麝香佛手散　4594上
麝香刷牙散　4594下
麝香散　4594下
麝香膏　4595下
麝香輕粉散　4595下
麝香貓　4595下
麝香蟾酥丸　4595下
麝香礬雄散　4596上
麝香蘇合丸　4596上
麝茸丸　4596下
麝茸丹　4596下
麝犀湯　4596下
麝酥膏　4596下
麝臍香　4596下
黯　4597下
鼙　4597下
齦　4597下
齦交穴　4597下
齦宣　4598上
齧舌　4598上
齧桑　4598上
齧疽　4598上
齧脣　4598上
齧齒　4598上
齧頰　4598上

二十二畫

囊耳 4599上
囊底穴 4599上
囊毬痘 4599上
囊眼痘 4599上
囊脫 4599上
囊腹痘 4599上
囊漏 4599上
囊縮 4599下
囊癰 4599下
孿生 4600上
巔上穴 4600上
巔疾 4600上
彎薑 4600上
攢竹穴 4600上
攢背痘 4600下
攢眼痘 4600下
灑 4600下
疊甎 4600下
疊錢痘 4600下
癬 4600下
癭 4602下
癭氣 4603上
癭瘤發 4603上
癭囊方 4603下
癮疹 4603下
癮疹入腹 4604上
癮疹成瘡 4604上
癮瘆 4604上
竊脂 4604下
竊然 4604下
籠金湯 4604下
籠葛 4604下
聽 4604下
聽河穴 4604下
聽宮 4604下
聽宮穴 4604下
聽會穴 4605上
聽聲 4605上
聾 4605上
聾聵 4605上
臟 4605上
臟毒 4605上
臟毒便血 4605下
臟風 4606上
臟連丸 4606上
臟寒 4606下
臟寒瀉 4606下
臟腑 4606下
臟頭丸 4606下
臟頭風 4606下
蘵 4606下
蘵子 4607上
蠦蜰 4607上
蠦蝘 4607上
蠦蜂 4607上
襯甲骨 4607上
襯骨 4607上
讀書丸 4607上
讀書記 4607上
讀傷寒論心法 4607上
讀傷寒論抄 4607上
讀醫隨筆 4607上
躑躅花 4607下
躑躅花丸 4607下
躑躅花油 4607下
躑躅茶 4607下
鑄銅罐 4607下
鑄鏵鋤孔中黃土 4607下
鑄鐘土 4608上
霧霧 4608上
饗豆 4608上
顫振 4608上
飈 4608下
驕槐 4608下
髒 4608下
鬚 4608下
鬚髮早白 4609上
鬚發毒 4609下
鬚落 4609下
鰱魚 4609下
鰷魚 4609下
鰻鯬 4609下
鰻鰶 4609下
鰻鱺 4609下
鰻鱺肉 4610上
鰻鱺血 4610上
鰻鱺泥 4610上
鰻鱺骨 4610上
鰻鱺膏 4610上
鰻鱺頭 4610上
鰼魚 4610下
鱈魚 4610下
鰾膠 4610下
鱉魚 4610下
鰱魚 4610下
鱅魚 4610下
鱅魚肉 4610下
鷓鴣 4610下
鷓鴣肉 4611上
鷓鴣脂 4611上
鷓鴣菜 4611上
鷓鴣膏 4611上
鼉 4611上
鼉肉 4611下
鼉骨 4611下
鼉腦 4611下
鼉髓 4611下
鼲鼠 4611下
鼲鼠肉 4611下
鼷鼠 4611下
龔自璋 4612上
龔廷賢 4612上
龔居中 4612上
龔信 4612上

二十三畫

巖香 4613上
巖蜜 4613上
巖蜜湯 4613上
巖頭走馬 4613上
戀眉瘡 4613上
攣 4613下
攣腰痛 4613下
攣節 4613下
攪腸痧 4613下
欒 4614上
欒花 4614上
欒茶 4614上
欒荊 4614上
欒荊子 4614上
癰 4614上
癰邪 4615上
癰疽 4615上
癰疽方論 4617上

癰疽篇 4617上
癰腫 4617上
癰瘍 4617上
癰膿 4617上
糵米 4617下
纓脈 4617下
纖維石膏 4617下
纖霞草 4617下
蘹香 4617下
蘼蕪 4617下
蘼蕪花 4618上
虉蕪 4618上
蘿瓝 4618上
蘿蒿 4618上
蘿蔔 4618上
蘿蔔三七 4618上
蘿蔔子散 4618上
蘿蔔湯 4618上
蘿藦 4618上
蘿藦子 4618下
蘿藦葉 4618下
虀水駐車丸 4618下
蠮螉 4618下
蠮螉窠 4618下
蠰 4619上
蠰谿 4619上
蠹瘡 4619上
蠱 4619上
蠱毒 4619上
蠱毒便血 4620下
蠱毒犀 4620下
蠱疰痢 4620下
蠱脹 4620下
蠱漏 4621上
蠱蟲 4621上
蠲 4621上
蠲毒換肌飲 4621上
蠲毒散 4621下
蠲毒飲 4621下
蠲風飲 4621下
蠲痙湯 4622上
蠲痛丸 4622上
蠲痛五汁膏 4622下
蠲痛散 4622下
蠲痛無憂散 4622下
蠲痹丸 4622下
蠲痹四物湯 4623上
蠲痹消毒散 4623上
蠲痹湯 4623上
蠲飲六神湯 4623上
變 4623上
變通抵當丸 4623下
變陽湯 4623下
變嘔 4623下
變蒸熱 4623下
醫 4624上
醫子 4624上
醫子茱 4624上
驗 4624上
驗方新編 4624上
驗屍傷法 4624下
驗胎法 4625上
驗透膜法 4625下
驗痘法 4625下
驗熱法 4627下
驚 4628上
驚中 4629上
驚丹 4629上
驚死 4629下
驚羊花 4629下
驚狂 4629下
驚怖 4629下
驚毒掩 4629下
驚風 4630上
驚風目直視 4630下
驚風目動咬牙 4631上
驚風泄瀉 4631上
驚風脣口蠕動 4631上
驚風結核 4631下
驚風睡中驚動 4632上
驚風腹痛 4632上
驚風煩渴 4632上
驚風潮熱似瘧 4632上
驚振翳內障 4632下
驚振還睛散 4632下
驚振鎮肝丸 4632下
驚氣丸 4632下
驚疳 4633上
驚啼 4633上
驚痰 4633上
驚精香 4633下
驚膈嗽 4633下
驚熱夜啼 4633下
驚瘛 4633下
驚瘡 4633下
驚積 4634上
驚駭 4634上
驚嚇不語 4634上
驚癇 4634上
驚瀉 4634下
驚躁 4634下
驚癱 4634下
髑髏骨 4634下
髓 4634下
髓孔穴 4634下
髓府穴 4634下
髓空 4634下
髓風 4635上
髓海 4635上
髓消 4635上
髓疽 4635上
髓骨穴 4635上
髓液 4635上
髓會 4635上
髓溢 4635下
髓蒸 4635下
髓熱 4635下
體 4635下
體仁彙編 4635下
體肥不孕 4635下
體重 4636上
體風 4636下
體氣 4636下
體惰 4636下
體發疽 4636下
體瘦不孕 4636下
鱉 4637上
鱊魚 4637上
鱊魚肉 4637上
鱒魚 4637上
鱓魚肉 4637上
鱓 4637上
鱔拱頭 4637上
鱔魚 4637上
鱔魚皮 4637下

鱔魚肉 4637下
鱔魚血 4637下
鱔魚毒 4637下
鱔魚頭 4638上
鱔漏 4638上
鱕鮨 4638上
鱖豚 4638上
鱖魚 4638上
鱖魚肉 4638上
鱖魚尾 4638下
鱖魚膽 4638下
鱗 4638下
鱗化 4638下
鱗坐痘 4638下
鱗蛇 4638下
鱗蛇膽 4638下
鱗蟲 4638下
鱘魚 4638下
鱘魚子 4639上
鱘魚肉 4639上
鱘魚鼻肉 4639上
鱘鰉 4639上
鷄雞 4639上
鷄雞肉 4639上
鷓鴣 4639上
鷓鴣肉 4639下
鷓鴣窠 4639下
鷚鷗 4639下
鷩雉 4639下
鷩雉肉 4639下
鷸 4639下
鷸肉 4640上
鷹 4640上
鷹毛 4640上
鷹爪 4640上
鷹吐毛 4640上
鷹肉 4640下
鷹骨 4640下
鷹條 4640下
鷹痧 4640下
鷹睛 4640下
鷹嘴 4640下
鷹嘴香 4640下
鷹嘴痧 4640下
鷹翮 4640下
鷹頭 4641上
鷹糞白 4641上
鷺 4641上
鷺肉 4641上
鷺頭 4641上
鷺鷥 4641上
鷺鷥藤 4641上
黴中浮厚舌 4641上
黴中黃胎舌 4641下
黴雨水 4641下
黴乾菜 4641下
黴瘡 4641下
黴瘡祕錄 4641下
黴癘新書 4641下
黴醬色胎舌 4641下
黴醬色遍滿舌 4642上
鼷鼠 4642上
鼹鼠 4642上
鼹鼠肉 4642上
鼹鼠脂 4642下
鼹鼠糞 4642下
鼹鼠壤土 4642下

二十四畫

囓 4643上
欓子 4643上
癱風 4643上
癱瘓 4643上
癲 4643下
癲狂篇 4645下
癲狗齩傷 4645下
癲風 4645下
癲證白金丸 4645下
癲蟲 4645下
籩箕柴 4645下
籩箕柴皮 4645下
蠵龜 4645下
蠵龜皮 4645下
蠵龜肉 4646上
蠵龜血 4646上
蠵龜筒 4646上
蠶 4646上
蠶矢湯 4646上
蠶沙酒 4646下
蠶沙散 4646下
蠶沙飲 4646下
蠶豆 4646下
蠶豆苗 4647上
蠶豆殼 4647上
蠶咬傷 4647上
蠶莓 4647上
蠶退 4647上
蠶退紙 4647上
蠶連 4647上
蠶絲吐頭 4647下
蠶蛹 4647下
蠶蛻 4647下
蠶蛻紙 4647下
蠶蛾散 4647下
蠶頭歸 4647下
蠶繭 4648上
蠶繭草 4648上
蠶繭鹵汁 4648上
蠷螋 4648下
蠹疽 4648下
蠹魚 4648下
蠹癡瘡 4648下
衢筍乾 4649上
讓實 4649上
釀乳方 4649上
靈仙除痛飲 4649下
靈羊 4649下
靈牀上果 4649下
靈芝 4649下
靈室 4649下
靈砂 4649下
靈砂丸 4650上
靈砂丹 4650上
靈砂黑虎丹 4650下
靈砂寧志丸 4650下
靈苑方 4651上
靈飛散 4651上
靈根 4651上
靈祕十八方加減 4651下
靈素集注節要 4651下
靈脂 4651下
靈脂丸 4651下
靈脂丹 4651下
靈草 4652上
靈液 4652上

靈犀飲　4652上
靈通　4652上
靈通草　4652上
靈通草莖　4652上
靈通草葉　4652上
靈異膏　4652上
靈圓丹　4652下
靈道穴　4652下
靈壽　4652下
靈壽根皮　4653上
靈臺穴　4653上
靈臺祕要　4653上
靈貍　4653上
靈墟穴　4653上
靈樞　4653上
靈樞評文　4653上
靈樞經　4653上
靈樞經脈箋　4653下
靈樞懸解　4653下
靈貓　4653下
靈龜　4653下
靈雞蛋　4653下
靈藥方　4653下
靈寶丹　4654上
靈寶如意丹　4654上
靈寶散　4655上
靈礬散　4655下
靈蘭之室　4655下
靈蘭祕典論　4655下
靈鶴盞　4655下
靈蠵　4656上
驟注　4656上
髕　4656上
鬢　4656上
鬢疽　4656上
鬢骨　4656下
鬢骨傷　4656下
鬢腳　4656下
鬬雪紅　4656下
鬬睛　4656下
鬬精瘡　4656下
魘　4656下
魘死　4657上
鱝魚　4657下
鱶　4657下
鱟帆　4657下
鱟魚　4657下
鱟魚肉　4657下
鱟魚尾　4657下
鱟魚殼　4657下
鱟魚膽　4657下
鱟簰　4658上
鱠　4658上
鱠殘魚　4658上
鱠殘魚肉　4658上
鱣魚　4658上
鱣魚肉　4658上
鱣魚肝　4658上
鱣魚痧　4658上
鱤魚　4658上
鱤魚肉　4658下
鱧魚　4658下
鱧魚肉　4658下
鱧魚肝　4658下
鱧魚腸　4659上
鱧魚膽　4659上
鱧腸　4659上
鷺鷀　4659下
鷺鷀肉　4659下
鷺鷀膏　4659下
鸀鳿　4659下
鸀鳿毛　4659下
鸀鳿糞　4660上
鸂鶒　4660上
鸂鶒肉　4660上
鹽　4660上
鹽枕　4660下
鹽梂子　4660下
鹽根　4660下
鹽消　4660下
鹽梅　4660下
鹽梅子　4660下
鹽鹵　4660下
鹽湯探吐法　4660下
鹽筍乾　4660下
鹽滷　4660下
鹽滷毒　4661上
鹽精石　4661上
鹽綠　4661上
鹽製　4661上
鹽膚子　4661上
鹽膚疔　4661上
鹽蓬　4661上
鹽麩　4661上
鹽麩子　4661下
鹽麩木皮　4661下
鹽麩根皮　4661下
鹽龍　4661下
鹽膽水　4662上
鹽藕節　4662上
鹽藥　4662上
鹽蟹汁　4662上
鼈　4662上
鼈爪　4662下
鼈甲　4662下
鼈甲丸　4663上
鼈甲牛膝湯　4664下
鼈甲生犀散　4664下
鼈甲地黃湯　4665上
鼈甲羌活湯　4665上
鼈甲散　4665上
鼈甲湯　4666上
鼈甲煎丸　4666上
鼈甲飲　4667上
鼈甲膠　4667上
鼈肉　4667上
鼈肉毒　4667下
鼈血煎　4667下
鼈卵　4667下
鼈脂　4667下
鼈瘕　4668上
鼈頭　4668上
鼈頭血　4668上
鼈膽　4668上
齆　4668下
齲　4668下
齲齒　4668下
齶　4668下

二十五畫

欖醬　4669上
籮　4669上
蠻子　4669上
蠻瓜　4669上
蠻楂　4669上

蠻薑	4669上
蘺	4669上
觀音丸	4669上
觀音山	4669下
觀音全蠍散	4669下
觀音拂座	4670上
觀音柳	4670上
觀音粉	4670上
觀音救苦丹	4670上
觀音救苦膏	4670下
觀音散	4671下
觀音夢授丸	4671下
觀音蓮	4671下
觀音應夢散	4671下
觀桂	4672上
觀聚方要補	4672上
貛	4672上
鑱石	4672上
鑱頭歸	4672上
鑱鍼	4672上
顱	4672上
顱息穴	4672上
顱骨	4672下
顱脹	4672下
顱顖穴	4672下
顱顖經硃砂丸	4672下
髖	4672下
髖俠	4672下
髖骨	4672下
髖髀	4672下
鱭魚	4672下
鱭魚鮓	4672下
鱮魚	4673上
鱮魚肉	4673上
鱯魚	4673上
鸎	4673上
鸎桃	4673上
鸏鵲	4673上
鸏鵲糞	4673上
鼉	4673上
鼉甲	4673下
鼉肉	4673下
鼉肝	4673下
鼉脂	4673下
鼉魚	4673下
鼉龍	4673下

二十六畫

蠼螋	4675上
蠼螋傷	4675上
蠼螻	4675上
蠼螻	4675上
鑱魚	4675上
驢	4675上
驢毛	4675下
驢皮	4675下
驢皮膠	4675下
驢耳垢	4675下
驢肉	4675下
驢血	4676上
驢尾軸垢	4676上
驢豆	4676上
驢乳汁	4676上
驢胞衣	4676上
驢涎毒	4676上
驢脂	4676下
驢馬疔	4676下
驢骨	4676下
驢陰莖	4676下
驢溺	4676下
驢溺下泥	4676下
驢腹內蚘蟲	4676下
驢腹內蟲	4677上
驢嘴風	4677上
驢槽	4677上
驢蹄	4677上
驢蹄散	4677上
驢頭肉	4677上
驢頭骨	4677上
驢龍	4677上
驢糞	4677上
驢鬐膏	4677下
驢髓	4677下
鑯刀	4677下
鱵魚	4677下
鼴鼠	4677下
鼉皮	4678上

二十七畫

蠾蝓	4679上
鑽心痧	4679上
鑽木火	4679上
鑽牙疳	4679上
鑽石	4679上
鑽湅	4679上
鑽齒疳	4679下
鑿子木	4679下
鑿柄木	4679下
顳顬	4679下
顳顬穴	4679下
顴	4679下
顴疔	4679下
顴赤	4680上
顴疽	4680上
顴骨	4680上
顴骨肉疽	4680上
顴骨傷	4680下
顴瘍	4680下
顴髎穴	4680下
顴癰	4680下
鱲魚	4680下
鱸魚	4680下
鱸魚肉	4680下
鱸鱧	4681上
鸕鷀	4681上
鸕鷀羽	4681上
鸕鷀肉	4681上
鸕鷀卵	4681上
鸕鷀欬	4681下
鸕鷀涎	4681下
鸕鷀涎丸	4681下
鸕鷀骨	4681下
鸕鷀嗽	4681下
鸕鷀嘴	4681下
鸕鷀瘟	4681下
鸕鷀頭	4681下
鸕鷀糞	4681下
鸕鷀鬱	4682上

二十八畫

虋米	4683上
鸚哥	4683上
鸚哥肉	4683上
鸚哥菊	4683上
鸚䳇	4683上

鸜鵒　4683上
鸜鵒肉　4683上
鸜鵒螺　4683上
麢羊　4683下
鼺鼠　4683下

二十九畫

虋　4685上
虋冬　4685上
驪含疔　4685上
驪珠　4685上
驪龍散　4685上
鬱　4685上
鬱火　4687上
鬱肉毒　4687上
鬱李　4687上
鬱金　4687上
鬱金丸　4687上
鬱金香　4687下
鬱金根　4687下
鬱金散　4688上
鬱金湯　4688下
鬱金黃連丸　4688下
鬱冒　4689上
鬱香　4689上
鬱氣　4689上
鬱臭草　4689上
鬱黃　4689上
鬱痰　4689上
鬱嗽　4689上
鬱熱吐血　4689下
鬱熱遺精　4689下
鬱燠　4689下
鬱癘　4689下
鬱雞　4689下
鸛　4690上
鸛口疽　4690上
鸛卵　4690上
鸛骨　4690上
鸛腳骨　4690下
鸛嘴　4690下
鸛糞　4690下
鸜鵒　4690下
鸜鵒目睛　4690下
鸜鵒肉　4690下

補遺詞語索引

一畫

一上散 1上
一字金 1下
一字神散 1下
一赤散 1下
一抹金 2上
一抹散 2上
一物獨活湯 2上
一匙金 2上
一捻金 2下
一粒金 2下
一粒笑 2下
一紫散 2下
一勝膏 3上
一筆鉤 3上
一黃散 3上
一塊氣丸 3上
一煎散 3下
一滴金 4上
一滴金丸 4上
一醉散 4上
一醉膏 4上

二畫

丁朮湯 4下
丁泥散 4下
丁砂散 4下
丁香丸 4下
丁香五套丸 4下
丁香柿蔕湯 5上
丁香黃耆散 5上
丁香楝實丸 5下
丁香煮散 5下
七子散 5下
七生丸 6上
七生湯 6上
七味散 6上
七味鴨 6下
七姊妹 6下
七星丹 6下
七星散 6下
七星劍 6下
七液丹 6下
七棗湯 7上
七葉一枝花 7上
七葉樹 7上
七製固脂丸 7上
七竅出血 7下
七鼇散 7下
七寶洗心散 8上
七寶湯 8上
七寶膏 8下
九子瘍 8下
九天丹 8下
九仙靈應散 9上
九君子湯 9上
九味柴胡湯 9上
九物牛黃丸 9上
九種胃痛丹 9上
九精丸 9下
九製香附丸 9下
九製硫黃丸 9下
九製黃耆 10下
九轉靈妙丹 10下
二丹丸 10下
二仁丸 11上
二仙飲 11上
二冬 11上
二朮二陳湯 11上
二母湯 11下
二甘湯 11下
二白丸 11下
二石散 11下
二妙湯 11下
二妙蒼蘗散 12上
二味黑錫丹 12上
二和丹 12上
二和湯 12上
二花散 12上
二活散 12上
二皇 12下
二美散 12下
二苓清利飲 12下
二海丸 12下
二萸散 12下
二參湯 12下
二陳加枳殼湯 13上
二陳平胃散 13上
二黃膏 13上
二龍戲珠 13上
二薑丸 13上
二蠟膏 13下
人生尾 13下
人字草 13下
人乳膏 13下
人紅丸 14上
人參五皮散 14上
人參內托散 14上
人參升胃湯 14上
人參升麻湯 14下
人參木瓜湯 14下
人參木香散 14下
人參生地黃湯 14下
人參利膈丸 14下
人參快斑散 14下
人參豆蔻散 14下
人參前胡散 15上
人參前胡湯 15上
人參柴胡飲 15上
人參胃愛散 15上
人參啓脾丸 15下
人參理中丸 15下
人參理中湯 15下
人參透肌散 15下
人參麥冬散 15下
人參琥珀丸 15下
人參順氣飲 16上
人參補肺湯 16上
人參實衞湯 16上
人參截瘧飲 16下
人參漏蘆散 16下
人參遠志丸 16下
人參酸棗湯 16下
人參養肺丸 17上
人參鼈甲煎丸 17上
八子丸 17下

八仙丹 17下
八仙逍遙湯 17下
八正神明論 18上
八角兒 18上
八角草 18上
八角梧桐 18上
八角盤 18上
八味二花散 18上
八味平胃散 18下
八味茯苓補心湯 18下
八味理中丸 19上
八味順氣湯 19上
八味還睛散 19上
八物白朮散 19上
八物定志丸 19上
八珍膏 19下
八風續命湯 19下
八神來復丹 19下
八擔杏 20上
八鱉丸 20上
八寶生肌丹 20上
八寶散 20下
八寶黑虎散 20下
十八味神藥 20下
十三太保 21上
十五間 21上
十全大補散 21上
十全散 21上
十形三療 21上
十味芎蘇散 21上
十味香薷散 21下
十味參蘇飲 21下
十珍散 21下
十香丸 21下
十香膏 21下
十神湯 22上
十神解毒湯 22下
十將軍丸 22下
十藥神書註解 22下

三畫

三十六風 23上
三才封髓丸 23上
三才絳雲錠子 23上
三仁粥 23下
三毛 23下
三生丸 23下
三生散 23下
三白丹 23下
三因神祕湯 24上
三油膏 24上
三物白湯 24上
三物湯 24上
三物膠艾湯 24下
三消散 24下
三消飲 24下
三珠草 24下
三將軍丸 24下
三清救苦丹 25上
三脘痞氣丸 25上
三蛇愈風丹 25上
三勝膏 25下
三朝名醫方論 25下
三黃巨勝湯 25下
三黃酒 25下
三黃梔子豉湯 25下
三黃膏 25下
三稜消積丸 26上
三稜湯 26上
三補金花丸 26上
三漏丸 26上
三精丸 26下
三癇丹 26下
上丹 26下
下疳珍珠散 27上
下都穴 27上
下痰丸 27上
久欬 27上
久嗽 28下
千口一杯飲 29上
千年石 29上
千里水葫蘆 29上
千里奔散 29上
千金三物黃芩湯 29上
千金三黃湯 29上
千金丸 29上
千金大三五七散 29下
千金大五補湯 29下
千金大豆酒 29下
千金大棗湯 29下
千金不易比天助陽補精膏 29下
千金五味子湯 30上
千金太乙備急散 30上
千金玄霜 30上
千金甘草湯 30上
千金生薑甘草湯 30上
千金保孕丸 30上
千金保胎丸 30上
千金指迷丸 30上
千金射干湯 30上
千金桃仁煎 30上
千金消癖丸 30上
千金細辛膏 30下
千金麻黃醇酒湯 30下
千金越婢加朮湯 30下
千金葶藶大棗瀉肺湯 30下
千金增損澤蘭丸 30下
千金翼小承氣湯 30下
千金翼赤苓散 30下
千金翼灸甘草湯 30下
千張膏 30下
口齒論 31上
土一 31上
土七 31上
土二 31上
土八 31上
土三 31下
土五 31下
土六 31下
土四 31下
土地黃苗 31下
土硃 31下
土硃膏 31下
土蒺藜 32上
土蒺藜散 32上
土熨 32上
大八風湯 32上
大五柔丸 32下
大五補湯 32下
大升丹 33上
大夫 33上
大牛角䚡散 33上
大甘露飲 33上
大生要旨 33上

大安胎如勝飲 33上
大安神丸 33上
大竹瀝湯 33上
大西保光 33下
大沈香尊重丸 33下
大豆酒 33下
大乳沒散 34上
大固陽湯 34上
大金花丸 34上
大活血丸 34上
大省風湯 34下
大風龍膽膏 34下
大效牡丹散 34下
大效雄硃化痰定喘丸 35上
大消石丸 35上
大益知散 35下
大神效活絡丹 35下
大茴香丸 36上
大紫金皮散 36上
大紫荊皮散 36上
大透肌散 36上
大麻仁丸 36下
大麻仁酒 36下
大無比散 36下
大黃牽牛散 36下
大黃煎 37上
大黃瀉肝散 37上
大黑膏 37上
大楓油膏 37上
大聖濬川散 37上
大補黃庭丸 37下
大鹹砂丸 37下
大藿香散 37下
大續命湯 38上
大巖蜜湯 38上
大驚丸 38下
大靈丹 38下
大鼈甲湯 38下
女金丹 39上
女科彙要 39上
女萎膏 39上
女醫 39上
子午丸 39上
子芩丸 39下
子逆湯 39下
子懸湯 39下
寸金錠 40上
寸柏香 40上
小三稜煎丸 40上
小丹 40上
小水 40下
小玉龍膏 40下
小白薇丸 40下
小皁角丸 40下
小兒至訣 41上
小兒病方 41上
小兒清心丸 41上
小兒癍疹論 41上
小兒醫方妙選 41上
小兒靈秘方 41上
小青丸 41上
小茈胡 41上
小風引湯 41上
小桂 41上
小桃紅 41上
小茴香丸 41上
小犀角丸 41下
小通氣散 41下
小魚蟲 41下
小黃耆酒 41下
小鳳髓丹 41下
小調中湯 41下
小駐車丸 41下
小橘皮煎 41下
小醫下大夫 41下
小醫醫正 41下
小鎮心丸 42上
小驚丸 42上
小靈寶丹 42上
山居便宜方 42上
山查子散 42上
山茵陳散 42上
山梔子湯 42下
山梔湯 42下
山精丸 42下
山蓮散 42下
川升麻 42下
川升麻散 42下
川芎行經散 43上
川連散 43上
川椒散 43上
川楝子丸 43下
川當歸 43下
川當歸散 43下

四畫

不忘散 44上
不得前後 44上
不換金丸 44上
中丹 44上
中和散 44上
中尙藥丞 44下
中尙藥典御 44下
中暑地榆散 44下
丹皮 44下
丹皮湯 44下
丹砂散 44下
丹砂膏 44下
丹胞散 45上
丹參膏 45上
丹溪心法附錄 45下
丹溪治痘要法 45下
五子五皮散 45下
五加皮湯 45下
五皮散 45下
五老還童丹 46上
五利大黃湯 46上
五邪湯 46上
五味天冬丸 46下
五味安胎丸 46下
五芝地仙金髓丸 46下
五花湯 46下
五金膏 46下
五香白朮散 46下
五倍散 47上
五神散 47上
五神湯 47上
五退散 47上
五退還光丸 47下
五通膏 47下
五雲膏 47下
五黃散 47下
五經治法機要 48上
五聖散 48上
五精丸 48上

五蒸丸　48上
五積交加散　48上
五龍湯　48上
五龍膏　48下
五癆麝香散　48下
五膽膏　49上
五藏論　49上
五獸三匱丸　49上
五靈脂丹　49下
五靈脂湯　49下
五靈膏　49下
井金散　50上
仁陷　50上
今邨亮　50上
元珠密語　50上
元璞　50上
元簡廉夫　50上
內外傷寒辨　50上
內外傷寒辨惑論　50上
內托十宣散　50上
內托升麻湯　50下
內托耆柴湯　50下
內托連翹散　50下
內托復煎散　50下
內托黃耆柴胡湯　51上
內助丹　51上
內固丸　51上
內金散　51下
內消升麻湯　51下
內追毒丹　51下
內造伏虎丹　51下
內塞散　52上
內經合璧　52上
內經註　52上
內經補註　52上
內補建中湯　52上
內補散　52上
內鼻散　52上
六一湯　52下
六子丸　52下
六合回生丹　52下
六合奪命散　53上
六灰膏　53上
六味人參麥門冬散　53上
六味涼血消毒散　53下
六物附子湯　53下
六物散　53下
六香散　53下
六氣經緯丸　54上
六眞膏　54上
分氣香蘇飲　54上
分氣紫蘇湯　54上
分氣補心湯　54上
分珠散　54下
分陰陽　54下
匀氣湯　54下
化水丹　55上
化毒丸　55上
化毒爲水內托散　55上
化氣調經湯　55上
化涎散　55下
化痰定喘丸　55下
化痰鐵刷丸　55下
化瘀散　56上
化瘤膏　56上
升天散　56上
升打靈藥　56下
升麻牛蒡子散　56下
升麻石膏湯　56下
升麻防風丸　57上
升麻防風湯　57上
升麻附子湯　57上
升麻黃連丸　57上
升麻黃連湯　57上
升麻補胃湯　57下
升麻解毒湯　57下
升麻飲　57下
升麻調經湯　58上
升陽防風湯　58上
升陽泄陰湯　58上
升陽柴胡湯　58上
升陽益胃散　58上
升陽除溼和血湯　58上
升陽湯　58下
天一丸　58下
天元二仙丹　58下
天公　59上
天地丸　59上
天花刮毒散　59上
天花青露散　59上
天門冬煎　59上
天南星丸　59下
天南星煎　59下
天柱丸　60上
天馬奪命丹　60上
天麻煎　60上
天綠散　60上
太一備急散　60下
太乙一筆鉤　60下
太乙丸　60下
太乙保和湯　60下
太乙流金散　60下
太乙種子丸　60下
太乙還元丹　61上
太乙鎮金丹　61上
太乙靈丹　61上
太平丸　61下
太田無聲　62上
太始天元玉冊　62上
太昊　62上
太倉丸　62上
太陰玄精石散　62上
太陰經痘　62上
太陽穴出血　62下
太陽經痘　62下
太極丸　62下
太醫　62下
太醫下大夫　63上
太醫令　63上
太醫正　63上
太醫丞　63上
太醫局　63上
太醫局九科醫生　63上
太醫局令　63上
太醫局丞　63上
太醫局局生　63上
太醫局教授　63下
太醫局程文　63下
太醫院令史　63下
太醫院同知　63下
太醫院同僉　63下
太醫院吏目　63下
太醫院判官　63下
太醫院使　63下
太醫院知印　63下

太醫院宣使 63下
太醫院院判 63下
太醫院院使 63下
太醫院副使 63下
太醫院通事 63下
太醫院提點 63下
太醫院都事 64上
太醫院僉院 64上
太醫院照磨 64上
太醫院經歷 64上
太醫院管勾 64上
太醫院譯史 64上
太醫散官 64上
太醫監 64上
太醫署 64上
太醫署令 64上
太醫署丞 64上
太醫署助教 64上
少年白髮 64上
巴豆丸 64上
巴豆膏 64下
巴戟天湯 64下
巴黃丸 65上
巴霜 65上
引兵先鋒 65上
心丹 65上
心腎丸 65下
方八 66上
方丞 66上
方法考 66上
方柄 66上
方食 66上
方書 66上
方書一得 66上
方病 66上
方脈流氣飲 66上
方脈書 66下
方脈發蒙 66下
方賢 66下
日精丹 66下
日精月華光明膏 66下
月石 68上
月華丹 68上
木舌馬牙硝丸 68上
木香化滯散 68上
木香四七湯 68下
木香金鈴散 68下
木香枳殼丸 68下
木香塌氣丸 68下
木香飲 69上
木萸湯 69上
木通飲 69上
木賊散 69下
木賊煎 69下
木鼈丸 69下
木鼈子散 69下
止汗紅粉 69下
止汗粉 69下
止汗溫粉 70上
止血湯 70上
止血藥 70上
止衄丹 70上
止淚散 70上
止渴湯 70下
止痛太陽丹 70下
止痛妙絕飲 70下
止痛神功散 70下
止痛湯 70下
止痛膏 70下
止痛藥 71上
比和飲 71上
水中金丹 71上
水中撈月 71下
水仙散 71下
水沈膏 71下
水紅花飲 71下
水師晶明 72上
水骨石 72上
水蛇丸 72上
水莽草 72上
水黃散 72上
水煮木香丸 72下
水葫蘆丸 72下
水調膏 72下
水霜散 72下
牛脂膏 72下
牛黃六一散 73上
牛黃解毒散 73上
牛腦丹 73上
牛蒡子丸 73上
牛蒡殭蠶散 73上
牛膝芒硝湯 73上
牛膝膏 73下
牛膝歸尾湯 73下
牛癩 73下
王瓜散 73下
王西樓 73下
王宗顯 73下
王砯 74上
王凱 74上

五畫

主管太醫局 74上
主藥 74上
仙朮芎散 74上
仙朮散 74上
冬瓜子散 74上
加味二母丸 74下
加味十全大補湯 74下
加味十全湯 74下
加味三白丹 75上
加味三拗湯 75上
加味不換金正氣散 75上
加味五痹湯 75上
加味五積散 75下
加味六子丸 76上
加味四七湯 76上
加味生脈散 76下
加味白通湯 76下
加味交加散 76下
加味地骨皮散 76下
加味托裏散 77上
加味芎藭湯 77上
加味承氣湯 77上
加味羌活散 77上
加味羌活飲 77上
加味金沸草散 77下
加味枳朮湯 77下
加味香連丸 77下
加味香殼丸 78上
加味烏荊丸 78上
加味健步虎潛丸 78上
加味參附湯 78下
加味參蘇飲 78下
加味敗毒散 78下

加味清胃湯 78下
加味清涼飲 79上
加味犀角散 79上
加味犀角飲 79上
加味透肌散 79上
加味連理散 79上
加味陷胸丸 79上
加味陷胸湯 79下
加味黃芩湯 79下
加味當歸飲 79下
加味葛根湯 79下
加味解毒湯 80上
加味解毒飲 80上
加味鼠黏子散 80上
加味壽星丸 80上
加味寧神丸 80下
加味蒼糵散 80下
加味錢氏白朮散 80下
加味龍虎散 81上
加味薑附湯 81上
加味歸脾丸 81上
加味瀉白散 81上
加味瀉肝湯 81上
加味鎮心丹 81下
加味藿香散 81下
加減八味地黃丸 81下
加減八味湯 81下
加減大紫草散 81下
加減小柴胡湯 81下
加減木香散 82上
加減四斤丸 82上
加減正氣散 82上
加減甘露飲 82上
加減地芝丸 82下
加減地黃湯 82下
加減何首烏散 82下
加減冲和湯 82下
加減知母湯 83上
加減肥氣丸 83下
加減思食丸 83下
加減珍珠粉丸 84上
加減射干鼠黏湯 84上
加減息賁丸 84上
加減烏金散 84下
加減烏藥順氣散 84下
加減追疔奪命湯 84下
加減參蘇飲 85上
加減梔子五物湯 85上
加減理中丸 85上
加減理中湯 85上
加減紫金丹 85上
加減逍遙散 85上
加減通聖散 85下
加減痞氣丸 85下
加減發鬱湯 85下
加減當歸飲 86上
加減補筋丸 86上
加減解毒丸 86上
加減調中湯 86下
加減龍膽瀉肝湯 86下
加減蘇子桃仁湯 86下
加腦子收陽粉 86下
北旋式 87上
半瓜丸 87上
半苓丸 87上
半夏木通湯 87上
半夏左經湯 87上
半夏生薑湯 87下
半夏利膈丸 87下
半夏苓朮湯 87下
去水膏 87下
去赤脈散 88下
去毒散 88下
去腐散 88下
去翳聖金膏 88下
古本難經闡註 89上
史典 89上
司醫 89上
四仙散 89上
四失 89上
四汁飲 89下
四君子加白芍藥高良薑湯 89下
四君子加薑附厚朴湯 89下
四味阿膠丸 89下
四味阿魏丸 89下
四味湯 89下
四季側柏散 90上
四炒川楝丸 90上
四物加黃芩白朮湯 90下
四物加葵花湯 90下
四物加熟地黃當歸湯 90下
四物地榆湯 90下
四物安神湯 90下
四物坎離丸 90下
四物延胡湯 91上
四物補肝湯 91上
四物解肌湯 91上
四物蒼朮各半湯 91上
四花穴 91下
四金丸 91下
四柱散 91下
四神丹 91下
四草定痛湯 91下
四退散 91下
四將軍飲 92上
四等丸 92上
四順附子湯 92上
四聖旋疔散 92下
四滿丸 92下
四精丸 92下
四蒸木瓜丸 92下
四製艾附丸 93上
四製茱萸丸 93上
外用潰毒藥 93上
外臺炙甘草湯 93下
外臺柴胡桂枝湯 93下
外臺黃耆防己湯 93下
布袋丸 93下
平肌散 93下
平肝飲 93下
平和大夫 94上
平和飲 94上
平治薈萃方 94上
平氣散 94上
平補枳朮丸 94下
平瘧養脾丸 94下
幼科發揮 95上
必效酒 95上
必勝丸 95上
必勝膏 95上
必應湯 95下
打馬過天河 95下
末藥散 95下
本事玉眞散 95下

本事地黃丸 95下
本事地黃散 95下
本事托裏排膿生犀散 95下
本事青鹽丸 95下
本事保命丹 95下
本事星附散 95下
本事烏頭丸 95下
本事眞珠母丸 95下
本事通草丸 95下
本事褊銀丸 96上
本事調中丸 96上
本事鍼頭丸 96上
本草乘 96上
本草病源合藥要鈔 96上
本草鈔 96上
本草鈔或問 96上
本草話 96上
本藥 96上
正乙丹 96上
正奉上太醫 96上
正容散 96上
正鳳髓丹 96下
永類鈐方 96下
玄丹 96下
玄武膠 96下
玄參丸 96下
玄參貝母湯 97上
玄參解毒湯 97上
玄參劑 97上
玄參瀉肝散 97上
玄麥地黃湯 97上
玄菟丸 97下
玄精丹 97下
玄霜膏 98上
玉女英 98上
玉仙散 98上
玉泉散 98上
玉粉丹 98下
玉粉膏 98下
玉液丸 98下
玉華白丹 98下
玉樞正氣丹 99上
玉餅子 99上
瓜丁散 99下
瓜子湯 99下
瓜蔕神妙散 99下
瓜蔞根散 99下
瓜蔞桂枝湯 99下
瓜蔞散 99下
瓜礬散 100上
甘石散 100上
甘桔散 100上
甘桔鼠黏湯 100上
甘草大豆湯 100上
甘草石膏湯 100上
甘草桔梗升麻湯 100下
甘草膏 100下
甘菊花散 100下
甘菊湯 101上
甘礬散 101上
甘露丸 101上
甘露散 101上
生地芩連湯 101下
生地黃連湯 101下
生地黃煎 101下
生肌定痛散 102上
生肌桃花散 102上
生肌乾膿散 102上
生肌膏 102下
生血地黃百花丸 102下
生金散 102下
生津丸 103上
生津甘露湯 103上
生津葛根湯 103上
生眉膏 103上
生胃丹 103上
生香膏 103下
生脈保元湯 103下
生乾地黃散 103下
生熟三黃湯 104上
生熟地黃散 104上
生藥庫 104上
生藥庫大使 104上
生藥庫副使 104上
用藥珍珠囊 104上
田單火牛湯 104下
田螺膏 104下
甲乙餅 104下
甲骨 104下
申薑 104下
申藥 104下
白川 105上
白玉丹 105上
白邊萬年青葉 105上
目花 105上
目青 105下
目流冷淚 105下
石麪 105下
石薜荔 105下
石鐘鳴 105下

六畫

交媾脫精 105下
吉林參 106上
名醫傳 106上
回食單 106上
地動草 106上
存存齋醫話稿 106上
死舌癰 106上
死蛾乳核 106下
江子 106下
江西子 106下
老婦人方 106下
艮背 106下
血灌瞳人外障 106下
行要備急方 106下
行庭 106下
西當歸 107上

七畫

吳氏本草 107上
吳金壽 107上
吳羣 107上
呂夔 107上
均藥 107上
坐右方 107下
宋祥麟 107下
巫醫 107下
希聲 107下
成全大夫 107下
成全郎 107下
成安大夫 107下
成安郎 107下
成和大夫 107下
成和郎 107下

折瘍 108上
改正活人書 108上
改政活人書 108上
改證活人書 108上
李氏活人書 108上
李仲南 108上
李濴 108上
汪本熙 108上
肘後要急方 108上
言醫 108上
言醫選評 108上
赤鳳搖頭 108上
赤瞎 108下
身重 108下
身熱腫痛 108下

八畫

乳卸 109上
乳醫 109上
侍御師 109上
侍御醫 109上
侍醫 109上
典御 109下
典醫丞 109下
典醫監 109下
典藥 109下
周守中 109下
周挺 109下
呪禁工 109下
呪禁生 109下
呪禁師 109下
呬舌癰 109下
和安大夫 109下
和安郎 109下
固脂 110上
奉御 110上
奉醫大夫 110上
官醫提舉司 110上
官醫提舉司同提舉 110上
官醫提舉司副提舉 110上
官醫提舉司提舉 110上
尙藥局 110上
尙藥局丞 110上
尙藥局直長 110上
尙藥局書吏 110上
尙藥典御 110上
尙藥監 110下
岳嘉甫 110下
拘急 110下
服食草木雜藥法 110下
服氣導引 110下
東山茶 110下
東垣珍珠囊 110下
松根石 110下
枕流末 110下
毒樹蟲 110下
河間先生十八劑 110下
河間原病式 110下
河濱丈人 111上
治法心要 111上
治法機要 111上
治病心印 111上
治病撮要 111上
注解傷寒論 111上
直言治病百法 111上
金魚藻 111上
金匱心典集註 111上
金匱本義 111上
金瘍 111上
金德鑑 111上
金盤草 111上
金盤草根 111下
長行太醫 111下

九畫

便特 111下
便牽牛 111下
便產須知 111下
保生心鑑 111下
保全郎 111下
保安大夫 111下
保安郎 111下
保沖大夫 111下
保和大夫 111下
保和郎 111下
保宜大夫 111下
保康大夫 112上
保童方 112上
保順大夫 112上
俞橋 112上
南旋式 112上
宣明論 112上
急救經驗良方 112上
指南方 112上
指迷賦 112上
按弦搓摩 112上
按摩工 112上
按摩生 112上
按摩師 112下
按摩博士 112下
柳洲醫話 112下
柳寶詒 112下
活幼心書 112下
活乳蛾核 112下
祈禱 112下
紅芽大戟 112下
胞舌 112下
胡文煥 113上
重湯 113上
面油摩風膏 113上
風科集驗名方 113上
風傷喉痹 113上
飛經走氣 113上
食醫 113上

十畫

修眞祕要 113下
唐千頃 113下
唐家祿 113下
唐學青 113下
家居醫錄十六種 113下
徐氏八世家傳效驗方 113下
徐用誠 113下
挾纓 113下
效驗施用藥方 114上
浴 114上
海藏斑疹論 114上
祕傳奇方 114上
祕錄奇方 114上
祕藥 114上
祇候 114下
祝禁博士 114下
祝補齋 114下
祝藥 114下
神巧萬全方註解 114下

神祕左經湯 114下
神農本草 115上
神農本草百種錄 115上
神農本草經註 115上
神嬰經 115上
秦承祖方 115上
秬 115下
素問玄機氣宜保命集 115下
素問抄 115下
素問注 115下
素問要旨 115下
素問要旨論 115下
素問註解 115下
素問集註 115下
素問說意 115下
素問靈樞心得 115下
脈訣指掌 115下
脈訣圖要 115下
軒岐心印 115下
追風散 115下
高味卿 115下

十一畫

副奉上太醫 116上
喇叭花 116上
寄瓢子 116上
常仲明 116上
張子和汗下吐法 116上
張氏經驗方 116上
張仲景方 116上
張仲景傷寒 116上
張仲景藥方 116上
張宗良 116上
張家心法 116上
張醴泉 116上
御師 116上
御醫 116下
御藥房 116下
御藥院 116下
御藥院同監 116下
御藥院直長 116下
御藥院提點 116下
御醫院都監 116下
捲舌癰 116下
推五經 116下
推攢竹 117上
混沌子 117上
產育寶慶方 117上
眼科大全 117上
細黃草 117上
規中指南 117上
通關 117上
陰臟 117下
陳文治 117下
陳氏小兒痘疹方 117下
陳沖素 117下
陳祖恭 117下
陳蓮舫 117下

十二畫

備急海上方 118上
喉科指掌 118上
喉球 118上
喉證全科紫珍集 118上
惠民藥局 118下
惠民藥局大使 118下
惠民藥局副使 118下
掌固 118下
掌藥局 118下
景岳發揮 118下
湯文振 118下
痘治理辨 118下
痘疹理辨 118下
痘證救偏瑣言 118下
痙書 118下
痧喉正義 118下
痧證彙要 118下
程永培 118下
菟絲丸 118下
診脈大旨 119上
評病要方 119上
評論要方 119上
評選靜香樓醫案 119上
週天 119上
集註難經 119上
黃帝內經明堂類成 119上
黃素藥方 119下
黃蜂入洞 119下
黑疹 119下
黑龍尾 119下
黑驢皮膠 119下

十三畫

傳信通用方 119下
傷寒古方通 119下
傷寒本義 119下
傷寒治人指掌圖論 119下
傷寒直格論方 119下
傷寒指掌圖 119下
傷寒貫珠集 120上
傷寒會要 120上
傷寒溯洄集 120上
傷寒運氣全書 120上
傷寒論注解 120上
傷寒論註 120上
傷寒辨疑 120上
傷寒雜病方 120上
傷暑全書 120上
意醫紀歷 120上
溫疫論補遺 120上
溫病論 120上
溫病續 120上
溫熱病指南 120上
溫熱逢原 120上
滌穢 120上
猿猴擲果 120下
禁呪 120下
萬密齊 120下
補註素問 120下
解寒食散方 120下
運八卦 121上
運太陽 121上
運耳背臂 121上
運氣正論 121上
運氣要旨 121上
運規 121上
頓嗽 121下

十四畫

劀殺 122上
壽世青編 122上
瘍科選粹 122上
瘍科臨證 122上
瘍醫正 122上
蒼龍 122上

蒼龍丸 122上
蒼龍擺尾 122上
裴一中 122下
趙大申 122下
趙彥暉 122下
趙素 122下
趙術堂 122下
銅人鍼經密語 122下

十五畫

廣筆記 122下
廣嗣要語 122下
摩 122下
撮口喉風 122下
標幽賦 123上
潔古本草 123上
潔古注叔和脈訣 123上
潔古珍珠囊 123上
潛齋簡要方 123上
潛齋醫書五種 123上
潛齋醫學叢書 123上
瘟疫論 123上
瘟疫論補遺 123上
瘟疫論類編 123上
瘧疾論 123上
養生月覽 123下
養生食忌 123下
養生導引法 123下
養生類纂 123下

十六畫

導引法 123下
燒棗丸 123下
縧法 123下
翰林良醫 124上
翰林醫正 124上
翰林醫官 124上
翰林醫官使 124上
翰林醫官院 124上
翰林醫官院使 124上
翰林醫官院直院 124上
翰林醫官院副使 124上
翰林醫候 124上
翰林醫效 124上
翰林醫院 124上
翰林醫痊 124上
翰林醫診 124上
翰林醫愈 124下
翰林醫學 124下
翰林醫證 124下
辨傷寒 124下
錢氏小兒直訣 124下
錦身機要 124下
錦身機要指源篇 124下
頰瘡 124下

十七畫

嬰童寶鏡 124下
應急良方 124下
療婦人方 124下
療傷寒身驗方 124下
療癧疽耳眼本草要鈔 124下
繆遵義 125上
鍼工 125上
鍼生 125上
黏子解毒湯 125上

十八畫

戴鄰郊 125上
歸元 125上
瀉葉 125上
藏經 125上
醫方捷徑 125上
醫略稿 125下
醫說辨惑論 125下
醫學指歸 125下

十九畫

瀛洲學士湯 125下
獸醫 125下
藥丞 125下
藥童 126上
藥象圖 126上
藥園 126上
藥園生 126上
藥園師 126上
藥藏丞 126上
藥藏局 126上
藥藏局丞 126上
藥藏局監 126上
願體醫話 126下
願體醫話良方 126下
類修要訣 126下
類聚單方 126下
龐氏家藏祕寶方 126下

二十畫

懸龍尾 126下
攖寧心要 126下
竇默 126下

二十一畫

攝生要義 126下
攝生閒覽 126下
爛喉丹痧論 126下

二十三畫

體療雜病本草要鈔 127上

二十四畫

靈素節要淺注 127上
靈樞經集注 127上

雲五文庫 辭典叢書 01

中國醫學大辭典 語詞索引

編者◆本館編輯部
主編◆王雲五
發行人◆王學哲
總編輯◆方鵬程
責任編輯◆徐平
校對◆林珊如
美術設計◆吳郁婷

出版發行：臺灣商務印書館股份有限公司
台北市重慶南路一段三十七號
電話：(02)2371-3712
讀者服務專線：0800056196
郵撥：0000165-1
網路書店：www.cptw.com.tw
E-mail：ecptw@cptw.com.tw
網址：www.cptw.com.tw

局版北市業字第 993 號
初版一刷：2010 年 4 月
定價：新台幣 350 元

ISBN 978-957-05-2456-7

中國醫學大辭典 語詞索引 ／ 本館編輯部編；
王雲五主編・--初版一刷・-- 臺北市：
臺灣商務，2010.04
面 ； 公分.(雲五文庫・辭典叢書 01)

ISBN 978-957-05-2456-7(平裝)

1.中國醫學 2.詞典 3.索引

413.041 98024807

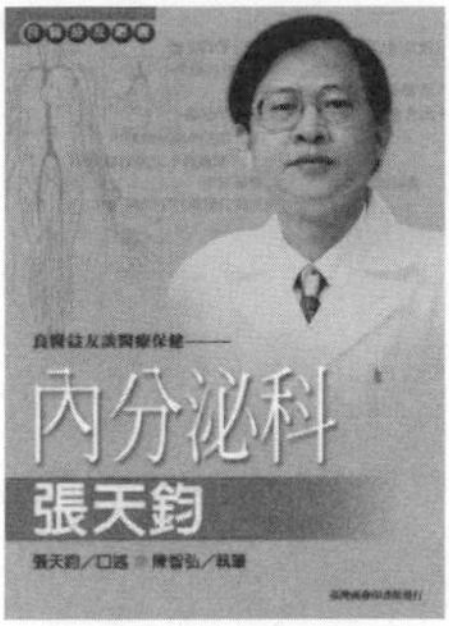

《內分泌科張天鈞》
口述：張天鈞
執筆：陳智弘
定價：180元

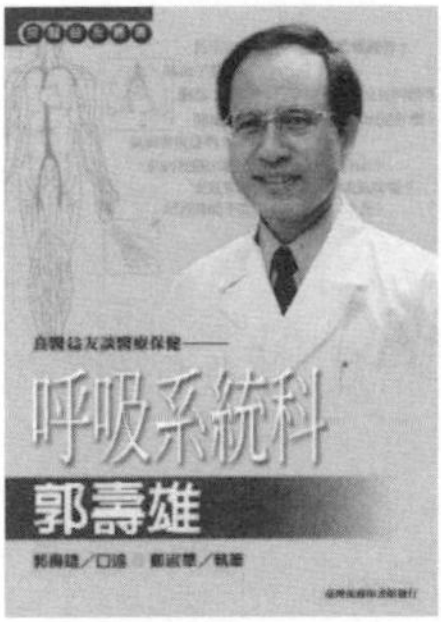

《呼吸系統科郭壽雄》
口述：郭壽雄
執筆：鄭淑華
定價：180元

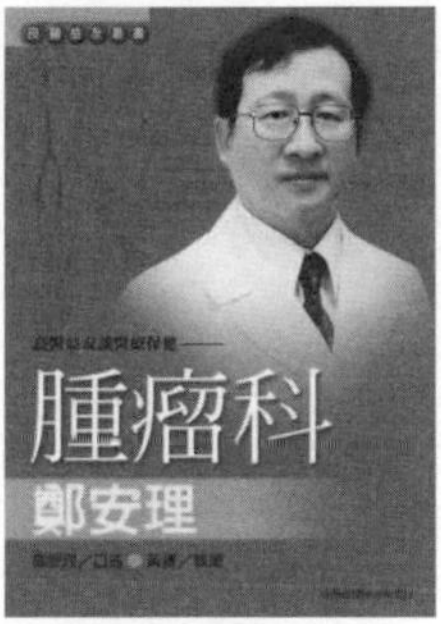

《腫瘤科鄭安理》
口述：鄭安理
執筆：黃緯
定價：180元

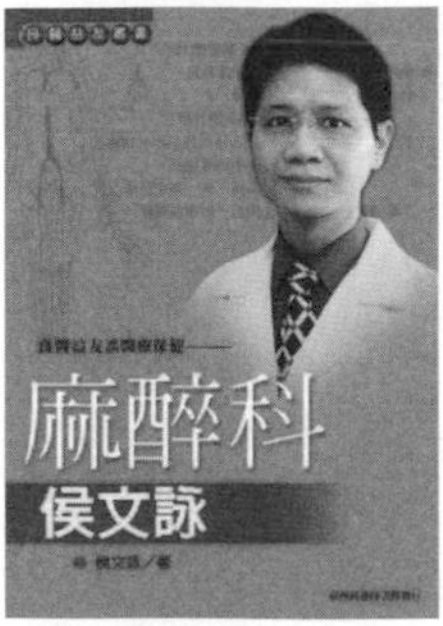

《麻醉科侯文詠》
作者：侯文詠著
定價：160元

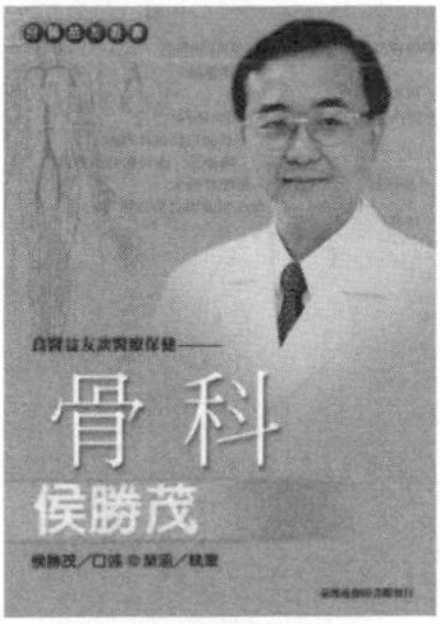

《骨科侯勝茂》
口述：侯勝茂
執筆：琹涵
定價：160元

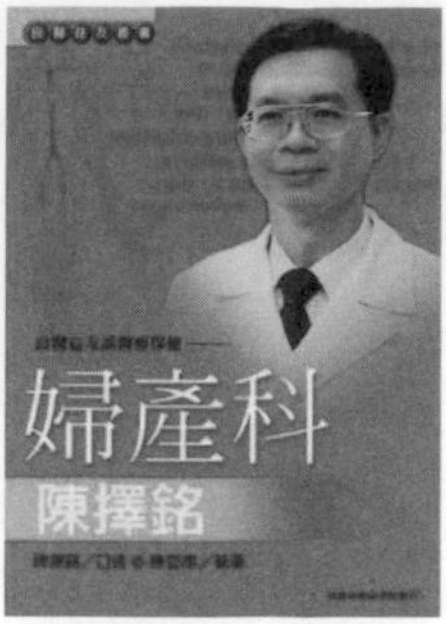

《婦產科陳擇銘》
口述：陳擇銘
執筆：陳亞南
定價：160元

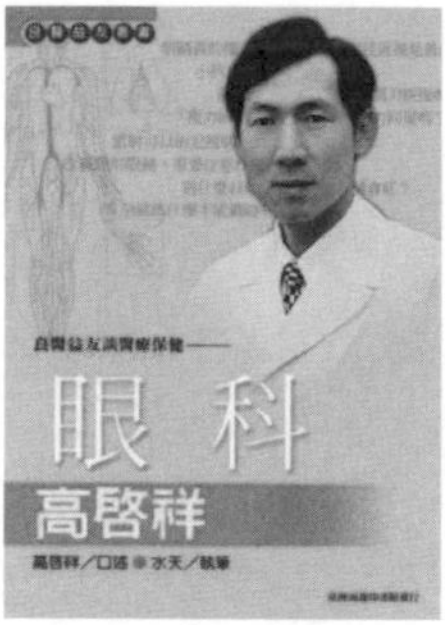

《眼科高啟祥》
口述：高啟祥
執筆：水天
定價：160元

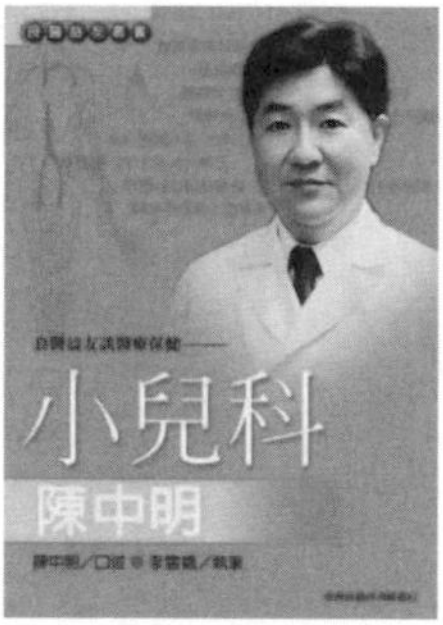

《小兒科陳中明》
口述：陳中明
執筆：李雲嬌
定價：160元

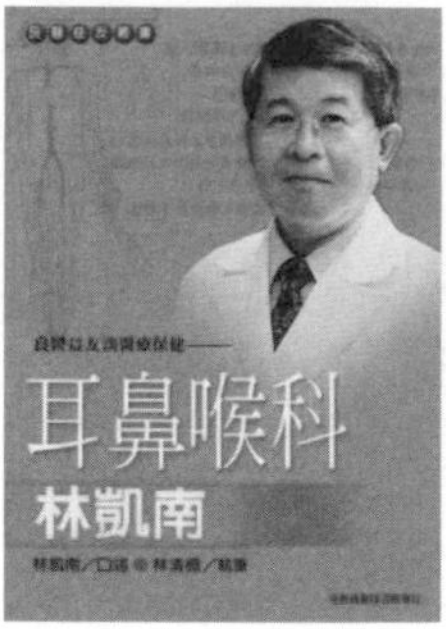

《耳鼻喉科林凱南》
口述：林凱南
執筆：林清標
定價：160元

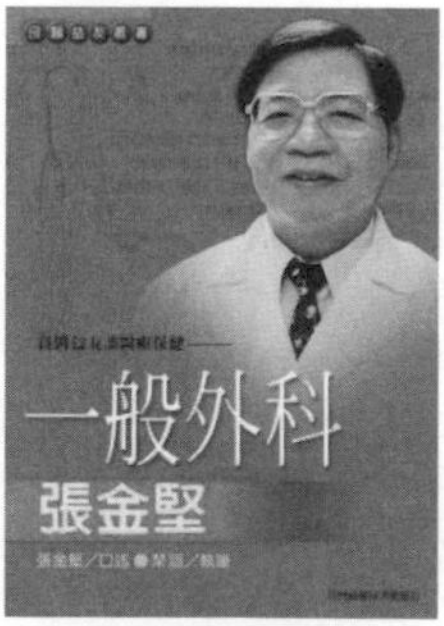

《一般外科張金堅》
口述：張金堅
執筆：棻涵
定價：160元

廣　告　回　信
臺灣北區郵政管理局登記證
台北廣字第6450號
免　貼　郵　票

100台北市重慶南路一段37號

臺灣商務印書館　收

對摺寄回，謝謝！

讀者回函卡

感謝您對本館的支持，為加強對您的服務，請填妥此卡，免付郵資寄回，可隨時收到本館最新出版訊息，及享受各種優惠。

姓名：＿＿＿＿＿＿＿＿　性別：□ 男　□ 女

出生日期：＿＿＿＿年＿＿＿＿月＿＿＿＿日

職業：□學生　□公務(含軍警)　□家管　□服務　□金融　□製造　□資訊　□大眾傳播　□自由業　□農漁牧　□退休　□其他

學歷：□高中以下（含高中）□大專　□研究所（含以上）

地址：＿＿＿＿＿＿＿＿

電話：(H) ＿＿＿＿＿＿＿＿ (O) ＿＿＿＿＿＿＿＿

E-mail：＿＿＿＿＿＿＿＿

購買書名：＿＿＿＿＿＿＿＿

您從何處得知本書？

□網路　□DM廣告　□報紙廣告　□報紙專欄　□傳單
□書店　□親友介紹　□電視廣播　□雜誌廣告　□其他

您喜歡閱讀哪一類別的書籍？

□哲學・宗教　□藝術・心靈　□人文・科普　□商業・投資
□社會・文化　□親子・學習　□生活・休閒　□醫學・養生
□文學・小說　□歷史・傳記

您對本書的意見？（A/滿意　B/尚可　C/須改進）

內容＿＿＿＿編輯＿＿＿＿校對＿＿＿＿翻譯＿＿＿＿
封面設計＿＿＿＿價格＿＿＿＿其他＿＿＿＿

您的建議：＿＿＿＿＿＿＿＿

※ 歡迎您隨時至本館網路書店發表書評及留下任何意見

臺灣商務印書館　The Commercial Press, Ltd.

台北市100重慶南路一段三十七號　電話：(02)23115538
讀者服務專線：0800056196　傳真：(02)23710274
郵撥：0000165-1號　E-mail：ecptw@ecptw.com.tw
網路書店網址：www.cptw.com.tw　部落格：http://blog.yam.ecptw